Wilson / Kohm

Verbandmittel, Krankenpflegeartikel, Medizinprodukte

Reihe **Paperback PTA**

Herausgegeben von Doris Grimm

und Vera Herbst, Braunschweig

Derendorf / Schulz / Wemhöner – **Arzneimittelkunde**, 7. Aufl., 2003

Emsbach – **Gefahrstoffkunde, Pflanzenschutz, Umweltschutz**, 2008

Fischer / Kaufmann / Kircher / Wunderer – **Apothekenpraxis für PTA**, 3. Aufl., 2007

Grimm – **Chemie**, 8. Aufl., 2008

Holm / Herbst – **Botanik und Drogenkunde**, 8. Aufl., 2005

Lawaczeck – **Physik**, 2. Aufl., 1997

Schöffling – **Arzneiformenlehre**, 5. Aufl., 2008

Schumann – **PTA-Prüfung in Fragen und Antworten**, 4. Aufl., 2005

Seestädt / Prus – **Galenisches Praktikum für PTA**, 2007

Spegg – **Ernährungslehre und Diätetik**, 9. Aufl., 2008

Wilson / Kohm – **Verbandmittel, Krankenpflegeartikel, Medizinprodukte**, 9. Aufl., 2008

Wilson / Kohm

Verbandmittel Krankenpflegeartikel Medizinprodukte

von Friedlinde Wilson und Baldur Kohm

Bearbeitet von
Baldur Kohm, Leonberg
Anette Vasel-Biergans, Stuttgart

9., völlig neu bearbeitete Auflage

Mit 345 farbigen Abbildungen und 70 Tabellen

Deutscher Apotheker Verlag Stuttgart

Anschriften der Autoren

Baldur Johannes Kohm
Riegeläckerstr. 20
71229 Leonberg

Dr. Anette Vasel-Biergans
Apotheke des Klinikums Stuttgart
Katharinenhospital
Kriegsbergstr. 60
70174 Stuttgart

Bibliografische Information der Deutschen Nationalbibliothek:
Die Deutsche Nationalbibliothek verzeichnet diese Publikation in der Deutschen Nationalbibliografie; detaillierte bibliografische Daten sind im Internet unter http://dnb.d-nb.de abrufbar.

9., völlig neu bearbeitete Auflage
ISBN 978-3-7692-4227-0

Birkenwaldstr. 44, 70191 Stuttgart
www.deutscher-apotheker-verlag.de
Printed in Germany
Satz: Mitterweger & Partner, Plankstadt
Druck und Bindung: Kösel, Krugzell
Umschlagabbildung: deblik, Berlin
Umschlaggestaltung: deblik, Berlin

Vorwort zur 9. Auflage

Die Idee zu diesem Buch entstand während einer Vortragsreise, die das Autorenteam durch die alte Bundesrepublik von München bis Hamburg und Berlin unternahm. Von Anfang an war Friedlinde Wilson mit großem Sachverstand und Feuereifer dabei. So war es ein herber Verlust, als sie nach Erscheinen der 8. Auflage verstarb. Wir werden sie nicht vergessen.

Erfreulicherweise konnte mit der Stuttgarter Krankenhaus-Apothekerin Dr. Anette Vasel-Biergans eine Nachfolgerin gefunden werden, die eine ausgewiesene Expertin auf dem Gebiet der modernen Wundversorgung ist. Sie hat das Kapitel »*Verbandstoffe*« komplett neu bearbeitet und auf den aktuellen Stand gebracht.

Die erforderliche Neuauflage wurde zum Anlass genommen, auch das Kapitel »*Medizinprodukte*« zu aktualisieren und durchgängig farbig zu illustrieren. Die Autoren danken allen, die die entsprechenden Abbildungen zur Verfügung gestellt haben.

Im Titel wurde *Krankenpflegeartikel* neben dem rechtstechnischen Begriff *Medizinprodukte* beibehalten, um deutlich zu machen, dass in der patientenorientierten Pharmazie der erkrankte Mensch und seine Pflege im Vordergrund stehen.

Wir danken Frau Apothekerin Brigitte Mürter, die als PTA-Lehrerin die Fragen und Antworten zu den Medizinprodukten (Teil II) erstellt hat. Ein ganz besonderer Dank geht an den Verlagslektor Dr. Rainer Mohr. Er hat in überzeugender Weise geduldig und zielstrebig die beiden eigenständigen Teile dieses Buches zusammengeführt.

Stuttgart, im Herbst 2007

Baldur Johannes Kohm
Anette Vasel-Biergans

Inhaltsverzeichnis

Teil II Krankenpflegeartikel / Medizinprodukte

Baldur Johannes Kohm

Abkürzungsverzeichnis

ADL	ADL GmbH, 48161 Münster
AMG	Arzneimittelgesetz
Au	Dr. Ausbüttel & Co., GmbH, 58453 Witten
B	Beiersdorf AG, 20245 Hamburg
BB	B. Braun Petzold GmbH (Wound Care u. a.), 34212 Melsungen
BB	B. Braun Medicare GmbH (Inkontinenz u. a.), 34212 Melsungen
Br	Brinkmann Verbandmittel GmbH, 45472 Mühlheim
BSN	BSN medical GmbH & Co. KG, 20253 Hamburg
BVMed	Bundesverband Medizintechnologie e.V., 10117 Berlin
Chau	Chauvin Ankerharm GmbH, 13581 Berlin
Co	Coloplast GmbH, 22045 Hamburg
Cv	Convatec GmbH, 80809 München
DAB	Deutsches Arzneibuch (aktuelle Ausgabe)
De	DePuy Casting (Orthopädie)/Ethicon GmbH, 40474 Düsseldorf
DW	DEWE+CO., Dr. Wüsthoff GmbH & Co. KG, 42929 Wermelskirchen
Er	Erena Verbandsstoffe, 91257 Pegnitz
Ph. Eur.	Europäisches Arzneibuch (aktuelle Ausgabe)
Go	Gothaplast GmbH, 99867 Gotha
Hh	Holthaus Medical GmbH & Co. KG, 42899 Remscheid
HK	Hakle Kimberly GmbH, 55120 Mainz
HMV	Hilfsmittelverzeichnis
J&J	Johnson & Johnson (Wound Management), 22844 Norderstedt
Kr	Chem. Fabrik Kreussler & Co., GmbH, 65176 Wiesbaden
LR	Lohmann & Rauscher GmbH & Co. KG, 56579 Rengsdorf
3M	3M Medica GmbH, 41453 Neuss
MB	Medi Bayreuth GmbH, 95448 Bayreuth
MEDDEV	Medical Devices; Guidance document. Leitlinien zur Anwendung der EU-Richtlinien zu Medizinprodukten
ME	Medi-Globe GmbH, 83101 Achenmühle
Mi	Fritz Osk. Michallik GmbH & Co. KG, 75417 Mühlacker
Mö	Mölnlycke Health Care (Tendra), 40699 Erkrath-Unterfeldhaus
No	NOBA Verbandmittel, Danz GmbH & Co. KG, 58300 Wetter-Wengern
PH	Paul Hartmann AG, 89522 Heidenheim
SCA	SCA Hygiene Products, 68305 Mannheim
S & N	Smith & Nephew GmbH, 34253 Lohfelden
Sö	W. Söhngen GmbH, 65232 Taunusstein
Te	W. Jul. Teufel GmbH & Co. KG, 73117 Wangen
Ty	Tyco Healthcare GmbH/Kendall, 93333 Neustadt/Donau
Ug	URGO GmbH, 66280 Sulzbach
We	Wero-medical, W. Michallik GmbH & Co. KG, 65224 Taunusstein
Ya	Yamanouchi Pharma GmbH, 69126 Heidelberg

Teil I Verbandmittel

Friedlinde Wilson

Bearbeitet von Anette Vasel-Biergans

Einleitung

Verbandmittel sind Medizinprodukte, die der Verhütung, Versorgung und/oder Behandlung von Wunden bzw. der Stabilisierung, Immobilisation, funktionalen Mobilisation und/oder Kompression von Körperteilen dienen (Definition BVMed 2006).

Dazu gehören
- Saug- und Polstermaterialien, z. B. Verbandwatte oder Polsterbinden.
- Konventionelle Wundauflagen, z. B. Mullkompressen oder Wundschnellverbände.
- Wundversorgungsprodukte zur idealfeuchten Wundbehandlung, z. B. Alginate oder Schaumverbände.
- Fixiermittel: Pflaster, Mullbinden, Schlauchverbände.
- Produkte zur Mobilisation, z. B. Stütz- und Kompressionsbinden.
- Produkte zur Immobilisation, z. B. Gipsverbände

Verbandmittel sind CE-zertifizierte Medizinprodukte und unterliegen den Vorschriften des Medizinproduktegesetzes (MPG). Verbandmittel werden zu den inaktiven Medizinprodukten gezählt und können – wie alle anderen Medizinprodukte – in die vier Risikoklassen I, IIa, IIb und III eingeteilt werden. Hierbei gilt: Je höher die Risikoklasse, desto höher wird auch eine mögliche Gefährdung des Menschen eingestuft, bei dem das Medizinprodukt zum Einsatz kommt.

Die Regeln, nach denen diese Einstufung erfolgt sind im Anhang IX der EU-Richtlinie 93/42 EWG vom 14. Juni 1993 festgelegt. Hat der Hersteller das Medizinprodukt nach diesen Regeln in eine der Klassen eingestuft, muss er vor dem Inverkehrbringen eine **Konformitätsbewertung** des Produktes durchführen. Bei Medizinprodukten der Klasse I erstellt der Hersteller eine Konformitäts**erklärung** gemäß der Richtlinie nach Überprüfung der gesetzlichen Vorgaben. Damit versichert der Hersteller, dass alle Anforderungen an das Medizinprodukt – insbesondere auch in Hinblick auf die Leistung und Sicherheit – EU-Richtlinien-konform erfüllt sind. Bei den Klassen I s (= steril) IIa, IIb und III muss die Konformitäts**bewertung** unter Mitwirkung einer Benannten (Zertifizierungs-) Stelle (z. B. TÜV) durchgeführt werden. Bei Übereinstimmung des Produkts mit den grundlegenden Anforderungen der Richtlinie kann die CE-Kennzeichnung des Produkts erfolgen, die eine Grundvoraussetzung für das Inverkehrbringen aller Medizinprodukte darstellt.

Verbandmittel, die als nicht invasive Produkte mit verletzter Haut in Berührung kommen werden je nach Zweckbestimmung den Risikoklassen zugeordnet:

Risikoklasse	Definition	Beispiele
Klasse I bzw. Klasse I s (sterile Produkte)	Verbandmittel, die als mechanische Barriere, zur Absorption von Exsudaten oder zur Kompression eingesetzt werden	Semipermeable Wundfolien, Mullkompressen, Saugkompressen, Fixiermittel, elastische Binden

Risikoklasse	Definition	Beispiele
Klasse IIa	Verbandmittel die nicht I oder IIb zuzuordnen sind, insbesondere Produkte, die die Mikro-Umgebung der Wunde beeinflussen (z. B. ein idealfeuchtes Klima schaffen)	Alginat-Kompressen, Hydrogel-Kompressen, Schaumstoff-Kompressen, Hydrokolloide
Klasse IIb	Verbandmittel, die bei sekundär heilenden Wunden mit Durchtrennung der Dermis eingesetzt werden	Alginattamponaden, Hydrogel in Tubenform, Schaumstofftamponade, Mullbinde zur Tamponade
Klasse III Hohes mögliches Gefahrenpotential	Verbandmittel, die z. B. ein Arzneimittel enthalten, das die Wirkung des Medizinproduktes auf den menschlichen Körper unterstützt. Produkte, die tierisches Gewebe enthalten	Resorbierbares chirurgisches Nahtmaterial, PVP-Iodhaltige Wundgazen, Iodoformhaltige Tamponadebinden, Polihexanidhaltige Wundauflagen, Kollagen-, Gelatine-, Hyaluronsäurehaltige Wundauflagen

Die Zuordnung zu den Klassen IIa und IIb hängt von der Zweckbestimmung, die der Hersteller vorgegeben hat, ab. Eine Anwendung bei Schürfwunden würde der Klasse IIa entsprechen, die bei chronischen tiefen Wunden der Klasse IIb. Sollen beide Anwendungsbereiche abgedeckt werden, erfolgt die Zuordnung immer nach dem höheren Risikograd, in diesem Fall Klasse IIb. Aus diesem Grund können z. B. Hydrogel-Kompressen bei unterschiedlichen Herstellern der einen oder anderen Klasse zugeordnet sein.

Enthält ein Verbandmittel einen Arzneistoff, kann es sich um ein Medizinprodukt oder ein Arzneimittel handeln. Auch hier erfolgt die Zuordnung nach der vom Hersteller vorgegebenen Zweckbestimmung, die durch die zuständige Benannte Stelle und Bundesoberbehörde kontrolliert und genehmigt wird. Ist der Arzneistoff verantwortlich für die Hauptwirkung und das Medizinprodukt das Vehikel zur Arzneistofffreisetzung, so muss das Produkt nach dem Arzneimittelgesetz (AMG) als Arzneimittel zugelassen werden (z. B. Drug delivery Systeme, »Östrogenpflaster«. MEDDEV 2. 1/3 rev. 2; A6). Liegt die Hauptwirkung beim Medizinprodukt, d. h. die physikalische Wirkung des Verbandmittels steht im Vordergrund, so handelt es sich um ein Medizinprodukt (MEDDEV 2. 1/3 rev 2; A5). Die arzneiliche Komponente wirkt in diesem Fall ergänzend auf den menschlichen Körper ein (EU-Richtlinie 93/42/EWG, Anhang IX, Regel 13; z. B. Wundauflagen mit atimikrobiellem Wirkstoff). Vor dem Inverkehrbringen eines solchen »Kombinationsproduktes« als Medizinprodukt wird der Medizinproduktanteil zunächst nach dem MPG (Klasse III) von der Benannten Stelle beurteilt. Für die Anforderungen an die Arzneimittelkomponente konsultiert die Benannte

Stelle in Deutschland das Bundesinstitut für Arzneimittel und Medizinprodukte (BfArM). Das BfArM überprüft in diesem **Konsultationsverfahren** die Vereinbarkeit von Medizinprodukt und Arzneimittel. Dabei ist es durchaus möglich, dass Medizinprodukte der Verschreibungspflicht unterstellt werden (z. B. Silber-Sulfadiazinhaltige Wundgazen).

Für einige Verbandmittel gibt es Arzneibuchvorschriften bzw. Industrienormen, die maßgebend für die Qualität der in der Apotheke auf Rezept abgegebenen Ware sind.

Folgende Arzneibuchvorschriften gibt es:
- Verbandwatte aus Baumwolle
- Verbandwatte aus Viskose
- Verbandwatte aus Baumwolle und Viskose
- Hochgebleichter Verbandzellstoff.

Das Arzneibuch enthält zudem Monografien über Fäden, die als chirurgisches Nahtmaterial Verwendung finden (s. Kap. 8, S. 183).

Industrienormen gibt es für
- Verbandmull
- Mullbinden
- Elastische Fixierbinden
- Idealbinden
- Tamponadebinden
- Trikotschlauchbinden
- Verbandkästen und deren Inhalt.

Da früher Verbandmittel zur Wundversorgung im AMG als »Verbandstoffe« aufgeführt waren, wird dieser Begriff auch heute noch häufig verwendet.

1 Materialkunde

1.1 Rohstoffe und deren Verarbeitung

Verbandmittel werden sowohl aus **Naturfasern** als auch aus **Synthesefasern** hergestellt.

Als Naturfasern aus Cellulose werden verwendet:

- die Samenhaare der Baumwollpflanze. Baumwollfasern sind der Rohstoff für Watte und für die Herstellung von Baumwollgarnen, die zu textilen Produkten weiterverarbeitet werden.
- die Cellulosefasern der Bäume. Sie sind Rohstoff für Zellstoff-Produkte und Ausgangsmaterial für die Herstellung von Viskosefasern und Acetatseide.

Als weitere Fasern natürlicher Herkunft werden Leinenfäden und Seide als chirurgisches Nahtmaterial verwendet.

Natürlichen Ursprungs ist auch Latex, der Milchsaft des Gummibaums. Er wird zu Kautschuk und Gummi weiterverarbeitet. Daraus werden hochelastische Gummifäden, elastische Schaumgummi-Polstermaterialien sowie Haft- und Klebemassen hergestellt.

An synthetischen Materialien werden vor allem Polyacrylate, Polyamid, Polyester, Polyethylen, Polypropylen, Polyurethan, Syntheselatex und Synthese-Kautschuk in unterschiedlichsten Einsatzbereichen verwendet. Synthesefasern können Bestandteil elastischer Binden sein oder von Wundauflagen, die kaum mit der Wunde verkleben. Schaumstoff oder Folien, die als Pflaster Bedeutung haben, bestehen aus synthetischen Materialien. Auch eine Klebemasse, die oft bei den Pflastern verwendet wird, ist synthetischer Herkunft. Syntheselatex ersetzt heute in vielen Artikeln das Naturprodukt.

1.1.1 Cellulosefasern aus Baumwolle

Die Baumwollpflanze ist eine strauchartige Pflanze mit linsengroßen, ölhaltigen Samen, die zu je 3 bis 5 in einer 3- bis 5-fächerigen Fruchtkapsel enthalten sind.

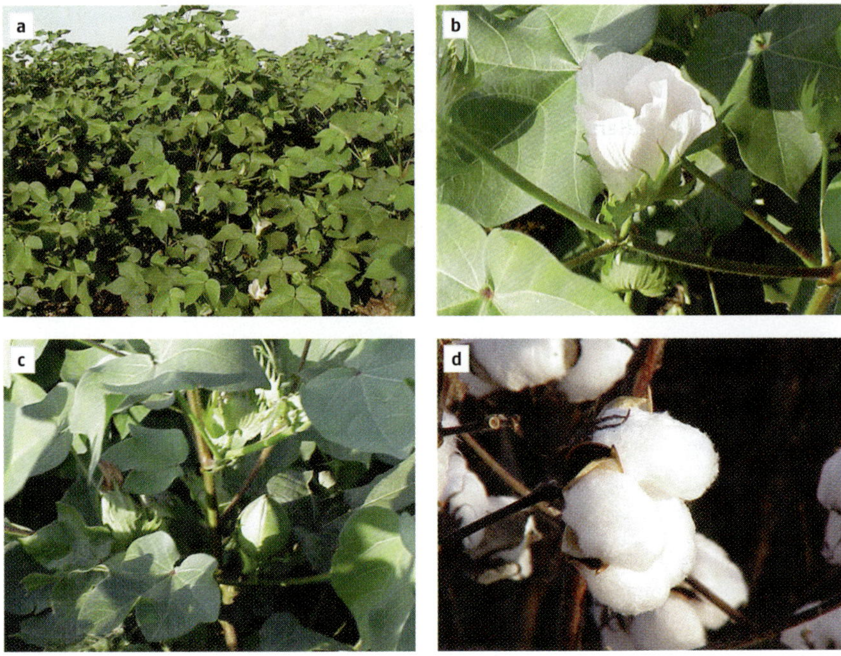

○ **Abb.1.1:** Baumwolle, **a:** einjährige, 2–3 m hohe Baumwollpflanzen; **b:** Baumwollblüte; **c:** unreife Baumwollfrucht; **d:** reife Fruchtkapsel mit Baumwollfasern

Unter Baumwolle (engl. cotton, Abk. CO) sind die Haare zu verstehen, die an den Samen der Baumwollpflanze hängen und zur Zeit der Reife aus den aufgesprungenen Fruchtkapseln quellen (○ **Abb.1.1**). Verschiedene Gossypiumarten aus der Familie der Malvengewächse liefern Baumwollfasern mit unterschiedlicher Länge, Dicke, Farbe und Eigenschaft.

Voraussetzung für den Anbau der Baumwollpflanzen ist ein warmes, frostarmes Klima mit Feuchtigkeit nur während des ersten Entwicklungsstadiums der Pflanze. Die Haupterzeugerländer sind China, USA und Indien.

Aussehen und Aufbau der Fasern

Die Fasern sind etwa 13 bis 50 mm lang und bestehen aus einzelnen langgestreckten Zellen, die im frischen Zustand zu einer Spitze auslaufend und mit Protoplasma ausgefüllt sind. Beim Reifen und Trocknen fallen sie zu einem flachen Band mit vielen Verwindungen zusammen. Diese verleihen der Faser hohe Festigkeit beim Verspinnen und guten Zusammenhalt des Fasermaterials. Die verschiedenen Gossypiumarten zeichnen sich auch durch unterschiedliche Zahl von Windungen und den damit verbundenen Eigenschaften aus.

Chemisch besteht die Baumwollfaser überwiegend aus Cellulose. Die natürliche Faser enthält daneben in der Außenschicht Wachs und Fett. Die Rohbaumwolle hat deshalb wasserabstoßende Eigenschaften. Bei der Aufarbeitung zur Verbandwatte müssen Wachs und Fett entfernt werden.

Übersicht über die Herstellung von Watte

Pflücken – Entkörnen – mechanische Reinigung (Entfernen von Pflanzenteilen) – chemische Reinigung (Entfernen der Wachsschicht) – Bleichen – Kardieren (die Fasern werden auf der Krempel, auch Karde genannt, ausgekämmt und parallelisiert) – Abnehmen der Watteflore und Zusammenlegen zu Wattevliesen.

Übersicht über die Weiterverarbeitung zu Baumwollgarnen

Der kardierte Faserflor (gekämmt, parallelisiert) wird zu einem Faserverband gedreht – Strecken und drehen (Vorspinnen) zum Vorgarn – Verspinnen zum Garn – Zwirnen (verdrehen von zwei oder mehr Garnen miteinander) erhöht die Festigkeit des Fadens.

Textilelastische Fäden erhält man durch Überdrehen der Zwirne. Nach dem Wiederaufdrehen erhält man leicht gewellte Fäden, die sich dehnen lassen und wieder in ihre gewellte Form zurückspringen (Rückstellkraft). Produkte aus überdrehter Baumwolle sind außerdem besonders saugfähig und flauschig.

1.1.2 Cellulosefasern aus Holz

Cellulose bildet die Zellwände der Pflanzen. Im Holz sind die Cellulosefasern hauptsächlich mit Lignin verkrustet. Sie werden durch verschiedene Aufschlussverfahren isoliert.

Die Cellulosefasern unterscheiden sich in Form und Länge je nach ihrer Herkunft. Für die Zellstoffherstellung geeignet sind die im Fichten-, Kiefern-, Buchen- und Pappelholz vorhandenen Cellulosefasern, aber auch Stroh. Längere Fasern, die nicht zum Brechen neigen, erzeugen bessere Zellstoffqualitäten und stauben weniger als poröse, unstabile Fasern.

Übersicht über die Herstellung von Zellstoff

Entrinden von Holz und Zerkleinern zu Spänen – Aufschlussverfahren zur Entfernung der Begleitsubstanzen und zur Isolierung der Cellulosefaser – mechanische Reinigung – Bleichen – Nachbehandeln – Trocknen des Faserbreis (dabei erfolgt Verfilzung der Fasern) – Abnahme des Faservlieses und Kreppung (darunter versteht man die mechanische Wellenbildung, die für elastisches Verhalten einerseits und eine größere Oberfläche und damit größere Saugkapazität andererseits sorgt) – Schichtung mehrerer Einzellagen.

Holzschliff

Isolierte Cellulosefasern liefern hochwertige Zellstoff-Produkte und Verbandzellstoff. Daneben gibt es eine Möglichkeit, preisgünstigen Zellstoff herzustellen: Mit Schleifern, die eine rauhe Oberfläche besitzen, wird mit hoher Drehzahl nach verschiedenen Verfahren Holz abgeschliffen. Der dabei gewonnene Faserstoff ähnelt im Aussehen dem Zellstoff. Da er aber Lignin und andere Begleitstoffe des Holzes enthält, saugt er weniger und ist durch Faserbruchstücke, die beim Schleifen entstehen, rauer und staubiger.

1.1.3 Produkte aus der Holz-Cellulosefaser

1. Zellstoff-Produkte

a) Verbandzellstoff

Die isolierten, hochgebleichten Cellulosefasern dienen der Verbandzellstoff-Herstellung. Dieser wird als hochwertiges Saug- und Polstermaterial verwendet. Er kann außerdem Bestandteil von Wundauflagen, Krankenunterlagen oder Saugwindeln sein.

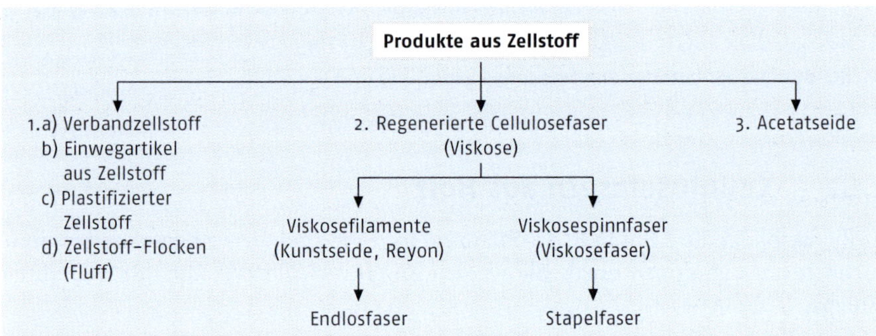

b) Einweg-Artikel aus Zellstoff

Besonders weiche, strapazierfähige Zellstoff-Sorten finden als Einweg-Artikel im Hygiene-Bereich vielseitige Verwendung, z. B. als Taschentücher, Toilettenpapier, Wisch- und Trockentücher, aber auch als Waschhandschuhe (○ **Abb. 1.2**) und Schutzauflagen für Untersuchungsliegen (□ **Tab. 1.1**).

Mindere Qualitäten, die Holzschliff enthalten, werden in Krankenunterlagen und für Reinigungszwecke im Krankenhaus, der Arzt-Praxis sowie in Laboratorien verwendet.

c) Plastifizierter Zellstoff

Zellstoff kann untrennbar mit einer Folie verbunden werden oder einen flüssigkeitsundurchlässigen Auftrag erhalten und damit eine saugende und eine nichtsaugende Seite bekommen. Auch die Einbettung einer undurchlässigen Barriereschicht zwischen zwei Saugschichten ist möglich.

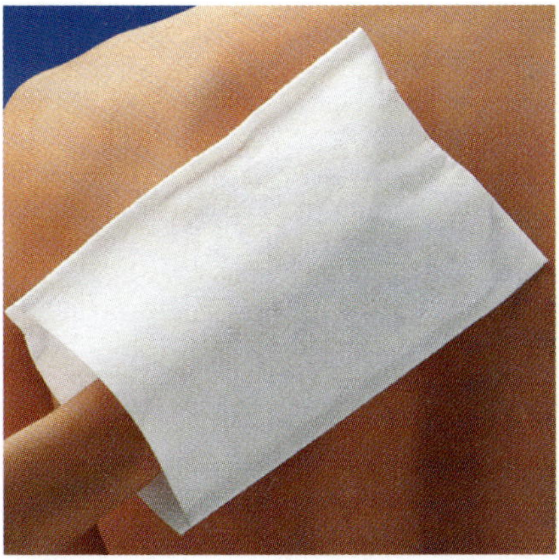

○ **Abb. 1.2:** Einmal-Waschhandschuh aus Zellstoff

Aus plastifiziertem bzw. foliiertem Zellstoff werden Schutzauflagen für Untersuchungsliegen, Krankentragen oder Gipstische hergestellt. Auch Bettservietten, Waschhandschuhe oder Schutzmäntel können daraus hergestellt werden (□ Tab. 1.2).

d) Zellstoff-Flocken (Fluff)

Ein trocken zerfaserter Zellstoff liefert Zellstoff-Flocken, die sehr weich, voluminös und saugfähig sind. Sie finden Verwendung als Füllmittel von Flockenwindeln, Krankenunterlagen und Kompressen.

□ **Tab. 1.1:** Beispiele für Wasch- und Trockentücher aus Zellstoff

Handelsbeispiele	Hersteller
Einmalwaschhandschuhe	
Tenaset washglove ohne Folie	SCA
Schutzauflagen »Ärztekrepp«	
Scott div. Ärzterollen	HK
Tork Mediroll	SCA
Wasch- und Trockentücher	
Tenaset cellduk	SCA
Tork Cell-Tork	SCA
Tork Soft Wash	SCA
Valatex div.	PH
Firmenverzeichnis siehe unter Abkürzungen	

Tab. 1.2: Beispiele für Produkte aus plastitiziertem Zellstoff

Handelsbeispiele	Hersteller
Einmalwaschhandschuhe	
Tenaset mit Folie	SCA
Valaclean film	PH
Schutzlätzchen / Bettservietten	
Meprotec Schutzserviette	SCA
Valafit div.	PH
Schutzlaken / Tragelaken	
Maxi Laken Schutzauflage	SCA
Sentina ▶ Schutzauflage ▶ Schutzlaken ▶ Tragelaken ▶ Tragelaken »Recy« / »Eco«	LR
Tena Hygienelaken	SCA
Valaprotect div.	PH
Firmenverzeichnis siehe unter Abkürzungen	

2. Regenerierte Cellulosefasern

Die Cellulosefasern des Holzes können durch chemische Beeinflussung in Cellulosefasern mit einem anderen Polymerisationsgrad überführt werden. Diese haben ein verändertes Aussehen und unterschiedliche Eigenschaften. Man spricht deshalb auch von Chemiefasern aus natürlichen Polymeren. Ein Herstellungsverfahren dazu wird wegen des viskosen Zwischenprodukts als Viskose-Verfahren bezeichnet, die entstehende Faser heißt **Viskosefaser** (Abkürzung nach DIN: **CV**). Ihre frühere Bezeichnung war Zellwolle (Abk. ZW).

Die bei der Herstellung erzeugten endlosen Einzelfasern werden Filamente, die aus mehreren Filamenten bestehenden Garne Filamentgarne genannt (frühere Bezeichnung: Reyon, Rayon, Kunstseide). Gekürzte Fasern nennt man Spinnfasern.

Bei der Herstellung der Viskosefaser ist es möglich, Fasern mit unterschiedlichem Querschnitt herzustellen. Auch auf die Stärke der Kräuselung und die Länge der Einzelfasern kann bei der Herstellung Einfluss genommen werden.

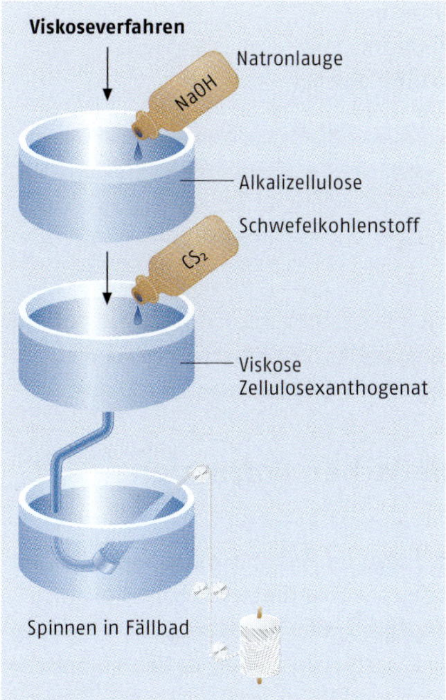

○ **Abb. 1.3:** Viskoseverfahren

Übersicht über die Herstellung der Viskosefaser

Überführung des Zellstoffs mit Natriumhydroxid-Lösung in die Natriumverbindung der Cellulose – Zerkleinerung und Reifung – Versetzen mit Schwefelkohlenstoff ergibt Natrium-Cellulosexanthogenat – der Zusatz weiterer Natronlauge führt zu einer zähflüssigen Lösung (»Viskose«) – nach Filtern und Nachreifen wird diese durch Düsen in ein salzhaltiges Schwefelsäurebad gepresst, in dem die Filamente ausgefällt werden (○ **Abb. 1.3**).

3. Acetatseide

Hierzu wird die Cellulose mit Essigsäure in Celluloseacetat überführt. Diese Faser kann nicht als regenerierte Cellulosefaser bezeichnet werden. Textilien aus Acetatfasern fühlen sich ähnlich wie Naturseide an und haben oft deren Glanz, sie sind knitterarm und meist pflegeleicht.

Fasermasse (Titer)

Wie bei allen textilen Fasern wird bei der Viskosefaser die Fasermasse in tex bzw. dtex (»decitex«) oder mtex (»millitex«) angegeben.

- tex: die Masse von 1000 m Faser in Gramm
- dtex: die Masse von 10 000 m Faser in Gramm
- mtex: die Masse von 10 000 m Faser in Milligramm.

Z. B. bedeutet die Angabe 1,8 dtex:
10 000 m Faser wiegen 1,8 Gramm.

Stapelfasern / Stapellänge

Im Gegensatz zu den Endlos-Filamentfasern sind Stapelfasern solche, die auf eine bestimmte Länge zugeschnitten sind. Die Länge der kurzen Einzelfasern wird als Stapellänge bezeichnet. Die Viskosefaser hat z. B. eine Stapellänge von 25–50 mm.

1.1.4 Chemiefasern aus synthetischen Polymeren

Polyacrylnitril Abkürzung: PAN (PAC)
Die Polyacrylnitrilfaser selbst wird zur Herstellung von Verbandstoffen nur selten verwendet. Als Polyacrylat-Klebemasse und flüssiges Verbandmaterial haben die Mischpolymerisate aus Acrylsäure und Acrylester dagegen große Bedeutung. In vielen Saugprodukten ist heute ein so genannter Superabsorber enthalten, dessen chemischer Grundbaustein die Polyacrylsäure ist (SAP = Super Absorbent Polymere). Fein verteilte Polyacrylat-Partikel saugen Flüssigkeit auf und halten sie nach dem »Pampersprinzip« unter Bildung eines voluminösen Gels fest in sich verschlossen. Die Windel oder Vorlage nimmt stark an Volumen zu, fühlt sich aber nicht nass an.

Herstellung von Polyacryl:

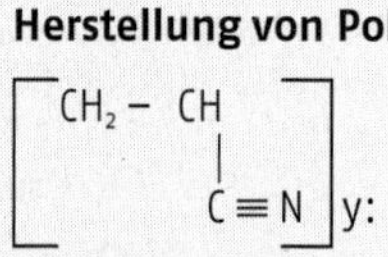

Polymerisation von Acrylnitril
($CH_2 = CH - C \equiv N$)

Polyamid Abkürzung: PA
Die wichtigsten Polyamidfasern sind Polyamid 6, bekannt unter dem Namen Perlon, und Polyamid 6/6 als Nylon.

Die Fasern haben eine äußerst geringe Saugfähigkeit. Aus diesem Grund werden Polyamidfasern zur Herstellung von Wundauflagen mit nichtsaugender Oberseite verwendet.

Außerdem haben Polyamidfäden eine hohe Zugfestigkeit, eine glatte Oberfläche und sind stärker dehnbar als die Baumwollfasern. Diese Eigenschaften führen zur Verwendung als chirurgisches Nahtmaterial.

Durch ein thermoplastisches Verfahren können die sehr glatten Fasern gekräuselt werden. Man spricht dann von **texturiertem Polyamid** bzw. Helanca. Kräuselpolyamidfäden sind gut dehnbar. Aus ihnen werden elastische Fixier-, Stütz- und Kompressionsbinden gefertigt (○ Abb. 1.4).

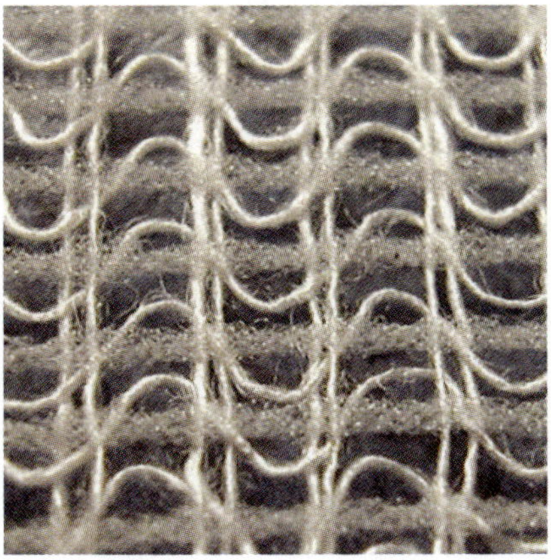

○ **Abb. 1.4:** Gewebe mit Kettgarn aus texturiertem (gekräuseltem) Polyamid

Herstellung von Polyamid 6:
$[HN - (CH_2)_5 - CO - NH - (CH_2)_5 - CO]_y$:
Polymerisation von ε · Caprolactam

Herstellung von Polyamid 6/6:
$[HN - CO - (CH_2)_4 - CO - NH - (CH_2)_6]_y$:
Polykondensation von Hexamethylendiamin und Adipinsäure

Polyester Abkürzung: PES (PET)
Aus der Textilindustrie ist Polyester als Diolen oder Trevira bekannt. Auch diese Fasern sind hydrophob, gut reißfest und elastisch. Sie werden als chirurgisches Nahtmaterial verwendet und sind Bestandteil hydrophober Wundauflagen. **Texturierte Polyesterfasern**, das sind thermofixierte gekräuselte Fasern, sind sehr bauschig und werden als Polstermaterial verwendet. Wegen ihres guten Warmhaltevermögens stellt man aus texturierten Polyesterfasern auch Einziehdecken für Unfall- oder Isolierstationen her.

Herstellung von Polyester:
$[[O - CH_2 - CH_2 - OOC - C_6H_4 - CO]_y$:]
Polykondensation von Dicarbonsäuren und zweiwertigen Alkoholen.

Polyethylen Abkürzung: PE
Polyethylenfasern sind sehr leicht und nehmen keine Feuchtigkeit auf. Sie sind reißfest und gut dehnbar.

Aus Polyethylen hergestellte Folien finden in der Pflasterherstellung Verwendung oder dienen als feuchtigkeitsundurchlässige Schicht in Krankenunterlagen, Höschenwindeln u. a.

Herstellung von Polyethylen:
$[CH_2 - CH_2 - CH_2]_y$:
Polymerisation von Ethen ($CH_2 = CH_2$).

Polypropylen Abkürzung: PP
Polypropylen ist eine hydrophobe, sehr elastische Faser mit geringem Fasergewicht. Die Faser findet sich hauptsächlich in hydrophoben Wundauflagen und in Polsterbinden.

Herstellung von Polypropylen:

$$\begin{array}{l} [CH - CH_2 - CH - CH_2 - CH_2]_y: \\ \;\;| \qquad\qquad\;\; | \\ CH \qquad\quad\; CH_3 \end{array}$$

Polymerisation von Propen
($CH_2 = CH - CH_3$).

Polyurethan Abkürzung: EL (PUR)
PUR ist das Kurzzeichen für vernetztes Polyurethan. EL ist das Kurzzeichen für die hochelastische Faser, die auch als *Elasthan* bekannt ist.

Polyurethan wird als Faser, Folie oder Schaumstoff hergestellt. Lycra oder Dorlastan sind Handelsbezeichnungen für die elastische Faser, Moltopren für den Schaumstoff.

Elasthan ist elastischer und haltbarer als Gummi. Elastische Polyurethanfäden werden deshalb vor allem für Kompressionsbinden mit hoher Dehnbarkeit verwendet. Der Schaumstoff zeichnet sich durch dreidimensionale Elastizität aus, da neben Längs- und Querelastizität auch eine vertikale Elastizität vorliegt. Polyurethan-Schaumstoff wird als Kompressionsbinde, Druckpolster oder Material zur Verhütung von Wundliegen (Decubitus) verwendet.

Das besondere an Polyurethan-Folien ist, dass sie luft- und wasserdampfdurchlässig, aber wasserdicht sind. Sie werden als transparenter Kanülenverband, aber auch als transparenter Wundverband verwendet.

Herstellung von Polyurethan:
$[O - R' - O - OC - NH - R'' - NH - CO]_y$:
Polyaddition von Diisocyanat und mehrwertigen Alkoholen.

Polyvinylchlorid Abkürzung: CLF (PVC) (Chlorine fibres / chloro fibre)
Polyvinylchloridfasern haben für die Verbandstoffherstellung keine Bedeutung. Die Einmalhandschuhe, z. B. in den Auto-Verbandkästen, bestehen aus Polyvinylchlorid-Folie. Vereinzelt werden noch Pflaster daraus hergestellt.

Herstellung von Polyvinylchlorid:
$[CH_2 - CHCl - CH_2 - CHCl]_y$:
Polymerisation von Vinylchlorid
($CH_2 = CHCl$).

Zusammenfassung

- Im Vergleich zu den Naturfasern sind die Synthesefasern weniger saugfähig. Einige werden deshalb zur Herstellung von Wundauflagen mit geringer Verklebungstendenz verwendet (Polyamid, Polyester, Polypropylen).
- Als elastisches Material in Fixierbinden werden texturierte synthetische Garne verwendet. Texturierte Garne sind solche, die ursprünglich glatt sind, durch besondere Verfahren aber Kräuselungen erhalten und damit dehnbar werden. Möglich ist dies z. B. bei Polyamid oder Polyester. In Kompressionsbinden können auch Elastomere, wie z. B. Elasthan, Gummifäden (Abk. LA) oder synthetisches Gummi, so genanntes Elastodien (Abk. ED), verarbeitet sein.
- Als Elastomere werden hochelastische Materialien bezeichnet, die sich sofort in ihre Ausgangslage zurückziehen, wenn eine mechanische Verformung aufgehoben wird.
- Aus Polyurethan kann zudem Schaumstoff und eine sehr dünne flexible Folie hergestellt werden.
- Polyethylenfolien können Trägermaterial für Pflaster sein oder dienen als Abdeck- und Okklusionsfolien für luft- und wasserdichte Verbände.
- Als Klebemasse werden Polyacrylate und Synthese-Kautschuk neben dem Natur-Kautschuk verwendet. Polyacrylate werden auch als gelbildende Superabsorber eingestuft.
- Nicht beschriebene Synthesefasern, wie z. B. Polytetrafluorethylen (Abkürzung: PTFE; Handelsnamen z. B. Gore-Tex-Fibers, Teflon) oder Polyvinylalkoholfasern (Abkürzung: PVAL), werden vereinzelt für die Verbandstoff-Herstellung verwendet.

1.2 Textile Flächengebilde

Aus den genannten Rohstoffen werden textile Flächengebilde wie Vliesstoff, Gewebe, Gestricke und Gewirke hergestellt.

1.2.1 Vliesstoffherstellung

Nach DIN 612210 versteht man unter Vliesstoffen (engl.: non-wovens, bonded fabrics) »flexible Flächengebilde, die durch Verfestigung von Faservliesen hergestellt sind«.

Faservliese selbst sind Flächengebilde aus Textilfasern natürlicher oder synthetischer Herkunft, deren Zusammenhalt durch die den Fasern eigene Haftung gegeben ist.

Die Vliesstoffherstellung erfolgt deshalb im Allgemeinen in zwei Schritten:
1. Bildung eines Faservlieses
2. Verfestigung des Vlieses mechanisch und / oder chemisch oder thermisch.

Das Faservlies, das auf trockenem oder nassem Weg hergestellt wird, hat noch keinerlei Festigkeit und könnte einfach auseinandergezogen werden. Die notwendige Verfestigung kann auf verschiedenen Wegen erfolgen.

Mechanische Verfestigung

Dabei entsteht ein sehr lockerer Faserverbund. Die dabei entstehenden Vliesstoffe haben eine Polsterwirkung und bei Verwendung von Cellulosefasern Saugwirkung. Eine mechanische Verfestigung erfolgt durch

▶ Vernadeln

Hierbei werden die Fasern mit häkelnadelähnlichen Instrumenten sehr locker ineinander verschlungen. Für Wundauflagen sind sie nicht geeignet.

▶ Verfestigung mit Wasserstrahlen

(Spunlaced-Vliesstoffe)
Die bei den Vernadelungstechniken eingesetzten Nadelwerkzeuge lassen sich auch durch feine Wasserstrahlen mit hohem Druck ersetzen. Bevorzugt werden Faservliese aus Synthesefaser, besonders Polyester mit dieser Technik verfestigt, da die Synthesefasern ein geringes Wasseraufnahmevermögen haben. Die Technik kann aber auch bei Cellulosefasern oder einer Mischung aus Cellulosefasern und Synthesefasern angewendet werden. Bei dem Verfahren kann ein Mustereffekt erzielt werden, der an gewebten Mull erinnert (○ Abb. 1.5).

○ **Abb. 1.5:** Struktur einer Vliesstoffkompresse aus Viskose

Da Spunlaced-Vliesstoffe keine Bindemittel enthalten, sind sie gut verträglich und werden als Wundkompressen verwendet.

▶ **Schrumpfen**

Einige Synthesefasern (Polyester, Polypropylen, Polyamid) sind in der Lage, bei bestimmten äußeren Einwirkungen – wie Wasserdampf oder Wärme – zu schrumpfen. Dabei erfolgt eine Kringelbildung, die ebenfalls zu einem lockeren Faserverbund mit Polsterwirkung führt.

Je nach Verwendungszweck können Faservliese direkt dem Verfestigungsprozess unterworfen oder nach einer mechanischen Verfestigung einem weiteren Verfestigungsverfahren unterzogen werden. Hierzu zählen die

Adhäsive Verfestigung

▶ durch Applikation flüssiger Bindemittel

Durch Besprühen oder Imprägnieren des Faservlieses mit Bindemitteln werden Vliesstoffe mit gutem Zusammenhalt erzielt.

Verwendung: OP-Kleidung, Waschhandschuhe.

▶ durch Zugabe thermoplastischer Pulver oder Bindefasern

Thermoplastische Pulver oder ein geringer Zusatz thermoplastischer Fasern verschweißen unter Druck oder beim Erhitzen die übrigen Fasern. Je nach Anteil der Thermoplasten werden gut saugende oder weniger saugende Vliesstoffe erzielt, die von der Säuglingswindel bis zur Wundauflage vielseitige Verwendung finden.

Kohäsive Verfestigung

▶ durch Verschweißen von Thermoplasten

Besteht der überwiegende Faseranteil aus Thermoplasten, so führt eine punktuelle Verschweißung oder die Verwendung zweier Spinnmassen – die eine wird erhitzt und verschweißt die andere, die nicht erhitzt wird – zu Vliesstoffen, die z. B. als Wundauflagen mit geringer Verklebungstendenz Verwendung finden.

Eine weitere preisgünstige Herstellungsmöglichkeit von Vliesstoffen ist die **Vliesbildung aus Elementarfäden** mit gleichzeitiger oder anschließender Verfestigung. Die entstehenden Vliesstoffe werden als **Spinnvliesstoffe** bezeichnet.

Als Rohstoffe kommen Viskosefasern oder schmelzspinnbare Polymere, wie z. B. Polyamid oder Polyester, in Frage, bei denen in einem Herstellungsgang die aus den Spinndüsen austretenden Filamente mit Luftströmen abgezogen, zu einem Vlies gelegt und verfestigt werden.

1.2.2 Vliesstoffprodukte und ihre Verwendung

Reiner Vliesstoff wird im Krankenhaus- und Pflegebereich vielfach verwendet (siehe □ Tab. 1.3). Daneben werden Vorlagen für Säuglinge und Inkontinente, Polsterbinden unter Gips- und modernen Starrverbänden (□ Tab. 2.3) oder Wundauflagen ähnlich dem Verbandmull aus Vliesstoff gefertigt. Diese Produkte werden in den jeweiligen Kapiteln besprochen.

Die Kombination von Vliesstoff mit Zellstoff und Zellstoff-Flocken wird zur Fertigung von Wundauflagen gewählt, aber besonders auch zur Herstellung von Saugprodukten in der Säuglings- und Inkontinentenversorgung.

Aluminiumbedampfter Vliesstoff

Durch Bedampfen von Vliesstoff im Hochvakuum verliert saugender Vliesstoff an Saugfähigkeit. Aluminiumbedampfte Materialien sorgen für ein besonders keimarmes Milieu und verkleben weniger mit der Wunde. In der Versorgung von Verbrennungen spielen sie eine große Rolle.

Aluminiumbedampfter Vliesstoff wird als Wundauflage in Kompressenform, in Wundschnellverbänden, als Verbandtuch (□ Tab. 3.9) oder auch als Bett-Tuch für großflächige Brandverletzungen verwendet.

Plastifizierter Vliesstoff

Wie beim plastifizierten Zellstoff ist die Unterseite oder Mittelschicht mit einem feuchtigkeitsundurchlässigen Auftrag versehen. Die Oberseite ist saugend. Verwendung findet plastifizierter Vliesstoff als Schutzlaken auf Untersuchungsliegen, als Esslätzchen, Schutzkittel oder OP-Abdeckmaterial (□ Tab. 1.3).

Bei dreischichtigem plastifizierten Vliesstoff können Vliesstoff, wasserundurchlässige Schicht und auch Zellstoff miteinander kombiniert sein.

□ **Tab. 1.3:** Beispiele für reine Vliesstoff-Produkte im Krankenhaus- und Krankenpflegebereich

Produkt	Handelsbeispiele	Hersteller
OP-Hauben (diverse Formen)	Beem Hauben	BB
	Carpex Hauben	BSN
	Medinette Hauben	PH
	Noba-OP-Hauben	No
	Sentinex OP-Hauben	LR
	Surgine Hauben	Mö
Mundschutz ▸ einfach	Bambino Mundschutz	LR
	Beem Hygiene-Mundschutz	BB
	Nobamask	No
	Valamask	PH
▸ für OP-(Gesichtsmasken) (teilw. diverse Ausführungen)	Aseptex OP-Masken	3M
	Beem Visma Gesichtsmasken	BB
	Carpex Masken	BSN
	Medimask OP-Gesichtsmasken	PH
	Noba-OP-Masken	No
	Sentinex OP-Masken	LR
	Surgine Einmal-Gesichtsmasken	Mo
	Tie-on OP-Masken	3M

□ **Tab. 1.3:** Beispiele für reine Vliesstoff-Produkte (Fortsetzung)

Produktgruppe	Handelsbeispiele	Hersteller
OP-Kleidung (div. Ausführungen)	Barrier OP-Kittel Foliodress 3M Einmal-OP-Mäntel Sentinex OP-Mantel Standard	Mo PH 3M LR
Waschhandschuhe	Bonline Einmal-Waschhandschuh Bonsoft Einmal-Waschhandschuh Sentina Waschhandschuh Valaclean Einmal-Waschhandschuh normal und soft	J&J J&J LR PH
Mehrzwecktücher	Bonline Mehrzwecktuch Bonsoft Körpertuch Sentina Universaltuch	J&J J&J LR
Einmalslip	Bontex Einmalslip	J&J
Augenstäbchen	Pro-ophta Augenstäbchen	LR
Dreiecktuch	amicus Dreiecktuch Vlies Dreiecktuch-V Senada Dreiecktuch Ypsisave Dreiecktuch Vlies	Mi Sö Er Hh
plastifizierter Vliesstoff		
OP-Kleidung teilweise plastifiziert	Foliodress E special Foliodrape Armschützer, Beinschützer 3M Einmal-OP-Mantel PE-verstärkt Sentinex OP-Mäntel Spezial PE	PH PH 3M LR
OP-Abdecktücher div. Ausführungen teilweise plastifiziert, teilweise zusätzlich Zellstoff	Barrier Abdecktücher Foliodrape 3M diverse Abdecktücher und Sets Nobadrape Raucodrape	J&J PH 3M No LR
Firmenverzeichnis siehe unter Abkürzungen		

Feuchtigkeitsgetränkter Vliesstoff

Kleine Vliesstoffabschnitte, die mit verschiedenen Flüssigkeiten getränkt und meist einzeln verpackt sind, kommen mit vielseitiger Verwendung in den Handel. Mit Alkohol getränkt dienen sie der Hautdesinfektion vor Injektionen. Mit Desinfektionsmittelauftrag können je nach Zusatz Haut und Hände, Flächen oder Wunden desinfiziert werden. Weitere Feuchttücher werden bei Hämorrhoiden angeboten sowie zur Reinigung und Pflege von Babys und Inkontinenten bzw. zur Allgemeinhygiene.

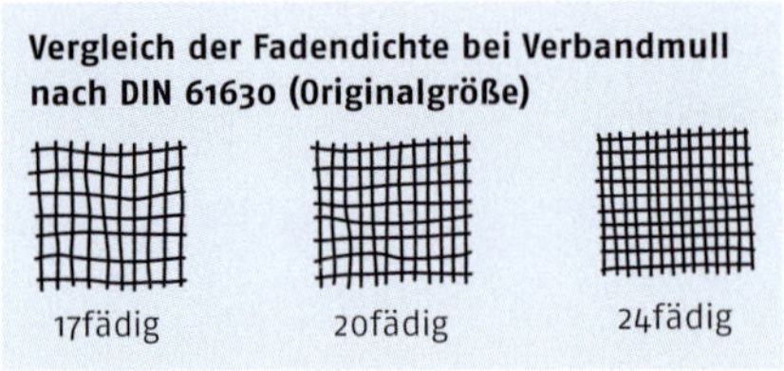

○ **Abb. 1.6:** Mull mit verschiedener Fadenzahl (aus »Verbandstoffe und moderne Wundversorgung«, Schriftenreihe der Paul Hartmann AG, Bd. 2)

1.2.3 Gewebe

Man versteht darunter Flächengebilde mit sich rechtwinklig kreuzenden Fäden. Die Längsfäden werden als Kettfäden, die Querfäden als Schussfäden bezeichnet. Die Art der Bindung wird beim Mullgewebe als Leinwandbindung bezeichnet. Sie ist die häufigste Bindungsart.

Fadenzahl (Fadendichte) ist die Anzahl der Kett- und Schussfäden pro Quadratzentimeter. Mit steigender Fadenzahl steigt das Flächengewicht. Die Saugkapazität nimmt zu, die Luftdurchlässigkeit wird geringer (○ **Abb. 1.6**).

Übersicht über die Herstellung von Geweben

Spinnen (Herstellen von Garnen aus Einzelfasern) – Zwirnen (Verdrehen von zwei oder mehr Garnen zur Erhöhung der Festigkeit) – Weben auf automatischen Webstühlen, bei Binden mit Webkanten auf so genannten Bandwebstühlen.

Beispiele für Gewebe

- **Mullgewebe** (○ **Abb. 1.7 und 1.8**) sind Gewebe aus Baumwolle mit unterschiedlichen, aber geringen Fadenzahlen. Gewebe aus Baumwolle haben eine höhere Ver-

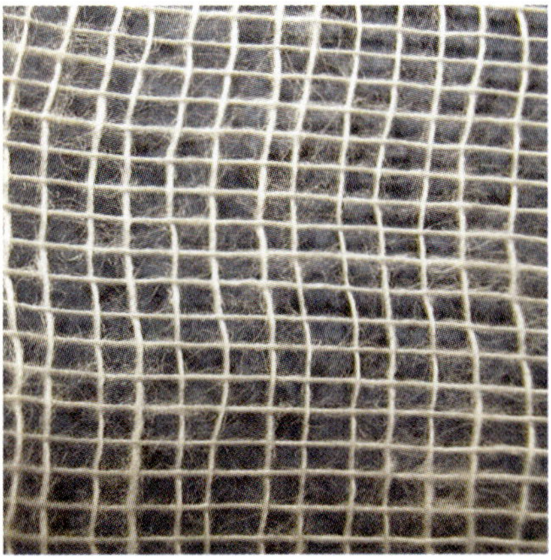

○ **Abb. 1.7:** Mullgewebe (Kompresse, 17-fädig)

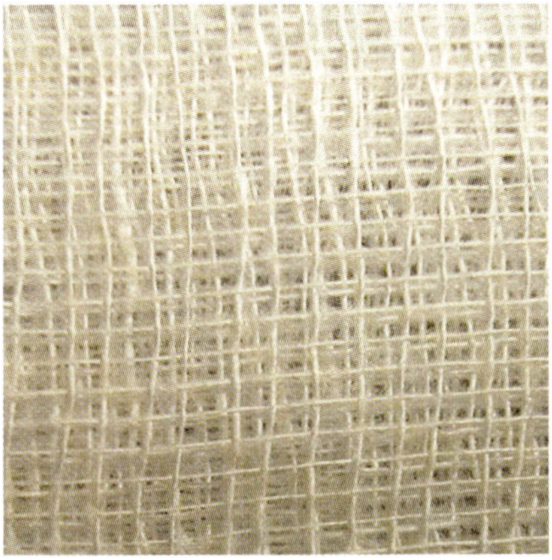

○ **Abb. 1.8:** Mullgewebe (Kompresse, 17-fädig, 8-fach gefaltet)

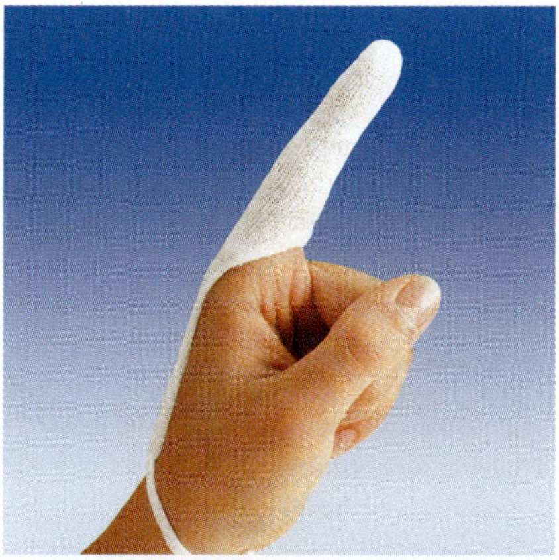

○ **Abb. 1.9:** Gestrickter Schlauchverband

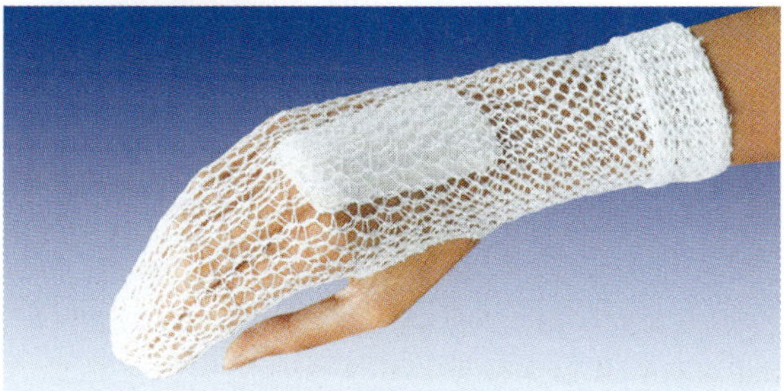

○ **Abb. 1.10:** Gewirkter Netzverband

schiebefestigkeit der Fäden und höhere Nassreißfestigkeit gegenüber Viskosegeweben. Deshalb gibt es für Viskosemull keine Arzneibuch- oder DIN-Vorschriften mehr.
Verwendung: Kompressen, Mulltupfer, Mullbinden, Tamponadebinden.

- **Renforcé** ist ein feines oder mittelkräftiges Gewebe aus Baumwolle oder Viskose mit hoher Fadenzahl.
  Verwendung: Dreiecktücher, Verbandtücher, Pflasterstoff.
  Ein stark appretiertes Renforcégewebe, aus dem wasserabweisendes Pflaster hergestellt wird, ist unter der Bezeichnung **Shirting** bekannt.
- **Cambric** ist ein Gewebe aus Baumwolle oder Viskose mit bedeutend stärkeren Garnen für die Schussfäden im Vergleich zu den Kettfäden. Die daraus hergestellten Cambricbinden sind 6–15 cm breit und 4 m lang.
  Verwendung: Früher als Stütz- und Kompressionsbinde.

1.2.4 Gestricke und Gewirke

Sie werden durch Maschenbildung auf Flach- oder Rundstrickmaschinen bzw. Wirkmaschinen hergestellt. Gestricke sind querdehnbar und passen sich als Schlauchverband (○ Abb. 1.9) gut den anatomischen Verhältnissen an. Die als Netzverbände (○ Abb. 1.10) verwendeten Gewirke sind durch die elastischen Garne in alle Richtungen gut dehnbar.

Fragen

Kapitel 1 Materialkunde

1. Warum wird regenerierte Cellulose auch Viskose genannt?
2. Was ist der Unterschied zwischen Kunstseide und Acetatseide?
3. Welches synthetische Polymer wird am häufigsten als Material für moderne Wundauflagen eingesetzt? Nennen sie Beispiele. Was sind die Vorteile des Polymers?
4. Welche Bedeutung haben Polyacrylate in der Wundversorgung?
5. Nennen Sie die typischen Merkmale von Geweben und Gestricke und die sich daraus ergebenden Einsatzgebiete als Verbandstoffe.

2 Saug- und Polstermaterialien

2.1 Verbandwatte

Das Arzneibuch enthält folgende Monografien:

- Verbandwatte aus Baumwolle – Lanugo gossypii absorbens.
- Verbandwatte aus Viskose – Lanugo cellulosi absorbens.
- Verbandwatte aus Baumwolle und Viskose – Lanugo gossypii et cellulosi absorbens.

Arzneibuchbuchangaben

»**Verbandwatte aus Baumwolle** besteht aus gereinigten, entfetteten, gebleichten und sorgfältig kardierten Haaren, die von der Samenschale verschiedener Arten der Gattung *Gossypium* L. stammen. Sie ist aus neuer Baumwolle oder aus frischen Kämmlingen guter Qualität hergestellt. Verbandwatte darf keine Schönungsmittel enthalten.«

Eigenschaften

»Verbandwatte ist weiß. Sie setzt sich zusammen aus Fasern mit einer mittleren Länge von mindestens 10 mm, bestimmt mit Hilfe einer geeigneten Methode. Sie enthält nur Spuren von Blattresten, Frucht- und Samenschalen sowie anderen Verunreinigungen. Sie bietet beim Auseinanderziehen einen deutlichen Widerstand und darf bei leichtem Schütteln nicht merklich stäuben.«

»**Verbandwatte aus Viskose** besteht aus frischen gebleichten, sorgfältig kardierten Fasern regenerierter Cellulose, die nach dem Viskoseverfahren mit oder ohne Titandioxidzusatz hergestellt werden. Sie sind auf eine geeignete, einheitliche Stapellänge geschnitten und weisen eine Fadenmasse von 1,7 bis 3,3 dtex auf. Verbandwatte darf keine Schönungsmittel enthalten.«

Eigenschaften

»Verbandwatte ist weiß bis sehr schwach gelblich und kann glänzend oder matt sein. Sie fühlt sich beim Berühren weich an und ist praktisch geruchlos.«

Viskosefasern haben normalerweise ein glänzendes Aussehen. Um die Fasern der Baumwollfaser im Aussehen anzupassen, kann bei der Herstellung der Viskosefaser der Spinnlösung feinstes Titandioxid zur Mattierung zugesetzt werden.

Verbandwatte aus Baumwolle und Viskose besteht aus einer Mischung gleicher Teile Baumwolle und Viskose.

Arzneibuchprüfungen bei Verbandwatten

1. **Identitätsprüfungen** (Übersicht)

Bei Baumwollwatte und Viskosewatte

A. Feststellung von Größe und Form der Fasern.

B. Cellulose-Nachweis: Die Fasern färben sich mit jodhaltiger Zinkchloridlösung violett.

C. Unterscheidung von Baumwollwatte und Viskosewatte:

Baumwollwatte löst sich in Zinkchlorid-Ameisensäure bei 40 °C nicht auf, Viskosewatte löst sich vollständig auf, ausgenommen die matte Qualität, bei welcher sich das Titandioxid nicht löst.

Bei Viskosewatte wird zusätzlich auf Titandioxid mit Wasserstoffperoxidlösung geprüft.

2. **Reinheitsprüfungen** (Übersicht)

Die Untersuchungen setzen sich zusammen aus Prüfungen

- auf fremde Fasern
- auf mögliche chemische Rückstände aus dem Herstellungsprozess
- auf mögliche chemische Zusätze zur Verbesserung des Aussehens.

Farbzusätze wie Bläuungsmittel oder so genannte optische Aufheller zur Verbesserung des Weißgrades könnten die Wundheilung irritieren und dürfen deshalb der Verbandwatte nicht zugesetzt sein.

Außerdem ist die Saugfähigkeit zu bestimmen.

Die Prüfung setzt sich aus der Bestimmung der Absinkdauer und der Bestimmung des Wasserhaltevermögens zusammen.

Die Absinkdauer wird mit einem Drahtkörbchen festgestellt, in das eine bestimmte Wattemenge eingewogen wird. Durch Ermittlung der Absinkdauer in einem Becherglas mit Wasser unter vorgeschriebenen Bedingungen wird die Schnelligkeit des Aufsaugevermögens bestimmt. Die Absinkdauer darf bei 5,0 g Baumwoll- und Viskosewatte nicht länger als 10 Sekunden dauern.

Das Wasserhaltevermögen von Watten wird durch Auswiegen der aufgenommenen Wassermenge nach dem Abtropfen des aus dem Wasser genommenen Korbes bestimmt.

1,0 g Verbandwatte aus Baumwolle hält mindestens 23,0 g Wasser,

1,0 g Verbandwatte aus Viskose mindestens 18,0 g Wasser.

Bei Verbandwatte aus Baumwolle wird zusätzlich auf Noppen geprüft. Man versteht darunter kleine Faserzusammenballungen.

Watten für medizinische Zwecke nach DIN 61640

Die Wattesorten nach DIN 61640 entsprechen den Arzneibuch-Watten aus Baumwolle sowie der Mischung aus Baumwolle und Viskose. Zusätzlich ist eine besonders langfaserige Baumwollwatte mit geringer Noppenzahl aufgenommen, die der früheren Augenwatte entspricht (○ Abb. 3.18, Kap. 3.2.3).

- **DIN 61 649-V-CO** (CO = Cotton = Baumwolle)

Watte aus 100 % Baumwolle, Faserlänge überwiegend mindestens 10 mm

- **DIN 61 649-V-CO/CV** (CO/CV = Cotton/Viskose)

Watte aus Baumwolle und Viskose-Spinnfaser mit oder ohne Titandioxid

- **DIN 61 649-V-A** (A = Augenwatte)

Watte aus 100 % Baumwolle, Faserlänge überwiegend mindestens 15 mm (durch die Faserlänge geringere Neigung zum Ausfusseln)

□ **Tab. 2.1:** Handelsbeispiele für Verbandwatte

Watte DIN 61640-V-A
Zickzacklagen oder gerollt 10 g, 25 g, 50 g, 100 g, 250 g, 400 g
Watte, DAB, DIN 61640-V-CO (○ Abb. 2.1)
Zickzacklagen oder gerollt 50 g, 100 g, 250 g, 500 g, 1000 g
Watte, DAB, DIN 61640-V-CO/CV (○ Abb. 2.2)
Zickzacklagen unsteril 50 g, 100 g, 200 g, 250 g, 400 g, 500 g, 1000 g steril: 100 g gerollt (mit und ohne Papierzwischenlage): 10 cm, 20 cm, 40 cm 2 m × 6/8/10/12/15 cm

Eigenschaften der Baumwollwatte

Hohe Bauschelastizität, gutes Saug- und Wasserhaltevermögen, gute Verspinnbarkeit.

Eigenschaften der Viskosewatte

Hohe Bauschelastizität, gutes Saug- und Wasserhaltevermögen und gute Verspinnbarkeit, in allen Eigenschaften der Baumwollwatte etwas unterlegen, aber schnelleres Saugvermögen.

Verwendung von Verbandwatte

Verbandwatte wird als Saug- und Polstermaterial in Medizin und Hygiene eingesetzt. Da lose Fasern in der Wunde verbleiben können und die Wundheilung irritieren würden, darf Watte nie direkt auf die Wunde gebracht werden! Mit einer Vliesstoffumhül-

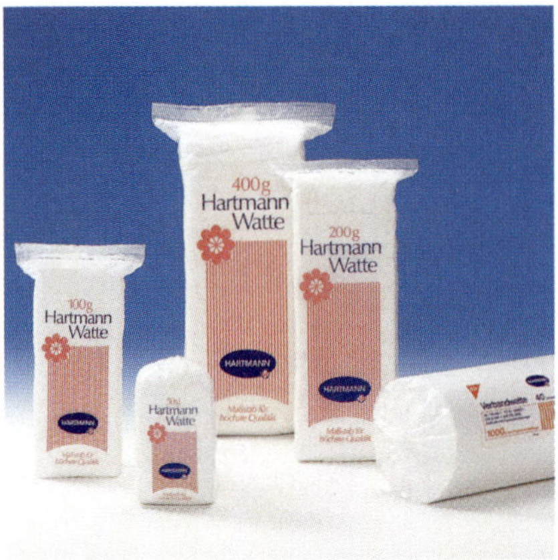

○ **Abb. 2.1:** Verbandwatte aus Baumwolle (CO) in Zickzack-Lagen oder gerollt DIN 61640-V-CO

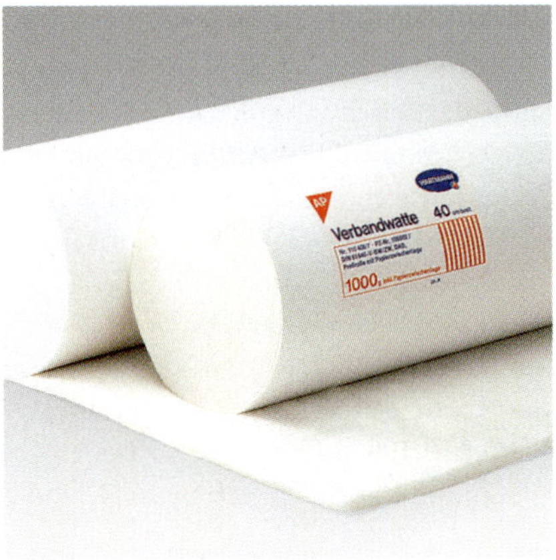

○ **Abb. 2.2:** Verbandwatte aus Baumwolle (CO) und Viskose (CV) DIN 61640-V-CO/CV

lung eignet sie sich jedoch als gut saugende und polsternde Wundauflage (s. Kap. 3.2.5). Verbandwatte ist Ausgangsmaterial für hochwertige Kosmetikwatte und für Spezialwatteerzeugnisse (□ **Tab. 2.2**), wie Zahnwatterollen (○ **Abb. 2.3**) oder Watte-Tamponaden (○ **Abb. 2.4**). Wattestäbchen für den medizinischen Bereich sind sehr fest und fusselarm gearbeitet. Sie dienen zum gezielten Auftragen von Flüssigkeiten und Salben oder auch – in steriler Form – zur Wundreinigung und Wundpflege bzw. für Wundabstriche (○ **Abb. 2.5**). Mit Zitronensäure und Glycerin gebrauchsfertig getränkte Wattestäbchen werden zur Pflege von Lippen und Mundhöhle bei gleichzeitiger Anregung der Speichelbildung eingesetzt (○ **Abb. 2.6**).

2.2 Kosmetikwatte

Sie muss im Gegensatz zur Verbandwatte den Anforderungen des Arzneibuchs oder den DIN-Vorschriften nicht entsprechen. Sie kann aus Baumwolle, Viskose oder einer beliebigen Mischung beider Komponenten hergestellt werden.

Kosmetikwatte kommt in Zickzacklagen wie die Verbandwatte in den Handel, aber auch in Form von Watteballchen oder Wattepads (○ **Abb. 2.7**).

2.3 Polsterwatte und Polsterbinden

Man unterscheidet

- Nicht saugende Polsterwatte (hydrophobe Watte) aus nicht entfetteter Baumwollwatte oder hydrophoben synthetischen Fasern.
- Saugende Polsterwatte aus Verbandwatte.

Polsterwatte (□ Tab. 2.3) kommt in 100-g- bis 1000-g-Rollen in den Handel. Heute üblicher sind Polsterbinden (□ Tab. 2.3) in Breiten von 4–40 cm in verschiedenen Längen. Die Polsterbinden aus Synthetikfasern zeichnen sich durch guten inneren Zusammenhalt aus und sind rutschfester als herkömmliche Polsterbinden.

Nicht saugende Polsterwatte wird vor allem zum Polstern unter Gips oder den synthetischen Steifverbänden verwendet. Sie bleibt selbst bei einwirkender Feuchte bauschig (○ Abb. 2.8).

□ **Tab. 2.2:** Spezialerzeugnisse aus Watte

	Aussehen	Verwendung	Handelsbeispiele	Hersteller
Wattestäbchen	meist biegsame Träger mit einseitigem oder beidseitigem Wattekopf	Säuglingspflege, Kosmetik, in der Arztpraxis für Abstriche und zum Auftragen von Medikamenten	Bel Family Wattestäbchen Isabelle Wattestäbchen Johnson's Wattestäbchen Peha W. (steril und unsteril)	PH LR J&J PH
	mit Pflegezusätzen	in der Alten- und Krankenpflege	Pagavit Wattestäbchen Lemon-Glycerin-Sticks Lemon-Swabs	PH div. div.
Zahnwatterollen (Speichelrollen)	Watterollen teilweise mit Zellstoffkern Größen 1–4	Zahnarzt	Celluron Zahnwatterollen	PH
Tampons zur Monatshygiene	Wattepresslinge mit zugkräftigem Faden in diversen Ausführungen	Monatshygiene	Camelia Tampons o. b. Tampona	HK J&J HK
zu medizinischen Zwecken	Wattebäusche mit Mull- oder Netzumhüllung 1 g bis 10 g	zum Tamponieren von Körperhöhlen	Bellocq Tamponade Samu-med Mull- Watte-Tampons Netz- Watte-Tampons	No PH No No
imprägniert	mit Clauden		Claudenwatte	LR
Firmenverzeichnis siehe unter Abkürzungen				

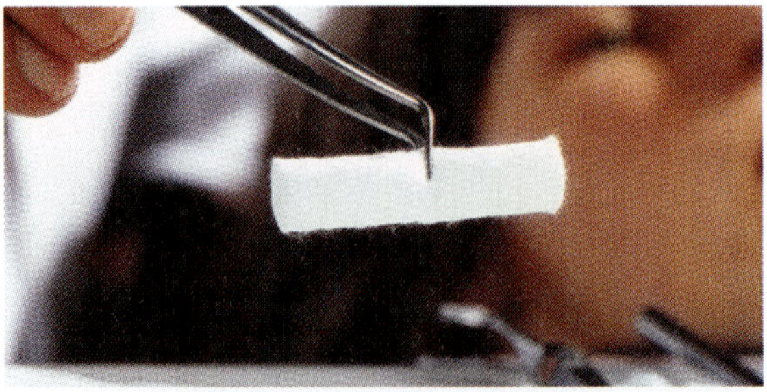

○ **Abb. 2.3:** Watterolle für die Zahnheilkunde

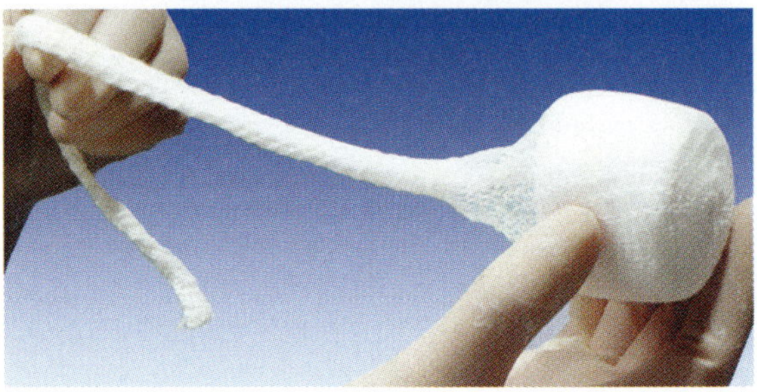

○ **Abb. 2.4:** Wattetamponade in Netzumhüllung

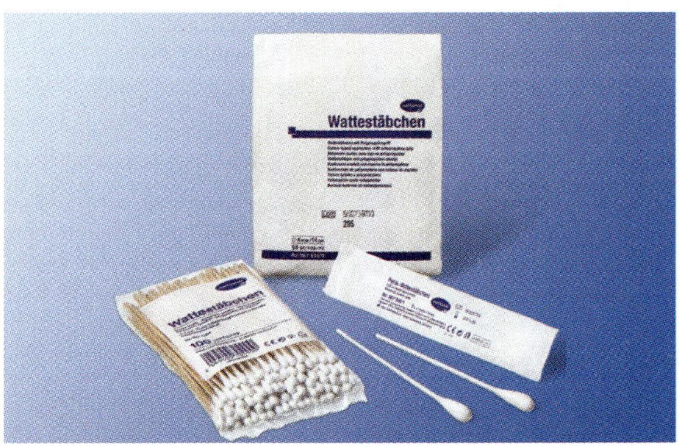

○ **Abb. 2.5:** Wattestäbchen unsteril und steril

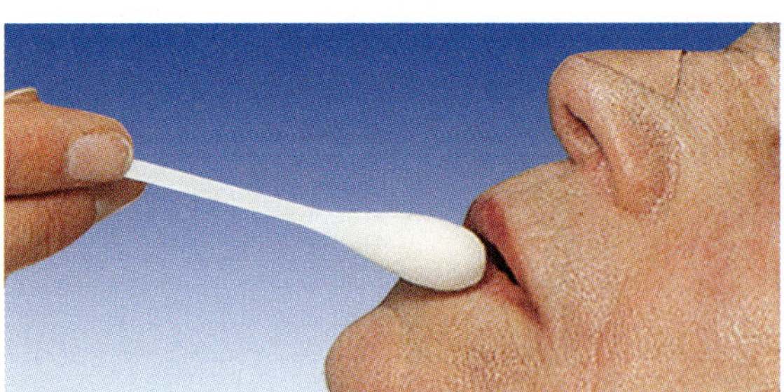

○ **Abb. 2.6:** Wattestäbchen zur Mundpflege mit Citronensäure und Glycerin getränkt

□ **Tab. 2.3:** Polsterwatte und Polsterbinden

	Verwendung	Material	Handelsbeispiele	Hersteller
Nicht saugende Polsterwatte sowie Polsterbinden	unter Gips und anderen Starrverbänden	nicht entfettete, ungebleichte Baumwollwatte (Spitalwatte)	Helios Polsterwatte LR Polsterwatte	Ty LR
		Polyester	Artiflex soft Cellona-Synthetikwatte Delta-Rol -S (mit Pur-Tape) Erena Polsterwattebinde soft Helios-Polsterbinde S Nobapad div. Rolta Synthetik-Wattebinde 3M Polster-Wattebinde Ypsiform Polsterbinde	BSN LR BSN Er Ty No PH 3M Hh
		Polyester/Polyamid	Helioflex Rolta-soft	Ty PH
		Polyester/Polypropylen	Artiflex Polsterbinde	BSN
Saugende Polsterwatte sowie Polsterbinden	zum Polstern von Schienen, Starrverbänden, schmerzhaften Wunden	saugende Watte aus Baumwolle und/oder Viskose	Artiflex Natur Polsterbinde aus Watte für med. Zwecke Nobapad-Natur Specialist Orthopädische Polsterbinde Velband Orthopädische Polsterbinde	BSN LR No BSN BSN

Firmenverzeichnis siehe unter Abkürzungen

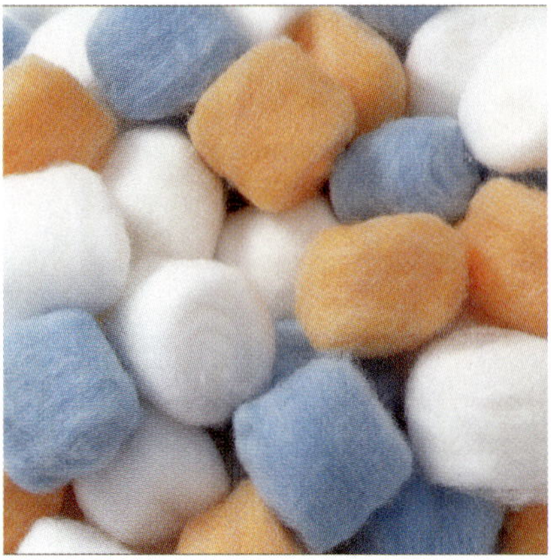

○ **Abb. 2.7:** Kosmetikwattebäusche

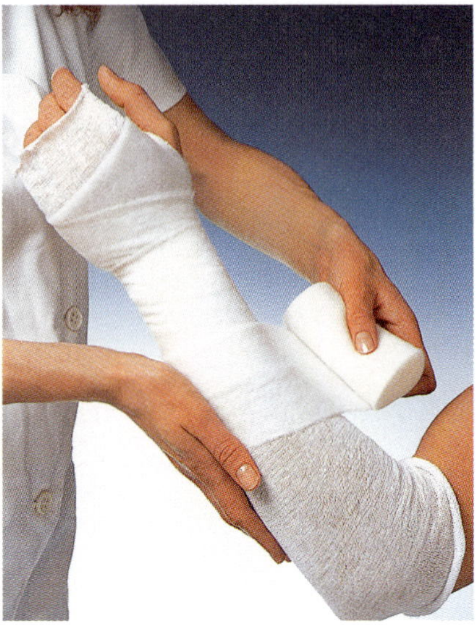

○ **Abb. 2.8:** Hydrophobe synthetische Polsterbinde zum Unterpolstern von Gips- und Schienenverbänden

2.4 Verbandzellstoff

Das Arzneibuch enthält folgende Monografie:

- Hochgebleichter Verbandzellstoff – Cellulosum ligni depuratum.

Arzneibuchdefinition

»Hochgebleichter Verbandzellstoff besteht aus von Lignin und anderen Begleitstoffen befreiten, hochgebleichten, miteinander verfilzten Cellulosefasern in Form mehrerer übereinander liegender, gekreppter Einzellagen.«

Eigenschaften

»Hochgebleichter Verbandzellstoff ist weiß, weich und geruchlos.«

Arzneibuchprüfungen

Prüfung auf Reinheit (Übersicht)

a) Bestimmung der Flächenmasse: Sie darf nicht mehr als 25 g je m^2 betragen. Je höher das Flächengewicht ist, desto weniger weich ist der Verbandzellstoff.

b) Prüfung auf Saugfähigkeit: Mit dem Drahtkörbchen wird die Absinkdauer von 5,0 g Zellstoff ermittelt. Sie darf 10 Sekunden nicht übersteigen.

c) Prüfung auf Lignin: Im Verbandzellstoff darf kein Holzschliff, der ligninhaltig wäre, verarbeitet sein. Lignin reagiert mit Phloroglucin-Salzsäure unter Rotfärbung.

Mit zunehmendem Gehalt an Holzschliff vermindert sich die Saugfähigkeit, erhöht sich das Flächengewicht, und er wird rauer.

Wie bei Verbandwatte dürfen keine farbverbessernden Zusätze oder Rückstände aus der Herstellung im Verbandzellstoff vorhanden sein.

Eigenschaften

Verbandzellstoff aus 100 % Cellulose saugt gut. Da er beim Auseinanderreißen staubt, fusselt und beim Feuchtwerden schlecht zusammenhält, darf er nie direkt auf Wunden gebracht werden. Verbandzellstoff verliert beim Dampfsterilisieren stark an Saugfähigkeit.

Aufbewahrung

Verbandzellstoff ist in staubdichter Verpackung an einem trockenen Ort aufzubewahren.

Verwendung

Verbandzellstoff wird hauptsächlich als Saugmaterial verwendet. Zellstoff in Bindenbreite dient Polsterzwecken (○ **Abb. 2.9**).

> **Hinweis**
>
> Häufig wird für Zellstoff noch der früher gebräuchliche DIN-Begriff »Zellstoffwatte« verwendet bzw. für schmale Ausführungen in Rollenform der Begriff »Zellstoffwattebinde«.

Handelsformen für Verbandzellstoff finden sich in □ **Tab 2.4**

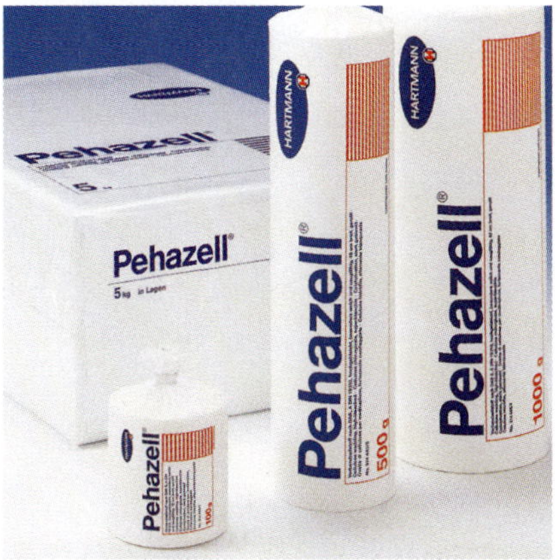

○ **Abb. 2.9:** Verbandzellstoff in gerollter Form und in Lagen

□ **Tab. 2.4:** Handelsformen für Verbandzellstoff

Verbandzellstoff nach DAB
▸ in Breiten von ca. 10 bis 40 cm gerollt: 100 g, 250 g, 500 g, 1 kg, 5 kg ▸ in Lagen ca. 30 × 40 cm: 1 kg, 5 kg in Lagen ca. 40 × 60 cm: 100 g, 250 g, 500 g, 1 kg, 5 kg, 10 kg, 15 kg ▸ in div. quadratischen und rechteckigen Zuschnitten zu 1 kg, 5 kg, 10 kg
gebleicht / halbgebleicht / ungebleicht
▸ in Lagen 40 × 60 cm und div. Zuschnitte bis 15 kg
Im Allgemeinen kommt Verbandzellstoff nur in Verbindung mit dem Herstellernamen in den Handel. Ausnahme z. B. Askina Cel [BB], Pehazell [PH] und Ypsizell [Hh].

2.5 Zellstoff-Tupfer aus Verbandzellstoff

Sie werden in quadratischer oder rechteckiger Form, vorgestanzt auf Rollen, von denen sie abgetrennt werden können, oder geprägt als Einzeltupfer hergestellt.

Für die Rollen werden Spenderboxen angeboten (○ **Abb. 2.10**).

Verwendung

Mit Alkohol getränkt dienen Zellstofft Tupfer der Hautdesinfektion vor Injektionen und Blutabnahme oder zur Entfernung von Pflasterrückständen. (□ **Tab 2.5**)

□ **Tab. 2.5:** Handelsbeispiele für Zellstoff-Tupfer

Vorgestanzte Tupfer	
▸ Amicus Zellstoffwatte-Tupfer	Mi
▸ Askina Brauncel Zellstoffwatte-Tupfer	BB
▸ Nobazelltupf	No
▸ Pur-Zellin	PH
▸ Urgo Zellstofftupfer	Ug
▸ Zelletten	LR
Geprägte Tupfer	
▸ Zellstofftupfer geprägt	Au
Firmenverzeichnis siehe unter Abkürzungen	

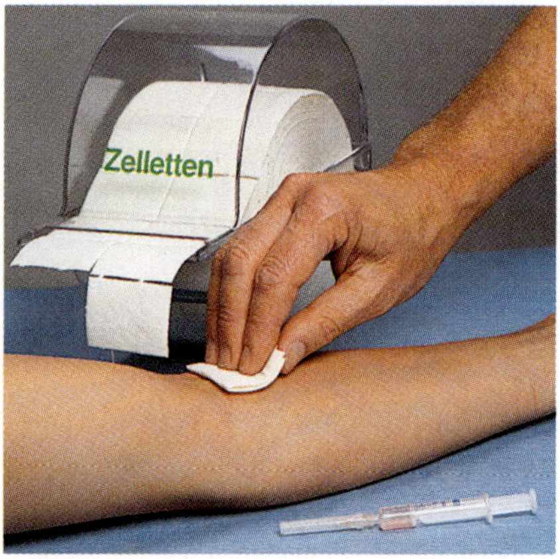

○ **Abb. 2.10:** Tupfer aus hochgebleichtem Zellstoff

2.6 Aufsaugende Hilfsmittel zur Inkontinentenversorgung

Unter Inkontinenz versteht man die Unfähigkeit, die Ausscheidung von Urin und/oder Stuhl bewusst zu kontrollieren. Zur Versorgung Inkontinenter mit Saugmaterialien stehen je nach Inkontinenzgrad zur Verfügung:

bei leichter Inkontinenz
- Saugwindeln und Tropfenfänger für Männer. (Diese Hilfsmittel werden von der Krankenkasse nicht erstattet.)
- Vorlagen für Urininkontinenz

bei mittelschwerer bis schwerer Inkontinenz
- Inkontinenzvorlagen anatomisch oder rechteckig
- Windelhosen

Als Matratzenschutz in der Pflege von Kranken oder Inkontinenten werden vielfach **Krankenunterlagen** verwendet. Deren Verwendung zum Auffangen von Urin oder Stuhl wird jedoch nicht mehr als zeitgemäß angesehen.

Inkontinenzhilfen gehören im Hilfsmittelverzeichnis (HMV) zur Produktgruppe 15.
Produktgruppe: **15 Inkontinenzhilfen**
Anwendungsort: **25 Harn / Verdauungsorgane**
Die Unterteilung der Inkontinenzhilfen mit aufsaugenden Eigenschaften ist aus Tabelle 2.6 ersichtlich.

Krankenunterlagen sind nicht den Inkontinenzhilfen zugeordnet, sondern bei den Krankenpflegeartikeln in Gruppe 19 aufgenommen. Sie sind auch im Pflegehilfsmittelkatalog bei den Pflegehilfsmitteln zur Körperpflege / Hygiene (Gruppe 51) und den zum Verbrauch bestimmten Pflegehilfsmitteln (Gruppe 54) zu finden.

□ **Tab. 2.6:** Unterteilung der Inkontinenzhilfen

Untergruppe:	15.25.**01**	**Saugende Inkontinenzvorlagen**
Produktart:	15.25.01.**0**	Anatomisch geformte Vorlagen, normale Saugleistung, Gr. 1
	15.25.01.**1**	Anatomisch geformte Vorlagen, erhöhte Saugleistung, Gr. 2
	15.25.01.**2**	Anatomisch geformte Vorlagen, hohe Saugleistung, Gr. 3
	15.25.01.**3**	Rechteckvorlagen, Gr. 1
	15.25.01.**4**	Rechteckvorlagen, Gr. 2
	15.25.01.**5**	Vorlagen für Urininkontinenz
	15.25.01.**6**	Wiederverwendbare Vorlagen (waschbar)
Untergruppe:	15.25.**02**	**Netzhosen**
Produktart:	15.25.02.**0**	Netzhosen Gr. 1
	15.25.02.**1**	Netzhosen Gr. 2
Untergruppe:	15.25.**03**	**Saugende Inkontinenzhosen**
Produktart:	15.25.03.**0**	Inkontinenzhosen Gr. 1
	15.25.03.**1**	Inkontinenzhosen Gr. 2
	15.25.03.**2**	Inkontinenzhosen Gr. 3
	15.25.03.**3**	Wiederverwendbare Inkontinenzhosen Gr. 1
	15.25.03.**4**	Wiederverwendbare Inkontinenzhosen Gr. 2
	15.25.03.**5**	Wiederverwendbare Inkontinenzhosen Gr. 3

2.6.1 Krankenunterlagen

Sie finden als Unterlagen in der allgemeinen Krankenpflege vielfach Verwendung. Ihre Oberseite besteht aus ribbelfestem Vliesstoff, die mittlere Saugschicht aus Zellstoff bzw. Zellstoff-Flocken.

Enthalten Krankenunterlagen (□ **Tab. 2.7**) einen »Superabsorber«, so können große Mengen an Flüssigkeit unter Gelbildung aufgenommen werden. Die Zahl der Zellstoff-Lagen kann dadurch verringert werden.

Die Unterseite der Krankenunterlagen besteht aus wasserundurchlässiger, rutschfester Folie. Um sicheren Wäscheschutz zu gewährleisten, sind die Krankenunterlagen meist rundum verschlossen (○ **Abb. 2.11**).

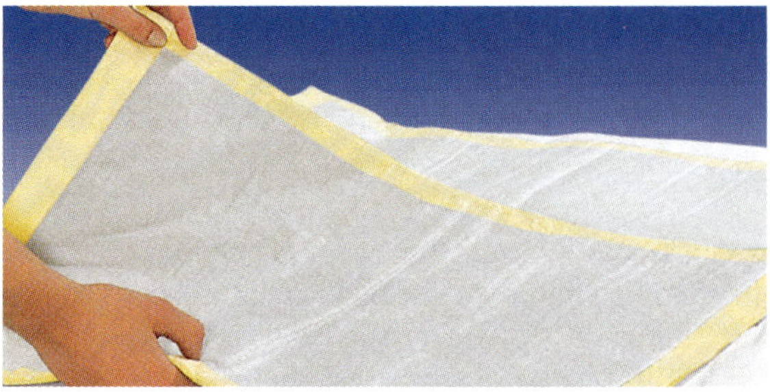

○ **Abb. 2.11:** Krankenunterlage mit Saugschicht aus Zellstoff

Da die meisten Krankenunterlagen heute eine Vliesstoff-Oberseite mit einem großen Anteil hydrophober Fasern besitzen, wird dadurch ein Trockeneffekt erzielt.

Krankenunterlagen werden in folgenden Größen angeboten:.

- 40 × 60 cm Mindestsaugvolumen: 150 ml
- 60 × 60 cm Mindestsaugvolumen: 225 ml
- 60 × 90 cm Mindestsaugvolumen: 337 ml

Bei abweichendem Format: Mindestsaugvolumen 624 ml pro qm.

Krankenunterlagen können unter neutralen Pharmazentralnummern bestellt werden oder unter firmenspezifischen Handelsnamen (◻ Tab. 2.7).

◻ **Tab. 2.7:** Aufsaugende Hilfsmittel: Krankenpflegeartikel / Pflegehilfsmittel zur Körperpflege / Hygiene

Produktgruppe	Material	Handelsbeispiele	Hersteller
Krankenpflege-artikel	Vliesstoff / Zellstoff / Folie		
Saugende Bettschutzeinlagen (Krankenunterlagen) Einmalgebrauch Hilfsmittelindex: 19.40.05.3/4/5 …		Attends div. Krankenunterl. Disposima Bettschutzeinlagen div. Hedwiga Krankenunterlagen div. Humanus Standard div. Molinea div. Krankenunterl. Param Krankenunterlagen div.	Paper Pak Lohmann & Rauscher Mola Noble Care P. Hartmann Param
	– mit Zellstoff-flocken	Molinea Plus Krankenunterl. Molinea Plus-D Krankenunterl. Protea Krankenunterlagen Flockenfüllung Tena Krankenunterlagen div.	P. Hartmann P. Hartmann ID Medica SCA
	– mit Super-absorber	Humanus Premium div.	Noble Care
Saugende Bettschutzeinlagen, wiederverwendbar Hilfsmittelindex: 19.40.05.1/2 … Pflegehilfsmittel zur Körperpflege / Hygiene: HI: 51.40.01.4 …	waschbar, wieder-verwendbar (mit PZN)	Medi-Safe div. Molinea Textile Saugunterlage Famos div. Suprima Bettunterlage div.	Meyer, P. P. Hartmann Russka Herzlieb

Krankenunterlagen aus waschbarem, wiederverwendbarem Material

Sie werden als Alternative zu den Wegwerfunterlagen angeboten. Das mehrschichtige, hautfreundliche Material hat eine flüssigkeitsaufnehmende Oberseite, eine Saugschicht und eine flüssigkeitsundurchlässige Unterseite. Sie müssen bei mindestens 90 °C waschbar sein (○ Abb. 2.12).

2.6.2 Saugwindeln

(auch: Pads, Flockenwindeln, Endloswindeln)
Sie entsprechen im Aufbau den Flockenwindeln der Säuglinge. Innerhalb einer Vliesumhüllung befinden sich Zellstoff-Flocken. Die Windeln (□ Tab. 2.8) sind schmal und weich (○ Abb. 2.13), aber mit dem Nachteil, dass bei höherem Inkontinenzgrad zusätzlich eine Krankenhose (□ Tab. 2.9) aus Plastik oder mit eingearbeitetem Plastikteil notwendig ist.

Die Länge der Erwachsenen-Saugwindel ist ca. 60 cm im Vergleich zu den ca. 36 cm langen Ausführungen für Säuglinge.

Die Verwendung von Saugwindeln wird meist notwendig, wenn die Versorgung mit Slipeinlagen oder Damenbinden nicht mehr ausreicht.

Saugwindeln ohne Folie sind im Hilfsmittelindex nicht aufgenommen und werden von den Krankenkassen nicht erstattet.

Inkontinenzvorlagen für die männliche Tröpfelinfektion, saugende Inkontinenzvorlagen, Inkontinenzwindelhosen und Fixierhilfen für Inkontinenzvorlagen sind in Kapitel 12 beschrieben.

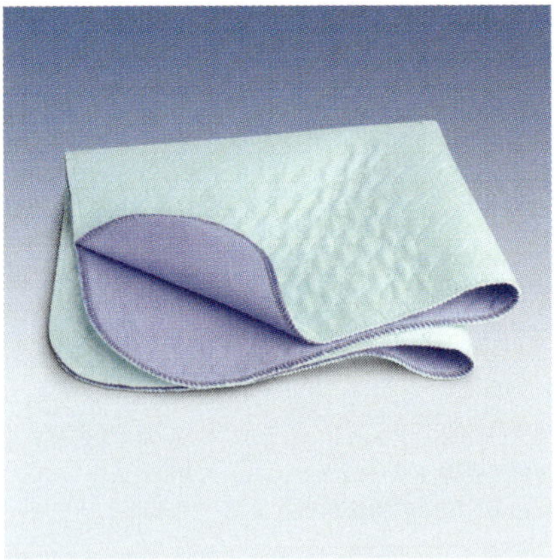

○ **Abb. 2.12:** Textile Krankenunterlage zum Mehrfachgebrauch

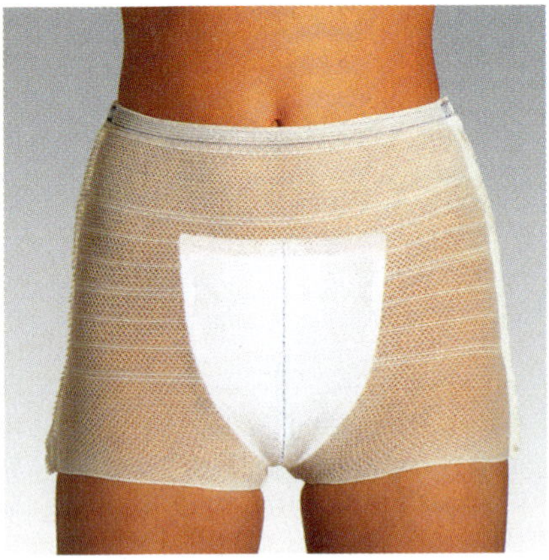

○ **Abb. 2.13:** Saugwindel ohne Wäscheschutz

☐ **Tab. 2.8:** Aufsaugende Mittel zur Inkontinentenversorgung, nicht Hilfsmittelindex: Saugwindeln

Produktgruppe	Material	Handelsbeispiele	Hersteller
Saugwindeln	Vliesstoff/ Zellstoff/ oft Zellstoff-Flocken	Coldex Endloswindeln Depend Zusatzeinlage	Paper Pack Hakle-Kimberly
	kein Wäsche-schutz	Humanus Endloswindel ohne Folie Lohmann Flockenwindel und Hose Molinea Pads Suprima Endloswindeln	Lohmann & Rauscher P. Hartmann Herzlieb

☐ **Tab. 2.9:** Fixierhosen ohne Positionsnummer im Hilfsmittelindex

Produktgruppe[1]	Handelsbeispiele	Hersteller
Fixierhosen anstelle von Netzhosen nicht im Hilfsmittelindex	Molipants Cotton small/medium/large/xlarge Tena fix Cotton Special S/M, L/XL, XXL	P. Hartmann SCA
Schutzhosen mit Feuchtigkeitssperre nicht im Hilfsmittelindex	Body guard, div. Suprima Slips, div. Spring-Inkontinentenhosen und Slips; div.	Herzlieb Herzlieb Spring Medical

Fragen

Kapitel 2 Saug- und Polstermaterialien

1. Das Arzneibuch erlaubt bei der Herstellung von Viskosefasern für Verbandwatte den Zusatz von Titanoxid. Wozu dient dieser Zusatz?
2. Wie unterscheiden sich die Gebrauchseigen- schaften der Baumwollwatte von denen der Viskosewatte?
3. Aus welchen Materialien können nicht saugende Polsterbinden bestehen?
4. Was ist Verbandzellstoff? Welches sind die Einsatzgebiete?
5. Wozu dienen Zellstofftupfer?

3 Wundversorgung

3.1 Anforderungen an Verbandmittel im Rahmen der modernen Wundversorgung

Wundheilung

Wichtigstes Ziel jeder Wundbehandlung ist ein zügiger Wundverschluss unter Erhaltung bzw. Wiederherstellung einer optimalen Funktionalität bei kosmetisch befriedigender Narbenbildung. Eine vollständige **Regeneration** (○ Abb. 3.1), d. h. Wiederherstellung der Gewebefunktion ohne Narbenbildung gibt es nur bei ganz oberflächlichen Wunden, bei denen ausschließlich die Oberhaut (Epidermis) betroffen ist. Der Defekt schließt sich innerhalb kurzer Zeit durch Überhäuten mit Epithelzellen. Beispiele für diese **epitheliale Wundheilung** sind Schürfwunden und Hautblasen. Bei Wunden, die in tiefere Gewebeschichten reichen, erfolgt der Defektschluss durch **Reparation** mit Narbengewebe in Form einer primären oder sekundären Wundheilung.

Von einer **primären Wundheilung** spricht man, wenn nach der Wundsetzung die Wundflächen glatt und dicht aneinander liegend, z. B. durch eine chirurgische Naht oder mit Klammerpflaster, fixiert werden können. Dies ist der Fall bei chirurgisch gesetzten Operationswunden oder bei Schnitt-, Riss- oder Platzwunden, sofern die Versorgung mit Adaption der Wundränder innerhalb von 8 bis 10 Stunden nach dem Trauma erfolgt. Bei komplikationslosem Verlauf wachsen die Wundränder innerhalb von 8 Tagen fest zusammen, die Funktionsverluste im Wundgebiet sind sehr gering. Während der darauf folgenden Wochen erhält die Wunde ihre endgültige Zugfestigkeit, die feine, strichförmige Narbe blasst nach und nach ab (○ Abb. 3.2).

Wunden, die nicht primär verschlossen werden können, weil die Wundränder zu weit auseinander klaffen oder der Gewebedefekt sehr groß ist, heilen sekundär. Bei der **sekundären Wundheilung** (○ Abb. 3.3) wird der Gewebedefekt mit Granulationsgewebe aufgefüllt, das in Narbengewebe umgebaut wird. Diesem Ersatzgewebe fehlen die Hautanhangsgebilde wie Talg-, Schweißdrüsen und Haarfollikel – mit einem entsprechenden Funktionsverlust als Folge. Das Fehlen von Melanozyten führt zu einer

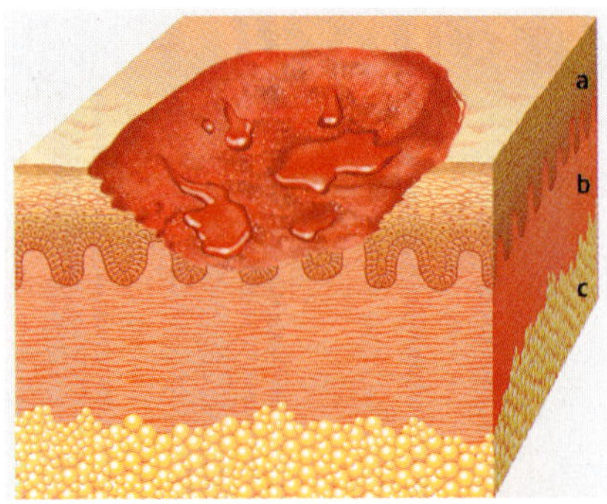

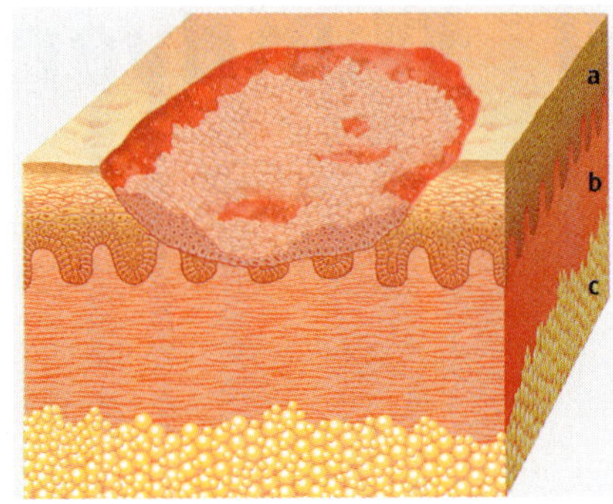

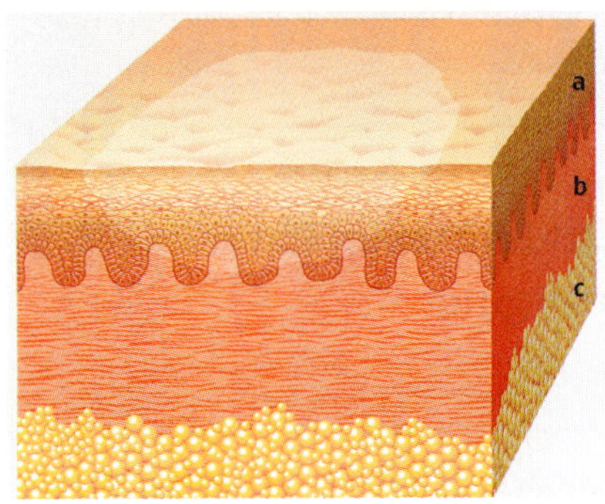

○ **Abb. 3.1:** Epitheliale, regenerative Wundheilung. Die oberflächliche Schürfwunde heilt ohne Narbenbildung ab. (a: Epidermis; b: Dermis; c: Subkutis)

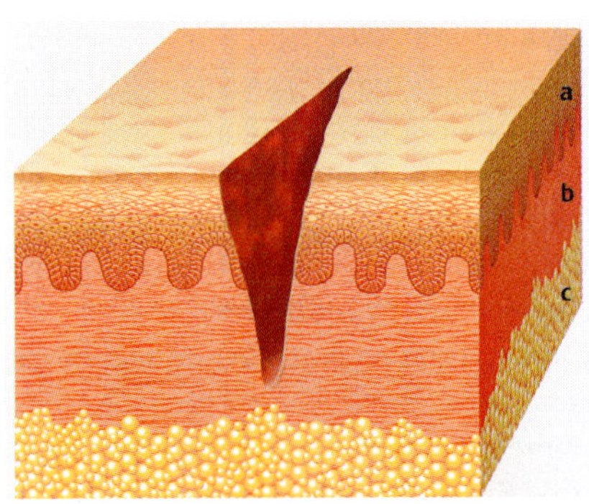

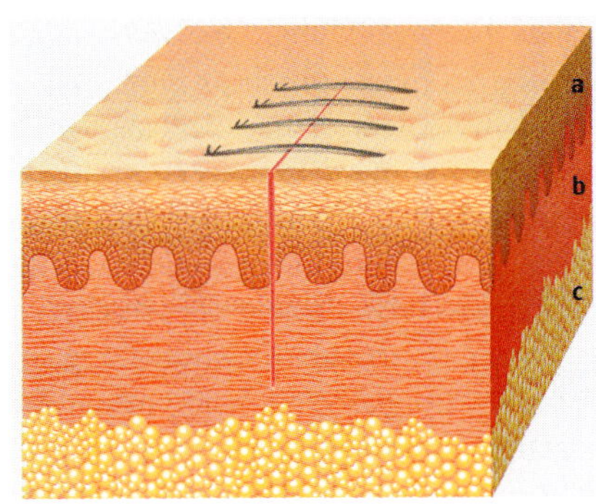

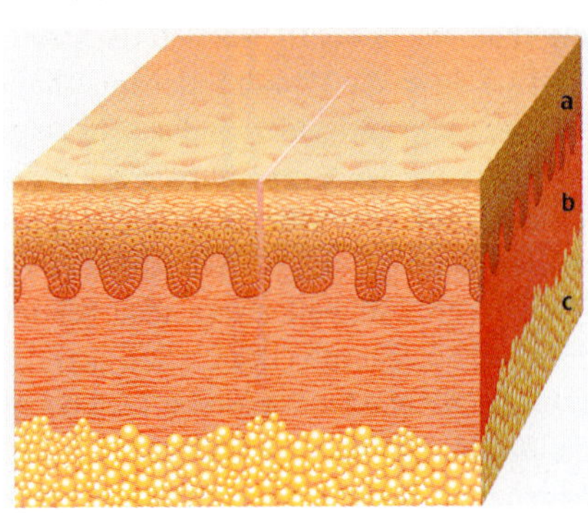

○ **Abb. 3.2:** Primäre Wundheilung. Die Ränder der Schnittwunde werden fixiert. Nach der Heilung bleibt eine feine, strichförmige Narbe zurück. (a: Epidermis; b: Dermis; c: Subkutis)

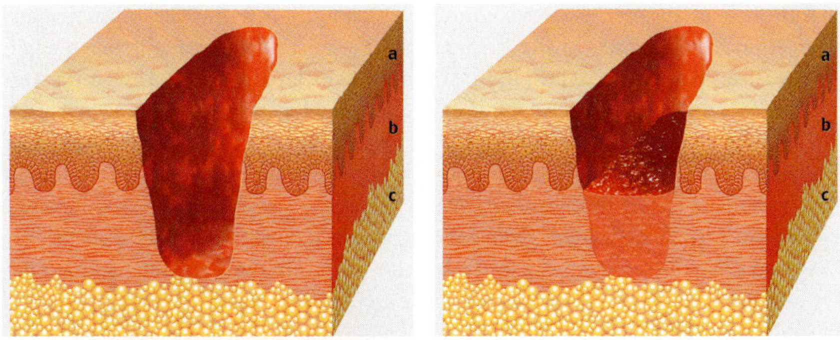

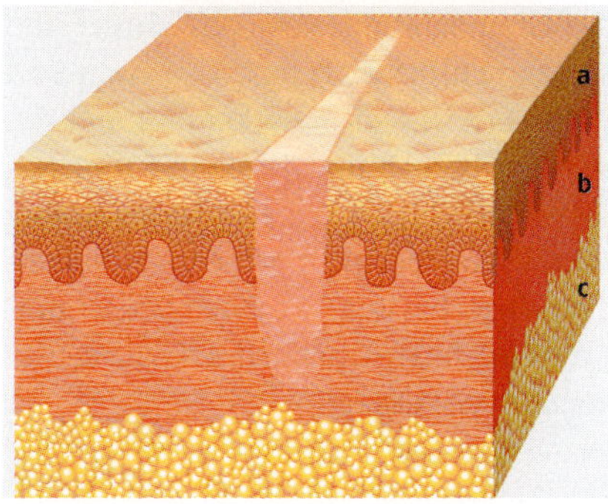

○ **Abb. 3.3:** Sekundäre Wundheilung. Der Gewebedefekt füllt sich mit Granulationsgewebe, das in Narbengewebe umgebaut wird (a: Epidermis; b: Dermis; c: Subkutis)

Depigmentierung des Narbengewebes mit auffällig hellem Aussehen und erhöhter Empfindlichkeit gegenüber Sonnenbestrahlung.

Wundheilungsphasen

Jede Wundheilung läuft in drei sich zeitlich überlappenden Phasen ab:

Unmittelbar nach der Verletzung setzt die **Reinigungsphase** ein. Wichtigste Aufgabe in dieser Phase, die auch inflammatorische oder exsudative Phase genannt wird, ist die rasche Blutstillung durch Fibrinbildung in den ersten Minuten und die anschließende Säuberung der Wunde von Gewebetrümmern und Bakterien. Die zur Blutstillung anfangs im Wundbett eng gestellten Arteriolen erweitern sich im Rahmen der einsetzenden Entzündungsreaktion (Inflammation) und bewirken dadurch eine gesteigerte Durchblutung im Wundgebiet mit einer lokalen Rötung und Überwärmung. Gleichzeitig kommt es zu einer vermehrten Durchlässigkeit der Gefäße für Blutplasma in das Gewebe, die sich als schmerzhafte Schwellung bemerkbar macht und einen massiven Flüssigkeitsaustritt auf der Wundoberfläche (Exsudation) bedingt. Mit dem Exsudat gelangen die für die Phagozytose und Infektabwehr wichtigen Leukozyten, neutrophilen Granulozyten und Makrophagen in das Wundgebiet. Ihre Aufgabe besteht darin, durch Aufnahme von Zelltrümmern und Mikroorganismen die Wunde zu reinigen und die Entstehung einer Infektion zu verhindern. Die Makrophagen sezernieren außerdem u. a. Wachstumsfaktoren, die ihrerseits Zellen anlocken (z. B. Fibroblasten,

Endothelzellen), die für die weitere Wundheilung unerlässlich sind. Bei unproblematischen Wundverhältnissen ist die Reinigungsphase in der Regel nach 3 Tagen abgeschlossen, das Wundexsudat lässt nach. Kommt es jedoch zu einer Infektion, verlängert sich die Entzündungsphase und die Wundheilung verzögert sich.

Durch die Stimulation von Wachstumsfaktoren sprossen in der **Granulations**- bzw. **Proliferationsphase** – von intakten Gefäßen des Wundrands und Wundgrunds ausgehend – kapillare Gefäßschlingen in das Wundgebiet ein. Damit beginnt die Defektauffüllung mit neu entstehendem Granulationsgewebe, das eine kräftig dunkelrosa Färbung und die typisch feucht glänzende, körnige (lat. granulum) Struktur zeigt. Kollagen und Proteoglykane, die die Bausteine dieses Gewebes darstellen, werden von den Fibroblasten gebildet.

Mit Ausreifung der Kollagenfasern wird das Granulationsgewebe gefäßärmer und wandelt sich während der **Differenzierungs**- bzw. **Epithelisierungsphase** nach und nach unter Kontraktion in Narbengewebe um. Erreicht die Defektauffüllung das Wundrandniveau, beginnt vom Wundrand her die Überhäutung des Granulationsgewebes. Dabei bilden Keratinozyten einen feinen Epithelrasen, der sich langsam über das gut durchblutete, feuchte und möglichst plane Gewebe schiebt. Mit dem Wundverschluss ist die Wundheilung nach etwa 3 Wochen abgeschlossen. Die maximale Zugfestigkeit erhält die Wunde nach etwa 8 Wochen, der endgültige Umbau des Narbengewebes kann Monate bis Jahre in Anspruch nehmen (○ Abb. 3.4a–g).

Aufgaben von Wundauflagen

In den letzten Jahren hat sich mit den Erkenntnissen zur modernen Wundbehandlung die Rolle der Wundauflagen deutlich verändert. Traditionell sollte eine Kompresse die Wunde nach außen schützen, Sekret aufsaugen und als Trägermaterial für die lokal anzuwendenden Arzneimittel dienen. Inzwischen ist eine Wundauflage nicht mehr nur Hilfsmittel, sondern sie stellt selbst zumindest teilweise das therapeutische Prinzip dar, das in den oben beschriebenen Wundheilungsphasen jeweils für optimale Bedingungen sorgen soll:

- In der Reinigungsphase, die durch eine große Exsudatmenge gekennzeichnet ist, werden Gewebetrümmer, Bakterien, Blut und Flüssigkeit rasch in den Verband aufgenommen und gebunden. Die starke Saugkapazität verhindert die Mazeration von Wundrand und Wundumgebung. Trotzdem wird die Wunde nicht trockengelegt. Das Wundexsudat ist reich an Antikörpern, Abwehrzellen und Wachstumsfaktoren. Deren Kontakt zur Wundoberfläche ist wünschenswert und soll erhalten bleiben (○ Abb. 3.5a).
- Während der Granulationsphase steht die Wundruhe im Vordergrund. Der Verband verhindert, dass die Wunde austrocknet, was einen unnötigen Verlust lebender Zellen und eine deutliche Verzögerung der Heilungsrate zur Folge hätte. Trotzdem ist die Wundauflage in der Lage, überschüssiges Exsudat ausreichend zu binden. Ein warmes, feuchtes Wundmilieu ist die beste Voraussetzung für Zellteilung und Zellwanderung (○ Abb. 3.5b). Bei der ideal-feuchten Wundbehandlung ist ein Gasaustausch gewährleistet. Sauerstoff gelangt durch die Wundauflagen an die Wunde, Wasserdampf kann abdunsten. Bei sauber granulierenden

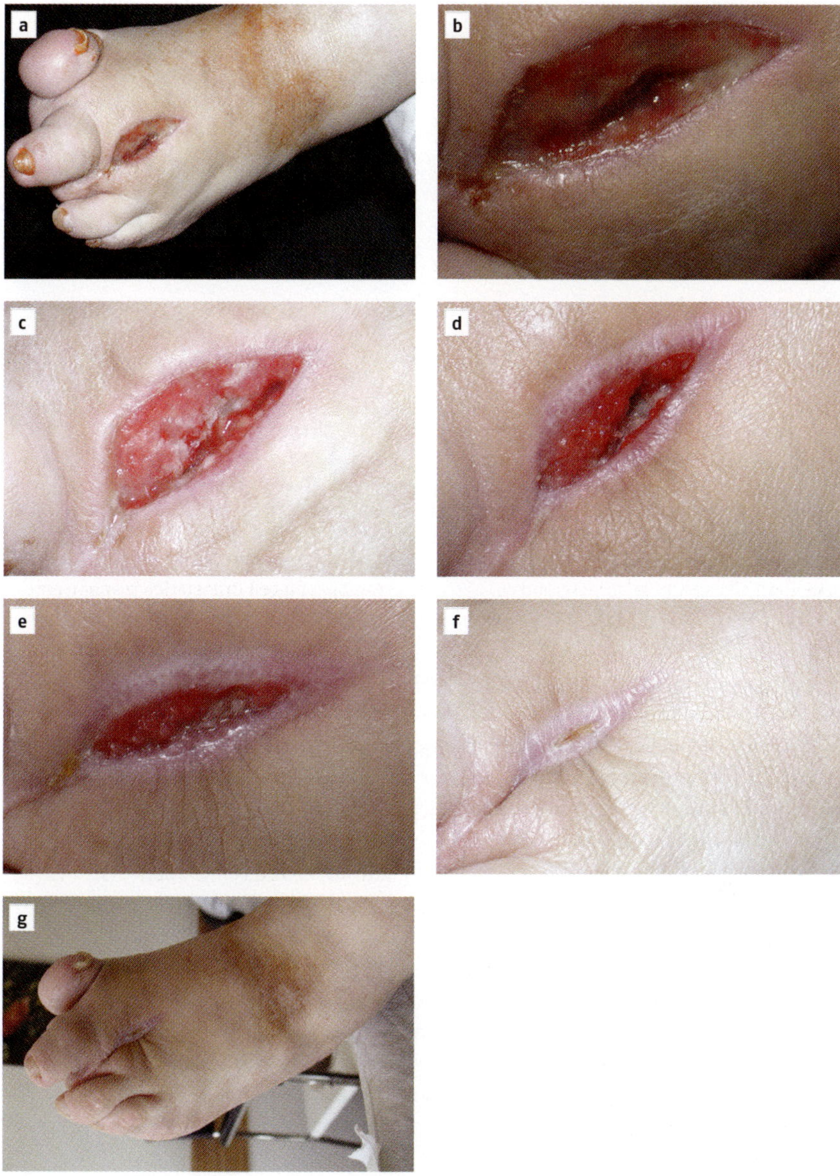

○ **Abb. 3.4:** Wundheilungsphasen bei einer sekundär heilenden Operationswunde (a: Resektion Metatarsalköpfchen, diabetischer Fuß). Nach der Reinigungsphase (b) setzt die Granulationsphase ein (c). Dunkelrotes Granulationsgewebe füllt den Defekt auf (c–e). Gleichzeitig verkleinert sich die Wunde durch Wundkontraktion, die Epithelisierung setzt vom Wundrand her ein. Die Epithelisierungsphase endet mit dem Wundverschluss (f–g).

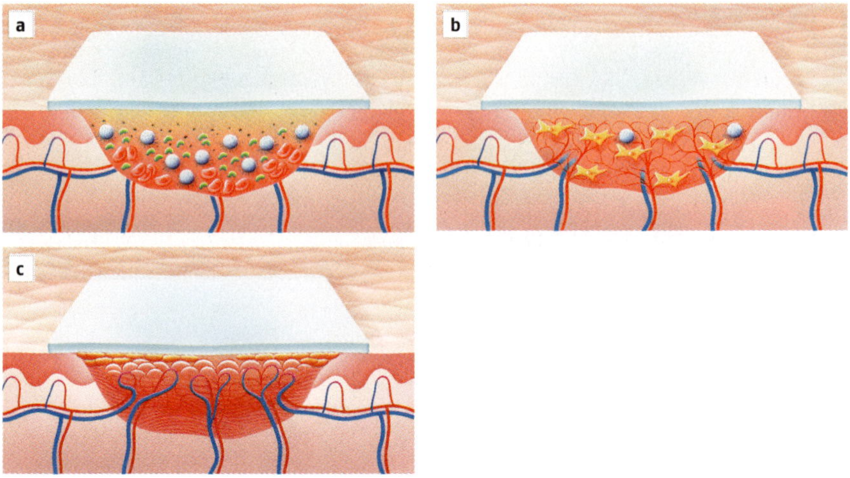

○ **Abb. 3.5:** Rolle der Wundauflage bei den Wundheilungsphasen. In der Reinigungsphase (a) werden Zelltrümmer, Blut und Exsudat rasch aufgenommen. Makrophagen (blau) und Leukozyten (grün) unterstützen die Infektabwehr. In der Granulationsphase (b) steht die Schaffung eines ideal-feuchten Klimas im Vordergrund zur beschleunigten Bildung von Granulationsgewebe durch einsprossende Kapillaren und Einwanderung der Fibroblasten (gelb). In der Epithelisierungsphase werden die Zellteilung und damit der Wundverschluss beschleunigt (c)

Wunden ist der tägliche Verbandwechsel unnötig. Je länger der Verband auf der Wunde bleiben kann, umso ungestörter heilt die Wunde ab.

- In der Epithelisierungsphase schützt die Wundabdeckung das empfindliche neu gebildete Gewebe und sorgt durch ein feuchtes Klima auf der Wundoberfläche für optimale Bedingungen zur Keratinozytenwanderung (○ **Abb. 3.5c**).

Der Begriff der »**ideal-feuchten**« Wundbehandlung ist nicht mit dem Begriff der »**feuchten Kammer**« zu verwechseln. Eine feuchte Kammer entsteht, wenn sich unter Luftabschluss Wärme staut und Exsudat ansammelt, das nicht aus der Wunde abfließen kann. Dadurch wird die Vermehrung von Keimen begünstigt, die Wunde ist hochgradig infektionsgefährdet. Feuchte Kammern bilden sich beispielsweise unter dicken Salbenschichten.

Die Anforderungen, die heute an Wundauflagen gestellt werden, damit sie ihrer Aufgabe, eine optimale Heilung zu unterstützen, gerecht werden, sind vielfältig:

Wirksamkeit

- Schutz vor Fremdkörpern und Schmutz.
- Schutz vor Infektion: Die Wundauflage soll undurchlässig für Bakterien nach innen und nach außen sein.
- Schutz vor Druck und Reibung durch gut polsternde Eigenschaften und zuverlässigem Sitz.

- Schutz vor Wärmeverlust. Bei einer Temperatur unter 28 °C findet keine Zellteilung mehr statt.
- Schutz vor Austrocknung durch Schaffung eines ideal-feuchten Klimas. Eine Schorfbildung wird verhindert.
- Verhinderung einer Okklusion (Sauerstoffabschluss) durch Aufrechterhaltung des Gasaustausches (Sauerstoff, Wasserdampf, Kohlendioxid) durch den Verband.
- Unterstützung der autolytischen Wundreinigung. Die Selbstreinigungskraft der Wunde wird durch Aufrechterhaltung bzw. Zufuhr von Feuchtigkeit erhöht.
- Ausreichende Saugkapazität zum Aufnehmen von Blut, Exsudat, Gewebetrümmern, Bakterien.

Verträglichkeit

- Kein Abgeben von Fasern, Partikeln oder zytotoxischen Substanzen in die Wunde.
- Schmerzlos in der Anwendung. Die Produkte dürfen kein Brennen oder Stechen im Wundgebiet verursachen. Besonders wichtig ist, dass während des Verbandwechsels keine Schmerzen entstehen.
- Kein Anhaften an den Wundgrund durch Einsprossung von Granulationsgewebe oder Verkleben mit Exsudat oder Blut. Während des Verbandwechsels darf keine Zerstörung von neu gebildetem Gewebe erfolgen.
- Gute Gewebeverträglichkeit.
- Geringes allergenes Potenzial.
- Unterstützung der Wundruhe durch seltene Verbandwechsel in der Granulations- und Epithelisierungsphase.
- Gute Akzeptanz beim Patienten (Tragekomfort, Kosmetik, Anpassung an die Körperformen).
- Gute Akzeptanz beim Anwender (leichte Handhabung, kein Reinigungsaufwand nach dem Entfernen).
- Sterilisierbarkeit.

Wirtschaftlichkeit

- Die Wundauflagen sollen kosteneffektiv sein. Im Idealfall tragen Wundauflagen zur Kostenersparnis bei, indem der Personalaufwand für häufige Verbandwechsel vermindert und die Abheilung beschleunigt wird.
- Zur Vermeidung von Verlust durch Kleinschneiden sollten Wundauflagen in unterschiedlichen Größen lieferbar sein.
- Einfache, sichere Handhabung vermindert Fehler und Verlust bei der Anlage des Verbandes.
- Vereinfachung der Therapie durch seltene Verbandwechsel.
- Möglichst wenig Bedarf an Sekundärverbandstoffen.
- Stationär und ambulant in angemessenen Packungsgrößen verfügbar.

Moderne Wundauflagen erfüllen die Aufgabe einer ideal-feuchten Wundbehandlung auf unterschiedlichste Weise. Von Naturfasern, die aus Algen gewonnen werden bis zu synthetischen Superabsorbern reicht das Spektrum der Möglichkeiten. In den letzten Jahren hat sich das Angebot der Wundversorgungssysteme vervielfacht. Um eine Einteilung der Wundauflagentypen zu erleichtern ist es sinnvoll, zunächst zwischen konventionellen und modernen Wundauflagen zu unterscheiden.

Zu den **konventionellen Wundauflagen**, die häufig auch passive Wundauflagen genannt werden, zählen z. B. Mullkompressen. Sie wirken vornehmlich aufsaugend, werden aber häufig auch als Trägermaterial für Salben oder Flüssigkeiten oder zum Reinigen von Haut oder Wundoberfläche eingesetzt. Wundauflagen, die ein feuchtes Wundmilieu aufrechterhalten, werden als **hydroaktive** Auflagen bezeichnet und zählen zu den modernen Wundversorgungsprodukten. Ebenso die Wundauflagen, die Substrate der Wundheilung wie Kollagen oder Hyaluronsäure in die Wunde freisetzen und die man deshalb **interaktiv** nennen kann.

Die Wundauflage, die in direktem Kontakt mit der Wundoberfläche steht, wird als **Primärverband** bezeichnet und sollte immer steril sein. **Sekundärverbandstoffe** decken den Primärverband ab, um dessen Saugkapazität zu erhöhen und ihn an Ort und Stelle zu halten. Mullbinden oder Klebevliese, die den gesamten Verband befestigen, zählen zu den Fixiermitteln. Diese sind in der Regel unsteril.

3.2 Konventionelle Wundauflagen

3.2.1. Verbandmull und Verbandmullprodukte

Ein lockermaschiges Baumwollgewebe ist Ausgangsmaterial für die Herstellung von Verbandmull und Mullkompressen. Während Mullkompressen gebrauchsfertige Wundauflagen darstellen, die meist steril in den Handel kommen, ist Verbandmull unsteril und dient vor allem als Salben- und Medikamententräger sowie zum Auftragen von Desinfektionsmitteln.

Verbandmull besteht aus einem 17-, 20- oder 24-fädigen Mullgewebe von 80 cm Webbreite und wird meist 8-fach auf 10 cm Breite gelegt. Es werden Längen von 1 m bis 40 m angeboten, die in Zickzack-Lagen, gerollt oder in großen Lagen in den Handel kommen. Eine hygienische Aufbewahrung gewährleisten Spender aus Kunststoff, die Verbandmull bis zu einer Länge von 10 m fassen können (○ Abb. 3.6).

Verbandmull nach DIN EN 14 079

Mull der dem Prüfverfahren »für Verbandmull aus Baumwolle und Verbandmull aus Baumwolle und Viskose, die zur Herstellung von Kompressen und Tamponadematerial verwendet werden« entspricht, trägt die europäische Norm EN 14079. Die Fadenzahl wird durch den Anhang -VM 17, -VM 20 bzw. -VM 24 charakterisiert.

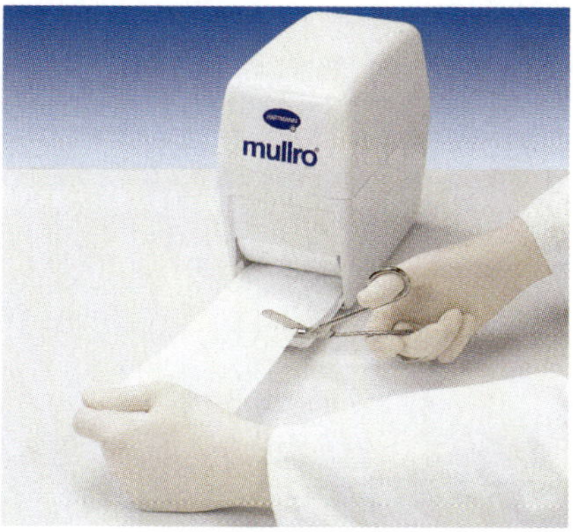

○ **Abb. 3.6:** Verbandmull, gerollt in Spenderbox

Verbandmullprodukte (□ Tab. 3.1)

Kraus gewobener Mull. Sehr locker gewebter Mull mit leicht gekräuselten Kettgarnen führt zu einem elastischen Produkt, das sich faltenfrei anlegen lässt und sich der Anatomie – besonders über Gelenken – gut anpasst (○ Abb. 3.7).
Bauchtücher aus Verbandmull für den Operationsbereich werden in verschiedenen Größen, Lagen und Farben angeboten. Zur Sicherheit werden Röntgenkontrastmittel in Form von bariumsulfathaltigen Fäden oder Chipkarten eingearbeitet, um eventuell vergessenes Material später lokalisieren zu können (○ Abb. 3.8).
Mulltupfer werden aus Verbandmull hergestellt und verschieden zusammengefaltet. Sie kommen steril und unsteril in den Handel sowie mit oder ohne Röntgenkontrastfaden. Sie werden im OP, aber auch in der Arztpraxis und der Krankenpflege zum

□ **Tab. 3.1:** Verbandmullprodukte

Handelsbeispiele	Hersteller
1. Verbandmull gerollt in Spenderbox	
Askina Verbandmull gerollt	BB
Gazin-Verbandmull	LR
Mullro	PH
Nobamull	No
Palma Verbandmull gerollt	Er
Ypsigaze VM gerollt	Hh
2. Bauchtücher aus Verbandmull mit Röntgenkontrastmittel	
Telatrast Bauchtücher	PH
3. krausgewobener Mull	
Kerlix Rolle	Ty
Mullix	PH

☐ **Tab. 3.1:** Verbandmullprodukte (Fortsetzung)

Handelsbeispiele	Hersteller
4. Mulltupfer	
▸ **Krüllgazetupfer**	
Noba-Krüllgazetupfer	No
▸ **Schlinggazetupfer oder Tupfer mit Schutzring ohne Röntgenkontrastmittel**	
Askina Schlinggazetupfer	BB
Gazin-Tupfer	LR
Gazomull Schlinggazetupfer	BSN
Mulltupfer	BSN
Noba-Mulltupfer	No
Noba-Ringtupfer	No
Pagasling	PH
Palma Schlinggazetupfer	Er
Urgotupfer	Ug
▸ **Schlinggazetupfer mit Röntgenkontrastmittel**	
Gazin Tupfer mit Röntgenkontrastfaden	LR
X-Ray-Mulltupfer	No
X-Ray-Ringtupfer	No
Telasling	PH
▸ **Präpariertupfer mit Röntgenkontrastmittel**	
X-Ray-Präpariertupfer	No
Telaprep	PH
▸ **Spitztupfer**	
Curity Spitztupfer	Ty
Noba-Gehörgangtupfer	No
-X-Ray-Gehörgangtupfer	No
Pagalong PH	PH
5. imprägnierter Verbandmull, Mullbinde zur Tamponade, Tamponadestreifen und Tupfer	
▸ **Clauden** (konserv. mit Clioquinol)	
Clauden-Gaze / -Gazebinden / -Nasentamponaden / -Schlauchgaze	LR
▸ **mit Jodoform**	
Jodotamp 50 mg/g Tamponadestreifen	No
Opraclean Mullbinde zur Tamponade, -Schlauchgaze, – Verbandmull	LR
▸ **mit Carbogel oder anderen indifferenten Salbengrundlagen**	
Curity Tamponadestreifen	Ty
Lohmann Vaseline-Tamponadestreifen	LR
Tampograss	PH

Firmenverzeichnis siehe unter Abkürzungen

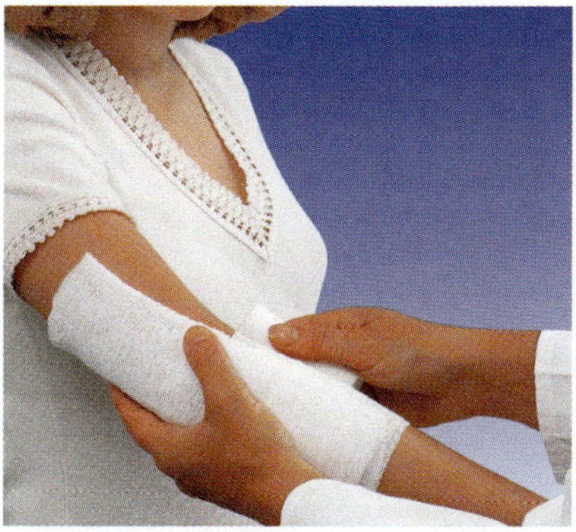

○ **Abb. 3.7:** Kraus gewobener Mull lässt sich gut über Gelenken drapieren

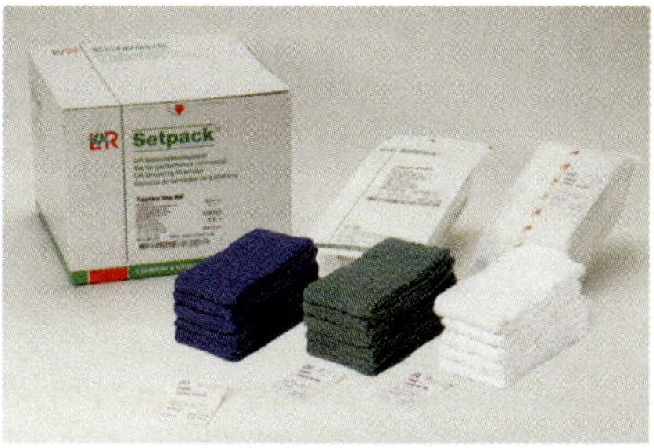

○ **Abb. 3.8:** Bauchtücher aus Verbandmull in unterschiedlichen Farben

Abtupfen von Sekreten und zum Auftragen von Desinfektionslösungen oder Arzneimitteln verwendet.

Man unterscheidet:
- **Krüllgazetupfer** sind sehr locker gefaltet.
- **Schlinggazetupfer** (Kugeltupfer) sind fest gefaltet oder haben einen Schutzring aus Silikon. Dieser Ring ist ein technisches Hilfsmittel zur automatisierten Faltung der Tupfer, hat aber auch praktische Vorteile in der Anwendung. Zum einen ist er auf dem Röntgenbild sichtbar und ergibt zusammen mit dem Röntgenkontrastfaden eine 3-dimensionale Ortungsmöglichkeit des Tupfers. Zum anderen sind die Tupfer durch den Schutzring in ihrer Faltung sehr stabil und fallen bei der Anwendung nicht auseinander. Die Tupfer werden in verschiedenen Größen hergestellt, z. B. haselnussgroß, walnussgroß, pflaumengroß, eigroß und extragroß (○ **Abb. 3.9**). Kleine Tupfer werden als Dento-Tupfer bezeichnet.
- **Präpariertupfer** sind sehr fest verschlungen und werden zum Freipräparieren von Gewebeschichten und anatomischen Strukturen während der Operation benötigt. Sie werden klein, mittel oder groß hergestellt (○ **Abb. 3.10**).
- **Spitztupfer** werden auch Gehörgangtupfer genannt und finden ihre Anwendung vor allem im HNO-Bereich (○ **Abb. 3.11**).

Tamponadebinden, Tamponadestreifen und Schlauchgaze dienen zum Austamponieren bzw. Drainage von Wund- und Körperhöhlen, von Abszessen oder Fisteln. Die gewebten Kanten der Mullbinden und -streifen sowie die nahtlose Schlauchform verhindern ein Ausfransen und damit das Verbleiben von Mullfäden im Versorgungsgebiet.

Imprägnierter Verbandmull, Schlauchgaze und Tamponadestreifen. Diese Produkte sind mit Paraffin / Vaseline oder Wirkstoffen wie z. B. Clauden oder Iodoform beschickt, um ein Verkleben mit dem Wundgewebe zu vermeiden oder eine antiseptische Wirkung zu erzielen (○ **Abb. 3.12**).

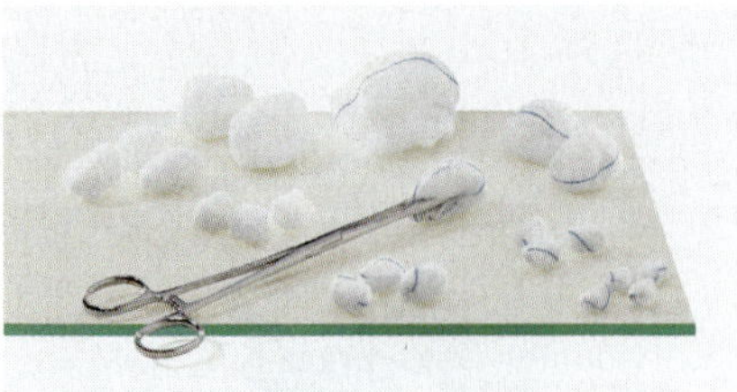

○ **Abb. 3.9:** Schlinggazetupfer mit Schutzring in verschiedenen Größen und mit bzw. ohne blauem Röntgenkontrastfaden

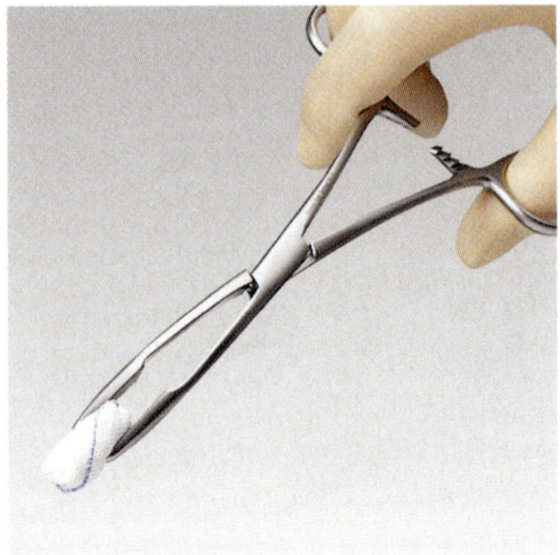

○ **Abb. 3.10:** Präpariertupfer

Resorbierbarer Mull ist der historischer Begriff für ein blutstillendes, Mull-ähnliches Material, das im Operationsgebiet verbleiben kann. Ein Produkt, das mit diesen Eigenschaften auf dem Markt ist, ist das Tabotamp®. Der Tabotamp®-Gazestreifen besteht aus einem grobmaschigen Gestrick aus chemisch oxidierter, regenerierter (s. Viskose-Herstellung, Kap. 1.1.3) Cellulose (ORC) der Baumwolle. Durch die Oxidation wird die Cellulose in lösliche Polyglucuronsäure umgewandelt, die die Eigenschaft hat, unter Wasseraufnahme zu quellen und die – als Tamponade im Körper belassen – innerhalb von 7 bis 14 Tagen resorbiert wird. Der Wirkmechanismus der Blutstillung ist nicht vollständig geklärt, wird aber weitestgehend der großen Oberfläche der ORC-Matrix zugeschrieben, die zu Thrombozytenaggregation und Gerinnung führt.

3.2.2 Mullkompressen

Mullkompressen (□ **Tab. 3.2**) werden zur Erstversorgung von Akutwunden (postoperativ, Blutungen, traumatische Wunden) oder intraoperativ zum raschen Aufsaugen von Blut eingesetzt. Weitere Indikationen sind die Reinigung von Wundumgebung und Wunde durch Wischen und Tupfen, entweder trocken oder mit sterilen Spüllösungen wie Ringer- oder physiologischer Kochsalzlösung und der Einsatz als Arzneimittelträger z. B. für feuchte Wundumschläge, Antiseptika oder Externa.

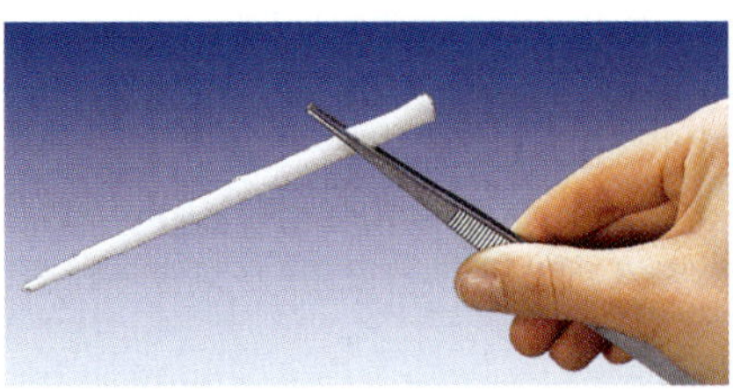

○ **Abb. 3.11:** Spitztupfer zur Verwendung im Gehörgang

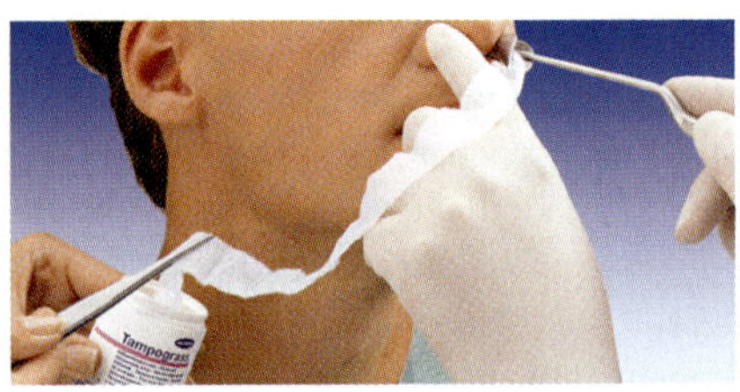

○ **Abb. 3.12:** Mit Vaseline imprägnierter Tamponadestreifen in der Anwendung

■ MERKE

Aus Verbandmull werden die Kompressen so gefaltet, dass die Schnittkanten nach innen gelegt sind und auch beim Auseinanderfalten verdeckt bleiben (ES = **e**ingeschlagene **S**chnittkante). Damit wird verhindert, dass sich Fäden vom Rand lösen und in die Wunde gelangen.

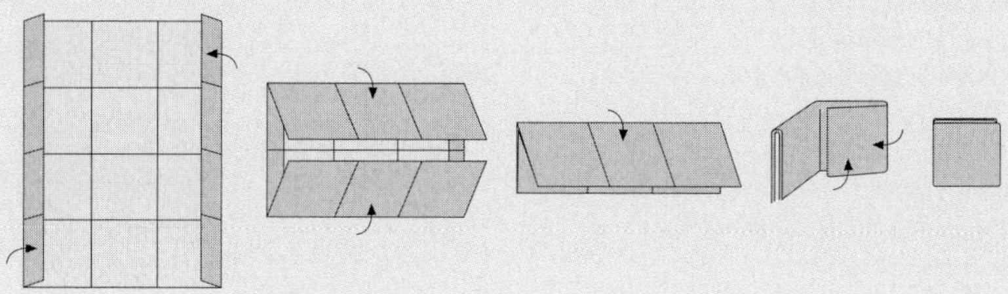

(O Abb.: »ES-Faltung (ES = Eingeschlagene Schnittkante) einer 12-lagigen Mullkompresse).

Mullkompressen sind in der Granulationsphase nicht als Primärverband geeignet, da sie an den Wundgrund anhaften können
- durch Verkleben mit eingetrocknetem Blut oder Wundsekret. Die Kompresse wird starr und verbackt mit der Wunde;
- durch Einsprossen von Kapillarschlingen des Granulationsgewebes in die offene Gitterstruktur der Mullkompresse (Beim Entfernen des Verbandes wird frisches Granulationsgewebe mitgerissen, die Wunde blutet stark.);
- durch Einwachsen von jungem Epithelgewebe.

Der Verbandwechsel wird dadurch sehr schmerzhaft und verursacht neue Läsionen.

Als Sekundärverband können Mullkompressen durch ihre hohe Saugkraft sehr effektiv Exsudat, Gewebetrümmern und Bakterien (Löschblatteffekt) ableiten. Die Saugkapazität wird von der Dicke der Kompresse bestimmt. Je mehr Lagen die Kompresse aufweist, umso größer ist das Wasseraufnahmevermögen interkapillar (in den Gewebezwischenräumen) und intrakapillar (in den Baumwollfäden selbst). Erst bei 16 oder mehr Lagen wird das Wundsekret nicht mehr nur zweidimensional auf der Wundoberfläche verteilt, sondern dreidimensional in die oberen Kompressenlagen abgeleitet. Aus diesem Grund macht es Sinn, mehrere Kompressen übereinander zu stapeln. Für die Saugwirkung ist der Kontakt zum Wundgrund erforderlich.

Beratungshinweis

Ein durchgeschlagener Sekundärverband stellt keine Keimbarriere mehr dar. Keime können von der Verbandoberfläche mithilfe der Feuchtigkeit als Leitschiene bis zur Wundoberfläche durchwachsen. Ebenso kontaminiert ein durchnässter Verband die gesamte Umgebung. Aus diesem Grund muss ein Verbandwechsel erfolgen, sobald eine Durchfeuchtung festgestellt wird.

□ **Tab. 3.2:** Handelsbeispiele für Mullkompressen

Handelsbeispiele	Hersteller
1. Mullkompressen ohne Röntgenkontrastmittel	
Amicus Mull-Steril-Kompressen	Mi
Askina Mullkompressen	BB
Dracofix ES-Kompressen	Au
Erena Mullkompressen	Er
ES-Kompressen	PH
Gazin Kompressen	LR
Cutisoft Cotton	BSN
Nobacomp unsterile Kompressen	No
Urgo Mullkompressen	Ug
Ypsipad Mullkompressen	Hh
2. Mullkompressen mit Röntgenkontrastfaden	
Cutisoft Cotton mit Röntgenkontrastfaden	BSN
Telacomp	PH
X-Ray-Mullkompressen	No
3. Nabelkompressen	
Bambino Nabelkompresse	LR
ES-Nabelkompresse	PH
4. Schlitzkompressen	
Cutisoft Cotton Schlitzkompresse	BSN
Peha-Schlitzkompresse	PH
5. Resorbierbarer Mull	
Gelitacel	Asid Bonz
Tabotamp	J&J
Firmenverzeichnis siehe unter Abkürzungen	

Mullkompressen unterscheiden sich in folgender Hinsicht:

- Fadenzahl: Mullkompressen sind meist 17-fädig, einfache Kompressen manchmal 20-fädig. Bei Nabelkompressen wird zudem 24-fädiger Verbandmull, bei Augenkompressen 28-fädiger Mull verwendet.
- Lagenzahl und Größe: Es sind 8-fach, 12-fach oder 16-fach gefaltete Kompressen in den Größen 5 × 5 cm, 7,5 × 7,5 cm, 10 × 10 cm, 10 × 12,5 cm und 10 × 20 cm handelsüblich.
- Sterilität: Sterile Mullkompressen sind meist zu zweit in so genannten Peelpackungen (Schälpackungen) enthalten. Dies sind Packungen, bei denen durch Auseinanderziehen zweier Laschen die Siegelnähte geöffnet werden. Ein mögliches Verletzen der Kompresse oder das Einschleppen von Keimen durch eine

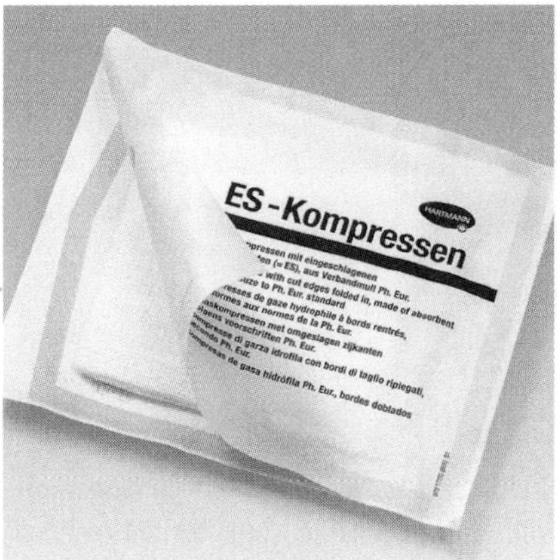

○ **Abb. 3.13:** Peelpackungen lassen sich leicht öffnen und erlauben eine aseptische Entnahme der Kompresse

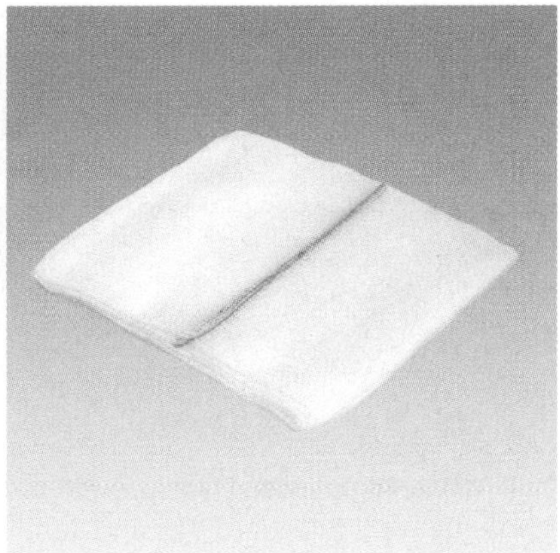

○ **Abb. 3.14:** Kompresse mit eingearbeitetem Röntgenkontrastfaden zur Anwendung bei Operationen

Schere wird dadurch vermieden. Die Innenseite der Peelpackung kann nach dem Öffnen außerdem als sterile Ablage für die Kompresse dienen (○ **Abb. 3.13**).
Unsterile Mullkompressen sind meist zu 100 Stück abgepackt und können vom Anwender in Klinik oder Praxis in passenden Mengen in Sterilisierbehältern sterilisiert werden.

- Röntgenkontrastmittel: In Kompressen, die im OP verwendet werden, kann ein bariumsulfathaltiger Faden eingearbeitet sein (○ **Abb. 3.14**).

Besondere Mullkompressen

Nabelkompressen: Als Nabelkompressen kann jede normale Mullkompresse verwendet werden. 8-fach gelegte Kompressen von 6 × 6 cm Größe aus 24-fädigem Mull in sterilen Packungen mit 15 Stück werden häufig als Nabelkompressen angeboten.
Schlitzkompressen: Die Eintrittsstellen von Drainageschläuchen werden mit Kompressen abgedeckt die einen Einschnitt in Form eines T oder Y besitzen (○ **Abb. 3.15**).

3.2.3 Mull-Kombinationen

Man unterscheidet Mull-Watte-Kombinationen und Mull-Zellstoff-Kombinationen.

Zu den **Mull-Watte-Kombinationen** zählen

- Mull-Watte-Kompressen
- Verbandpäckchen
- Augenkompressen

Alle Watte-Mull-Produkte sind besonders weich, saugen und polstern gut und bieten besonderen Schutz gegenüber Stoß und Druck.

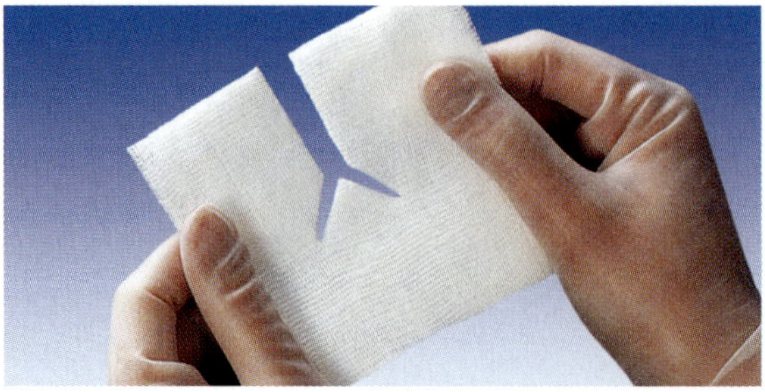

○ **Abb. 3.15:** Schlitzkompresse aus Mull

Mull-Watte-Kompressen (»Kompressenstoff«) sind 30 bis 45 cm breite Wattelagen, die beidseitig von Mull abgedeckt sind. Mull-Watte-Kompressen sind unsterile Produkte, die vor allem zu Umschlägen und Polsterverbänden verwendet werden. Sie werden nur noch von wenigen Herstellern angeboten.

Verbandpäckchen bestehen aus einer Mull-Watte-Kompresse, die auf einer Mullbinde aufgenäht ist (○ **Abb. 3.16**). Sterile Verbandpäckchen sind in jedem Verbandkasten enthalten und unterliegen der der DIN-Norm 13 151. Inzwischen sind gemäß dieser Norm aber auch andere Kompressen und statt der Mullbinde elastische Fixierbinden, die viel einfacher in der Handhabung sind, zugelassen.

Verbandpäckchen gibt es in den Größen
- K (klein): Kompressengröße 60 × 80 mm
- M (mittel): Kompressengröße 80 × 100 mm
- G (groß): Kompressengröße 100 × 120 mm

Ein besonderes Verbandpäckchen stellt auch ein Druckverbandpäckchen dar, bei dem ein elastisches Druckpolster bei stark blutenden Verletzungen die Blutstillung fördert (○ **Abb. 3.17**).

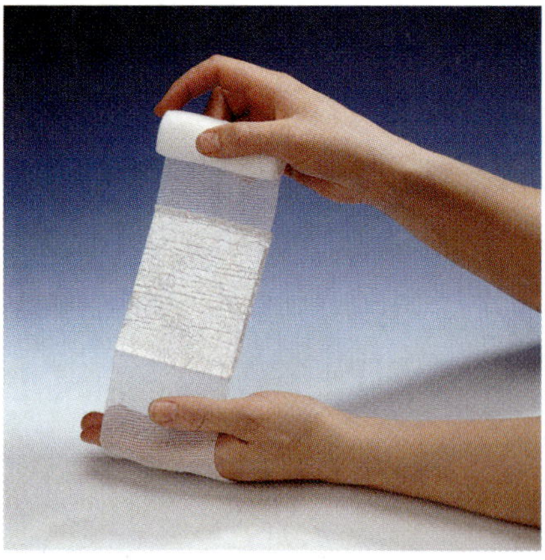

○ **Abb. 3.16:** Verbandpäckchen

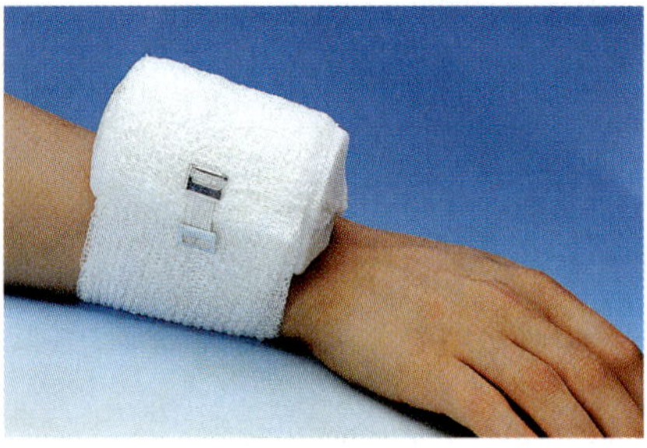

○ **Abb. 3.17:** Druckverbandpäckchen

☐ **Tab. 3.3:** Augenkompressen

Handelsbeispiele	Hersteller
mit beidseitiger Mullauflage	
Pro-ophta-Kompressen Ypsipad Augenkompressen	LR Hh
mit Mullumhüllung / abgesteppten Rändern	
Eycopad Noba-Augenkompressen	PH No
mit Vliesumhüllung und Rundumverschluss	
Askina Ocula Augenkompressen Nobalumenal Augenkompressen Pro-ophta-Kissen	BB No LR
mit aluminiumbedampftem Vliesstoff	
DuOcul	Sö
mit zusätzlicher Fixierbinde	
Werola-Augenverband	We
mit Pflasterstreifen Kleberand	
Pro-ophta-Augenverband K	LR
Rudacular	No
Rudaval	No
Firmenverzeichnis siehe unter Abkürzungen	

Augenkompressen (☐ Tab. 3.3) sind ovale, bauschige Kissen aus Mull-Watte oder Vliesstoff-Watte, die die Augen besonders weich abpolstern sollen. Einfache Augenkompressen haben eine doppelseitige Mullauflage, andere haben eine Mullumhüllung (○ Abb. 3.18), die bei einigen Produkten an den Rändern abgesteppt ist. Statt Mull kann eine Vliesstoff-Umhüllung mit Rundumverschluss das Wattekissen umgeben (○ Abb. 3.19). Augenkompressen werden im Allgemeinen mit Heftpflastersteifen oder mit einer Augenbinde fixiert. Gebrauchsfertige Augenverbände sind solche, bei denen die Kompresse auf einer kleinen elastischen Fixierbinde angenäht oder auf einem rundum klebenden Pflasterstoff aufgebracht ist (s. Kap. 3.2.6, Seite 77).

Mull-Zellstoff-Kombinationen (☐ Tab. 3.4)

Gegenüber den Mull-Watte-Kombinationen sind Mull-Zellstoff-Kompressen nicht ganz so weich und saugfähig. Sie stellen aber stabile Salben- und Medikamententräger dar. Diese Produktgruppe wird zunehmend durch Kompressen aus Vliesstoff-Zellstoff-Kombinationen ersetzt.

□ **Tab. 3.4:** Mull-Zellstoff-Kompressen

Handelsbeispiele	Hersteller
mit beidseitiger Mullauflage	
Amicus Zemubi-Kompresse	Mi
Ce-Ka-Kompresse	We
Zemuko nahtlos	LR

3.2.4 Vliesstoff-Kompressen

Vliesstoffe sind nicht gewebte (non-woven) Textilien, die durch mechanische oder chemische Verfestigung von Faservliesen hergestellt werden. Die Vliesstoff-Kompressen bestehen meist aus 100 Viskose, können aber auch aus überwiegend Viskose und einem kleinen Anteil Synthesefasern hergestellt sein (□ **Tab. 3.5**). Sie werden in Faltung und Größe dem Verbandmull und den Mullkompressen ähnlich angeboten (○ **Abb. 3.20**). Gegenüber den Mullkompressen besitzen Vliesstoff-Kompressen den Vorteil, dass sie preisgünstiger in der Herstellung sind. Außerdem verhindert die glatte Vliesstruktur ein Einwachsen von Kapillaren in den Verband. Vliesstoff-Kompressen sind sehr weich und anschmiegsam und besonders drapierfähig. In der Reißfestigkeit

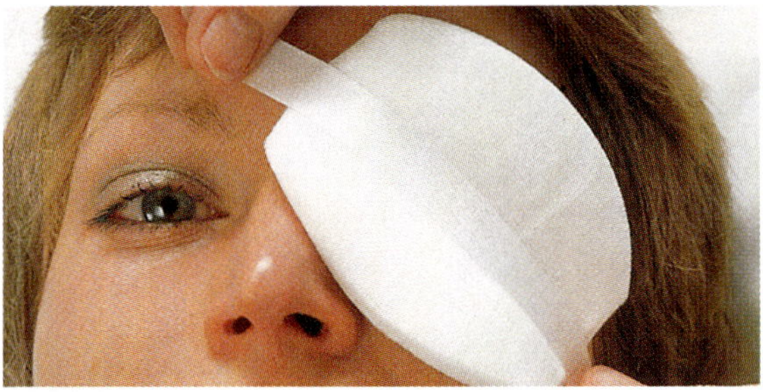

○ **Abb. 3.18:** Augenkompresse mit Mullumhüllung

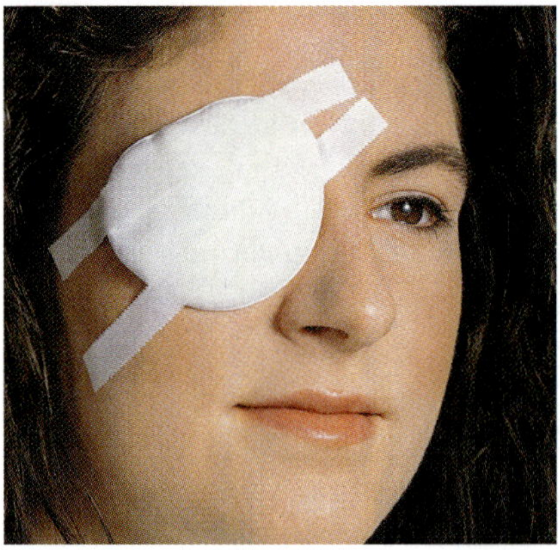

○ **Abb. 3.19:** Augenkissen mit einer rundum geschlossenen Vliesstoffumhüllung

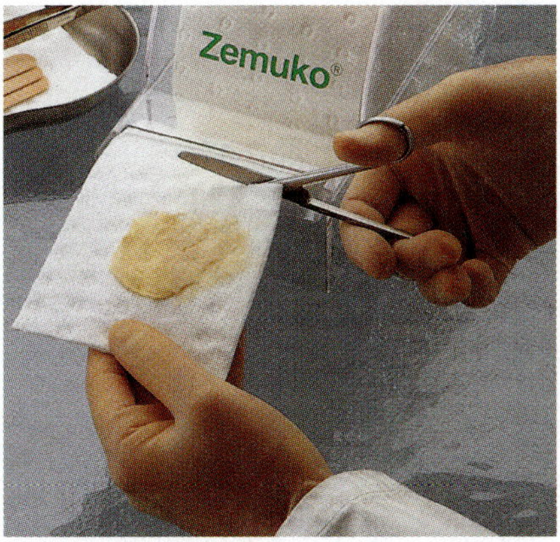

○ **Abb. 3.20:** Universalkompresse in Rollenform zur Entnahme aus dem Spender

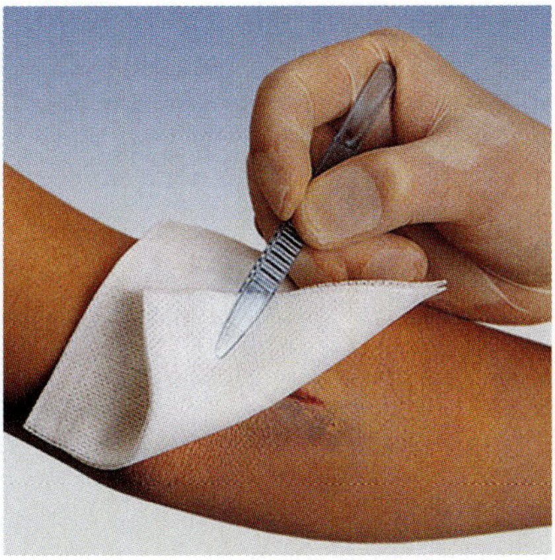

○ **Abb. 3.21:** Vliesstoff-Kompresse in der Anwendung

□ **Tab. 3.5:** Vliesstoff-Kompressen

Handelsbeispiele	Hersteller
1. Vliesstoffkompressen aus überwiegend Viskosefasern	
Cutisoft	BSN
Excilon	Ty
Medicomp	PH
Nobatop 8/12/16	No
Rondomoll	DW
Sofnet	J&J
Topper 8/12	J&J
Urgo Vlieskompresse	Ug
Vliwasoft	No
2. Vliesstoffkompressen mit Synthesefasern	
DermaCare	Sö
Dermotekt PES	Sö
3. Schlitzkompressen	
Medicomp Drain	PH
Nobatop Schlitzkompressen	No
Topper Schlitzkompressen	J&J
Vliwasoft Schlitzkompressen	LR
4. Vliesstoff-Tupfer	
Nobamed Tupfer	No
Firmenverzeichnis siehe unter Abkürzungen	

sind die Viskose-Vliesstoff-Kompressen den Baumwoll-Mullkompressen stark unterlegen, ebenso in ihrer Ansauggeschwindigkeit. Auch bei den mehrfach gefalteten Vliesstoff-Kompressen ist die Saugkapazität begrenzt und von der Zahl der Lagen sowie dem Anteil hydrophober Synthesefasern abhängig. Bei den Zahlenangaben hinter den Markennamen ist zu beachten, dass die Zahlen meist nicht – wie bei den Mullkompressen – die Zahl der Lagen angeben, sondern sich auf die Saugkapazität verglichen mit der vielfach gelegten Mullkompresse beziehen.

Analog den Mullkombinationen gibt es Vliesstoff-Kompressen kombiniert mit Watte oder Zellstoff.

Vliesstoff-Watte-Kombinationen

Durch die Kombination mit Watte erhöhen sich die Saugkapazität und die Polsterfähigkeit der Vliesstoff-Kompressen.

Vliesstoff-Zellstoff-Kombinationen

Diese Kombinationen werden in unterschiedlichen Breiten als so genannte Universalkompressen meist unsteril gerollt zur Entnahme aus einem Spender angeboten (□ Tab. 3.6). Der wundseitige Vliesstoff ist durch Punktraster oder eng gesetzte Steppnähte mit der Sauglage aus Zellstoff verbunden. Dadurch lassen sich die Kompressen randfest und fusselfrei von der Rolle schneiden, sie verlieren nicht ihren Zusammenhalt und können faltenfrei aufgebracht werden. Sie kommen als Träger für Salben- oder Feuchtverbände oder als Polstermaterial zum Einsatz (○ Abb. 3.21). Zur Wundversorgung sollten die unsterilen Produkte nicht eingesetzt werden. Hierfür bieten sich die einzeln steril verpackten Universalkompressen bzw. die kombinierten Saugkompressen (s. Kap. 3.2.5) an.

□ **Tab. 3.6:** Vliesstoff-Zellstoff- und Vliesstoff-Watte-Kombinationen (Universalkompressen)

Handelsbeispiele	Hersteller	Besonderheiten
1. Vliesstoff-Watte		
Regal	J&J	Vlieskompresse mit Watteeinlage (für schwache Sekretion)
Surgipad	J&J	Vliesstoffkompresse mit Wattefüllung (für starke Sekretion)
2. Vliesstoff-Zellstoff		
Fil-Zellin	PH	Einseitige Vliesstoff-Auflage, gesteppt
Ypsivil Zellstoff-Vlieskompresse	Hh	Einseitige oder beidseitige Vliesstoff-Auflage, gesteppt
Zemuko	LR	Einseitige Vliesstoff-Auflage, Punktrasterverbund

Firmenverzeichnis siehe unter Abkürzungen

3.2.5 Kombinierte Saugkompressen

Ein großer Nachteil von Mullkompressen stellt ihre Neigung dar, mit dem Wundgrund zu verkleben. Dieser negativen Eigenschaft kann man mit folgenden Maßnahmen begegnen:

- Als Primärverband wird eine hydrophob imprägnierte Gaze oder ein Wunddistanzgitter (s. Kap. 3.2.6) auf die Wunde gebracht und mit einer Kompresse als Sekundärverbandstoff kombiniert.
- Im Gegensatz zu der gewebten Gitterstruktur des Mulls ist ein Einwachsen von Granulations- und Epithelgewebe bei dem Einsatz einer glatten Vliesstoffoberfläche nicht möglich.
- Je größer bei den Vlieskompressen der Anteil an Synthesefasern ist, umso hydrophober wird der Vliesstoff und desto geringer wird die Gefahr, dass die Kompresse mit der Wunde verklebt.
- Wundseitig wird eine Membran oder perforierte Folie aus Polypropylen, Polyamid oder Polyester mit dem Saugkörper kombiniert.
- Wundseitig wird eine hydrophile Gel-Beschichtung auf den Saugkörper aufgebracht.
- Der Saugkörper wird im Hochvakuum mit Aluminium bedampft.

Dem Wunsch nach einer Wundauflage mit möglichst geringer Verklebungsneigung und gleichzeitig großer Saugkapazität werden die kombinierten Saugkompressen weitestgehend gerecht (□ Tab. 3.7). Die Saugkompressen bestehen aus mehreren Materialschichten. Ein hochsaugfähiger Kern aus Zellstoff, Zellstoff-Flocken, Saugvlies oder Watte ist von einem Tissue-Zellstoff umhüllt, der die Faserstäube der Flocken fest einschließt und gleichzeitig Wundsekret zweidimensional zur besseren Ausnutzung der Saugkapazität in den Kern weiterleitet. Die äußere Hüllschicht besteht aus einem glatten, wundfreundlichen Vliesstoff, der bei vielen Produkten aus hydrophoben, synthetischen Fasern mit einem gewissen Anteil hydrophiler Cellulosefasern hergestellt wird, damit ein rascher Flüssigkeitsdurchtritt in den Saugkörper gewährleistet ist. Einige Produkte sind auf der Rückseite mit einer feuchtigkeitsabweisenden, manchmal gefärbten Vliesschicht ausgestattet, die ein Durchschlagen des Wundexsudats verhindern bzw. verzögern soll (○ Abb. 3.22).

Manche Kompressen sind mit einer perforierten Polyesterfolie oder einem Polypropylen- bzw. Polyethylennetz als Wundkontaktschicht abgedeckt. Auch hier sind eine rasche Exsudataufnahme sowie eine geringe Verklebungsneigung gewährleistet (○ Abb. 3.23).

Wundseitig aluminiumbedampfter Vliesstoff erhöht die Wundfreundlichkeit der Kompresse. Durch das Aufdampfen von Aluminium wird die Oberfläche des Vliesstoffs sehr glatt und hydrophob, bleibt aber porös genug, um Blut und Exsudat in die Saugschicht passieren zu lassen (○ Abb. 3.24).

Kombinierte Saugkompressen dienen als Standardabdeckung von primären Wundverschlüssen in der postoperativen Phase. Dabei werden ihre guten polsternden Eigenschaften bei anschmiegsamer Drapierfähigkeit besonders geschätzt. Als Primärverband stellen die Saugkompressen eine preiswerte Alternative zu modernen Wund-

□ **Tab. 3.7:** Kombinierte Saugkompressen mit geringer Verklebungstendenz

Wundseite	Handelsbeispiele	Hersteller	Besonderheiten
Vliesstoff mit Synthesefaser	Cutisorb	BSN	Vliesstoff-Umhüllung Saugkissen aus Watte oder Zellstoff-Flocken
	Mesorb	Mö	
	Nobasorb	No	
	Vliwazell	LR	
	Ypsisoft Saugkompresse	Hh	
	Zetuvit	PH	
aluminium-bedampft	Aluderm		auch unsterile
	– Kompresse / – Kinderkompresse	Sö	Großrolle
	– Loch- / Schlitzkompresse	Sö	
	Alumin-Kompresse	We	
	Amicus aluskin Kompresse	Mi	
	Metalline Kompresse	LR	auch unsterile Großrolle
	– Tracheo-Kompresse	LR	für Trachealkanülen
	– Drain-Kompresse	LR	für Drainagen
	Nobadrainal	No	für Drainagen
	Nobatracheal	No	für Trachealkanülen
	Nobaline Kompresse	No	
perforierte Folie, Netz oder Gitter-Membran	Askina Pad	BB	
	-S	BB	Loch- Schlitzkompr.
	Melolin	S&N	
	Novomulin	We	
	Rondopad	DW	
	Solvaline N	LR	
	Telfa	Ty	
Gewebe aus Synthesefaser	Vliwin	LR	
Kunstseiden-gewirk mit Poly-esterabsteppung	Ete Kompresse	Mö	
Baumwoll-Gittertüll mit Gelbeschichtung	Comprigel	PH	Polysaccharid-Gel auf Gittertüll, Vliesstoff-Watte-Saugkissen

Firmenverzeichnis siehe unter Abkürzungen

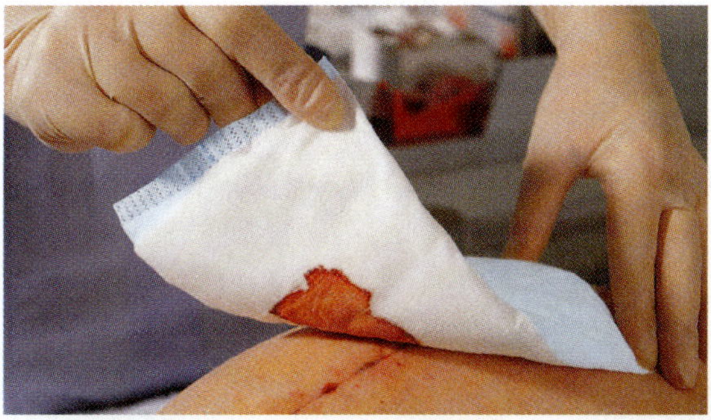

○ **Abb. 3.22:** Kombinierte Saugkompresse aus Zellstoff-Flocken mit Vliesumhüllung und imprägnierte Rückseite

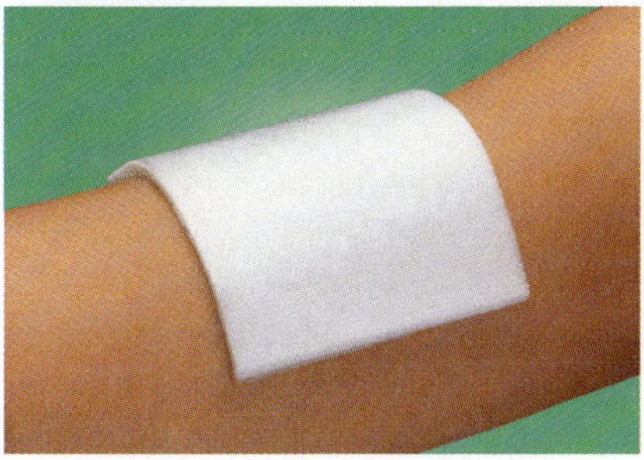

○ **Abb. 3.23:** Kombinierte Saugkompresse mit wundseitig aufgebrachter mikroporöser Polyesterfolie

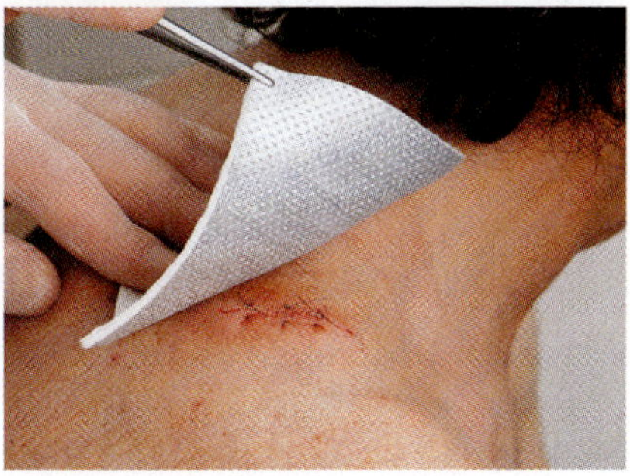

○ **Abb. 3.24:** Kompresse aus wundseitig aluminiumbedampftem Vliesstoff

auflagen bei sehr stark nässenden Wunden in der Reinigungsphase dar, wenn häufige Verbandwechsel in jedem Fall notwendig werden und ein Anhaften nicht zu befürchten ist. Als Sekundärverband werden sie zur saugstarken Abdeckung von Primärverbänden (z. B. Alginat) oder als gut polsternde Saugkomponente in Kombination mit imprägnierten Wundgazen bei stärker sezernierenden Wunden eingesetzt.

Beratungshinweis

Speziell ausgerüstete Saugkompressen werden mit ihrer wasserabweisenden Imprägnierung nach oben (der Wundseite abgewandt) aufgebracht (○ Abb. 3.22). Andernfalls staut sich das Wundsekret unter der Kompresse.

Obwohl die Gefahr des Anhaftens der Wundauflage an den Wundgrund durch die glatte Oberfläche und den vielschichtigen Aufbau der Saugkompressen sehr reduziert ist, ist sie trotzdem nicht auszuschließen. Vor allem bei schwächer nässenden Wunden ist das Eintrocknen von Blut und Wundflüssigkeit und damit ein Verbacken der Kompresse mit Wundrand und Wundgrund möglich. In diesem Fall muss die Kompresse vorsichtig mit steriler Kochsalzlösung 0,9 angefeuchtet und gelöst werden.

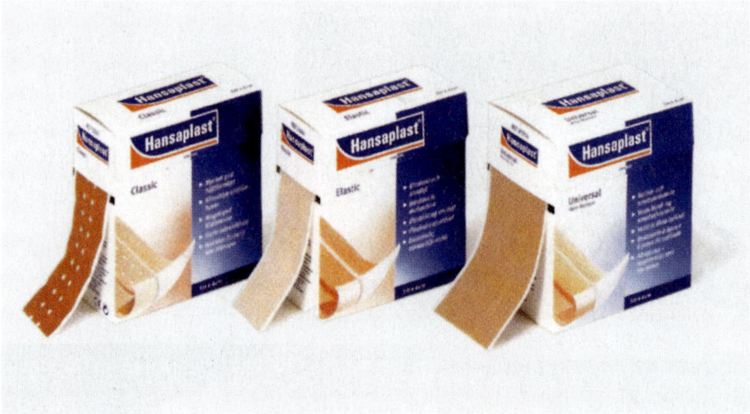

○ **Abb. 3.25:** Wundschnellverbände am laufenden Meter

3.2.6 Wundschnellverbände

Wundschnellverbände (□ **Tab. 3.8**) bestehen aus einem einseitig klebenden Trägermaterial, auf dessen Klebeseite ein saugendes Wundkissen aufgebracht ist. Sie dienen zur zeitsparenden Erstversorgung kleinerer Wunden, zur Abdeckung von Schnitt- und Schürfwunden, in steriler Form auch zur Abdeckung von Operationsnähten.

Wundschnellverbände werden als unsterile Meterware (○ **Abb. 3.25**) in unterschiedlicher Breite oder als fertig geschnittene, unsterile oder einzeln steril verpackte Pflasterstreifen, so genannte »Strips« angeboten. Guten Schutz vor eindringendem Schmutz und Bakterien bieten Wundschnellverbände, bei denen das Wundkissen zentral auf dem Trägermaterial aufgebracht ist (Island-Verbände) und somit ein zuverlässiger Rundumverschluss der Wunde gewährleistet ist (○ **Abb. 3.26**).

Trägermaterial

Als Trägermaterial für Wundschnellverbände dienen engmaschige, unelastische oder elastische Gewebe aus Baumwolle / Viskose, elastische Vliesstoffe aus Baumwolle, Polypropylen oder Polyester, Kunstseide oder Polyamidgewirke. Elastische Träger haben den Vorteil, dass sich diese Pflaster den Körperformen besser anpassen und Bewegungen von Gelenken zulassen. Vliesstoff-Pflaster sind querelastisch und im Allgemeinen gut luftdurchlässig. Poröse Vliesstoffe können besonders gut auf der Haut angedrückt werden und haften dadurch besser.

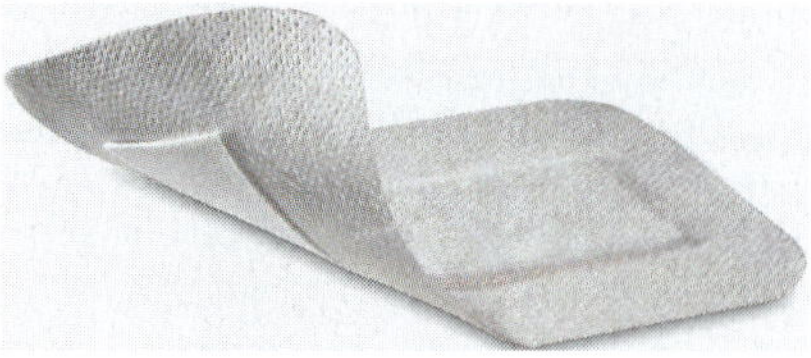

○ **Abb. 3.26:** Island-Pflaster: Das Wundkissen ist mittig auf dem selbstklebenden Trägermaterial aufgebracht

Tab. 3.8: Wundschnellverbände

Trägermaterial	Handelsbeispiele	Hersteller	Klebemasse		Besonderheit
			ZnO-Kautschuk*	Polyacrylat	
Starres Gewebe	Cosmomed Classic	PH	●		
	Dermaplast Classic	PH	●		Synthesekleber im Streifenauftrag
	Fomaplast S	Mi	●		
	Gothaplast Wundpflaster standard	Go	●		
	Hansaplast Classic	B / BSN	●		
	Rudamed standard	No	●		
	Urgoplast	Ug	●		
	Weroplast starr	We	●		
	Ypsiplast Wundpflaster starr	Hh	●		
Querelastisches Gewebe	alumin-Wundschnellverband elastisch	We	●		
	Cosmomed Elastic	PH	●		
	Dermaplast Elastic	PH	●		Synthesekleber im Streifenauftrag
	Fomaplast E	Mi	●		
	Fomaplast aluskin	Mi		●	mit aluminiumbedampfter Wundauflage
	Gothaplast Wundpflaster elastisch	Go	●		
	Hansaplast Elastic	B / BSN	●		Wundauflage: Viskosegewirk mit Kamille
	Rudamed elast.	No	●		
	Urgoelast	Ug	●		
	Weroplast elastisch	We	●		
	Ypsiplast Wundpflaster elastisch	Hh	●		
Kunstseide	Urgoplast	Ug	●		
elastischer Vliesstoff	aluderm-aluplast Wundpflaster / Strips	Sö		●	mit aluminiumbed. Wundauflage, steril und unsteril
	Askina Soft	BB		●	steril und unsteril

☐ **Tab. 3.8:** Wundschnellverbände (Fortsetzung)

Träger-material	Handelsbeispiele	Her-steller	Klebemasse ZnO-Kautschuk*	Klebemasse Polyacrylat	Besonderheit
	Cosmomed Sensitive	PH	●		Synthesekleber im Streifenauftrag
	Cosmopor steril	PH		●	Sterilpflaster
	Covermed	BSN		●	Sterilpflaster
	Curaplast sensitiv	LR		●	
	Curapor steril	LR		●	Sterilpflaster
	Cutiplast steril	S&N		●	Sterilpflaster
	Dermaplast Sensitive	PH	●		Synthesekleber im Streifenauftrag
	Dracopor	Au		●	Sterilpflaster
	– Alu Wundverband	Au		●	Sterilpflaster, aluminiumbedampfte Wundauflage
	Fomaplast V	Mi		●	
	Foma Strips Vlies	Mi		●	
	Gothaplast Wundpflaster soft / -sensitiv	Go		●	
	Gotha-Por Wundpflaster steril	Go		●	Sterilpflaster
	Hansamed soft	B		●	
	Hansamed comfort	B		●	
	Hansamed Protection Plus	B		●	Wundauflage: Viskose-Gewirk mit Chlorhexidin-diglukonat
	Hansaplast sensitive	B		●	
	Hansapor steril	S&N		●	Sterilpflaster
	Leukomed	BSN		●	Sterilpflaster
	Medipore + Pad	3M		●	
	Mepore	Mö		●	steril und unsteril
	Primapore	S&N		●	Sterilpflaster
	Rudamed light	No		●	
	Rudamed soft	No		●	
	Rudavlies steril	No		●	Sterilpflaster
	Stadamed				
	– Steriles Pflaster	Stada		●	Sterilpflaster
	– Elastische Strips	Stada		●	plastifiziert
	Urgomulti	Ug		●	

Tab. 3.8: Wundschnellverbände (Fortsetzung)

Trägermaterial	Handelsbeispiele	Hersteller	Klebemasse ZnO-Kautschuk*	Klebemasse Polyacrylat	Besonderheit
	Urgosoft	Ug		●	
	Urgo sterile	Ug		●	Sterilpflaster
	Werovlies	We		●	
	Ypsipor Wundverband	Hh		●	Sterilpflaster
wasserabweisender Schaumstoff mit Polsterwirkung	Cosmomed Protect	PH	●		Synthesekleber im Streifenauftrag
	Dermaplast Protect	PH	●		Synthesekleber im Streifenauftrag
	Stadamed Schutzpolsterpflaster	Stada		●	
	Urgo Polsterpflaster	Ug	●		
vorwiegend mikroperforierte PE-Folie oder PE-Laminat	aluderm-aluplast				mit aluminiumbedampfter Wundauflage
	– Kinder-Strips	Sö		●	
	– stabil Strips	Sö		●	
	Askina Med Strips	BB		●	
	Nexcare 3M Comfort Strips	3M		●	
	Curaplast Strips				
	– sensitiv WF	LR		●	
	– Kids	LR		●	
	Dermaplast				
	– wasserfest	PH	●		Kleber mit Streifenauftrag
	– Kids	PH	●		Kleber mit Streifenauftrag
	Foma wasserfest aluskin Strips	Mi	●		mit aluminiumbedampfter Wundauflage
	Gothaplast				
	– robust	Go		●	
	– Kinderpflaster	Go		●	
	Hansaplast Junior	B		●	
	Hansaplast Universal Water Resistant	B/BSN	●		
	Hansaplast + Desinfektion	B	●		Wundauflage: Viskose-Gewirk mit Chlorhexidindiglukonat

□ **Tab. 3.8:** Wundschnellverbände (Fortsetzung)

Träger-material	Handelsbeispiele	Her-steller	Klebemasse ZnO-Kaut-schuk*	Klebemasse Poly-acry-lat	Besonderheit
	Rudamed Strips	No		●	
	Transfilmin Strips	We		●	Transparentstrips
	Urgo Kinderpflaster	Ug		●	
	Urgo washproof Strips	Ug		●	
plastifizierter Vliesstoff	Askina Med Waterproof	BB		●	Sterilpflaster
	Alldress	Mö		●	Sterilpflaster
	Mepore pro	Mö		●	Sterilpflaster
	Steripad	J&J		●	Sterilpflaster
transparente, atmungsaktive, wasserdichte Polyurethan-Folie	Curapor transparent	LR		●	Sterilpflaster
	Cutifilm plus	S&N		●	Sterilpflaster
	Dermaplast Film	PH		●	
	Gothaplast Duschpflaster	Go		●	
	Hansaplast Aqua Protect	B		●	Sterilpflaster
	Hydrofilm Plus	PH		●	
	Leukomed T plus	BSN		●	Sterilpflaster
	Mepore pro	Mö		●	Sterilpflaster, wenig saugend
	Nexcare Protect Strips	3M		●	
	3M Tegaderm + Pad	3M		●	
	OpSite Post-OP	S&N		●	Sterilpflaster
	Optiskin	Ug		●	Sterilpflaster
	Urgo Aqua Film	Ug		●	

* natürlicher oder synthetischer Kautschuk, teilweise ohne Zinkoxid

Firmenverzeichnis siehe unter Abkürzungen

Wasserfeste Wundschnellverbände erhält man durch Verwendung von Kunststoff-Folien aus Polyethylen oder PVC als Trägermaterial (○ **Abb. 3.27**). Da diese dicken Folien nicht nur wasserabweisend sind, sondern auch kaum Sauerstoff passieren lassen, sind die meisten Folienpflaster mikroperforiert, damit ausreichend Luft an die Wunde gelangen kann. Trotzdem kommt es unter diesen Schnellverbänden häufig zu Hautmazerationen. Atmungsaktive, wasserfeste Verbände bestehen aus einem Vliesträger, der mit einer hauchdünnen Polyethylenfolie überzogen (○ **Abb. 3.28**) ist oder aus einer transparenten Polyurethanfolie als Träger auf die das Wundkissen mittig aufgebracht ist (○ **Abb. 3.29**).

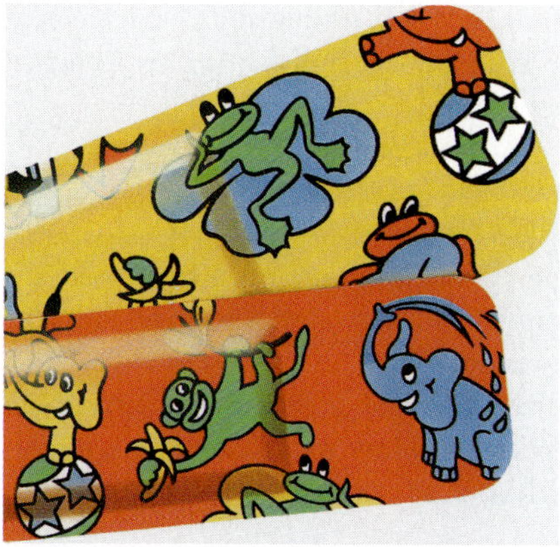

○ **Abb. 3.27:** Wasserfeste Pflasterstrips für Kinder

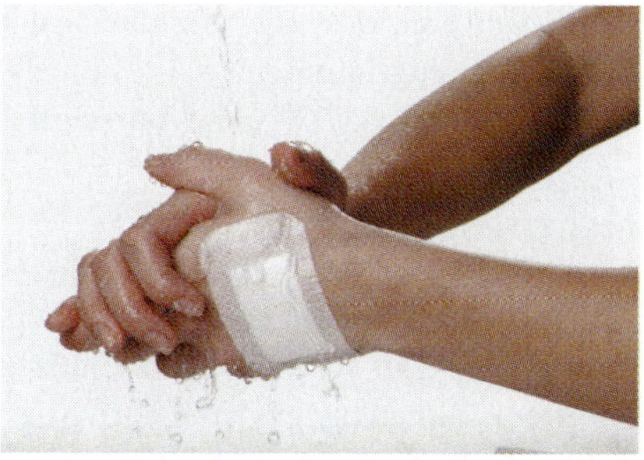

○ **Abb. 3.28:** Wasserfester Wundschnellverband mit plastifiziertem Vliesstoff als Träger

Beratungshinweis

Wundschnellverbände mit wasserdichter Polyurethanfolie als Trägermaterial sind nicht immer einfach zu applizieren. Die hauchdünne und dadurch atmungsaktive PU-Folie ist in der Regel auf eine Stützfolie aufgebracht, die nach dem faltenfreien Anlegen des Pflasters abgezogen werden muss. Auf die entsprechenden Gebrauchsanweisungen der einzelnen Produkte ist zu achten.

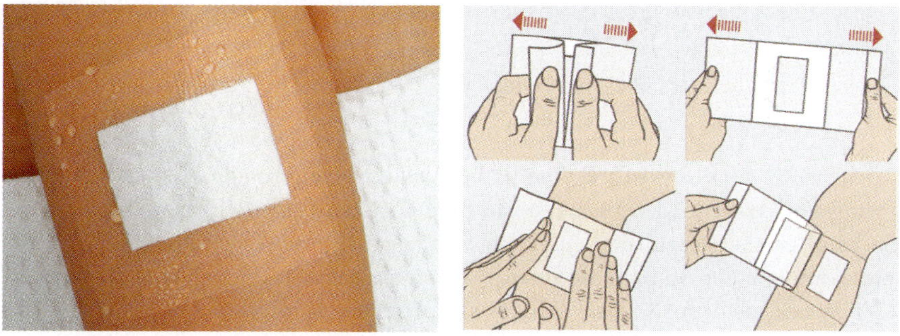

○ **Abb. 3.29:** Wasserfester Wundschnellverband mit Polyurethanfolie als Träger und Applikationshinweis

Wundkissen

Die Saugkörper der Wundschnellverbände bestehen meist aus Kunstfaser-Vliesstoffen, die mit einer nicht verklebenden Wundkontaktschicht aus perforierter Polyethylen- oder Polyestermembran abgedeckt sind. Auch aluminiumbedampfte Wundkissen werden verwendet. Dadurch wird ein Verkleben mit der Wunde weitgehend verhindert.

In dem Fall, dass die Wundauflage mit einem Desinfektionsmittel oder einem Kamillenauszug imprägniert ist, besteht die Wundauflage aus dem früher üblichen Viskose-Gewirk oder Viskose-Vliesstoff.

Klebemasse

Als Klebemasse werden die stark klebende Zinkoxid-Kautschuk-Klebemasse aus natürlichem oder synthetischem Kautschuk und die nicht so stark klebende, aber sehr hautfreundliche Polyacrylat-Klebemasse verwendet.

Die Zinkoxid-Kautschuk-Klebemasse enthält Zinkoxid als Füllmittel, natürlichen oder synthetischen Kautschuk als elastischen Gerüstbildner, natürliche oder synthetische Harze zur Erzielung des Klebeeffekts, Weichmacher wie z. B. Wollwachs und Alterungsschutzmittel.

Die Zinkoxid-Kautschuk-Klebemasse zeichnet sich durch hohe Klebekraft aus. Durch die große Elastizität der Klebemasse werden beim Aufkleben aber auch die Körperhaare fest umschlossen. Wird das Pflaster entfernt, werden die Haare mit ausgerissen (Epilation), was schmerzhaft empfunden wird. Da die Klebemasse bei Körpertemperatur erweicht, zieht sie Fäden beim Abnehmen und hinterlässt Kleberückstände (○ Abb. 3.30).

Beratungshinweis

Pflasterallergien, wie sie vielfach beobachtet werden, können ihre Ursache in den verwendeten Harzen, im Kautschuk, im Wollwachs oder im Dispersionsmittelrückstand haben. Da die verschiedenen Pflasterhersteller unterschiedliche Ausgangsprodukte oder Herstellungsmethoden anwenden, kann unter Umständen durch den Wechsel zu einem Zinkoxid-Kautschuk-Pflaster eines anderen Herstellers eine Pflasterallergie vermieden werden.

Auch die Art des Kleberauftrags hat Einfluss auf die Hautfreundlichkeit. Eine streifenförmig aufgetragene Klebemasse ist hautfreundlicher als eine vollflächig aufgetragene. So kann eine streifenförmig aufgetragene Klebemasse aus Synthese-Kautschuk, die nur Komponenten enthält, die als hypoallergen eingestuft sind, wie die Polyacrylat-Klebemasse, als hypoallergene Klebemasse, betrachtet werden.

Ein weiterer Nachteil der Zinkoxid-Kautschuk-Klebemasse ist ihre Temperatur- und Feuchtigkeitsempfindlichkeit. Irreversibel geschädigt wird die Klebkraft bei Temperaturen über 60 °C. Eine Hitzesterilisation kommt deshalb nicht in Frage. Auch Temperaturen unter dem Gefrierpunkt und Feuchtigkeit beeinträchtigen die Klebkraft. Diese Pflaster sind deshalb trocken, bei gleichbleibender Temperatur aufzubewahren.

Die Polyacrylat-Klebemasse wird durch Polymerisation von Acrylsäure hergestellt. Sie enthält keine anderen Bestandteile. Sie zeichnet sich durch schmerzfreie Pflasterabnahme ohne Haarverlust aus und ruft äußerst selten Allergien hervor. Da sie bei Körpertemperatur ihre Viskosität kaum ändert, zieht sie keine Fäden beim Abnehmen und

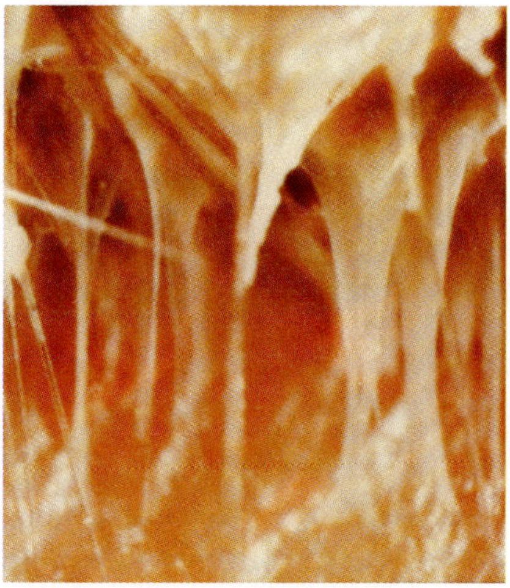

○ **Abb. 3.30:** Klebeverhalten von Zinkoxid-Kautschuk-Klebemasse: Die durch die Körperwärme erweichte Masse zieht beim Entfernen Fäden

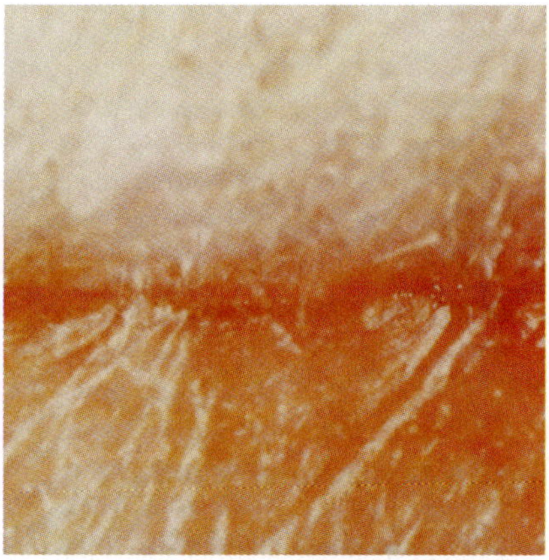

○ **Abb. 3.31:** Klebeverhalten von Polyacrylat-Klebemasse: Die Masse zieht keine Fäden und lässt sich rückstandsfrei von der Haut entfernen

lässt sich rückstandsfrei entfernen (○ **Abb. 3.31**). Sie ist gegenüber Temperaturschwankungen von mindestens −0 bis +0 °C und Feuchtigkeitseinflüssen stabil und lässt sich sterilisieren. Da keine strahlenabsorbierenden Substanzen enthalten sind, ist sie röntgenstrahlendurchlässig. Ihr Nachteil ist, dass die Klebkraft verglichen mit einer Zinkoxid-Kautschuk-Klebemasse geringer ist, so dass sich Pflaster mit dieser Klebemasse dort, wo sie Gelenk- oder Muskelbewegungen ausgesetzt sind, oft ablösen. Intensiver haften elastische Vliesstoff-Pflaster mit Polyacrylat-Klebemasse, da sie sich der Haut besser anschmiegen.

Bei allen Pflastern, gleich welche Klebemasse aufgetragen ist, muss man beachten, dass ein Kleben grundsätzlich nur auf trockener, fettfreier Haut möglich ist. Auch auf Puder oder stark behaarter Haut kleben Pflaster nicht so gut. So sollte vor einer Pflasteranwendung die Haut immer gereinigt und eventuell mit Benzin entfettet werden.

Benzin erleichtert auch das Abziehen von textilen Kautschuk-Pflastern, wenn man vor dem Ablösen die Kleberänder mit Benzin betupft.

Beratungshinweis

Kleinere Schürfwunden bei Kindern sollten vorsichtig durch Abwaschen oder Duschen mit lauwarmem Wasser vom Schmutz gereinigt werden. Danach ist eine Desinfektion mit einem Antiseptikum auf wässriger Basis sinnvoll (z. B. Octenisept®. Achtung: brennt auch ein bisschen!). Als Wundschnellverband besonders an den Knien ist die an zwei Seiten offene Meterware nicht so gut geeignet, da sich unter diesen Pflastern leicht beim Spielen Erde und Sand sammelt. Rundum klebende, wasserfeste Pflaster aus plastifiziertem Vliesstoff oder mit Polyurethanfolie als Träger (☐ Tab. 3.9) sind hier vorzuziehen. Um Tränen beim Entfernen des Pflasters zu vermeiden sind Pflaster mit Polyacrylat-Klebstoff eine gute Wahl. Polyacrylat-Klebstoff verliert in Wasser seine Haftkraft, entsprechend schwimmen nicht wasserfeste Pflaster in der Badewanne einfach davon. Bei wasserfesten Pflastern wird der Pflasterrand etwas angehoben und Wasser darunter laufen gelassen: nach und nach löst sich das Pflaster ab.

Sterile Wundschnellverbände

Wegen der Instabilität von Kautschuk-Pflastern gegenüber Temperatur- und Feuchtigkeitseinflüssen sind es vor allem Vliesstoff-Pflaster mit Polyacrylat-Kleber, die steril angeboten werden. Im Allgemeinen sind es rundumklebende Pflaster mit zentralem Wundkissen, die in größeren Stückzahlen, einzeln verpackt, in verschiedenen Größen angeboten werden. Während die Meterware der Vliesstoff-Pflaster oft hautfarben ist, sind die sterilen Strips meist weiß.

Größen

Die Wundschnellverbände sind in den Breiten 4, 6 und 8 cm und den Längen 1 m, 2 m, 5 m handelsüblich. Manche Hersteller bieten 0,25 m sowie Taschenpackungen mit verschiedenen Zuschnitten an. Zu beachten ist, dass die Breitenangaben sich auf die gesamte Breite des Pflasters beziehen. Das Wundkissen nimmt etwa die halbe Breite ein (z. B. Breite 6 cm, Wundauflage 2,7 cm).

☐ **Tab. 3.9:** Pflaster mit besonderem Verwendungszweck

Verbandmittelgruppe	Handelsbeispiele	Hersteller	Besonderheiten
1. detektierbare Pflasterstrips	Fomadetect	Mi	auch Meterware
	Microtect Verbände	We	
	Rudadetec	No	
2. Fingerverbände mit dezentralem Wundkissen	Aluderm-aluplast Fingerverband		mit aluminiumbedampfter Wundseite
	– elastisch (Vliesstoff)	Sö	
	– stabil (Folie)	Sö	
	Alumin-Fingerverbände elastisch	We	mit aluminiumbedampfter Wundseite
	Curaplast-Fingerverband sensitiv	LR	Vliesstoff

□ **Tab. 3.9:** Pflaster mit besonderem Verwendungszweck (Fortsetzung)

Verbandmittel-gruppe	Handelsbeispiele	Her-steller	Besonderheiten
	Foma Fingerverbände		
	– elastisch	Mi	auch in schwarz
	– elastisch aluskin	Mi	mit aluminium-bedampfter Wundseite
	– wasserfest	Mi	
	– detect	Mi	magnetisch nachweisbar
	Hansaplast Fingerstrips Elastic	B/BSN	
	Microtect-Fingerverbände	We	magnetisch nachweisbar
	Transfilmin-Fingerverbände	We	transparente Folie
	Weroplast-Fingerverbände Elastisch	We	
	Werovil-Fingerverbände wasserabweisend	We	Folie
	Werovlies-Fingerverbände	We	Vliesstoff
	Ypsiplast Fingerverband		
	– elastisch	Hh	
	– wasserfest	Hh	
	Ypsitect Fingerverband	Hh	auch als Pflaster-sortiment mit Strips, Fingerkuppen- und Gelenkpflaster
3. Fingerkuppen-verbände	Aluderm-aluplast Fingerkuppenverband		mit aluminium-bedampfter Wundseite
	– elastisch (Vliesstoff)	Sö	
	– stabil (Folie)	Sö	
	Alumin-Fingerspitzen-verbände	We	elastisch, Schmetterlingsform, mit aluminium-bedampfter Wundseite
	Foma Fingerkuppenverband		
	Pilzform:	Mi	
	– elastisch		
	Schmetterlingsform:	Mi	
	– elastisch		
	– elastisch aluskin	Mi	mit aluminium-bedampfter Wundseite
	– wasserfest		
	– detect		magnetisch nachweisbar
	Foma Fingerspitzenverband	Mi	aus Folie

Tab. 3.9: Pflaster mit besonderem Verwendungszweck (Fortsetzung)

Verbandmittelgruppe	Handelsbeispiele	Hersteller	Besonderheiten
	Gothaplast Fingerkuppenverband elastisch	Go	
	Hansaplast Fingerkuppenpflaster Elastic	BSN	
	Hansaplast Universal Water Resistent Fingerkuppenstrips	B / BSN	Laminat
	Microtect Fingerspitzenverband	We	magnetisch nachweisbar
	Rudadetec Fingerkuppenverband	No	magnetisch nachweisbar
	Stadamed Fingerpflaster	Stada	
	Ypsiplast Fingerkuppenverband		
	– elastisch	Hh	
	– wasserfest	Hh	
4. Fingergelenkverbände	Aluderm-aluplast Fingergelenkverband – elastisch (Vliesstoff)	Sö	mit aluminiumbedampfter Wundseite
	Alumin-Fingergelenkverbände	We	elastisch, mit aluminiumbedampfter Wundseite
	Foma Fingergelenkverbände		
	– elastisch	Mi	
	– elastisch aluskin	Mi	mit aluminiumbedampfter Wundseite
	– wasserfest	Mi	
	– detect	Mi	magnetisch nachweisbar
	Microtect Fingergelenkverband	We	magnetisch nachweisbar
	Ypsiplast Fingergelenkverband elastisch	Hh	
5. Stomapflaster	Mestopore	Mö	
wenn nichts anderes angegeben, bedeutet elastisch: elastisches Gewebe wasserfest: Folie			
Firmenverzeichnis siehe unter Abkürzungen			

Wundschnellverbände mit besonderem Verwendungszweck: Detektierbare Pflasterstrips

In der Industrie und Großküchen kann es erforderlich sein, Pflaster magnetisch aufzuspüren, die sich versehentlich von der Wunde gelöst haben. Um so eine Situation gar nicht erst entstehen zu lassen, sind die Pflaster im Allgemeinen mit der gut klebenden Zinkoxid-Kautschuk-Klebemasse ausgerüstet, bestehen aus Folie und sind auffallend eingefärbt. Es gibt sie als Pflasterstrips und als Fingerverbände (□ Tab. 3.9, Nr. 1).

Fingerverbände

Sie werden aus elastischem Gewebe, Vliesstoff oder Folie hergestellt und können magnetisch nachweisbar ausgerüstet sein. Die verwendeten Wundauflagen erfüllen heute meist die Anforderung, kaum mit der Wunde zu verkleben. Vliesstoff-Fingerverbände haben im Allgemeinen die Polyacrylat-Klebemasse aufgetragen, elastische Gewebepflaster die Zinkoxid-Kautschuk-Klebemasse. Bei den Folienpflastern überwiegt die Kautschuk-Klebemasse. Auch wenn Folienpflaster am besten schmutzabweisend sind, können sie nur dann als wasserdicht gelten, wenn sie sicheren Rundumverschluss um das Wundkissen ermöglichen (□ Tab. 3.9, Nr. 2–4).

Es gibt sie in verschiedenen Ausführungen:

- **Fingerverband mit dezentralem Wundkissen**
  Sie sind 2 oder 3 cm breit und 12 oder 18 cm lang (○ Abb. 3.32a, □ Tab. 3.9, Nr. 2).
- **Fingerkuppenverband**
  Andere Bezeichnung: Fingerspitzenverband (auch anderes Aussehen möglich, ○ Abb. 3.32d). Dabei handelt es sich um gebrauchsfertige Zuschnitte in Pilzform

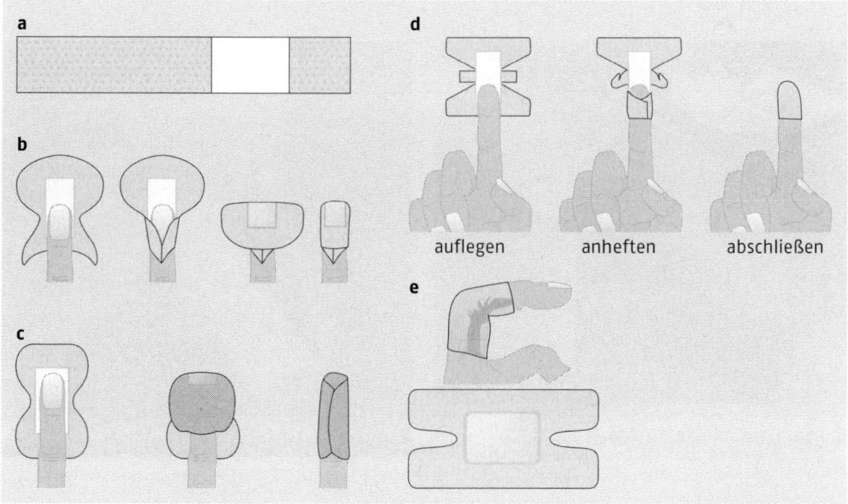

○ Abb. 3.32: Formen und Anlegetechniken von Fingerverbänden

oder Schmetterlingsform oder andere für die Fingerkuppe geeignete Formen (○ Abb. 3.32b und ○ Abb. 3.32c, □ Tab. 3.9, Nr. 3).

- **Fingergelenkverband**
  andere Bezeichnung: Knöchelverband. Sie erleichtern durch einen speziellen Zuschnitt das Anlegen am Gelenk (○ Abb. 3.32e, □ Tab. 3.9, Nr. 4).
- **Stomapflaster**
  Stomaträger verwenden meist Stomakappen oder Minibeutel kurzzeitig oder für die ausscheidungsfreie Zeit. Besonders unauffällig ist ein Pflaster mit starkem Saugpolster, Rundumverschluss und flexibler wasserdichter Trägerfolie (□ Tab. 3.9, Nr. 4).

Injektionspflaster / Impfschutzpflaster

Sie sind für Reihenimpfungen oder für die Arztpraxis gedacht und sind Zuschnitte, die meist in Spendern zur schnellen, hygienischen Entnahme angeboten werden (○ Abb. 3.33).

In der Materialzusammensetzung entsprechen sie dem Angebot der Wundschnellverbände (□ Tab. 3.10, Nr. 1).

Epicutan-Testpflaster

Zur Diagnose allergischer Hautreaktionen gibt es Testpflaster, die abgegrenzte Testzentren enthalten (○ Abb. 3.34). Als Klebemasse ist meist die hypoallergene Polyacrylat-Klebemasse aufgetragen (□ Tab. 3.10, Nr. 2).

Augenpflaster

Man unterscheidet

- Pflaster mit Kompresse
- Okklusionspflaster mit durchsichtiger Scheibe (○ Abb. 3.35)
- Okklusionspflaster mit lichtdichter Scheibe (Schielpflaster) (○ Abb. 3.36).

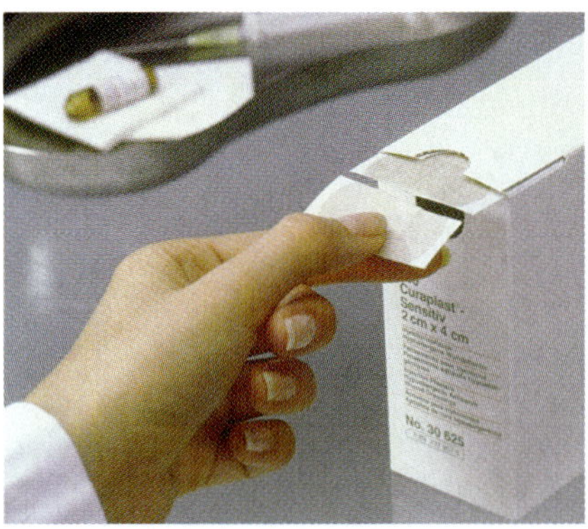

○ **Abb. 3.33:** Injektionspflaster zum Abreißen von der Rolle

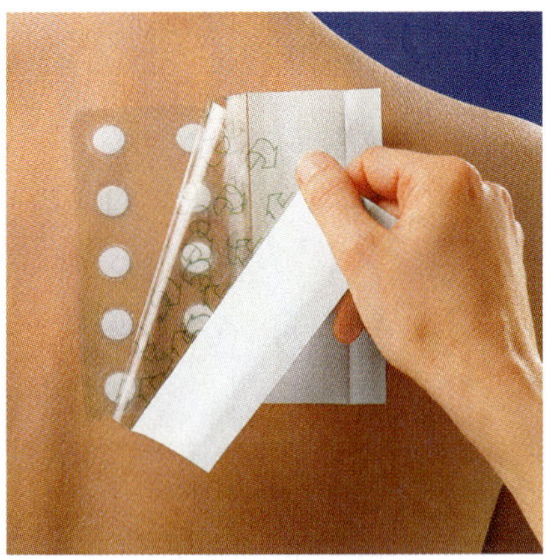

○ **Abb. 3.34:** Epikutan-Testpflaster mit Polyurethanfolie als Trägermaterial

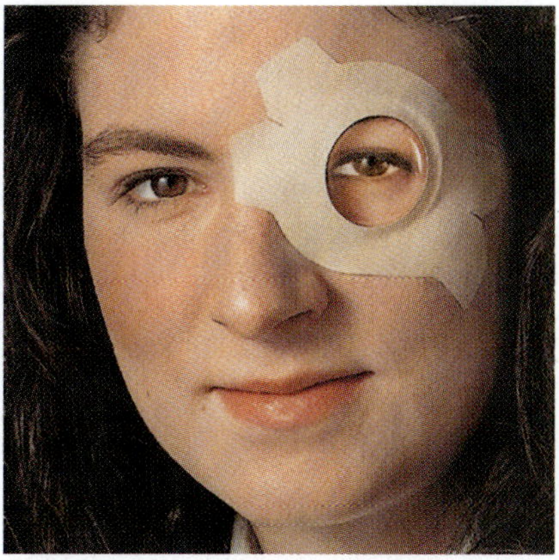

○ **Abb. 3.35:** Transparenter Uhrglasverband zum Schutz des Auges vor Luftzug und Austrocknen, z. B. bei fehlendem Lidschluss

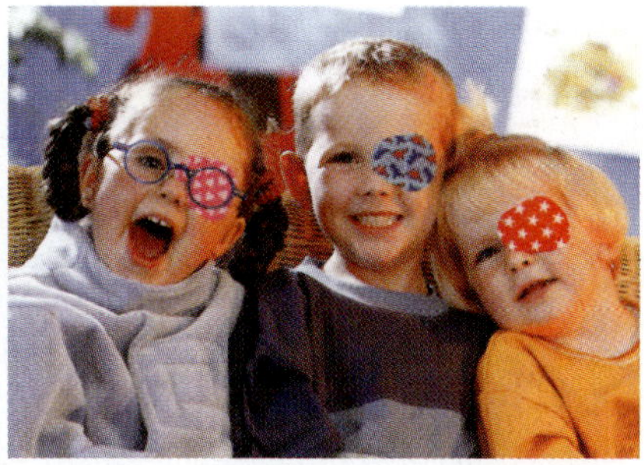

○ **Abb. 3.36:** Farbenfrohe Augenpflaster für die Okklusionstherapie

□ **Tab. 3.10:** Pflaster in der Arztpraxis

Verbandmittel-gruppe	Handelsbeispiele	Her-steller	Besonderheiten
1. Injektions-pflaster (I.)	Aluderm-aluplast I.	Sö	mit aluminium-bedampfter Wundseite
	Cosmomed I. sensitive	PH	
	Covermed I.	BSN	
	Curaplast I. sensitive	LR	
	Injektionspflaster	Mi	
	Hansaplast universal water resistant I.	BSN	
	Urgo		
	– wasserfest I.	Ug	
	– transparent I.	Ug	
	– plast für normale Haut I.	Ug	
	Ypsipor I.	Hh	
2. Epicutan-Testpflaster	Curatest		
	– Vliesstoff-Testpflaster	LR	
	– Folien-Testpflaster	LR	

Firmenverzeichnis siehe unter Abkürzungen

Augenpflaster mit Kompresse werden bei Wunden am äußeren Auge verwendet. Bei den Okklusionsverbänden mit durchsichtiger Scheibe ist eine uhrglasähnliche Scheibe im Pflaster angebracht. Sie ermöglicht das Sehen, schützt jedoch das Auge vor Luftzug und Austrocknen, was z. B. bei fehlendem Lidschluss wichtig ist. Bei Infektionen an einem Auge kann das Übergreifen auf das andere Auge mit einem derartigen Pflaster verhindert werden.

□ **Tab. 3.11:** Augenpflaster

Handelsbeispiele	Hersteller	Besonderheit
Coverlet Augenocclusionspflaster	BSN	aus Gewebe
– lite	BSN	aus Vliesstoff
– lite junior	BSN	w. o., aber kleiner
– S	BSN	besonders hautfreundlich
Oklu-Pad Augenpflaster	Go	Augenokklusionspflaster
3M Opticlude		Augenokklusionspflaster
– Maxi	3M	
– Midi	3M	
– Mini	3M	
– Color	3M	
Okkluderm Augenokklusionspflaster	Ug	div. Ausführungen
Ortopad Augenokklusionspflaster	Trusetal	div. Ausführungen
Piratoplast Augenokklusionspflaster	Au	
– Color		
– Girl		
Pro-optha Augenverband		
– D (Deckel) (Okklusionspflaster)	LR	mit lichtdichtem, gewölbtem Augendeckel
– K (Kompresse)	LR	mit Kompresse
– S (Scheibe)	LR	mit durchsichtiger Scheibe
– Junior (Okklusionspflaster)	LR	flach, luftdurchlässig, lichtdicht
Rudaclude	No	Augenokklusionspflaster
Rudacular	No	Augenpflaster mit Kompresse
Rudaval	No	Augenpflaster mit nicht verklebender, saugfähiger Kompresse

Schielpflaster sind Licht-Okklusionsverbände in flacher Ausführung, vor allem für Brillenträger, oder mit gewölbter, schwarzer Plastikscheibe. Durch wechselweises Zukleben eines der beiden Augen wird versucht, das schwächere Auge zu stärken und andererseits ein Doppelbildsehen zu vermeiden. Die Pflaster enthalten vor allem eine Polyacrylat-Klebemasse. Die lichtundurchlässige Fläche hat meist eine Auflage, die Tränenflüssigkeit aufsaugt, ohne jedoch zu verkleben (□ Tab. 3.11).

3.2.7 Wundnahtstreifen und Klammerpflaster

Wundnahtstreifen (□ Tab. 3.12) werden als primärer Wundverschluss in der Ambulanz z. B. bei kleinen Platzwunden eingesetzt, aber auch in der Klinik zur Entlastung von geklammerten oder genähten Wunden bzw. frischer Narben nach dem Fädenziehen. Besonders in kosmetisch sensiblen Körperbereichen, z. B. im Gesicht, kann man mit diesen Pflastern einen atraumatischen Wundverschluss ohne Nahtmarkierungen erzielen (○ Abb. 3.37). Wundverschlussstreifen sind mit einem Polyacrylat-Kleber beschichtete, sterile Pflasterstreifen, die in unterschiedlichen Breiten von 3 bis 25 mm angeboten werden. Nicht dehnbare Pflaster sorgen für eine sichere, gleichbleibende Adaption der Wundränder, während leicht elastische Pflaster bei der Anwendung über Gelenken oder starker Ödembildung von Vorteil sind.

Klammerpflaster (□ Tab. 3.12) bestehen aus unelastischem Material mit Steg, der mit der Wunde nicht verklebt. Die eine Seite des Stegs wird auf die Haut neben dem Schnitt geklebt, die Wundränder werden adaptiert, dann wird die andere Hälfte über die Naht hinweg geklebt und damit die Adaption fixiert (○ Abb. 3.38).

□ **Tab. 3.12:** Wundnahtstreifen und Klammerpflaster (Produktauswahl)

Verbandmittelgruppe	Handelsbeispiele	Hersteller
Wundnahtstreifen	Askina	
	– Strip	BB
	– Strip Elastic	
	Curapont-Wundverschluss	LR
	Leukostrip (weiß)	S&N
	Leukostrip S (hautfarben)	S&N
	3M Steri-Strip	
	– Blendtone (hautfarben)	3M
	– Elastic	3M
	– Wundverschlussstreifen	3M
	– Wundverschlusssystem (mit Transparentverband)	3M
	Omnistrip	PH
	Rudanaht Set	No
	Urgostrips	Ug
Klammerpflaster	Band-Aid Wundverschluss-Streifen	J&J
	Porofix Klammerpflaster	LR

3.2.8 Imprägnierte Wundgazen

Wundgazen sind grobmaschige Gewirke aus Baumwolle oder Kunstfasern, die mit hydrophobem Carbogel (meist dickflüssiges Paraffin), Öl in Wasser – Emulsionen oder seit neuerer Zeit auch mit quellenden Hydrokolloiden imprägniert sind. Geläufig sind für die hydrophoben Produkte (□ Tab. 3.13) auch die Begriffe Salbenkompresse oder Fettgaze, wobei Fettgaze heute nicht mehr zutreffend ist, da als Grundlage meist fettfreie Kohlenwasserstoff-Gele eingesetzt werden. Die Salbenimprägnierung verhindert weitgehend das Verkleben der Wundoberfläche mit der hinter der Gaze aufgebrachten Mull- oder Saugkompresse, wobei durch die Maschenweite des Trägermaterials eine ungehinderte Aufnahme von Exsudat gewährleistet ist. Der Begriff Gaze beschreibt in diesem Zusammenhang ein luftiges, durchlässiges **Gewebe**, obwohl das

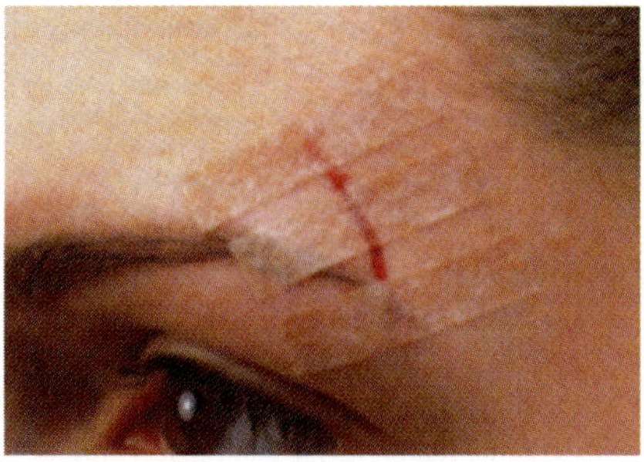

○ **Abb. 3.37:** Steri-Strip® Blendtone: Wundverschlussstreifen aus besonders unauffälligem Kunstseidenmaterial

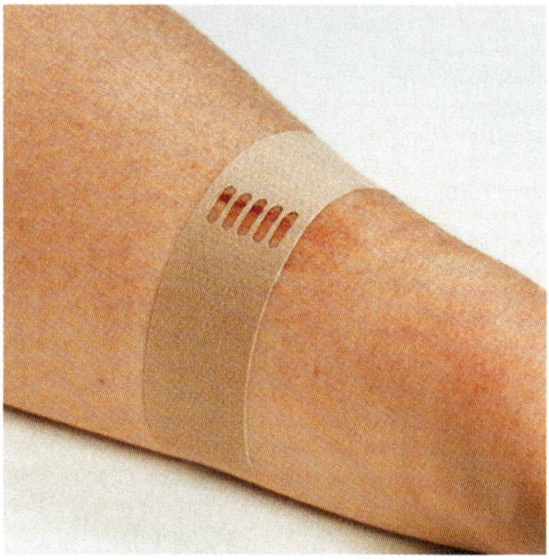

○ **Abb. 3.38:** Porofix® Klammerpflaster: Im gefensterten Bereich ist das Pflaster wundseitig mit einer aluminiumbedampften Folie hinterlegt

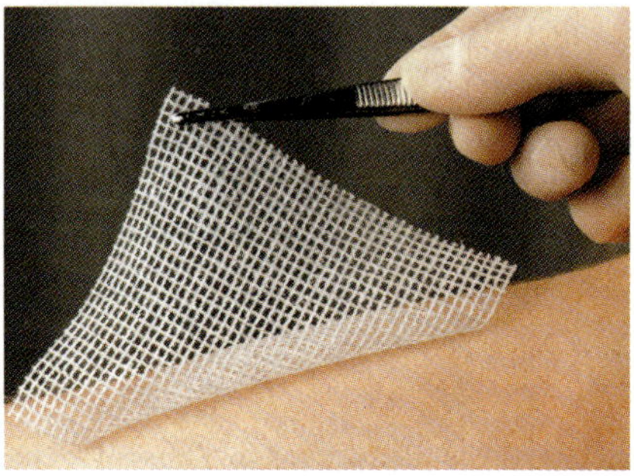

○ **Abb. 3.39:** Gittertüll aus Baumwolle, imprägniert mit Vaseline

textile Trägermaterial der Salbenkompressen in der Regel als **gewirkter Gittertüll** gearbeitet ist (○ **Abb. 3.39**). Anders als bei gewebten Textilien sind die Fäden des Tülls verschiebefest, sie ergeben ein weitmaschiges Gitter mit quadratischen Öffnungen, die in ihrer Größe unverändert bleiben und den Abfluss von Blut und Exsudat nicht behindern.

Beratungshinweis

Es ist **nicht** sinnvoll, hydrophob imprägnierte Salbenkompressen doppelt oder dreifach zusammengelegt auf die Wunde aufzubringen. Die dichte Paraffinpackung würde alle Poren des Gittertülls verschließen und den Sekretabfluss aus der Wunde und den Sauerstofftransport auf die Wundoberfläche verhindern. Die dadurch entstehende feuchte Kammer bedeutet Infektionsgefahr!

☐ **Tab. 3.13:** Imprägnierte Wundgazen, wirkstofffrei (Produktauswahl)

Handelsbeispiele	Hersteller	Beschreibung
Atrauman	PH	Polyester-Tüll, imprägniert mit einer neutralen Salbenmasse aus Fettsäuretriglyceriden und Neutralfetten
Branolind	PH	Weitmaschiges Baumwollgewebe, imprägniert mit einer wasserfreien Salbenmasse aus weißer Vaseline, Cetromacrogol 1000, Hartfett und mittelkettigen Triglyceriden
Curity	Tyco	Celluloseacetat-Gewebe getränkt mit einer Mischung aus weißer Vaseline und einer Ölemulsion
Cuticell	BSN	Acetatgewirk imprägniert mit Salbe auf Eucerit®-Basis (Vaseline, Paraffin, Wollwachsalkohol)
Cuticell Classic	BSN	Baumwollgaze imprägniert mit Weichparaffin
Cuticerin	S&N	Acetatgewebe imprägniert mit Salbe aus Vaseline, Paraffin und Wollwachsalkohol
Grassolind	PH	Weitmaschige Baumwollgaze als Träger für hydrophobe, neutrale Salbenmasse aus weißer Vaseline, Wollwachs und dickflüssigem Paraffin
Jelonet	SN	Weitmaschige Baumwollgaze imprägniert mit Weichparaffin
Lomatuell H	L&R	Weitmaschiger Gittertüll aus 100 Baumwolle, imprägniert mit Vaseline
Mepitel	Mölnlycke	Silikonbeschichtetes Polyamidnetz
Nobacutis	No	Vliesstoffkompresse, getränkt mit Vaseline
Oleo-Tüll	Aventis	Gittertüll aus Baumwolle, imprägniert mit 100 Vaseline
Sofra-Tüll Sine	Aventis	Gittertüll aus Baumwolle, imprägniert mit 90 Vaseline und 10 Lanolin
TegadermContact	3M	Mikroporöses Polyamidgewebe **ohne** Imprägnierung
Vaseline Gaze	Tyco	Gittertüll aus Baumwolle, imprägniert mit Vaseline
Vaselitulle	Sanavita	Elastischer Gittertüll aus Viskose, imprägniert mit 100 Vaseline

Firmenverzeichnis siehe unter Abkürzungen

Das Haupteinsatzgebiet für Wundgazen sind oberflächliche, mäßig bis stark sezernierende Wunden (z. B. Schürf- oder Risswunden, Verbrennungen, chronische Wunden, plastische und kosmetische Chirurgie) zur Verhinderung des Verklebens der Wundoberfläche mit dem Verbandmaterial. Allerdings ist zu beachten, dass bei nachlassendem Exsudat unter Umständen auch Paraffin / Vaseline-getränkte Wundgazen mit der Wunde verkleben können und diese sich dann durch ihre Wasser abstoßende Eigenschaft nicht mit Kochsalzlösung ablösen lassen. Das Entfernen anhaftender Carbogel-Gazen ist sehr schmerzhaft. Weniger problematisch sind in dieser Hinsicht Wundgazen, die mit hydrophilen Öl-in-Wasser-Emulsionen beschichtet sind. Noch größere Hydrophilie zeigen Produkte, deren Imprägnierung gelbildende Partikel enthält. Meist sind Carboxymethylcellulose-Partikel in Vaseline suspendiert. Bei Durchtritt von Wundexsudat in den Sekundärverband quellen die hydrokolloiden Teilchen in der Imprägnierung auf und bilden an der Grenzfläche Wundauflage / Wunde ein Gel (□ **Tab. 3.14**). Die Wundgitter bestehen bei diesen Produkten meistens aus hydrophoben Kunstfasern wie Polyester oder Viskose (○ **Abb. 3.40**). Während die Porengröße bei Carbogel-beschicktem Baumwollgittertüll etwa 2 × 2 mm beträgt, können die Poren bei den Wundgittern aus Kunstfasern mit hydrophiler Imprägnierung wesentlich feiner (○ **Abb. 3.41**) sein.

□ **Tab. 3.14:** Hydrophil imprägnierte Wundgazen, wirkstofffrei (Produktauswahl)

Handelsbeispiele	Hersteller	Beschreibung
Adaptic	J&J	Gewirk aus Viskose, imprägniert mit Öl-in-Wasser-Emulsion aus weißer Vaseline und Aqua purificata mit den Emulgatoren ArlacelC / 83 und Tween 80
ApoCure	Beese	Polyesternetz, imprägniert mit einem Hydrogel aus 70 Polyacrylamidderivat und 30 % Wasser
Atrauman Ag	PH	Weitmaschiges Polyamidgewebe, das mit metallischem Silber ummantelt ist. Imprägnierung mit hydrophiler Salbenmasse auf Triglyceridbasis, Adipinsäure, Macrogol 2000
DracoTül	Au	Polyesternetz, beschichtet mit Hydrogel
Hydrotüll	PH	Weitmaschiges Polyamidgewebe, imprägniert mit einer Salbenmasse aus einem Ester-Gemisch natürlicher, pflanzlicher Fettsäuren, gebunden als Di- und Triglyceride, Vaseline und Emulgatoren. Zusätzlich sind in diese Masse Carboxymethylcellulose-Partikel suspendiert. Mit Exsudat bildet diese Mischung eine Öl-in-Wasser-Emulsion
Physiotulle	Coloplast	Gaze aus Polyesterfasern, imprägniert mit Vaseline, in die Carboxymethylcellulose-Partikel suspendiert sind
Urgotül	Urgo	Netz aus Polyesterfasern, getränkt mit Vaseline, in die Carboxymethylcellulose-Partikel suspendiert sind

Firmenverzeichnis siehe unter Abkürzungen

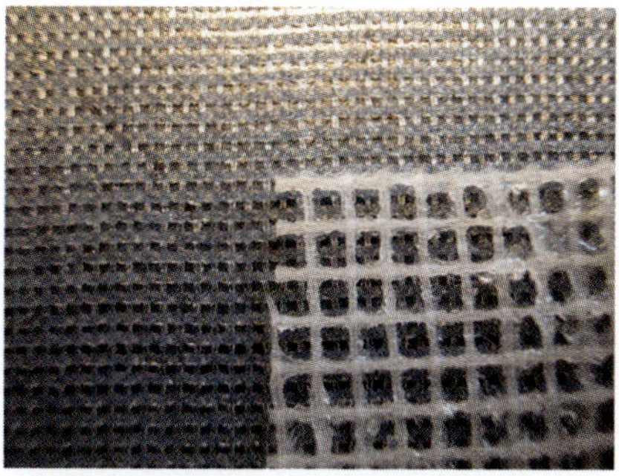

○ **Abb. 3.40:** Hydrophob imprägnierter Baumwollgittertüll (vorne) im Größenvergleich zu einem hydrophil imprägnierten Viskosegitter

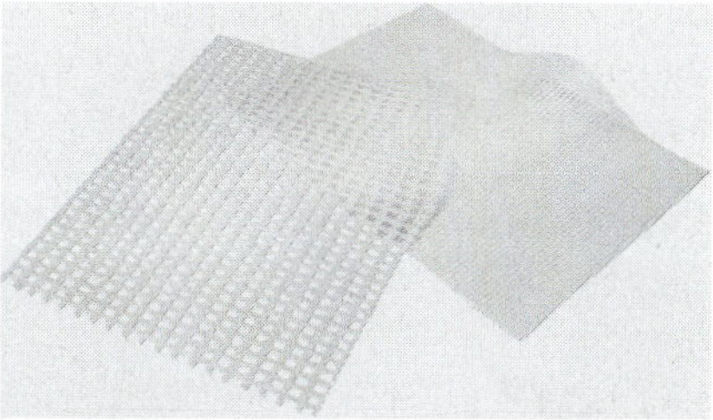

○ **Abb. 3.41:** Unterschiedliche Porengröße bei einem Baumwollgittertüll (vorne) und einem Polyamidgitter

□ **Tab. 3.15:** Imprägnierte Wundgazen, wirkstoffhaltig (Produktauswahl)

Handelsbeispiele	Hersteller	Wirkstoff	Beschreibung
Bactigras	S&N	Antiseptikum	Weitmaschige Baumwollgaze, imprägniert mit weichem Paraffin, das **0,5 Chlorhexidin** enthält. Status: apothekenpflichtiges Medizinprodukt
Betaisodona Wundgaze	Mundipharma	Antiseptikum	Baumwollgaze, getränkt mit einer Macrogol-Wasser-Emulsion, die **PVP-Iod** enthält. Status: apothekenpflichtiges Arzneimittel
Tegaderm Matrix	3M Media	Polyhydrierte Ionogene (PHI-5 = Metallionen)	Celluloseacetatnetz imprägniert mit einer Salbe auf Polyethylenglycolbasis, die eine Mischung von Spurenelementen (Metallionen) aus Eichenrindenextrakt und zusätzlich Citronensäure enthält. Status: Medizinprodukt
Inadine	J&J	Antiseptikum	Gewirk aus Viskose, imprägniert mit einer Salbe u. a. aus 10 **PVP-Iod**, Polyethylenglycol und gereinigtem Wasser. Status: apothekenpflichtiges Medizinprodukt
Urgotül S.Ag	Urgo	Antibiotikum	Netz aus Polyesterfasern, das mit Carboxymethylcellulose, Vaseline und **Silbersulfadiazin** getränkt ist. Status: verschreibungspflichtiges Medizinprodukt
Firmenverzeichnis siehe unter Abkürzungen			

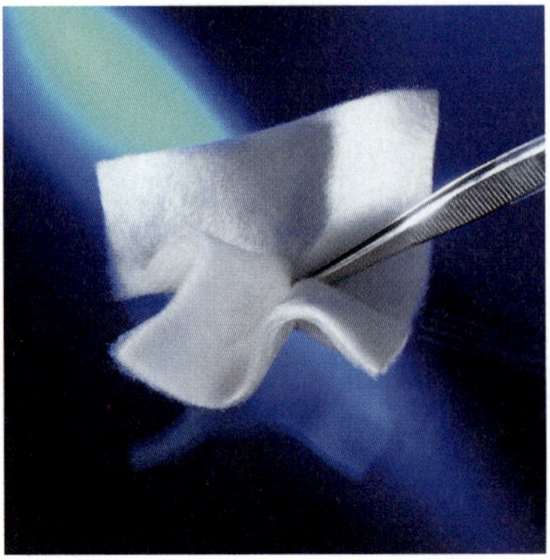

○ **Abb. 3.42:** Vlieskompresse aus Calciumalginat

Weitere Möglichkeiten das Anhaften zu verhindern, sind die Silikonbeschichtung des Wundgitters oder der Einsatz eines mikroporösen Polyamidgewebes, das in engem Kontakt zum Wundgrund für einen Exsudatabfluss sorgt, ohne zu verkleben.

Im Rahmen der Nachzulassung 2003 sind viele **wirkstoffhaltige Wundgazen** (v. a. antibiotikahaltige Produkte) vom Markt verschwunden. Verfügbar sind weiterhin Produkte mit meist antiseptischer Imprägnierung, deren Zulassungsstatus unterschiedlich ist (□ Tab. 3.15).

Imprägnierte Gazen werden liegend und nicht über 25 °C gelagert.

Tabelle 3.16 gibt eine nach Herstellern geordnete Kurzübersicht über die in den bisherigen und folgenden Abschnitten des Kapitels 3 beschriebenen Wundauflagengruppen.

3.3 Hydroaktive Wundauflagen

Das Einsatzgebiet der konventionellen Verbandstoffe liegt vor allem in der Akut- und Erstversorgung von Wunden als sterile Abdeckung, wobei ihre aufsaugenden und polsternden Eigenschaften im Vordergrund stehen. Wundauflagen, die – meist über einen längeren Zeitraum angewandt – die Wundheilung unterstützen sollen, müssen die Aufrechterhaltung eines ideal-feuchten Wundklimas in den unterschiedlichen Heilungsphasen gewährleisten. Hierfür stehen eine ganze Reihe verschiedenster Produkte zur Verfügung, die zu den modernen, hydroaktiven Wundauflagen gezählt werden.

3.3.1 Alginate

Der Rohstoff, aus dem Alginate (□ Tab. 3.17) gewonnen werden, sind Seealgen. Vor allem Rot- und Braunalgen werden zur industriellen Gewinnung der Alginsäure genutzt. Alginsäure ist ein celluloseähnliches Polysaccharid, dessen Salze und Ester als Alginate

□ **Tab. 3.16:** Kurzübersicht der Wundauflagengruppen geordnet nach Herstellern

Hersteller	Alginate	Hydrogele	Hydrokolloide	Schaumstoffe Hydropolymere	Folien-verbände	Imprägnierte Gazen (ohne Wirkstoff)	Aktivkohle [C] ilber-Verbände [Ag]	Sonstige
ADL	Decutastar Alginat	Decutastar Hydrogel	Decutastar Hydrokolloid	Decutastar Foam-A Foam-Pur	Decutastar Pur Film			Decutastar Biopad (Kollagen)
B. Braun	Sorbsan	Askina Gel	Askina Biofilm Askina Hydro	Askina Touch Transorbent	Askina Derm		Askina Carbosorb [C] Askina Calgitrol [Ag]	Askina Thinsite
Coloplast	SeaSorb soft	Purilon Gel	Comfeel	Biatain		Physiotulle	Contreet [Ag] SeaSorb Ag	Alione
ConvaTec	Kaltostat	Varihesive Hydrogel	Varihesive				CarboFlex [C] Aquacel Ag [Ag]	Aquacel Combiderm Hyalofill Hyalogran Versiva
Paul Hartmann	Sorbalgon	Hydrosorb	Hydrocoll	PermaFoam SYSpur-derm	Hydrofilm	Atrauman Branolind Grassolind Hydrotüll	Atrauman Ag [Ag]	TenderWet
Johnson & Johnson	Trionic	Nu-Gel	Nu-Derm	Tielle	Bioclusive	Adaptic	Actisorb Silver 220 [Ag] Silvercel [Ag]	Promogran Promogran Prisma

□ **Tab. 3.16:** Kurzübersicht der Wundauflagengruppen geordnet nach Herstellern (Fortsetzung)

Hersteller	Alginate	Hydrogele	Hydrokolloide	Schaumstoffe Hydropolymere	Folien-verbände	Imprägnierte Gazen (ohne Wirkstoff)	Aktivkohle [C] ilber-Verbände [Ag]	Sonstige
Lohmann & Rauscher	Suprasorb A	Suprasorb G	Suprasorb H	Suprasorb P	Suprasorb F	Lomatuell H	Suprasorb A Ag Vliwaktiv [C] Vliwaktiv Ag	Suprasorb C Suprasorb M Suprasorb X
3M Medica	Tegaderm Alginat	Tegaderm Hydrogel	Tegaderm Hydrocolloid	Tegaderm Foam	Tegaderm Film			Tegaderm – Absorbent – Contact – Matrix
Mölnlycke	Melgisorb	Normlgel		Mepilex	Mefilm			Hypergel Mepitac Mepitel
Noba	Nobaalgin	Nobagel	Nobacolloid		Nobaderm	Nobacutis	Nobacarbon [C] Nobacarbon Ag	Nobakoll
Smith & Nephew	AlgiSite M	IntraSite Gel IntraSite Conformable		Allevyn Cutinova hydro	OpSite	Jelonet Cuticerin	Carbonet [C] Acticoat [Ag] AlgiSite Ag	Cavi-Care Exu-Dry
Tyco	Curasorb	Aquaflo Curagel Curafil	Ultec Pro	Curafoam Hydrafoam	Polyskin Telfa Clear	Curity Vaseline		
Urgo	Urgosorb	Urgo Hydrogel	Algoplaque		Optiskin	Urgotül	Urgosorb Silver Urgotül Silver	Urgocell

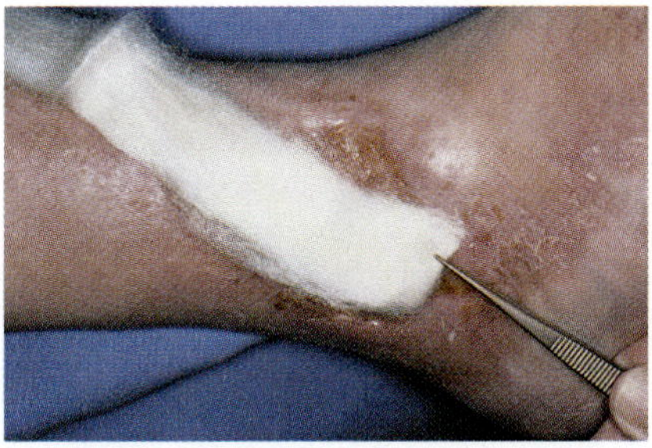

○ **Abb. 3.43:** Tamponadestrang aus Calciumalginat

bezeichnet werden. Je nachdem welches Salz vorliegt, zeigen die Alginate unterschiedliche Eigenschaften: Calciumalginat ist wasserunlöslich, Natriumalginat dagegen löst sich rasch in Wasser unter Bildung eines viskösen Gels auf. Für die Herstellung von Alginatkompressen wird Calciumalginat zu Fasern versponnen und zu Vlieskompressen (○ **Abb. 3.42**) oder zu Tamponaden aus dicken Fasersträngen weiterverarbeitet (○ **Abb. 3.43**). Auf der Wunde saugt die trockene Calciumalginatfaser natriumreiches Exsudat auf und wandelt sich unter Abgabe von Calciumionen in lösliches Natriumalginat um, das auf der Wundoberfläche ein feuchtes Gel bildet. Das Gel ist sehr hydrophil, bindet große Mengen Flüssigkeit, schließt aufgenommene Bakterien und Zelltrümmer fest ein und unterstützt damit die Wundreinigung. Die Gelbildung ist von der vorhandenen Sekretmenge abhängig. Je mehr Exsudat vorhanden ist, umso schneller und vollständiger läuft die Umwandlung ab. Die Gelbildung kann auch durch die Zumischung von anderen Fasern beeinflusst werden: ein kleiner Anteil Natriumalginatfasern in den Kompressen beschleunigt die Gelbildung, Zumischung von Carboxymethylcellulose-Fasern (s. Kap. 3.3.2) erhöht das Ansaugvermögen und vermindert die laterale Flüssigkeitsausbreitung und damit die Gefahr von Wundrandmazerationen.

Alginsäure kann auch Zink-, Mangan- oder Silberkationen binden, die entsprechenden Alginate geben in der Wunde im Austausch gegen Natrium ihre Kationen frei. Die Kationen sollen dann wundheilungsfördernde (Zink) oder antiseptische (Silber, s. Kap. 3.4.2) Wirkung entfalten.

Durch den Aufarbeitungsprozess der Braunalgen ist gewährleistet, dass Alginate kein Iod mehr enthalten.

Alginate sind durch ihren lockeren Faserverbund sehr weich und flexibel und lassen sich gut drapieren und vor allem in tiefe Wunden eintamponieren. Ihr Haupteinsatzgebiet ist daher die Versorgung mäßig bis stark nässender, tiefer Wunden, Wundhöhlen und -taschen. Durch die Freisetzung von Calciumionen, die die Blutstillung fördern, sind Alginate sehr hilfreich bei blutenden Wunden. Die wundreinigenden Eigenschaften machen Alginate auch geeignet für den Einsatz bei infizierten Wunden. Alginate müssen mit einem Sekundärverband abgedeckt und fixiert werden. Je nach anfallender Exsudatmenge und vorgesehenem Verbandwechselintervall kann der Sekundärverband eine kombinierte Saugkompresse, eine Schaumstoffkompresse, ein Hydrokolloid oder ein semipermeabler Folienverband sein.

☐ **Tab. 3.17:** Alginat- und Hydrofiberverbände

Handelsbeispiele	Hersteller	Besonderheiten
Alginate		
AlgiSite M	S&N	Calciumalginat
Curasorb	Ty	Calciumalginat
Curasorb Zn		Calciumalginat mit Zink
Decutastar – Alginat-Kompresse – Alginat-Tamponade	ADL	
DracoAlgin	Au	Calciumalginat, Carboxymethylcellulose
Kaltostat	Cv	Calcium-Natrium-Alginat
Melgisorb	Mö	Calcium-Natrium-Alginat
Nobaalgin Tamponade Nobaalgin Kompresse	No	Tamponade: Calciumalginat Kompresse: Calciumalginat mit Baumwollträgermaterial verbunden
SeaSorb Soft Alginatkompresse Alginattamponade	Co	Calcium-Natrium-Alginat, Carboxymethylcellulose-Natrium
Sorbalgon	PH	Calciumalginat
Sorbsan	BB	Calciumalginat-Kompresse
Sorbsan Plus	BB	Calciumalginat-Kompresse mit einer absorbierenden sekundären Viskoseauflage
Suprasorb A Alginat	L&R	Calciumalginat
Tegaderm Alginat	3M	Calciumalginat
Trionic Algosteril	J&J	Calcium-Zink-Mangan-Alginat, Chlorophyll
Urgosorb	Ug	Calciumalginat, Natriumcarboxymethylcellulose
Hydrofiber		
Aquacel	Cv	Carboxymethylcellulose
Aquacel Ag	Cv	Carboxymethylcellulose, Silberchlorid

Firmenverzeichnis siehe unter Abkürzungen

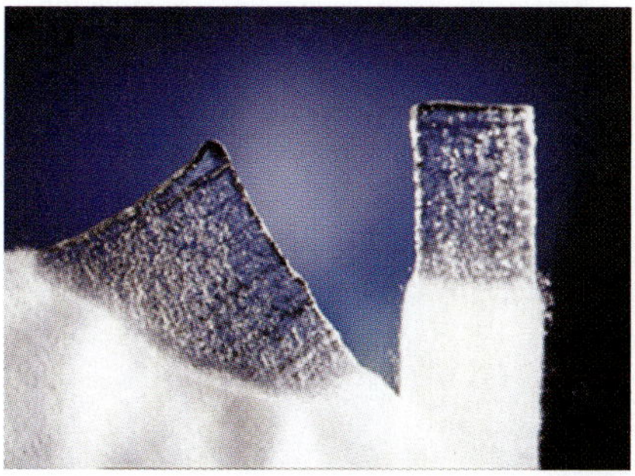

○ **Abb. 3.44:** Unter Flüssigkeitsaufnahme geliert der Hydrofiber-Verband Aquacel® zu einem durchscheinenden Gel

3.3.2 Hydrofiber-Verbände

Hydrofiber-Verbände sehen den Alginaten sehr ähnlich und sind in ihrem Einsatzgebiet und der Anwendungsweise mit diesen vergleichbar. Während die Alginate nach Flüssigkeitsaufnahme wie feuchte Watte aussehen, könnte man die Hydrofiber-Verbände, die aus Carboxymethylcellulose-Fasern bestehen als »Instant-Gele« bezeichnen (vgl. Kap. 3.3.3 Hydrogele). Die Kompressen oder Tamponadestränge werden trocken auf die Wunde aufgebracht, saugen rasch Feuchtigkeit auf und werden dabei in ein glasklares, durchscheinendes Gel umgewandelt (○ **Abb. 3.44**). Das Gel bleibt formstabil, die Verbände können in einem Stück entfernt werden. Das Wundexsudat wird in vertikaler Richtung angesaugt, sodass nur im Bereich der feuchten Wunde ein Gel entsteht; Wundrand und Wundumgebung bleiben trocken, auch wenn der Verband über die Wundränder hinaus aufgelegt wird. Dadurch kann eine Mazeration der wundumgebenden Haut vermieden werden. Hydrofiber-Verbände setzen im Gegensatz zu Alginaten keine Calciumionen frei, was bei blutenden Wunden zu berücksichtigen ist. Für infizierte Wunden wird ein silberhaltiger Hydrofiber-Verband angeboten.

3.3.3 Hydrogele

Hydrogele gibt es als halbfeste Zubereitungen in der Tube oder in Form von Gelkompressen (□ **Tab. 3.18**). Beiden gemeinsam ist ein hoher Wassergehalt, der sie besonders geeignet macht für die Versorgung eher trockener bis mäßig sezernierender Wunden, vor allem in der Granulations- und Epithelisierungsphase. Hydrogele sind in der Lage, Feuchtigkeit abzugeben und dadurch Schorf und Beläge aufzuweichen und die Selbstreinigungskraft der Wunde (autolytische Wundreinigung) zu unterstützen. Bis zu einem gewissen Grad können Hydrogele aber auch selbst Exsudat absorbieren und festhalten.

Die Gelkompressen bestehen aus einer synthetischen, hydrophilen Polymermatrix (meist Polyurethan oder Polyacrylamid) mit unterschiedlichem Wassergehalt, die auf eine semipermeable Trägerfolie aus Polyurethan aufgebracht ist und je nach Produkt ein milchiges oder vollkommen durchsichtiges Aussehen hat (○ **Abb. 3.45**). Gelkompressen mit Kleberand können direkt über flachen Wunden aufgebracht werden,

☐ **Tab. 3.18:** Hydrogele

Handelsbeispiele	Hersteller	Besonderheiten
Hydrogel-Kompressen		
ApoCure Hydrogel	Beese	
Aquaflo	Ty	runder Verband
Curagel	Ty	
Elasto-Gel	Velo	
Geliperm Geliperm perforiert	Ya	
Glycocell Glycocell Sondofix	Me	 dreieckig, zur Sondenfixierung
Hydrosorb	PH	
Hydrosorb comfort		mit Kleberand
IntraSite conformable	S&N	Polyester/Viskose-Kompresse mit IntraSite Gel getränkt
Mothermates	Ty	runde Hydrogel-Stilleinlagen
Nobagel	No	
Suprasorb G Gelkompresse	L&R	
Hydrogele aus der Tube		
Askina Gel	BB	mit Konservierungsmittel
Curafil	Ty	mit Konservierungsmittel
Decutastar Hydrogel	ADL	
Hydrosorb Gel	PH	Ringerlösung
IntraSite Gel	S&N	
Normlgel	Mö	
Nu-gel	J&J	enthält Natriumalginat
Purilon Gel	Co	enthält Calciumalginat
Suprasorb G Amorphes Gel	L&R	
Tegaderm Hydrogel	3M	
Urgo Hydrogel	Urgo	
Varihesive Hydrogel	ConvaTec	
Firmenverzeichnis siehe unter Abkürzungen		

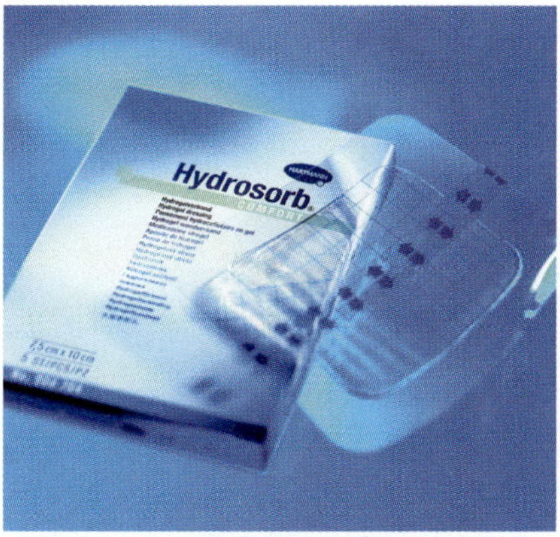

○ **Abb. 3.45:** Transparenter Hydrogel-Verband

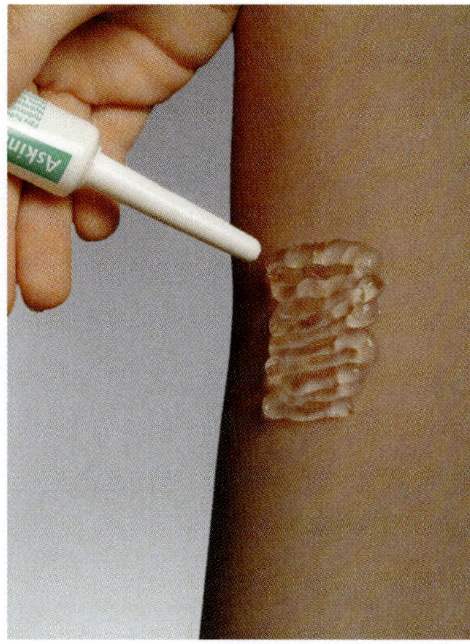

○ **Abb. 3.46:** Hydrogel aus der Tube

Kompressen ohne Kleberand werden z. B. mit elastischen Mullbinden fixiert. Die Kompressen lassen sich rückstandsfrei von der Wunde entfernen.

Die halbfesten Hydrogele in Tubenform bestehen bis zu 90 aus Wasser (○ Abb. 3.46). Gelbildner ist meist Carboxymethylcellulose, bei manchen Produkten werden auch Pektin oder Guargum verwendet oder zur Erhöhung des Absorptionsvermögens Alginatpartikel zugesetzt. Als Feuchthaltemittel enthalten die Gele Propylenglycol. Bis auf einzelne Ausnahmen sind die Hydrogele nicht konserviert, Anbrüche müssen deshalb verworfen werden. Die Gele in Tubenform lassen sich besonders gut in tiefe Wunden einbringen; der Sekundärverband ist so auszuwählen, dass einerseits das Gel nicht austrocknet, andererseits die Wundränder nicht mazerieren.

3.3.4 Hydrokolloide

Hydrokolloide könnte man als die »Dinosaurier« unter den modernen Wundversorgungsprodukten bezeichnen. Bereits vor fast 40 Jahren wurden die ersten Hydrokolloide – zunächst als Hautschutzplatten in der Stomaversorgung – eingeführt. Hydrokolloide bestehen aus einer Suspension feiner gelbildender Partikel verschiedener natürlicher und synthetischer Polymere, eingebettet in einer hydrophoben Klebematrix, mit einer semipermeablen Polyurethanfolie als Trägermaterial (□ Tab. 3.19).

Der meisteingesetzte Gelbildner ist Carboxymethylcellulose, es werden aber auch u. a. Pektin und in älteren Produkten Gelatine verwendet. Zugesetzte Alginatpartikel erhöhen die Absorptionsfähigkeit des Verbandes. Die hydrophobe Klebematrix besteht aus synthetischen Kautschukarten wie Polyisobutylen oder Polyisopren, die der Masse Klebrigkeit und Elastizität verleihen. Durch die Haftkraft dieser Elastomere können Hydrokolloide ohne zusätzliche Fixierung direkt auf die Wunde geklebt werden (○ Abb. 3.47). Um eine gute Haftung zu gewährleisten, muss die wundumgebende

□ **Tab. 3.19:** Hydrokolloide

Handelsbeispiele	Hersteller	Besonderheiten
Algoplaque – Border Algoplaque Film	Ug	 mit Schaumstoffkleberand dünner Verband
Askina Biofilm – Patch – S – Transparent	BB	
Askina Hydro	BB	enthält Psyllium Husk,
Comfeel Plus – flexibler Wundverband – transparenter Verband – druckentlastender Verband	Co	 enthält Calciumalginat, ohne Calciumalginat mit Schaumstoffringen
Comfeel Paste (steril)	Co	
Comfeel Puder (steril)	Col	
Decutastar Hydrocolloid	ADL	
DracoHydro – dünn	Au	 dünner Verband
Hydrocoll – Thin	PH	 dünner Verband
Nobacolloid – transparent	No	 dünner Verband
Nu-derm Hydrokolloid	J&J	
Restore	Hollister	
Suprasorb H Hydrokolloid – standard – dünn	L&R	
Tegaderm Hydrokolloid – Thin	3M	 dünner Verband
Traumasive – Plus – Film	Hexal	 dünner Verband
Ultec Pro – Border	Ty	 mit Schaumstoffkleberand
Varihesive – E – E Border – Extra dünn – Signal	ConvaTec	 hohe Saugkapazität mit Schaumstoffkleberand dünner Verband visueller Verbandwechselindikator

Firmenverzeichnis siehe unter Abkürzungen

Haut trocken und fettfrei sein, Körperwärme erhöht die Adhäsion des Hydrokolloids. Über dem Wundgebiet quillt die Hydrokolloidmasse unter Aufnahme von Exsudat auf, die hydrophilen Partikel lösen sich aus der Matrix und bilden ein zähflüssiges Gel, das nicht mehr klebt, die Wundoberfläche feucht hält und sich den Wundkonturen anpasst. Eine sichtbare Blasenbildung bis zur Größe der Wunde zeigt an, dass die Absorptionskapazität der Kompresse weitgehend erschöpft ist und der Verband gewechselt werden sollte. In der Wunde verbliebene Gelreste können mit physiologischer Kochsalzlösung oder Ringerlösung ausgespült werden. Neuere Hydrokolloide bilden zwar ein Gel über der Wunde, bleiben in ihrer Matrixstruktur aber kompakt und hinterlassen keine Gelrückstände in der Wunde.

Hydrokolloidkompressen gibt es in unterschiedlichen Schichtdicken, um entsprechenden Exsudatmengen gerecht werden zu können (□ Tab. 3.19). Aus diesem Grund können Hydrokolloide bei leicht bis stark sezernierenden Wunden in allen Wundheilungsphasen Verwendung finden. Durch ihre hydroaktiven Eigenschaften sind sie auch in der Lage, schmierige Beläge aufzuweichen und die Wunde in ihrem Selbstreinigungsprozess (autolytische Wundreinigung) zu unterstützen.

3.3.5 Kombinierte Wundverbände

Kombinierte Wundverbände (□ Tab. 3.20) sind mehrschichtig aufgebaut und vereinigen in sich meist einen gelbildenden Primärverband mit einem saugstarken Sekundärverband in Form einer selbstklebenden, semipermeablen Kompresse. Diese Vielschichtigkeit spiegelt sich in der Namensgebung einiger dieser Produkte wieder (»Combi«- oder »Alione« = all in one). Vorteilig ist, dass diese Kombiverbände schnell und einfach anzulegen sind und dass sie bei hoher Saugkapazität eine lange Tragedauer ermöglichen, was vor allem in der ambulanten Wundversorgung hilfreich sein kann. Für empfindliche Haut oder zur Versorgung venöser Unterschenkelgeschwüre (hohe Allergierate) werden einige Produkte auch ohne Kleberand angeboten.

□ **Tab. 3.20:** Kombinierte Wundverbände

Handelsbeispiele	Hersteller	Besonderheit
Alione – Selbsthaftend – Nichthaftend	Co	Mehrschichtig aufgebauter Verband, stark saugend mit Hydrokolloid-Haftrand für empfindliche Haut
Combiderm Combiderm N	Cv	 mit Hydrokolloid-Haftrand
Urgocell – Adhesive – Non-Adhesive	Ug	
Versiva	Cv	Hydrofiber-Verband mit Hydrokolloid-Haftschicht
Firmenverzeichnis siehe unter Abkürzungen		

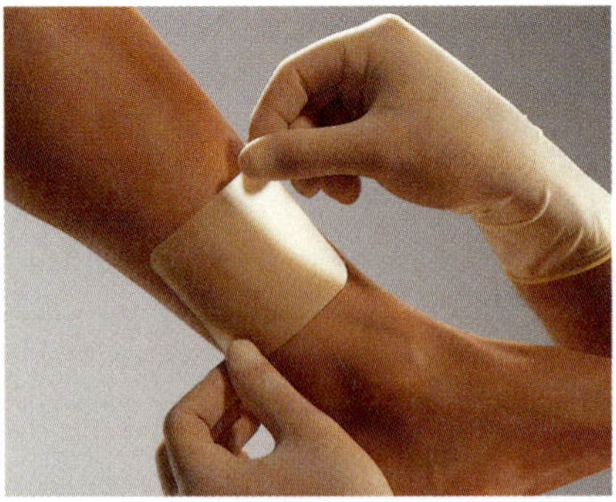

○ **Abb. 3.47:** Selbstklebender Hydrokolloid-Verband

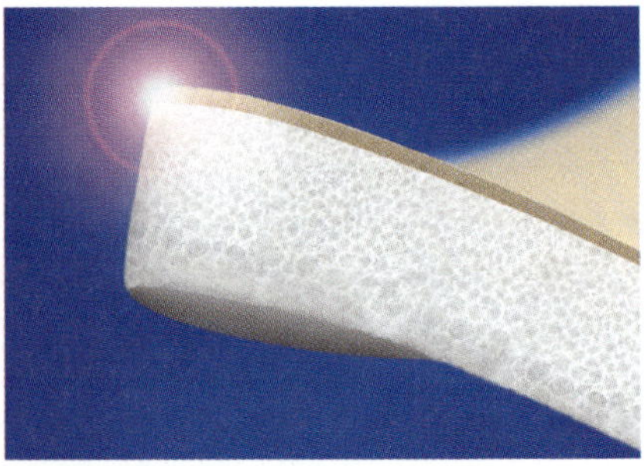

○ **Abb. 3.48:** Schaumstoffverband mit zur Deckschicht hin kleiner werdenden Poren

3.3.6 Schaumstoffkompressen

Schaumstoffkompressen für die Wundversorgung (□ Tab. 3.21) bestehen in der Regel aus Polyurethan-Polymeren, die ein Vielfaches ihres Eigengewichts an Flüssigkeit aufnehmen können. Aus diesem Grund ist auch der Begriff Hydropolymer für einige der Schaumstoffprodukte geläufig. Je nach Herstellungstechnik können Schäume mit unterschiedlicher Schichtdicke, Porengröße, Porenform oder Porenverteilung entstehen. Ebenso ergeben sich vielfältige Eigenschaften: manche Produkte nehmen Flüssigkeit wie ein Schwamm auf und geben sie unter Druck wieder ab. Andere Produkte zeigen durch besondere Poren-Eigenschaften eine höhere Rückhaltefähigkeit. Einige Schäume verändern ihre Form gar nicht, andere expandieren unter Exsudataufnahme und quellen dem Wundgrund entgegen. Wundseitig sind die Schaumstoffkompressen sehr feinporig oder sie werden thermisch geglättet, damit ein Einsprossen von Kapillaren und somit ein Anhaften der Kompressen an den Wundgrund ausgeschlossen ist (○ Abb. 3.48). Meist besitzen die Schaumstoffkompressen auf der wundabgewandten Seite eine Deckschicht aus semipermeabler Polyurethanfolie, die das Durchdringen von Wundexsudat und eine Kontamination der Wunde von außen verhindert. So genannte »Cavity«-Formen sind zum Eintamponieren in tiefe Wunden und Wundhöhlen gedacht. Hier ist besondere Vorsicht bei stark quellenden Schaumstoffen geboten: die Größe der Tamponade muss so gewählt werden, dass trotz der Volumenzunahme der Schaumstoff keinen Druck erzeugt und sich auch leicht wieder aus der Wunde entfernen lässt.

Schaumverbände eignen sich vor allem für Wunden mit mäßigem bis starkem Exsudat und bieten durch ihre weiche, flexible Beschaffenheit guten Schutz und Polsterung vor allem auch unter Kompressionsverbänden.

Tab. 3.21: Schaumstoffkompressen

Handelsbeispiele	Hersteller	Besonderheit
Allevyn – Adhesive – Plus Adhesive – Non-Adhesive – Cavity	S&N	 4 mm Schaum, Folienhaftrand 6 mm Schaum, Folienhaftrand 4 mm Schaum für Wundhöhlen und tiefe Wunden
Askina Transorbent Askina Touch	BB	wundseitig Gelauftrag, selbsthaftend wundseitig Gelauftrag, nicht haftend
Biatain – Nicht-haftend – Sanft-haftend – Selbsthaftend – Cavity	Co	 für Wundhöhlen und tiefe Wunden
Curafoam – Plus – Island	Ty	ohne Foliendeckschicht mit Foliendeckschicht mit Foliendeckschicht, selbsthaftend
Decutastar – Foam-A – Foam-Pur	ADL	 selbstklebend ohne Kleberand
DracoFoam	Au	
Hydrafoam	Ty	
Mepilex – border – lite – border lite – transfer	Mö	leicht selbsthaftend durch Silikon-beschichtung (Safetac Technologie) stark saugend mit Kleberand dünner Schaum dünner Schaum mit Kleberand ohne Folienabdeckung
PermaFoam	PH	
Sterisorb	MB	ohne Folienabdeckung
Suprasorb P Schaumverband – selbst-klebend – nicht klebend	L&R	
Tegaderm Foam – mit Kleberand	3M	ohne Kleberand selbsthaftend
Tielle – Plus – Lite – Max – Borderless – Packing	J&J	mit Kleberand stark saugend für schwach exsudierende Wunden sehr stark saugend nichthaftend für Wundhöhlen und tiefe Wunden
Firmenverzeichnis siehe unter Abkürzungen		

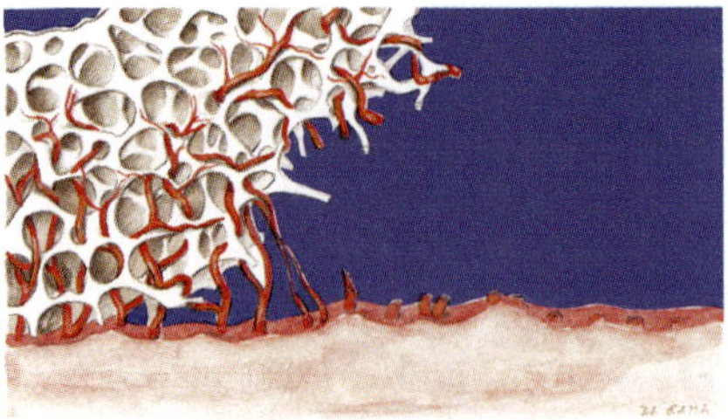

○ **Abb. 3.49:** Kapillaren sprossen in den offenporigen Schaumstoff und werden beim Verbandwechsel mitgerissen

3.3.7 Offenporige Schaumstoffkompressen

Verbände aus Polyurethan-Schaumstoff mit offenporiger Oberfläche werden zur Wundkonditionierung eingesetzt (□ **Tab. 3.22**). Das Wundtrauma, das man sonst in der modernen Wundversorgung unbedingt vermeiden möchte, wird hierbei zum therapeutischen Ziel: die wenige Millimeter dicken Schaumstoffkompressen haften in der Granulationsphase an den Wundgrund, indem Kapillaren in die offenen Poren einsprossen und im Extremfall mit dem Schaumstoff verwachsen (○ **Abb. 3.49**). Beim schmerzhaften Verbandwechsel wird frisches Granulationsgewebe mitgerissen, die Wunde blutet stark. Der erwünschte Effekt bei diesem Vorgehen ist, einen gut durchbluteten Granulationsrasen zu erhalten und damit die Wundoberfläche für eine Hauttransplantation vorzubereiten.

Weitere Anwendungsbereiche sind der Einsatz als temporärer Hautersatz und die Wundreinigung bei infizierten, sekundär heilenden Wunden.

3.3.8 Superabsorber

Aus dem chemischen Grundbaustein Polyacrylsäure (SAP = Super Absorbent Polymere) werden so genannte Superabsorber hergestellt, die in vielen Saugprodukten zu finden sind. Feinverteilte Polyacrylatpartikel saugen Flüssigkeit auf und halten sie nach dem »Pampersprinzip« unter Bildung eines voluminösen Gels fest in sich verschlossen. Die Windel oder Vorlage nimmt stark an Volumen zu, fühlt sich aber nicht nass an. In der Wundversorgung macht man sich diese Eigenschaft der Polyacrylate zu

□ **Tab. 3.22:** Offenporige Schaumstoffkompressen

Handelsbeispiele	Hersteller	Besonderheit
Coldex	Velo	offenporiger Polyvinylalkohol(PVA)-Schaum
Epigard	Medisave	offenporiger Polyurethanschaum Synthetischer Hautersatz
Syspur-derm	PH	offenporiger Polyurethanschaum
Firmenverzeichnis siehe unter Abkürzungen		

☐ **Tab. 3.23:** Wundauflagen mit Superabsorber

Handelsbeispiele	Hersteller	Besonderheit
Allevyn – Compression – Thin – Plus Cavity	S&N	 leicht geschäumtes PU-Gel ungeschäumtes PU-Gel stark geschäumtes PU-Gel für Wundhöhlen jeweils mit suspendierten Polyacrylat-Partikeln (ehemalige Cutinova-Produkte)
Cutinova Hydro	S&N	ungeschäumtes PU-Gel mit suspendierten Polyacrylat-Partikeln
Sorbion sachet S	Sorbion	Vlieskompresse aus Polyacrylat in einer Vliesstoffumhüllung
Tegaderm Absorbent	3M	Polyacrylat-Wundkissen zwischen zwei PU-Folien
TenderWet – 24 – 24 active	PH	Nass-Therapeutikum; Polyacrylat-Quellkörper, umhüllt von Polypropylen-Gestrick
Tissupor Wound Pad	Tissupor	Polyacrylat/Viskose-Quellkörper umhüllt von einem Polyamid/Polyester-Kissen
Firmenverzeichnis siehe unter Abkürzungen		PU: Polyurethan

nutze, um sehr saugstarke Produkte zu erhalten oder Produkte, die mit Ringerlösung getränkt als »Nasstherapeutikum« zur Wundreinigung eingesetzt werden (☐ Tab. 3.23).

3.3.9 Semipermeable Wundfolien

Folienverbände sind hauchdünne, transparente Membranen aus Polyurethan (☐ Tab. 3.24). Die Semipermeabilität der Membranen verhindert das Eindringen von Bakterien und Nässe, gestattet jedoch einen weit reichenden Sauerstoff- und Wasserdampfaustausch. Die Wasserdampfdurchlässigkeit der Folie ist so ausbalanciert, dass zwar eine gewisse Menge Exsudat verdunsten kann, gleichzeitig aber ein Austrocknen der Wundoberfläche verhindert wird. Besonders bei oberflächlichen Schürfwunden findet eine schnelle Epithelisierung statt, da durch den Folienverband die Schorfbildung verhindert wird. Wundseitig sind die Folien mit hypoallergenem Akrylatkleber beschichtet, der nur auf trockener Haut haftet und über dem feuchten Wundgebiet seine Adhäsivkraft verliert. Die Folienprodukte der verschiedenen Hersteller unterscheiden sich zum Teil erheblich in Elastizität, Schichtdicke Wasserdampfdurchlässigkeit und Applikationstechnik.

Beratungshinweis

Besondere Vorsicht ist bei dem Entfernen von Folien geboten. Um Hautschäden zu vermeiden dürfen sie niemals abgerissen werden! Sie werden vorsichtig angehoben und parallel zur Hautoberfläche gedehnt. Durch die Dehnung verliert der Adhäsivkleber seine Haftfähigkeit, die Folie hebt sich durch weiteren Zug nach und nach ab.

Achtung: Besonders trockene Altershaut ist gefährdet, selbst bei sachgerechtem Vorgehen Schaden zu nehmen!

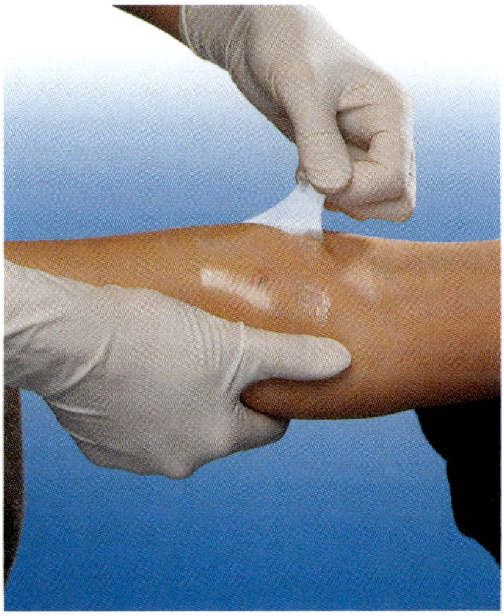

○ **Abb. 3.50:** Entfernen einer Wundfolie

Folien werden häufig als Schutz vor Reibung auf gefährdete Körperbereiche aufgebracht. Dabei ist jedoch zu beachten, dass Folien keinerlei Schutz vor Druck bieten und in der Dekubitusprophylaxe die druckreduzierenden Maßnahmen auf keinen Fall ersetzen können.

Da Folienverbände keine Saugkapazität besitzen, dienen sie als Primärverband zum Versorgen von oberflächlichen, trockenen Wunden oder bei epithelisierten Wunden als Schutz vor Reibung. Operationsnähte können mit Folien steril abgedeckt werden, ebenso frische Tätowierungen. Durch den Folienverband lässt sich die Wundsituation gut beobachten, Duschen und Baden ist möglich, ohne dass Kontaminationsgefahr besteht (○ **Abb. 3.51**).

Die Verwendung von semipermeablen Wundfolien erstreckt sich auch auf die oft großflächige Abdeckung des Operationfeldes in Form von Inzisionsfolien, auf die Versiegelung des Wundgebietes im Rahmen der Vakuumtherapie sowie die Fixierung von Kanülen und Kathetern. In unsteriler Form werden Folien auch zum Fixieren herkömmlicher Verbände eingesetzt (s. Kap. 4).

Tab. 3.24: Semipermeable Wundfolien

Handelsbeispiele	Hersteller
Askina Derm	BB
Bioclusive Select	J&J
Decutastar Pur Film	ADL
Hydrofilm	PH
Leukomed T	BSN
Mefilm	Mö
Nobaderm	No
OpSite Flexigrid	S&N
Optiskin Film	Ug
Polyskin II Polyskin M.R.	Ty
Suprasorb F Folienverband	L&R
Tegaderm	3M
Telfa Clear	Ty
Firmenverzeichnis siehe unter Abkürzungen	

3.3.10 Hydroaktive Wundauflagen für den Handverkauf

Nach und nach erobern Wundschnellverbände mit hydroaktiven Wundkissen in kleinen Abpackungen und handlichen Größen auch den Bereich der Bagatellverletzungen. Während Blasenpflaster auf Hydrokolloidbasis schon länger angeboten werden, gibt es inzwischen auch eine größere Vielfalt an Produkten zur Wundversorgung (**Tab. 3.25**),

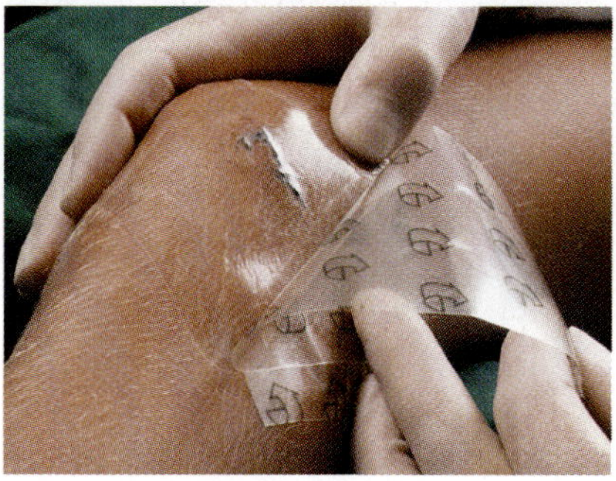

Abb. 3.51: Semipermeable Wundfolie in der Anwendung

□ **Tab. 3.25:** Hydroaktive Wundauflagen für den Handverkauf

Materialgruppe	Handelsbeispiele	Hersteller
Hydrokolloide Hühneraugen- Hornhaut- und Blasenpflaster	**Active-Blasenpflaster**	Sö
	Compeed für – Hühneraugen – Hornhaut – Blasen	J&J
	DermaPlast Hydro – Blasenpflaster – Hühneraugenpflaster	PH
	Gothaplast Blasenpflaster	Go
	Hansaplast Blasenpflaster	B
	Scholl – Blasenpflaster – Hühneraugenpflaster	Scholl
	Urgo Blasenpflaster	Ug
Hydrokolloide Wundpflaster	**Askina Biofilm Patch**	BB
	Compeed – Fersenpflaster – Fersenrisse – Fingerrisse – Wundpflege	J&J
	DermaPlast Hydro – Schürfwundenpflaster	PH
	Gotha-Derm Hydro	Go
Hydrogel-Pflaster	**Dermaplast Hydro** – Brandwundenpflaster	PH
	Go-Tac für Blasen, Schnitt- und Schürfwunden	Go
	Nexcare Gel-Strips	3M
P.U.R-Technologie Polyurethan-Gel mit suspendierten Polyacrylatpartikeln	**Hansaplast** – Activ Gel-Pflaster – Brandwundenpflaster	
	Hansaplast med – Aktiv Gel-Pflaster (mit Silber) – Narbenreduktionspflaster	

Firmenverzeichnis siehe unter Abkürzungen

wie z. B. Hydrogelpflaster (○ **Abb. 3.52**). Da die meisten dieser Produkte wasserdicht sind, ist Baden und Duschen möglich. Bei konsequenter Versorgung mit diesen Produkten, z. B. bei Schürfwunden, bildet sich kein Schorf. Das feuchte Aussehen der Wunde ist dabei für den Anwender eventuell ungewohnt und erfordert Beratung. Bei Entzündungszeichen wie Rötung und Schmerz ist auf jeden Fall ein Arzt zu konsultieren.

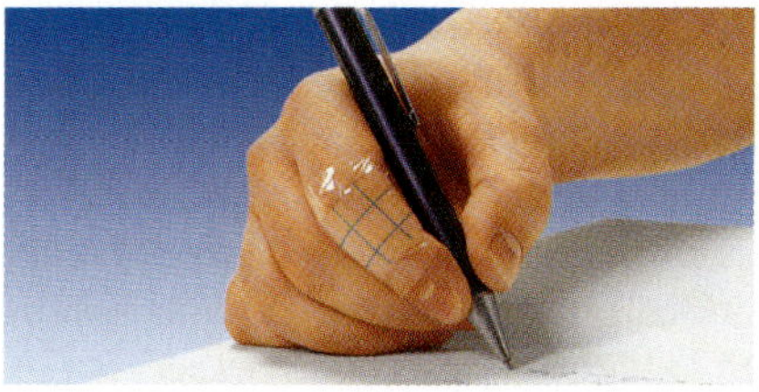

○ **Abb. 3.52:** Hydrogel-Brandwundenpflaster in der Anwendung

3.3.11 Interaktive Wundauflagen

Der Gedanke liegt nahe, einer schlecht heilenden Wunde Bausteine anzubieten, die sie zur Wundheilung benötigt. Entsprechend wurden Wundbehandlungsmittel entwickelt, die neben den feuchthaltenden (= hydroaktiven) auch interaktive Eigenschaften entwickeln sollen (□ Tab. 3.26). Die in diesen Produkten enthaltenen Substrate sind z. B. Eiweiße (Kollagen) oder Zuckermoleküle (Hyaluronsäure, Chitosan), die mit körpereigenen Substanzen identisch oder verwandt sind und die möglicherweise als Bausteine der Gewebereparation oder als chemotaktische Botenstoffe Einfluss auf die Heilung nehmen können. In welchem Ausmaß dies tatsächlich der Fall und ob der Effekt so groß ist, wie erhofft, ist bislang noch nicht vollständig geklärt.

Kollagen-Schwämme werden durch Gefriertrocknung von wässrigen Kollagendispersionen hergestellt. Durch die offenporige Struktur der Schwämme werden Exsudat und Zelltrümmer aufgesaugt. Kollagen, das aus der Kompresse in die Wunde gelangt, wird selbst nicht in das neue Gewebe eingebaut, stimuliert aber die Synthese und

□ **Tab. 3.26:** Interaktive Wundversorgungsprodukte

Materialgruppe	Handelsbeispiele	Hersteller
Kollagen	**Catrix** Kollagenpulver	Valeant
	Decutastar Biopad	ADL
	MB-Collagen	MBP
	Nobakoll	No
	Promogran	J&J
	Promogran Prisma	J&J
	Suprasorb C Kollagen	L&R
Gelatine	**Chitoskin**	Beese
	Gelaspon	Chau
	Gelaspon Strip	
Hyaluronsäure	**Hyalofill**	Cv
	Hyalogran	Cv
	Textus Heal Spray	BioCell
	Viscontour Gel	Sanofi-Aventis
Firmenverzeichnis siehe unter Abkürzungen		

Organisation von körpereigenem Kollagen im Wundgebiet. Dadurch werden Granulation und Epithelisierung beschleunigt, das neu gebildete Narbengewebe weist eine höhere Belastbarkeit und bessere kosmetische Ergebnisse auf. Kollagenschwämme bleiben in der Wunde, bis sie vollständig resorbiert sind.

Gelatine ist die durch Hydrolyse wasserlöslich gemachte Form von Kollagen. Gelatine-Schwämme werden seit langem zur Blutstillung eingesetzt, zeigen in der Wundversorgung ein hohes Saugvermögen für Blut und Wundexsudat und bilden dabei ein Gel, das innerhalb weniger Tage resorbiert wird.

Das Polysaccharid **Chitosan** wird aus dem Chitinpanzer von Krustentieren gewonnen. Der Monosaccharid-Baustein von Chitosan ist Glucosamin. Glucosamin seinerseits ist ein Baustein der Gewebegrundsubstanz.

Hyaluronsäure ist Bestandteil der Dermis und kann große Mengen Wasser binden. In der Kosmetik wird die Hyaluronsäure deshalb als Feuchthaltesubstanz verwendet. In Wunden bildet sie die Matrix zur Geweberegeneration. Kompressen und Tamponaden, die ausschließlich gelbildenden Hyaluronsäureester enthalten, werden von der Wunde resorbiert und müssen ebenso wie das Hyaluronspray nicht ausgespült werden.

3.4 Antibakterielle und geruchsbindende Wundauflagen

3.4.1. Aktivkohlekompressen

Aktivkohle ist ein hocheffektives Adsorbens, das in der Lage ist, Geruchsmoleküle in seine Poren einzuschließen und Eiweißmoleküle an sich zu binden. Auch Bakterien haften an der Kohleoberfläche an, werden aber nicht abgetötet. Aktivkohlekompressen (□ Tab. 3.27) werden bei infizierten, übel riechenden Wunden eingesetzt. Sie unterstützen die notwendigen wundreinigenden Maßnahmen des Chirurgen (Debridement) und die keimabtötende Wirkung von Desinfektionsmitteln und systemischen Antibiotika vor allem durch ihre geruchshemmende Wirkung. Diese Eigenschaft steht auch bei dem palliativen Einsatz von Kohlekompressen bei malignen Wunden im Vordergrund.

Häufig sind infizierte und auch maligne Wunden mit der Produktion großer Exsudatmengen verbunden. Aus diesem Grund sind die meisten Aktivkohlekompressen mit saugstarken Materialien (Saugkompresse, Alginat, Hydrofiber u. a.) kombiniert.

Die Imprägnierung der Aktivkohle mit elementarem Silber führt dazu (Actisorb® Silver 220, Vliwaktiv® Ag), dass die an der Kohle haftenden Keime von Silberionen abgetötet werden (s. Kap. 3.4.2).

3.4.2 Silberhaltige Wundauflagen

Ursprünglich für die Raumfahrt entwickelt, ermöglichen es ausgeklügelte Technologien Gewebefasern oder Werkstoffe wie Plastik mit Silberionen zu beschicken und diesen damit antibakterielle Eigenschaften zu verleihen. So kommen immer mehr Produkte wie Kühlschränke, Sanitärartikel oder Sportlerunterwäsche auf den Markt, die

□ **Tab. 3.27:** Kohlekompressen

Handelsbeispiele	Hersteller
Actisorb Silver 220	J&J
Askina Carbosorb	BB
CarboFlex	Cv
Carbonet	S&N
Nobacarbon	No
Vliwaktiv Vliwaktiv Ag	L&R
Firmenverzeichnis siehe unter Abkürzungen	

mit Silbertechnologie ausgerüstet sind. Auch im Bereich der Wundversorgung ergibt sich für silberhaltige Produkte ein breites Einsatzgebiet zur Prophylaxe und Therapie von Wundinfektionen. Silber zeigt ein breites Wirkspektrum gegen Pilze, grampositive und -negative Aerobier und Anaerobier, einschließlich Pseudomonaden, multiresistenter Staphylokokken und Vancomycin-resistenter Enterokokken. Verantwortlich für die Wirkung sind die Silberkationen, die Komplexe mit Proteinen der Bakterienzelle bilden. Der dadurch hervorgerufene gleichzeitige Funktions- und Strukturverlust von Zellmembran, Enzymsystemen und DNA/RNA führt zum Zelltod mit einem sehr geringen Risiko der Resistenzbildung. Die bakterizide Wirkung der Silberionen ist noch in extremer Verdünnung nachweisbar (oligodynamischer Effekt). Aus diesem Grund reichen sogar die geringen Mengen von Silberionen aus, die sich auf der Oberfläche von elementarem Silber abscheiden, um Bakterien zuverlässig abzutöten.

Diesen Effekt machen sich solche Wundprodukte zu Nutze, die z. B. Silberfäden mit Alginaten (z. B. Silvercel®, Fa. Johnson&Johnson) kombiniert enthalten oder deren Wundkontaktschicht aus silberbedampften Geweben oder Folien bestehen (z. B. Atrauman® Ag, Fa. Hartmann; Hansaplast® Med, Fa. Beiersdorf). Silber in nanokristalliner Form (Partikelgröße 10^{-9} m) verfügt über eine riesige Oberfläche und einer entsprechend vielfachen Abscheidung von antimikrobiell wirksamen Silberionen (Acticoat®, Fa. Smith + Nephew; ○ **Abb. 3.53**). Die Nanokristalle werden durch Aufnahme von Wundsekret in großer Menge aus der Wundauflage in die Wunde freigesetzt. Wieder eine andere Möglichkeit ist die Freisetzung von Silberionen aus Silberalginat (Askina Calgitrol® Ag, Fa. B. Braun) oder die Imprägnierung einer Schaumstoff- oder Hydrokolloidkompresse mit einem anorganischen Silberkomplex (Contreet®, Fa. Coloplast), (□ **Tab. 3.28**).

Elementares Silber bzw. Silberionen sollen praktisch keine toxischen Wirkungen auf menschliche Zellen haben. Neuere Untersuchungen am Menschen zur Pharmakokinetik, Wirksamkeit und Unbedenklichkeit von topisch oder systemisch angewendetem elementarem Silber liegen jedoch nicht vor.

□ **Tab. 3.28:** Silberhaltige Wundauflagen

Handelsbeispiele	Hersteller	Besonderheiten
Acticoat Acticoat 7 Acticoat Absorbent Acticoat Moisture Control	S&N	– Polyethylengewebe – Polyethylengewebe – Calciumalginat – Polyurethanschaum jeweils mit nanokristallinem Silber beschichtet
Actisorb Silver 220	J&J	Aktivkohlegewirk imprägniert mit elementarem Silber
Aquacel Ag	Cv	Carboxymethylcellulose-Fasern imprägniert mit Silberchlorid
Askina Calgitrol Ag	BB	PU-Schaum mit Silber- und Calciumalginat beschichtet
Atrauman Ag	PH	Gittertüll aus Polyamidgewebe, das mit elementarem Silber ummantelt ist
Contreet Hydrokolloid	Co	Hydrokolloid mit anorganischem Silberkomplex
Contreet Schaumverband	Co	PU-Schaum mit anorganischem Silberkomplex
Hansaplast med Silver Technology	B	Saugkörper mit perforierter Folie abgedeckt, die mit elementarem Silber bedampft ist
Nobacarbon Ag	No	Aktivkohlegewebe imprägniert mit elementarem Silber
Seasorb Ag	Co	Calciumalginat mit Silberkomplex
Silvercel	J&J	Calciumalginat mit silberbeschichteten Polyamidfasern
Suprasorb A + Ag	L&R	Calcium-/Silberalginat
Urgocell Silver	Ug	Polyurethanschaumstoff wundseitig mit Urgotül Silver abgedeckt
Urgosorb Silver	Ug	Netz aus Polyester-Fasern, getränkt mit Silbersulfat, Carboxymethylcellulose und Vaseline
Urgotül Silver	Ug	Calcium-Alginat, Carboxymethylcellulose und Silberkomplex
Vliwaktiv Ag Tamponade	L&R	Aktivkohlegewirk imprägniert mit elementarem Silber
Vliwaktiv Ag Kompresse		– in Kombination mit Saugkompresse

Firmenverzeichnis siehe unter Abkürzungen

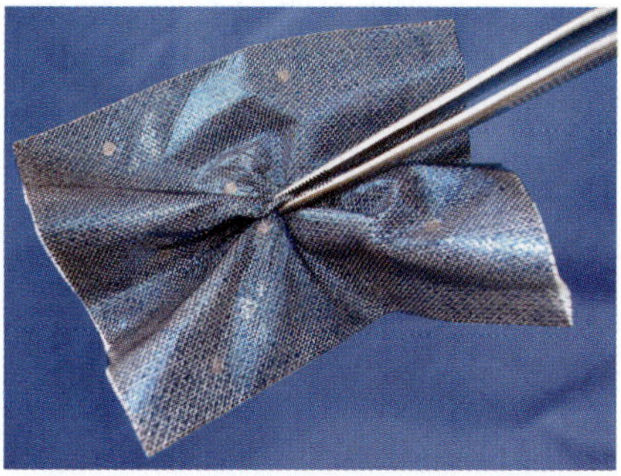

○ **Abb. 3.53:** Acticoat® (Smith + Nephew): mit nanokristallinem Silber beschichtetes Polyethylengewebe

3.5 Sprühpflaster – Pflasterspray – Hautschutzfilm – Gewebekleber

Sprühpflaster bilden auf der Haut einen dünnen, elastischen, bakteriendichten Film, der wasserfest und gleichzeitig atmungsaktiv ist. Durch die Applikationsform als Spray kann er sehr gleichmäßig aufgetragen werden, wobei der empfohlene Abstand zur Haut beachtet werden sollte. Mehrmaliges Aufsprühen verstärkt den Schutzfilm. Nach einiger Zeit schuppt sich der Film von selbst ab, er kann aber auch mit Aceton oder anderen organischen Lösungsmitteln entfernt werden.

□ **Tab. 3.29:** Filmbildende Verbandmittel, Gewebekleber

Produktbeispiele	Hersteller
1. *Sprühpflaster*	
BandAid Sprühpflaster	J&J
Flint med Sprühverband	Togal
Fomaplast Verbandspray	Mi
Hansaplast Sprühpflaster	B
OpSite Spray Sprühverband	S+N
Wero Verbandspray	We
2. *Pflasterspray*	
Leukospray Sprühkleber	BSN
Rudaspray Adhäsionsspray	No
Urgo Kleber Klebespray	Ug
3. *Hautschutzfilm*	
Cavilon Spray	3M
Lolly	
Creme	
4. *Hautkleber*	
Dermabond topischer Hautkleber	Ethicon
Histoacryl Gewebekleber	BB

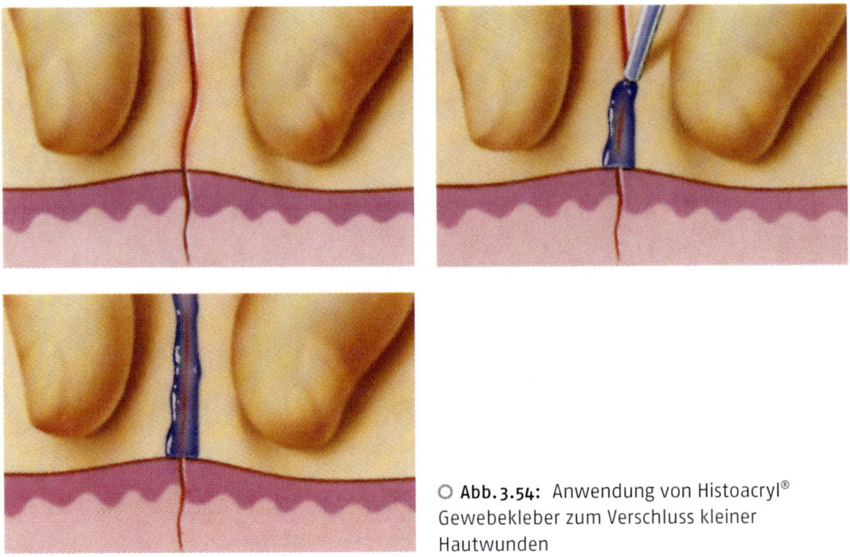

○ **Abb. 3.54:** Anwendung von Histoacryl® Gewebekleber zum Verschluss kleiner Hautwunden

Sprühpflaster sind zur Versorgung von kleinen, oberflächlichen Wunden und Verletzungen, wie Schnitt-, Riss- oder Schürfwunden geeignet, nachdem die Blutung zum Stillstand gekommen ist. Außerdem werden sie zum Abdecken von trockenen Operationsnähten nach der Fadenentfernung eingesetzt.

Es ist zu beachten, dass Sprühpflaster beim Auftragen brennen können, dass sie nicht in der Nähe von Augen und Schleimhäuten oder auf verschmutzte, infizierte und nässende Wunden aufgebracht werden dürfen.

Pflastersprays sind nicht für die Anwendung auf Wunden vorgesehen, sondern dienen zur Fixierung von Wundkompressen, Folien, Schaumstoff oder Schlauchverbänden bzw. als Haftverbesserer, z. B. für Tapeverbände bei Sportlern.

Hautschutzfilm wird als Barriere eingesetzt gegen Reizungen durch Körperflüssigkeiten (z. B. bei der Stomapflege, bei Inkontinenz oder Drainageaustrittstellen) oder Klebematerialien (Pflaster, Wundverbände). Der wasserfeste, atmungsaktive Film schützt gesunde sowie bereits vorgeschädigte Haut, die Klebekraft adhäsiver Produkte wird nicht beeinträchtigt.

Hautkleber dienen zum nahtlosen Verschluss kleiner und nicht unter Spannung stehender Hautwunden, vor allem glatter Schnitt- und Risswunden. Sie bestehen aus Cyanoacrylat-Monomeren, die mit Gewebeflüssigkeit sehr schnell polymerisieren und eine flexible, bakteriendichte Versiegelung bilden (○ **Abb. 3.54**).

□ **Tabelle 3.29** gibt eine Übersicht von Handelspräparaten der beschriebenen Produktgruppen.

Fragen

Kapitel 3 Wundversorgung

1. Was bedeuten die Begriffe Primär- und Sekundärheilung?
2. Wo liegt der Unterschied zwischen einem Primär- und einem Sekundärverband?
3. Welche Eigenschaften sollten Wundversorgungsprodukte haben?
4. Nennen sie Beispiele für konventionelle, hydroaktive und interaktive Wundauflagen.
5. Was bedeutet »idealfeuchte« Wundbehandlung?
6. Wo liegt der Unterschied zwischen Alginat- und Hydrofiberverbänden?
7. Was ist die Besonderheit von offenporigen Schaumstoffkompressen?
8. Was sollte beim Entfernen von Wundfolien beachtet werden?
9. Wie wirken Silberionen auf Bakterien?
10. Wo liegt der Unterschied zwischen Sprühpflaster und Pflasterspray?

4 Fixiermittel für Wundauflagen

Zur Fixierung von Kompressen und Verbänden stehen unterschiedliche Hilfsmittel zur Verfügung. Für sicheren Halt sorgen Fixierpflaster, die es in Rollenform als Heftpflaster oder breitflächig, z. B. in Form von Fixiermull oder Fixierfolie, gibt. Binden werden hautsächlich zum Anlegen von Verbänden an den Extremitäten verwendet. Schlauch- und Netzverbände gibt es in den unterschiedlichsten Größen. Hiermit lassen sich Verbände an allen Körperpartien auch ohne Klebemittel fixieren.

4.1 Fixierpflaster

Fixierpflaster gleichen in ihren Trägermaterialien und Klebemassen den Wundschnellverbänden (s. Kap. 3.2.6).

4.1.1 Heftpflaster

Die Trägermaterialien der Heftpflaster sind auf die unterschiedlichsten Ansprüche abgestimmt. Dichtes, starres Gewebe aus Viskose ist besonders zugfest und belastbar, für empfindliche Haut wird fein gewebte Kunstseide oder besonders anschmiegsames Vliesmaterial (Abb. 4.1) angeboten. Heftpflaster sind in der Regel wasserabweisend; wirklich wasserdicht sind speziell wasserfest imprägnierte Gewebepflaster oder die Pflaster aus unperforierter Polyethylenfolie. Perforierte Folie ist luft- und wasserdampfdurchlässig und lässt sich besonders leicht in Längs- und Querrichtung reißen (○ Abb. 4.2). Allen Folienpflastern gemeinsam ist, dass sie abwaschbar, schmutzabweisend und widerstandsfähig gegen Öl sind. Da sie meist durchsichtig sind, liefern sie unauffällige Verbände, durch die eine Inspektion der befestigten Materialien möglich ist (□ Tab. 4.1).

Die stark klebende Zinkoxid-Kautschuk-Klebemasse ist in der Regel auf den robusten Gewebepflastern aufgetragen, hypoallergener Polyacrylatkleber auf den Heftpflastern, die besonders für empfindliche Haut gedacht sind. Die größte Luftdurchlässigkeit

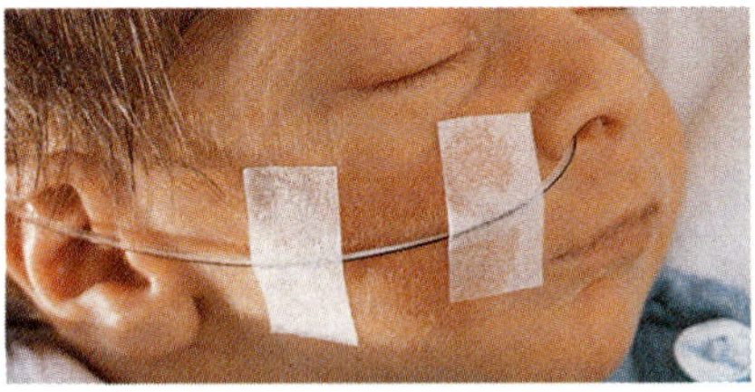

○ **Abb. 4.1:** Sanft haftendes Vliespflaster für sehr empfindliche Haut

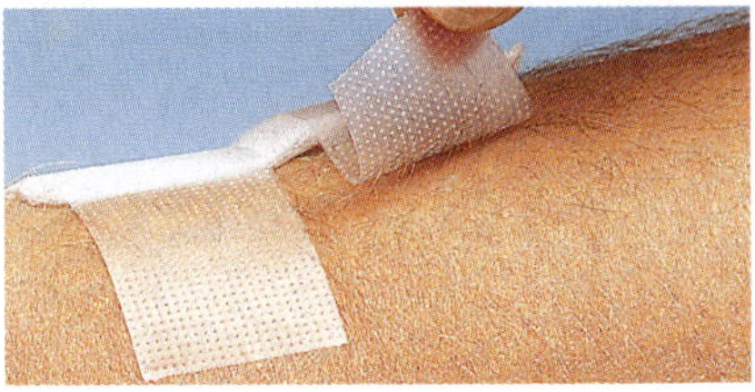

○ **Abb. 4.2:** Heftpflaster aus perforierter Polyethylenfolie

□ **Tab. 4.1:** Heftpflaster

Trägermaterial	Handelsbeispiele	Hersteller	Klebemasse	
			Kaut-schuk*	Poly-acrylat
Starres Gewebe				
▸ hautfarben	Gothaplast Heftpflaster standard	Go	●	
	Leukoplast	BSN	●	
	Micaplast-Spulenpflaster, Textil	We	●	
	Noraplast-Heftpflaster starr	Mi	●	
	Omniplast	PH	●	
	Porofix Heftpflaster	LR	●	
	Rudaplasto Fixierpflaster	No	●	
	Söhngen-Plast	So	●	
	Ypsiplast Heftpflaster starr	Hh	●	
▸ weiß (Klinik)	Askina Tex	BB	●	
	Leukoplast hospital	BSN	●	
▸ Tape	Askina Tape	BB	●	
	Leukotape classic, div. Farben	BSN	●	
	Noraplast			
	– Flex Klebebänder	Mi	●	
	– Tape / -Color	Mi	●	
	Omnitape	PH	●	
	Porotape	LR	●	
	Urgotape	Ug	●	
	– color	Ug	●	
Vliesstoff	Askina Pore	BB		●
	Gothaplast Heftpfl. Vlies	Go		●
	Leukopor	BSN		●
	Micavlies-Spulenpflaster	We		●
	3M Micropore	3M		●
	Noraplast Vlies	Mi		●
	Omnipor	PH		●
	Rudaporo	No		●
	Tenderskin	Ty		●
	Urgopore	Ug		●
	Ypsipor Heftpflaster Vlies	Hh		●

Tab. 4.1: Heftpflaster (Fortsetzung)

Trägermaterial	Handelsbeispiele	Hersteller	Klebemasse Kaut-schuk*	Poly-acrylat
Kunstseide	Askina Silk	BB		●
	Curasilk	Ty		●
	Gotha Seide Heftpflaster	Go		●
	Hansaplast Fixierpflaster			
	– Classic	B	●	
	– Sensitive	B		●
	Leukosilk	BSN		●
	3M Durapore	3M		●
	Micasilk Spulenpflaster	We		●
	Noraplast Seide	Mi		●
	Omnisilk	PH	●	
	Silkafix	LR		●
	Söhngen-Silk	Sö		●
	Urgoplast Heftpflaster (hautfarben)	Ug	●	
	Urgosyval (weiß)	Ug	●	
	Ypsisilk Heftpflaster	Hh		●
Schaumstoff	Askina Foam	BB		●
	Microfoam	3M		●
Folie	Askina Film	BB		●
▶ mikroperforiert	Dermiclear II Plastik-H.	J&J		●
	Gotha-Flex transparent	Go		●
	Leukoderm (mit CO-Mull)	BSN		●
	Leukofix	BSN		●
	3M Transpore	3M		●
	Micafilmin-Spulenpflaster	We		●
	Omnifilm	PH		●
	Rudafix	No		●
	Urgofilm	Ug		●
	Ypsiderm Heftpflaster	Hh		●
▶ unperforiert, wasserfest	3M Blenderm	3M		●
	Leukoflex	BSN		●
▶ **wasserabweisendes Gewebe**	Leukoplast wasserfest	We	●	
	Micaplast Spulenpflaster wasserfest	We	●	
	Noraplast wasserfest	Mi	●	
	Rudaflex Fixierpfl.	No	●	
	Ypsiplast H. wasserfest	Hh	●	

* natürlicher oder synthetischer Kautschuk

Firmenverzeichnis siehe unter Abkürzungen

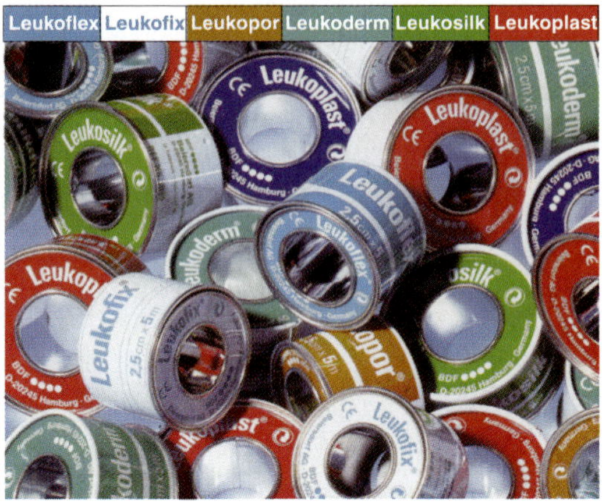

○ **Abb. 4.3:** Die Leuko-Serie auf einen Blick

besitzen Vliesstoffpflaster mit Porenperforation im Trägermaterial und in der Polyacrylatklebemasse.

Heftpflaster sind auf Spulen gerollt und in den Breiten 1,25 cm, 2,5 cm und 5 cm in einer Länge von 1 m erhältlich. Für die Klinik stehen Rollen von 9,2 m, 10 m oder 20 m Länge zur Verfügung. Eine Übersicht der verbreitenden Leuko-Serie der Firma Beiersdorf ist in Tabelle 4.2 gegeben und in Abbildung 4.3 gezeigt.

□ **Tab. 4.2:** Die Leuko-Serie auf einen Blick

Bezeichnung	Klebemasse	Träger	Besonderheiten
Leukoplast (rot)	Zinkoxid-Kautschuk	Viskosegewebe	Robustes, braunes Fixierpflaster
Leukoplast wasserfest (blau)	Zinkoxid-Kautschuk	Viskosegewebe, wasserfest imprägniert	Robustes, weißes Fixierpflaster, wasserfest
Leukosilk (grün)	Polyacrylat	Kunstseide (Celluloseacetat)	Leicht reißbares, weißes Pflaster für empfindliche Haut
Leukoderm (türkis)	Polyacrylat	Baumwollmull olyethylenfolie	Leicht haftendes Pflaster für besonders empfindliche Haut
Leukopor (ocker)	Polyacrylat	Vlies	Weißes, sehr anschmiegsames Vliespflaster für hochempfindliche Haut
Leukoflex (hellblau)	Polyacrylat	Unperforierte Folie	Wasserundurchlässiges, transparentes Pflaster für Feuchtigkeitsschutz, Okklusivverbände, Badeanwendungen
Leukofix (weiß)	Polyacrylat	Perforierte Folie	Transparentes Fixierpflaster, sehr leicht reißbar

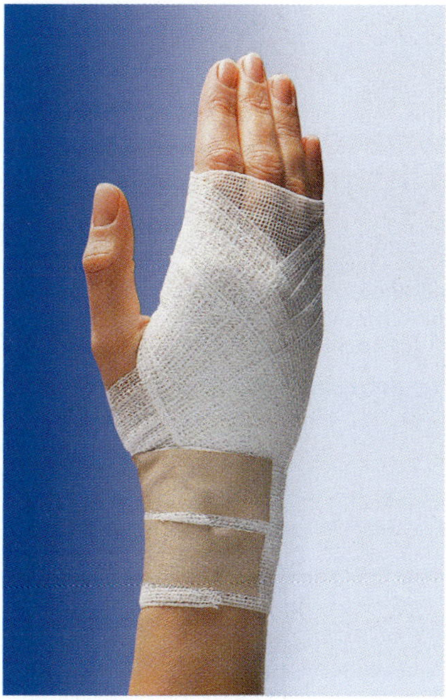

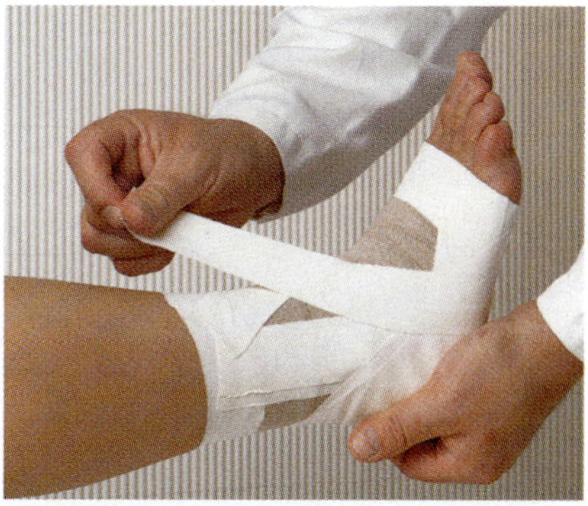

○ Abb. 4.5: Stütz-/Entlastungsverband mit Tape-Pflaster

○ Abb. 4.4: Heftpflaster zur Endfixierung einer elastischen Mullbinde

Verwendung

Heftpflaster werden zur Fixierung von Wundauflagen, zur Sicherung von Kanülen und Kathetern oder zur Endfixierung von elastischen Binden (○ Abb. 4.4) oder Schlauchverbänden eingesetzt. Starre Heftpflaster werden auch zur Unterstützung der Druckwirkung bei Kompressionsverbänden benutzt.

Wasserfeste Pflaster werden angelegt, wenn vorübergehend Feuchtigkeitsschutz erwünscht ist oder ein Okklusivverband beabsichtigt ist.

4.1.2 Tape-Pflaster

Bei Sportverletzungen kommen spezielle Tape-Pflaster zum Einsatz. Diese unelastischen Pflasterbänder sind besonders stark klebend, lassen sich längs und quer reißen und dienen zur Entlastung an Gelenken, Muskeln und Bändern (○ Abb. 4.5). Tape-Pflaster werden im Leistungssport auch als funktionelle Verbände eingesetzt und neben weiß auch in den Farben rot, blau, grün, gelb und schwarz angeboten.

4.1.3 Breitflächige Fixierpflaster

Breitflächige Fixierpflaster bestehen meist entweder aus elastischem Vliesstoff oder aus Polyurethanfolie. Beide Trägermaterialien sind mit besonders fest haftendem Polyacrylatkleber beschichtet und mit einem abziehbaren Abdeckpapier versehen, das die

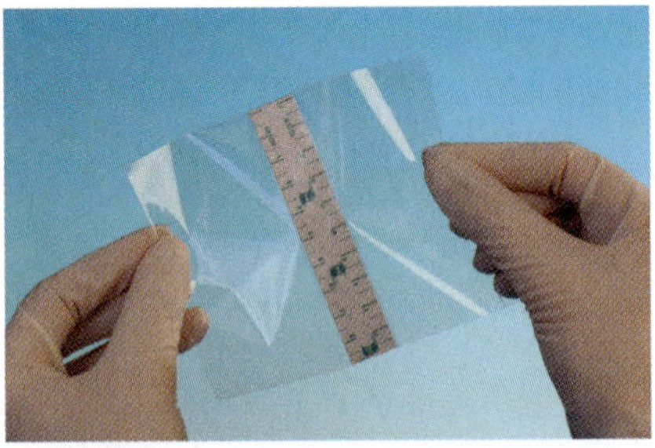

a) Schneiden Sie die gewünschte Länge von der Rolle aus dem Karton ab

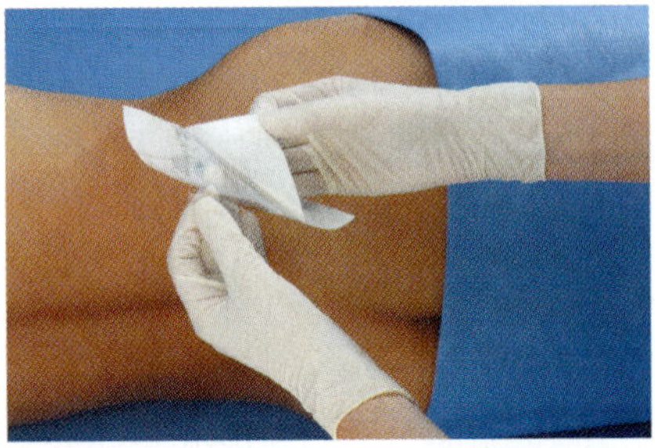

b) Entfernen Sie das rückseitige Trägerpapier (nummeriert mit 1)

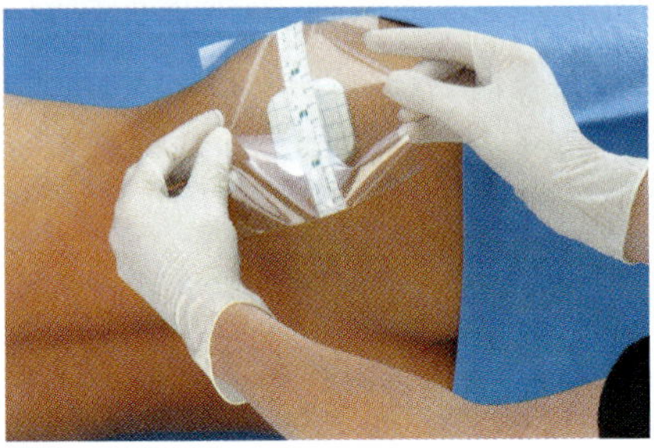

c) Halten Sie den Verband an den seitlichen Laschen und kleben Sie ihn über der Verband- oder Fixierungsstelle ohne Überdehnung fest

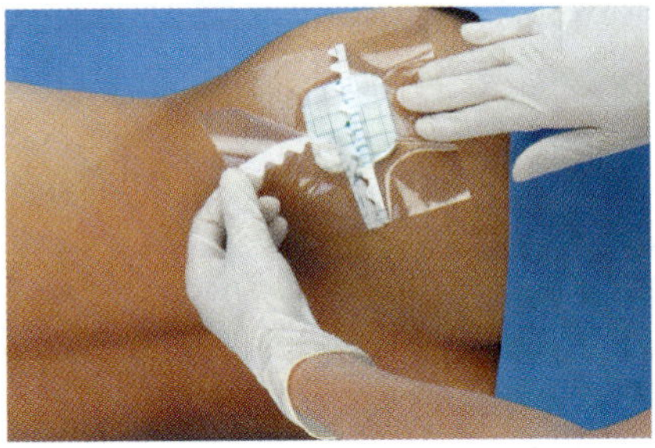

d) Entfernen Sie die beiden vorderseitigen Trägerfolien (nummeriert mit 2) und modellieren Sie den Verband vorsichtig aber gründlich für 15–20 Sekunden an

○ **Abb. 4.6:** Applikationsanleitung für unsterile Fixierfolie 3M Tegaderm Roll

Aplikation erleichtert (○ Abb. 4.6). Die Fixiervliese werden als Rollen von 10 m oder 20 m Länge und in Breiten von 5 cm, 10 cm, 15 cm, 20 cm und 30 cm angeboten, die Folien in 10 m Rollen von 5 cm, 10 cm und 15 cm Breite. Damit lassen sich bedarfsgerecht auch große Verbände einfach und schnell befestigen (□ Tab. 4.3).

Verwendung

Fixierpflaster eignen sich zur vollflächigen Befestigung von Wundauflagen. Sowohl die Produkte aus querelastischem Vliesstoff (○ Abb. 4.7) als auch die Polyurethanfolien passen sich flexibel selbst stark konturierten Körperpartien an und erlauben bei der

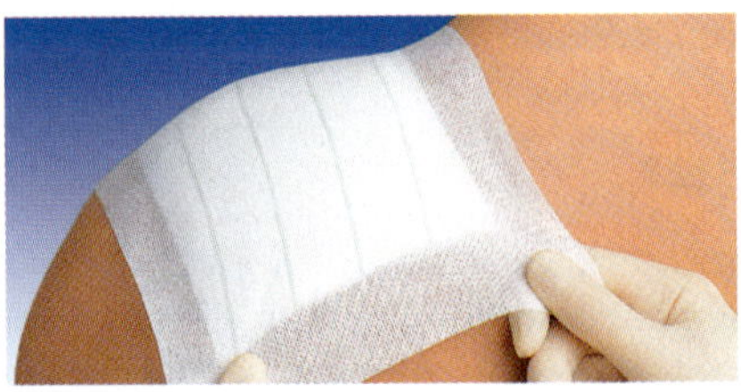

○ **Abb. 4.7:** Elastisches Fixiervlies in der Anwendung an der Schulter

□ Tab. 4.3: Breitflächiges Fixierpflaster (5 cm–30 cm)

Trägermaterial	Handelsbeispiele	Hersteller
Viskose-Mull (Klebemull)	Fixomull	BSN
elastischer Vliesstoff	Amicus Strech Fixiervlies	Mi
	Askina Fix	BB
	Curafix-Fixierpflaster	LR
	– H	LR
	Fixoderm-Stretch	Sö
	Gotha-FIX elastisch	Go
	Fixomull Stretch	BSN
	Mefix Fixiervlies	Mö
	Omnifix elastic	PH
	Rudavlies	No
	Urgoderm Stretch	Ug
	Ypsipor Fixierpfl.	Hh
Polyurethanfolie		
▶ unsteril	OpSite Flexifix	S&N
	Suprasorb F Folienverband gerollt	L&R
	3M Tegaderm Roll	3M
Firmenverzeichnis siehe unter Abkürzungen		

Anwendung über Gelenken ausreichend Bewegungsfreiheit. Entsprechende Zuschnitte werden auch zur sicheren Befestigung von Sonden und Kathetern eingesetzt. Fixiervliese sind luft- und wasserdampfdurchlässig und müssen gewechselt werden, wenn sie durchgeschlagen sind. Fixierpflaster aus hauchdünner Polyurethanfolie haben mehrere Vorteile: Sie sind wasserdicht, der Patient kann mit dem Verband duschen und (therapeutisch) baden. Dabei ist die Folie trotzdem atmungsaktiv, Sauerstoff und Wasserdampf können passieren, Mazerationen unter dem Verband werden vermieden. Gleichzeitig stellt die Folie eine sichere Barriere gegen Bakterien von innen nach außen und umgekehrt dar. Auch Salbenverbände können mit der Fixierfolie hygienisch befestigt werden.

4.1.4 Besondere Fixierpflaster

Heftpflasterzuschnitte mit speziellem Verwendungszweck (□ Tab. 4.4) sind

- ▶ Pflaster zur Fixierung von Kanülen, Venenkathetern und Schläuchen
- ▶ PEG- Verbandsets mit Fixierpflaster
- ▶ Nabelbruchpflaster.

Pflaster zur Fixierung von Kanülen und Venenkathetern (○ Abb. 4.8) bestehen aus Heftpflasterstreifen oder ähneln Wundschnellverbänden mit Einschnitten, die sich um die Einstichstelle von Verweilkanüle oder Venenkatheter anpassen. Oft liegt mindestens ein zusätzliches Polsterkissen bei, das unter die Kanüle gelegt werden kann (□ Tab. 4.4, Nr. 1).

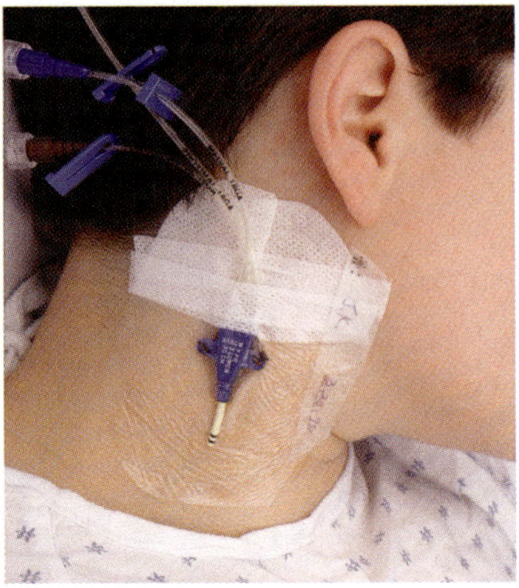

○ **Abb. 4.8:** Kanülenfixierpflaster bei zentralvenösem Zugang

PEG-Verbandsets mit Fixierpflaster. Zur Versorgung einer Perkutanen Endoskopischen Gastrostomie (PEG) werden Sets mit und ohne speziellen Handelsnamen angeboten (○ **Abb. 4.9**). Sie enthalten üblicherweise nicht haftende Schlitzkompressen, Vliesstoffkompressen zur Reinigung und Abdeckung sowie ein hypoallergenes Fixiervlies zur Fixierung von Kompresse und Sonde (□ **Tab. 4.4, Nr. 2**).

Nabelbruchpflaster (○ **Abb. 4.10**) sind unelastische Pflasterzügel, die bei leichteren Nabelbrüchen bei Säuglingen verwendet werden (□ **Tab. 4.4, Nr. 3**).

□ **Tab. 4.4:** Besondere Fixierpflaster

Handelsbeispiele	Hersteller	Besonderheit
1. Kanülen- und Schlauch-Fixierpflaster		
Aluderm-aluplast Braunülenpflaster	Sö	Vliesstoff-Schlitzpflaster mit aluminiumbedampfter Kompresse
Applica I.V.	S&N	Vliesstoffpflaster ohne Kompresse
– 100	S&N	Vliesstoffpflaster mit Kompresse
Askina Soft I.V.	BB	Vliesstoff-Schlitzpflaster mit Kompresse und Extra-Tupfer
Curagard SP/-JR/-AP/-TPN	LR	PU-Folie mit Schaumstoffrand und elastischen Streifen
Curapor I.V.	LR	Vliesstoff-Schlitzpflaster
Gotha-Por Kanülenpflaster	Go	Vliesstoff-Schlitzpflaster
Leukomed I.V.	BSN	Vliesstoff-Schlitzpflaster
Leukomed I.V. Film	BSN	Polyurethanfolie ohne Kompresse
3M Tegaderm Transparentverband		Folie mit Vliesstoff stabilisiert
– 1633 I.V.	3M	mit 2 Pflasterstreifen
– 1635 I.V.	3M	für zentrale Zugänge
Mefix I.V.	Mö	Vliesstoff-Schlitzpflaster

□ **Tab. 4.4:** Besondere Fixierpflaster (Fortsetzung)

Handelsbeispiele	Hersteller	Besonderheit
Porofix Kanülenfixierpflaster	LR	zentral geschlitzt mit kreisförmiger Ausstanzung (Synthese-Kautschuk-Kl.)
OpSite i. V. 3000	S&N	Polyurethanfolie ohne Kompresse
Rudaven		
– plus	No	Vliesstoffpflaster mit Kompresse
– transparent	No	Polyurethanfolie ohne Kompresse
Silkofix-Braunülen-Fixierpflaster	Sö	Seidenpflaster ohne Kompresse
Urgo Kanülenpflaster	Ug	Vliesstoff-Schlitzpflaster mit oder ohne Kompresse
Ypsipor Kanülenpflaster	Hh	Vliesstoff-Schlitzpflaster mit Kompresse
2. PEG-Verbandsets		
Askina Verbandset		
– PEG	BB	nicht haftende Schlitzkompresse, Vliesstoffkompr., elast. Vliesstoff-Fixiervlies
– Spezial	BB	nicht haftende Schlitzkompresse, Mullkompr., elast. Vliesstoff-Fixiervlies, Urimed Klett zur Fixierung des Sondenschlauchs
Draco PEG-Verbandwechsel-Set	Au	mit Vliesstoffkompressen / -Schlitzkompressen / elast.Vliesstoff-Fixierpflaster
Urgo PEG-Verbandset		
– klein	Ug	mit Vliesstoffkompr. / -Schlitzkompr. / elast Vliesstoff-Fixierpflaster
– groß	Ug	zusätzl.: alubeschichtete Schlitzkompresse, Fixierhalter
3. Nabelbruchpflaster		
Porofix Nabelbruchpflaster	LR	2-teiliger Pflasterzuschnitt
Firmenverzeichnis siehe unter Abkürzungen		

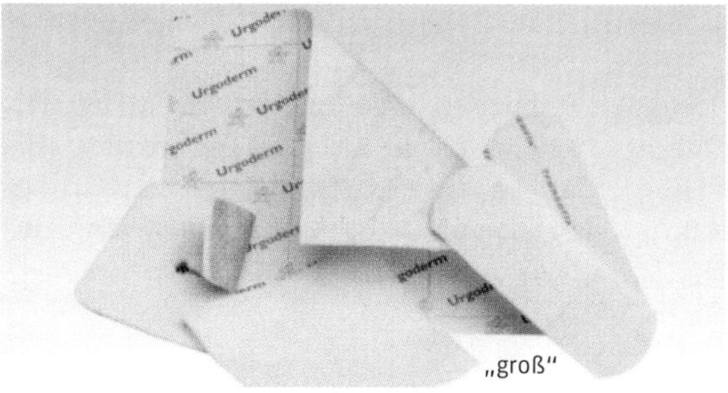

○ **Abb. 4.9:** Inhalt des Urgo PEG-Verbandsets, groß

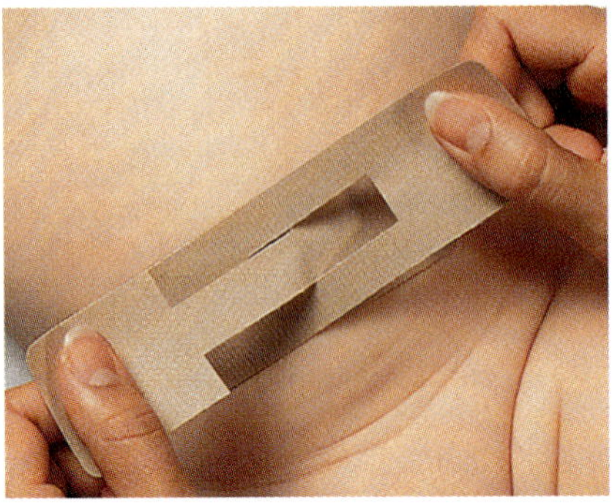

○ **Abb. 4.10:** Nabelbruchpflaster Porofix

4.2 Fixierbinden

Fixierbinden dienen zur Fixierung von Kompressen bei großen Wunden, wenn ein Heftpflasterverband nicht möglich ist oder Bewegungen nicht standhält, wenn Wundrandödeme vermieden werden sollen oder Pflasterallergien befürchtet werden. Sie dienen außerdem zur Fixierung von Schienen am Körper.

Fixierbinden können eingeteilt werden in
- starre Fixierbinden
- elastische Fixierbinden
- haftende elastische Fixierbinden.

4.2.1 Starre Fixierbinden: Mullbinden

Sie sind meist 20-fädig aus Viskose-Kettfäden und Baumwoll- oder Viskose-Schussfäden hergestellt. Für sie gelten Normen.

Bezeichnungsbeispiel nach DIN:
»Mullbinde DIN 61 31 – MB – 12 CV/ CO«. Es handelt sich dabei um eine 12 cm breite Mullbinde mit Kettgarnen aus Viskosespinnfaser und Schussgarnen aus Baumwolle.

Wie alle Produkte, für die es Arzneibuch-Vorschriften oder Deutsche Industrie-Normen gibt, werden auch die Mullbinden von den meisten Firmen ohne spezifische Handelsnamen angeboten. Der Hersteller muss jedoch auf der Packung angegeben sein.

Mullbinden können die wichtigsten Bedingungen, die an einen guten Fixierverband gestellt werden, nicht erfüllen: Ein guter Verband soll faltenfrei anlegbar sein, nicht schnüren und nicht rutschen. Um mit diesen Binden einen einigermaßen ordentlichen Verband z. B. am Bein zu erhalten, müssen Umschlagtouren verwendet werden. Gute Bewegungsfreiheit kann trotzdem nicht erzielt werden.

Produkte, die den Mullbinden nahe stehen

- Tamponadebinden, siehe Kapitel 3.2.1 Verbandmull
- Steifgazebinden sind mit Stärke imprägnierte Mullbinden. Sie ergeben nach dem Anfeuchten, Anwickeln und Trocknen leichte, luftdurchlässige Starrverbände (s. Kap. 7.)

4.2.2 Elastische Fixierbinden

Viel anwenderfreundlicher als starre Mullbinden sind die elastischen Fixierbinden. Sie lassen sich schnell und einfach anlegen, ohne zu schnüren, zu verrutschen oder die Beweglichkeit einzuengen (□ Tab. 4.5).

Gewebte elastische Fixierbinden

Ihre Elastizität erhalten diese Binden durch den Einsatz unterschiedlicher Garne während des Webens. Dabei bestimmen die Kettgarne die Dehnbarkeit des Gewebes. Je nach Material des Kettgarns unterscheidet man 3 Gruppen von elastischen Binden:

- Typ I: Kettgarn aus **überdrehter Baumwolle**
- Typ II: **Cellulosefasern plus texturiertes Polyamid**, nicht haftend und haftend (○ Abb. 4.11)
- Typ III: Kettgarn aus **texturiertem Polyamid** (s. Kap. 1.1.2), nicht haftend und haftend (○ Abb. 4.12)

Bei Typ II und Typ III werden vereinzelt anstelle texturierter Polyamidgarne auch Polyestergarne verwendet. Beide Typen werden auch unter dem Begriff »**elastische Mullbinden**« zusammengefasst.

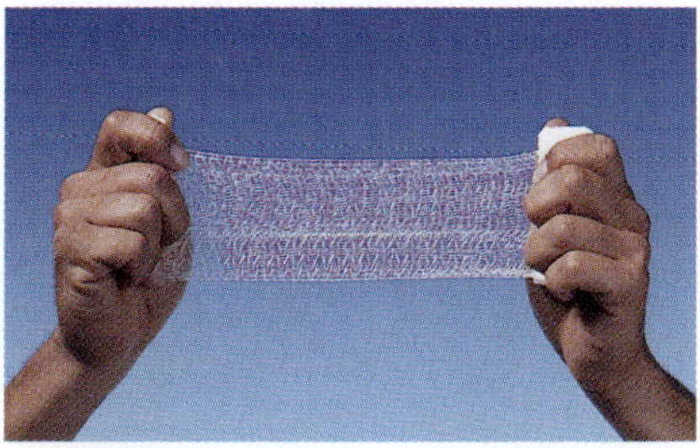

○ **Abb. 4.11:** Hochelastische Fixierbinde mit Kettgarnen aus Cellulosefasern und texturiertem Polyamid (Kreppbinde)

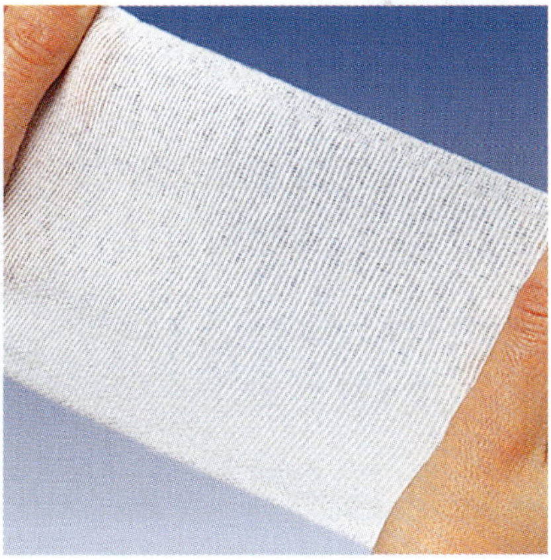

○ **Abb. 4.12:** Elastische Fixierbinde mit Kettgarnen aus texturiertem Polyamid

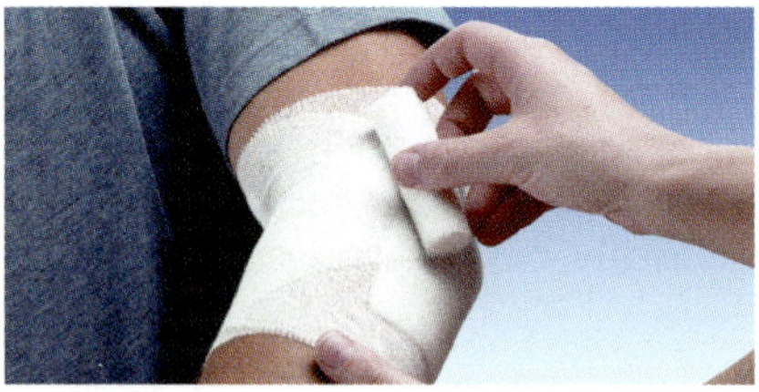

○ **Abb. 4.13:** Elastische Fixierbinde mit Kettgarnen aus überdrehter Baumwolle in der Anwendung

Die Schussgarne sind im Allgemeinen aus Baumwolle, können aber auch aus Viskose sein.

Alle drei Bindentypen haben eine strukturierte Oberfläche, die bewirkt, dass die einzelnen Bindentouren sich nicht verschieben. Die Gelenkbeweglichkeit bleibt weitgehend erhalten, die Blutzirkulation wird nicht behindert (○ Abb. 4.13). Noch rutschfester werden die Binden durch einen Latexauftrag (○ Abb. 4.14). Dadurch haften die Bindentouren fest aufeinander (nicht auf der Haut), eine Endfixierung ist nicht erforderlich, da das Bindenende nur festgedrückt wird. Selbsthaftende Binden werden auch Kohäsivbinden genannt (○ Abb. 4.15).

Elastische Fixierbinden mit Kettgarnen aus überdrehter Baumwolle sind besonders luftig gewebt und besitzen dadurch eine sehr hohe Luft- und Wasserdampfdurchlässigkeit bei gleichzeitigem großem Feuchtigkeitsaufnahmevermögen. Durch die reine Baumwolle sind diese Binden besonders für Personen geeignet, die keine synthetischen Fasern auf der Haut vertragen. Gegenüber den anderen elastischen Fixierbinden haben sie keine so große Elastizität (60 Dehnbarkeit) und fühlen sich nicht so weich an.

Sie kommen in Bindenbreiten einfach gelegt oder zur Mitte hin doppelt gelegt in den Handel.

Elastische Fixierbinden mit Kettgarnen aus Cellulosefasern und texturiertem Polyamid, nicht haftend und haftend. Die Kettfäden bestehen im Allgemeinen abwechselnd aus gekräuseltem Polyamid und Viskose. Dadurch besitzen die Binden eine hohe Elastizität, die auch bei längerem Tragen erhalten bleibt. Die Schussfäden aus Baumwolle sor-

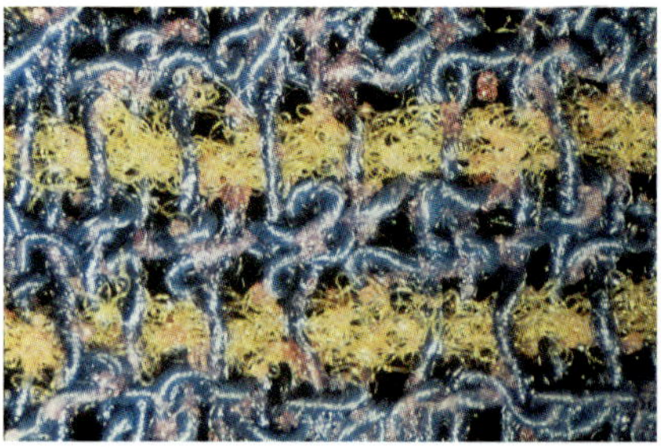

○ **Abb. 4.14:** Mikroaufnahme von der Kreppbinde Peha-haft mit punktuellem Latexauftrag (rosa)

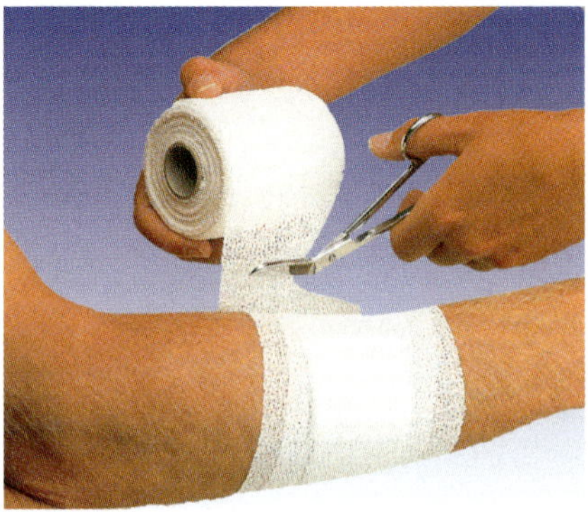

○ **Abb. 4.15:** Selbsthaftende Krepp-Fixierbinde in der Anwendung

Tab. 4.5: Elastische Fixierbinden

Material der Kettfäden	Handelsbeispiele	Hersteller	ohne Latexauftrag	mit Latexauftrag (kohäsive Binde)
überdrehte Baumwolle	Gazomull Fixierbinde	B	●	
	Nobacoton	No	●	
	Pehalast	PH	●	
Cellulose und texturiertes Polyamid »Kreppbinden«	Amicus Permelast Softbinden	Mi	●	
	Askina Elast	BB	●	
	– ungebleicht	BB	●	
	Askina kohäsive Fixierbinde	BB		●
	Askina cofix	BB		PAC-Beschichtung
	Elastomull	BSN	●	
	– haft	BSN		●
	– haft color	BSN		●
	Hansaplast Elastische MB	B	●	
	Mollelast	LR	●	
	– haft	LR		●
	– haft color	LR		●
	Nobahaft-Crepp	No		●
	Nobatex	No	●	
	Peha-crepp	PH	●	
	Peha-haft	PH		●
	Porena			
	– krepp	Er	●	
	– haft	Er		●
	Teufel Fixierbinde, Krepp	Te		●
	Urgomull			
	– gekräuselt	Ug	●	
	– haft	Ug		●
	Werokrepp	We	●	
	Wero-fixohaft	We		●
	– color	We		●
	Ypsiflex elast. MB	Hh	●	
	– haft Fixierbinden	Hh		●
texturiertes Polyamid	Amicus Permelast			
	– Fixierbinden	Mi	●	
	– Haftbinden HF	Mi		●
	Askina Elast fine	BB	●	
	Askina Haft Color	BB		●
	Dederon Fixierbinden	Hh	●	
	Delta Fix	De		●
	Draco Sumbi	Au	●	
	Dracohaft	Au		●

Tab. 4.5: Elastische Fixierbinden (Fortsetzung)

Material der Kettfäden	Handelsbeispiele	Hersteller	ohne Latexauftrag	mit Latexauftrag (kohäsive Binde)
	Gazofix	BSN		●
	– color	BSN		●
	Haftelast	LR		●
	Heliolast K und color	Ty		●
	Lastotel	PH	●	
	Nobafix	No	●	
	Nobahaft fein	No		●
	Porena hochelastische Fixierbinde	Er	●	
	Rondoflex	DW	●	
	Teufel Fixierbinde, Krepp	TE		●
	Urgomull fein	Ug	●	
	Ypsifix Fixierbinden	Hh	●	
	– color	Hh	●	
Schaumstoff-Fixierbinden (Verwendung auch als Wundverband)	Snögg-soft-bind Wundschnellverband (antiseptisch imprägniert)	VOS		●

Schaumstoff-Unterzugbinden sowie Polster- und Kompressionsbinden siehe Tab. 6.3
Fertigverbände mit kurzen Fixierbinden siehe Tab. 5.1.

Firmenverzeichnis siehe unter Abkürzungen PAC: Polyacrylat

gen für eine gute Feuchtigkeitsaufnahme, das offenporige, bauschige Gewebe ermöglicht Luftzirkulation und verhindert Schwitzen unter dem Verband.

Die haftenden Ausführungen dieser Binden behalten ihre Luftdurchlässigkeit, wenn nach der sicheren Fixierung der Wundauflage, wofür im Allgemeinen nur wenige Bindentouren erforderlich sind, die Binden abgeschnitten werden (Abb. 4.15).

Binden vom Typ II tragen auch die Bezeichnung **Kreppbinde**.

Elastische Fixierbinden mit Kettgarnen aus texturiertem Polyamid, nicht haftend und haftend. Die Dehnbarkeit dieser Binden ist sehr groß (über 100), das Gewebe ist jedoch dichter und fester als bei den anderen Typen. Dadurch können sie auch zum sicheren Fixieren von Schienen oder auch als leichter Stützverband eingesetzt werden. Als schützender Überzug bei Gipsverbänden oder Zinkleimverbänden werden die haftenden Binden bevorzugt, die inzwischen vielfach auch farbig angeboten werden.

Elastische Fixierbinden nach DIN 6134. Diese Norm lässt als Werkstoff alle geeigneten Fasern zu und schreibt nur vor, dass der hydrophile Faseranteil mindestens 35 sein muss. Die Dehnbarkeit muss mindestens 60, maximal 200 sein. Damit könnten sowohl die elastischen Fixierbinden mit ausschließlich texturierten Synthese-Kettgarnen wie auch die Kreppbinden die Norm erfüllen.

Bezeichnungsbeispiel:

Fixierbinde DIN 61 34-FB8. Es handelt sich um eine 8 cm breite Binde.

Größen

Fixierbinden sind 4 bis 12 cm breit und 4 m lang.

Während Typ 2 weiß oder farbig angeboten wird, sind die anderen Binden meist nur weiß im Handel.

Sonstige Fixierbinden

Nicht gewebte elastische Fixierbinden. *Gewirkte Binden* haben den Vorteil, dass sie aufgrund der besonderen Dehnbarkeit noch anschmiegsamer sind. Da sie vom Materialaufbau den «Krepp-Binden« ähnlich sind, sind sie in der Tabelle ohne besondere Erwähnung bei diesen erfasst.

Schaumstoffbinden können unterschiedlich dick sein und haben entsprechend unterschiedlichen Verwendungszweck. Sehr dünne Binden werden als Unterzugbinden (□ Tab. 5.3.4), dickere als Kompressionsbinden (□ Tab. 5.3.1) verwendet. Mitteldicke Binden mit Lateximprägnierung können als Fixierbinde verwendet werden. Der Vorteil ist, dass sie selbsthaftend und leicht reißbar sind und nach der sicheren Fixierung abgerissen werden können (□ Tab. 4.5).

Binden mit Kompressionswirkung. Zur Erzeugung eines leichten Druckes, um z. B. einen Druckverband herzustellen oder ein Wundrandödem zu vermeiden, werden auch Kompressionsbinden zum Fixieren verwenden. Geeignet sind die Idealbinden sowie die leichten Ausführungen der Kompressionsbinden mit texturiertem Polyamid in der Kette und einer Dehnbarkeit bis ca. 120. Sie werden alle in Kapitel 5, □ Tab. 5.1 und □ 5.2 besprochen.

4.3 Schlauchverbände

Der Begriff »Schlauchverband« wird in doppelter Hinsicht verwendet: Einerseits ist er Überbegriff und steht für alle Gestricke und Gewirke dieser Art. Andererseits versteht man darunter besonders quer dehnbare Gestricke aus Baumwoll/Viskosefasern.

Die Schlauchverbände können unterteilt werden in

- Trikotschlauchbinden nach DIN 61 33 (Typ 1)
- nicht genormte Schlauchverbände aus Cellulosefasern (Typ 2)
- dauerelastische Schlauchverbände (Typ 3)
- Netzverbände (Typ 4).

Schlauchverbände vom Typ 1 und 2, die auf Rundstrickmaschinen hergestellt werden und keine synthetischen Fasern enthalten, zeichnen sich durch gute Querdehnbarkeit aus. Beim Ziehen in Längsrichtung schließen sich die Maschen dann wieder.

Die auf dem Raschelstuhl gewirkten Netzverbände sind dagegen längs- und querelastisch.

4.3.1 Trikotschlauchbinden nach DIN 6133

Diese Trikotschlauchbinden bestehen zu 100 aus Baumwollgarnen. In der Breite sind je cm 8 bis 10 Maschenstäbchen, in der Länge je cm 8 bis 10 Maschenreihen.

Ein Bezeichnungsbeispiel für eine 8 cm breite Binde ist »Trikotschlauchbinde DIN 6133 – TB 8«.

Sie kommen in Breiten von 6 bis 40 cm und einer Länge von 4 m in den Handel. Rohweiße Ausführungen sind wasserabstoßend, da unbehandelte Baumwolle verwendet wird.

Verwendung

Unterzug bei Gips- und anderen Steifverbänden (○ Abb. 4.16), Überzug bei Zinkleimverbänden, Schienenbezug, als Kompressionsbinde zur Thromboseprophylaxe oder bei lymphatisch-venösen Stauungen, besonders bei Kindern und Jugendlichen.

Trikotschlauchbinden werden von verschiedenen Herstellern ohne eigenen Handelsnamen angeboten.

Zu beachten ist, dass unter der Bezeichnung »Trikotverband« auch Schlauchverbände angeboten werden, die nicht der Norm entsprechen. Sie enthalten Synthesefasern (□ Tab. 4.9).

Mit Polstermaterial gefüllte Trikotbinden werden als Wickelbinden für den Hals verwendet (□ Tab. 4.9, ○ Abb. 4.17).

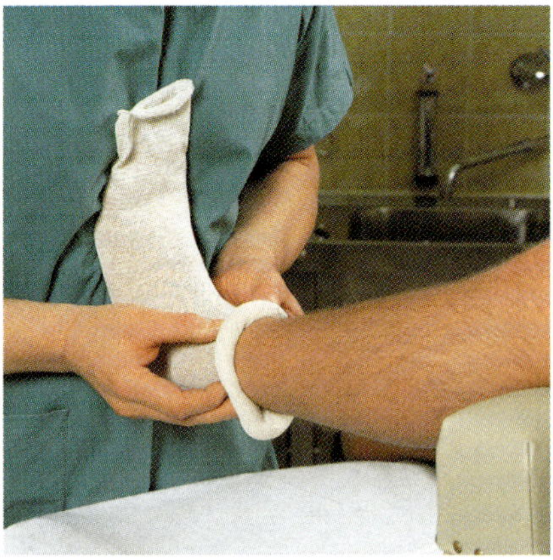

○ **Abb. 4.16:** Rohweiße Trikotschlauchbinde als Unterzug für Gips- und Kunststoff-Steifverbände

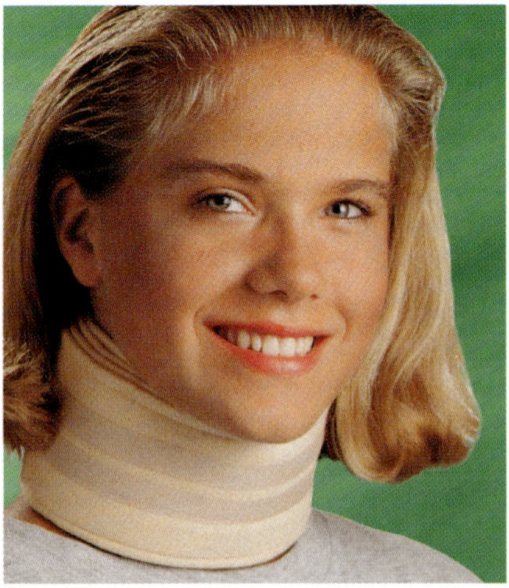

○ **Abb. 4.17:** Halskrawatte Cervidur®

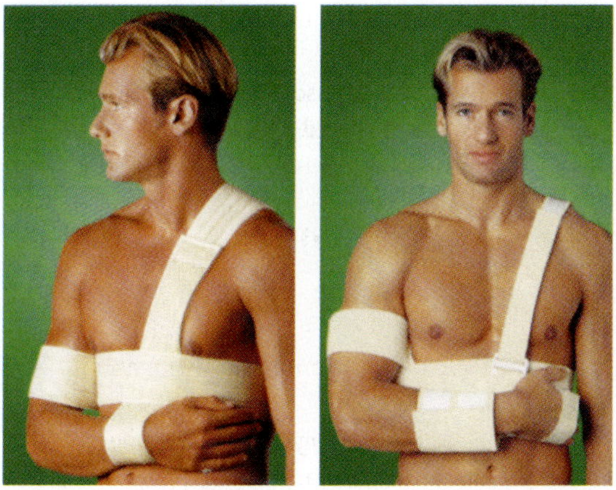

○ **Abb. 4.18:** Gilchrist-Fertigbandage

Fertigbandagen zur Ruhigstellung des Schulter-Arm-Bereiches besitzen eine Trikotumhüllung (□ Tab. 4.9). Beispiele hierfür sind der Gilchrist-Verband (○ Abb. 4.18) und der sogenannte Rucksackverband zur Ruhigstellung nach Schlüsselbeinfraktur (○ Abb. 4.19).

4.3.2 Nicht genormte Schlauchverbände aus Cellulosefasern

Diese Verbände (□ Tab. 4.6) bestehen aus Baumwoll/Viskose-Mischungen und passen sich aufgrund ihrer lockeren Maschenstruktur jeder Körperform an.

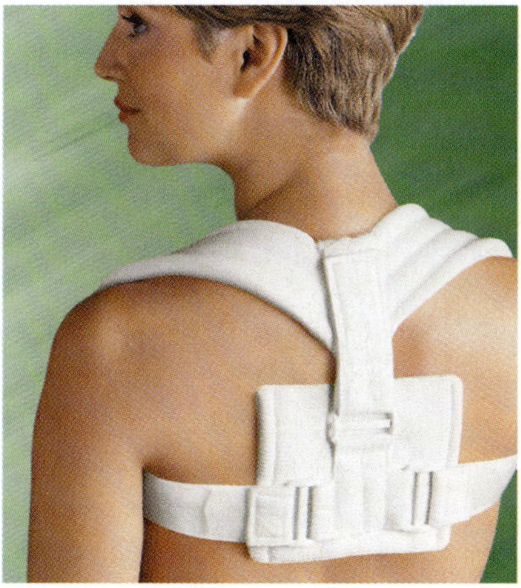

○ **Abb. 4.19:** Rucksackverband zur konservativen Behandlung von Schlüsselbeinfrakturen

☐ **Tab. 4.6:** Schlauchverbände aus Baumwolle/Viskosefasern (Vergleichende Übersicht)

Handelsbeispiele		Indikationsgebiet									Fertigverbände Besondere Angebote
		Kinderfinger, Zehen	Finger und Zehen mit größerer Wundauflage	Kinderarm, geschiente Fingerverbände	Kinderbein, Unterschenkel und Arm für Erwachsene	Oberschenkel, kleiner Kopfverband	Oberschenkel, mittlerer Kopfverband	Starker Oberschenkel, Kinderrumpf, großer Kopfverband	Desault, Rumpf bis Konfektionsgröße 40	Rumpf ab Konfektionsgröße 42	
Amicus Permelast Schlauchverband, Michallik	Größe:	1	2		4	5	6	6			Trikotfingerlinge
100 Baumwolle Rollen 20 m	cm:	1,5	2,5		6	8	10	10		10	
Askina-TS-Bandagen, B. Braun	Größe:	0	1	2	3	4	5	6	7	8	Askina Finger Bob weiß und bunt
Rollen 20 m	cm:	1,5	2,5	4	6	8	10	12	16	21	
Delta-tube, DePuy Casting	Größe:										
Rolle 20 m	cm:	1,5	2,5	4	6	8	10	10	16		
Heliotricot, Tyco H. gebleichte Baumwolle/Viskose	Größe:	1	2	3	5	6	7	9	T1	T2	
Größe 1–9 Rolle 20 m, T1/T2 Rolle 10 m	cm:	1,5	2,5	4	6	8	10	12	16	21	

□ **Tab. 4.6:** Schlauchverbände aus Baumwolle / Viskosefasern (Vergleichende Übersicht) (Fortsetzung)

Handelsbeispiele		Indikationsgebiet									Fertigverbände Besondere Angebote
		Kinderfinger, Zehen	Finger und Zehen mit größerer Wundauflage	Kinderarm, geschiente Fingerverbände	Kinderbein, Unterschenkel und Arm für Erwachsene	Oberschenkel, kleiner Kopfverband	Oberschenkel, mittlerer Kopfverband	Starker Oberschenkel, Kinderrumpf, großer Kopfverband	Desault, Rumpf bis Konfektionsgröße 40	Rumpf ab Konfektionsgröße 42	
Hippo-Tricot, Brinkmann Rolle 1 m / 25 m	Größe:			3	4	5	6		7		
Nobatrikot, Noba Rolle 20 m	Größe: cm:	1,5	2,5	4	6	8	10	12	16	21 / 24	Fertigv.: Finger, Fuß, Kopf
Stülpa, Paul Hartmann Größe: 0–5 Rolle 15 m, Größe 6–8 Rolle 6 m	Größe:	0R	1R	2R	3R	4R	5R	6R	7R	8R	Gebrauchsfertige Verbände Größe 1 / 3 / 4
tg-Schlauchverband, Lohmann & Rauscher Größe 1–7 Rolle 5 m / 20 m Größe 9 Rolle 20 m, K1 / K2 Rolle 10 m	Größe:	1	2	3	5	6	7	9	K1	K2	Applikatoren bis Größe 9 Gebrauchsfertige Verbände: tg-Fingerling, -Fäustling, -Handschuh, -Hemd, -Hose diverse Größen
	cm:	1,4	2,3	3	5,5	6,5	7	8,5	16	21	

4

□ **Tab. 4.6:** Schlauchverbände aus Baumwolle / Viskosefasern (Vergleichende Übersicht) (Fortsetzung)

Handelsbeispiele		Indikationsgebiet									Fertigverbände Besondere Angebote
		Kinderfinger, Zehen	Finger und Zehen mit größerer Wundauflage	Kinderarm, geschiente Fingerverbände	Kinderbein, Unterschenkel und Arm für Erwachsene	Oberschenkel, kleiner Kopfverband	Oberschenkel, mittlerer Kopfverband	Starker Oberschenkel, Kinderrumpf, großer Kopfverband	Desault, Rumpf bis Konfektionsgröße 40	Rumpf ab Konfektionsgröße 42	
Tricofix, BSN Größe 1–9 Rolle 20 m	Größe:	A	B / 2	C / 3	D / 5	E / 6	F / 7	G / 9	K	L	Gebrauchsfertige Fingerlinge
Größe K / L Rolle 10 m	cm:	1,5	2,5	4	6	8	10	12	16	21	
tubinette, Tyco H.	Größe:	00	01	12	34	56	78	T1	T2		
100 Viskose, Rolle 20 m Applikator	cm:		1,5	3	4,5	7	9	10,5	17		
Ypselast-Schlauchverband, Holthaus	Größe:	1	2	3	5	6	7				
Rolle 20 m	cm:	1,5	2,5	4	6	8	10				
Urgotube Urgo	Größe:	1A	26	3C	5D	6E	7F	9G	K	L	
Größe 1A–9G 20 m K / L: 10 m	cm:	1,5	2,5	4	6	8	8	10	16	21	
Wero-trica, Wero	Größe:	1	2	3	5	7	7	9	–	–	Gebrauchsfertige Fingerlinge (tri-fingerlinge)

☐ **Tab. 4.7:** Dauerelastische Schlauchverbände

Handelsbeispiele	Indikationsgebiet													
	Füße oder Arme für Säuglinge	Füße oder Arme für Säuglinge	Kleine Hände oder Gliedmaßen	Hände, Arme, Beine für Erwachsene	Große Arme oder Beine	Große Beine oder kleine Oberschenkel	Große Knie oder Oberschenkel	Große Oberschenkel	Kleiner Rumpf oder sehr großer Oberschenkel	Mittelgroßer Rumpf	Mittelgroßer und großer Rumpf	Großer Rumpf	Sehr großer Rumpf	Sehr großer Rumpf
Breite in cm (ca. Angaben)	2	4,5	6,2	6,7	7,5	8,7	10	12	17,5	21,5	26	32,5	36	37,5
Größen	A_1	A_2	B	C	D	E	F	G	J	K	K/L	L	M_1	M_2
Mit Stütz- und Kompressionswirkung														
Amicus Permelast Schlauchbandage Michallik 10 m Rolle	Größe:			X	X	X	X	X						
Askina Grip B. Braun 10 m Rolle				X	X	X	X	X				X		
Lastogrip – weiß Paul Hartmann 10 m Rolle		X	X	X	X	X	X	X	X	X		X		
Lastogrip C – hautfarben Paul Hartmann 10 m Rolle	X		X	X	X	X	X	X						
Nobatub – rohweiß Noba 10 m Rolle			X	X	X	X	X	X	X	X		X	X	

☐ **Tab. 4.7:** Dauerelastische Schlauchverbände (Fortsetzung)

Handelsbeispiele		**Indikationsgebiet**													
		Füße oder Arme für Säuglinge	Füße oder Arme für Säuglinge	Kleine Hände oder Gliedmaßen	Hände, Arme, Beine für Erwachsene	Große Arme oder Beine	Große Beine oder kleine Oberschenkel	Große Knie oder Oberschenkel	Große Oberschenkel	Kleiner Rumpf oder sehr großer Oberschenkel	Mittelgroßer Rumpf	Mittelgroßer und großer Rumpf	Großer Rumpf	Sehr großer Rumpf	Sehr großer Rumpf
Breite in cm **Größen**	(ca. Angaben)	**2** **A_1**	**4,5** **A_2**	**6,2** **B**	**6,7** **C**	**7,5** **D**	**8,7** **E**	**10** **F**	**12** **G**	**17,5** **J**	**21,5** **K**	**26** **K/L**	**32,5** **L**	**36** **M_1**	**37,5** **M_2**
tg-grip – rohweiß	Lohmann & Rauscher 10 m Rolle		X	X	X	X	X	X	X	X	X		X		X
Tricodur Tubular – weiß	BSN 10 m Rolle			X	X	X	X	X	X	X	X		X		X
Tubi Standard – naturfarben	Tyco 1 Rolle			X	X	X	X	X	X		X				
Werogrip	1 m			X	X	X	X	X	X						
Wero	10 m		X	X	X	X	X	X	X	X	X	X	X	X	
Ohne Kompressionswirkung															
Tubifast	Tyco – Farbcodierung	X rot	X rot	X rot	X grün	X grün	X blau	X blau	X gelb	X gelb	X beige	X beige	X beige		

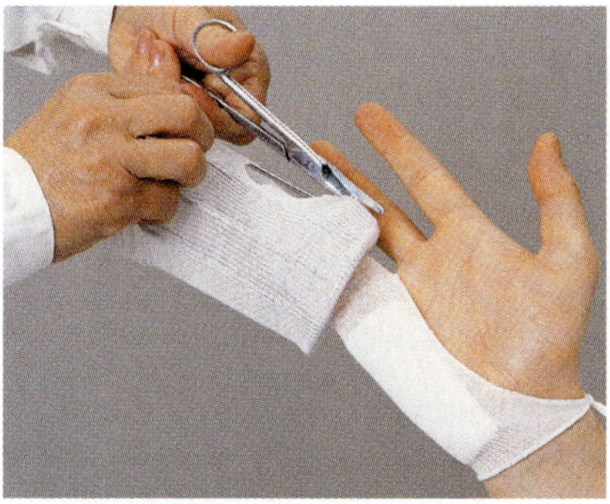

○ **Abb. 4.20:** Anlegen eines Schlauchverbandes mithilfe eines Applikators

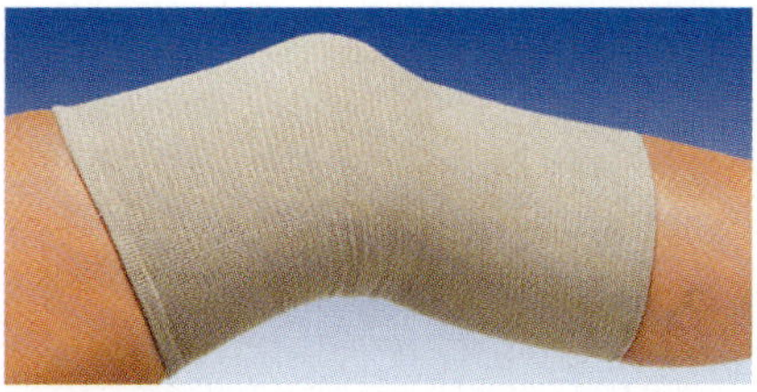

○ **Abb. 4.21:** Dauerelastischer Schlauchverband

Verwendung

Fixierung von Wundauflagen, als Hautschutz unter Steif- und Stützverbänden sowie unter klebenden und entlastenden Verbänden, als Verbandschutz, z. B. über Salben- oder Zinkleimverbänden, und für Extensionsverbände.

Die gewünschte Länge kann jederzeit ohne Laufmaschenbildung abgeschnitten werden.

Die Schlauchverbände gibt es auf der Rolle in verschiedenen Breiten zum Abschneiden oder als gebrauchsfertiger Verband, z. B. als Fingerverband, Kopfverband, Hemd, Hose, Handschuh. Mit Polster- und Saugmaterial gefüllte Schläuche werden z. B. als Finger- oder Nasenverband angeboten.

Schlauchverbände von der Rolle werden nach bestimmten Techniken, die die Hersteller angeben, oder mit Applikatoren angelegt (○ **Abb. 4.20**). Mithilfe von Applikatoren lassen sich auch mit Watte gefüllte Schläuche herstellen, die z. B. als Armtragegurt verwendet werden können.

4.3.3 Dauerelastische Schlauchverbände

Durch die Verwendung materialelastischer Fäden, wie z. B. umsponnener Gummi- oder Elasthanfäden, werden anschmiegsame, querelastische Verbände mit Stütz- und Kompressionswirkung erzielt.

Angewendet werden diese Schlauchverbände (□ **Tab. 4.7**, ○ **Abb. 4.21**) deshalb als Wund-Fixierverband mit leichter Kompressionswirkung sowie als Stütz- und Entlastungsverband am Band- und Halteapparat. Die lokale Kompressionswirkung kann verstärkt werden, wenn die Bandage doppellagig angelegt wird. Zu beachten ist jedoch, dass ein beim Anlegen stark gedehnter Verband einen hohen Ruhedruck ausübt, der zu einer verminderten Oberflächendurchblutung führen kann. Vorzugsweise sollten die dauerelastischen Schlauchverbände an Extremitäten angelegt werden, die bewegt werden.

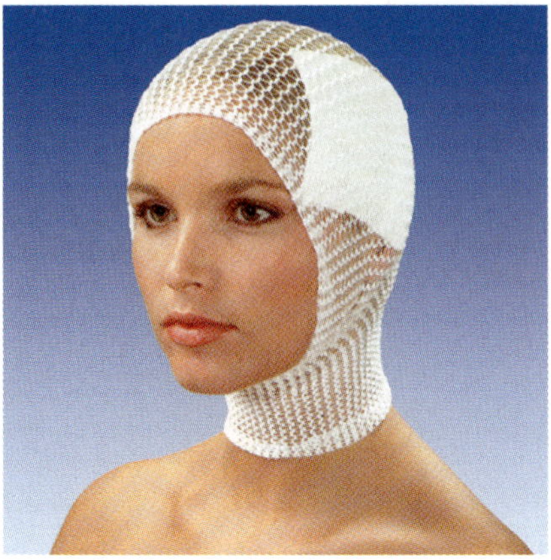

○ **Abb. 4.22:** Netzverband in der Anwendung

4.3.4 Netzverbände

Diese hochelastischen Gewirke (□ Tab. 4.8) bestehen aus mit Baumwolle umsponnenen Polyamid-, Gummi- oder Polyurethanfäden. Sie sind aufgrund ihrer Längs- und Querdehnbarkeit sehr leicht anzulegen. Sie werden ausschließlich zur Fixierung von Wundauflagen verwendet (○ Abb. 4.22). Als Vorteil wird angesehen, dass eine Wundinspektion erleichtert wird, ohne dass der Netzverband entfernt werden muss. Laufmaschenbildung ist nicht möglich.

Netzverbände sind weniger für Hände und Finger geeignet, ausgezeichnet aber für Kopf- und Rumpfverbände sowie für Arme und Beine.

Bei Verwendung an Knie oder Ellenbogen bleibt die Gelenkbeweglichkeit voll erhalten, ohne dass der Verband rutscht oder einschnürt (○ Abb. 4.23).

Netzverbände werden auch zur Fixierung der Nabelkompressen beim Säugling angeboten.

4.4 Augenbinden – Ohrenbinden

Augenbinden und Ohrenbinden bestehen aus weichem, schwarzem Tuch, oval oder dreieckig geformt, und besitzen Bänder zum Befestigen. Ohrenbinden sind größer als Augenbinden und haben zur leichteren Fixierung meist zusätzlich eine Schlaufe. Augenklappen haben eine steife Einlage und dienen vor allem dem Schutz des Auges ohne Kompresse.

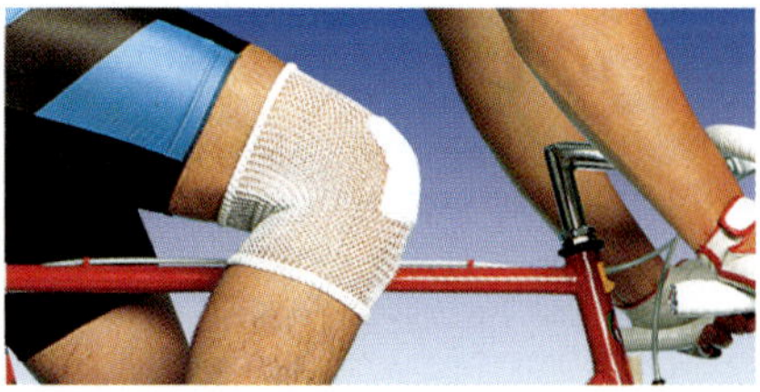

○ **Abb. 4.23:** Sichere Fixierung der Wundauflage durch einen Netzverband

Tab.4.8: Netzverbände (Vergleichende Übersicht).

Handelsbeispiele Hersteller Längen	Indikationsgebiete / Größen								Besondere Verbände
	Finger	Hand, Handgelenk, Unterarm	Ellenbogen, Oberarm, Bein, Fuß	Knie	Oberschenkel, Schulter	Kopf, ganzes Bein	Brust, Rücken, Nacken Achsel, Leiste, Unterleib	Brust, Rücken, Nacken, Achsel, Leiste, Unterleib für Übergrößen	
Amicus Netzschlauch Mi 4 m 25 m	A1	A	3 B	B	5 C	5 C	D	D	
Bindanetz, Allegiance H. 1 m / 25 m	0	1	2	3	4	5	6	7	
Elastofix. BSN 5 m / 25 m	A	A	A	B	B	C	D	D	
Hippo Quick, Br 1 m / 25 m	1	2	3	3	4	5			mit »Reißverschluss«
Nobanetz, No 25 m	0 / 0,5	1	2	3	4	4	5	5	Rumpf 6–10
Nobanetz-plus, No, 25 m	A	B	C	C	D	D	E	F	mit Aufreißfaden
Stülpa-fix, PH 25 m	1	2	2 / 3	4	4	4 / 5	5	6	Rumpf übergroß: 7
Surgifix, Standard, Ty 25 m	0 / 05	1	2	3	4	5 / 5,5	6	7 / 8 9 / 10	Fertigverbände: Surgislip, Surgivest, Baby-Nabel
tg-fix, LR 4 m / 25 m	A	B	C	C	D	D	E	E	
Verfa-netz, Aurelia 5 m	–	I	II	II	III	III	IV	–	Netzschlauch-Baby-Nabel
Weronet, We 4 m / 25 m	0	1	2	3	4	5	6	7	
WS-fix, Sö 4 m / 25 m	–	1	2	3	4	4	–	–	
Ypsinetz, Hh 4 m (Größe 3) 25 m (Größe 1–5)	1	1 / 2	2 / 3	2 / 3	4 / 5	4 / 5	5	–	

4

Tab. 4.9: Besondere Schlauchverbände

	Verwendung	Handelsbeispiel	Hersteller
Wasserresistenter Trikotschlauch aus Synthesefaser	Unterzug unter Kunststoff-Starrverbänden	Askina Stockinette	BB
Dichter dauerleastischer Schlauchverband in 5 Kindergrößen	Fett-Feucht-Therapie bei Neurodermitis	Coverflex	PH
Frottier-Polsterschlauch		Helios Frottierpolsterschlauch Meterware und Fertigverbände	Ty
Trikotschlauch-Wickelbinde	Schanz'sche Halskrawatte für HWS-Syndrom	Cervidur Halskrawatte (mod. nach Schanz)	LR
Schaumstoff-Cervicalstützen mit Trikotschlauch-überzug	Stabilisierung der Halswirbelsäule Positionsnummer im Hilfsmittelindex	021 Cellacare Cervical	LR
– einfach	05.12.01.0...	025 Cellacare Cervical Plus	LR
– mit Verstärkung	05.12.01.1...	002 Collafoam	Ty
Schulter-Arm-Verbände	Ruhigstellungsbandagen		
	Positionsnummer im Hilfsmittelverzeichnis		
– Gilchrist	05.09.01.1...	013 Cellacare Gilchrist div.	LR
		010 Helios-Gilchrist	Ty
		024 Cellacare Gilchrist easy div.	LR
		000 Tricodur Gilchrist	BSN
Schlüsselbein-bandage	05.09.02.0...	017 Cellacare Clavicula	LR
– Rucksackverband		006 Tricodur Clavicula	BSN
Fingerverband gepolstert	Fingerverband, guter Schutz vor Stoß und Druck	Singlefix	Ty
Nasenverband Saugkissen in Gestrick mit Ohrenschlaufen	Saugverband zwischen Nase und Oberlippe	Nobarhinal	No

4.5 Dreiecktücher

Bei ihnen handelt es sich um mittelkräftige Viskose-Renforcé-Tücher in rohweiß, sandfarben oder schwarz. Sie können in der Ersten Hilfe vielseitig verwendet werden.

Als Beispiele seien genannt: Armtragetuch, Tragering, Kopfverband, Handverband, als Hilfsmittel zum Abbinden oder zum Befestigen von Schienen.

Als preisgünstige Einmalprodukte werden zur Fixierung von Wundauflagen Dreiecktücher auch aus Vliesstoff angeboten (□ Tab. 1.3).

Fragen

Kapitel 4 Fixiermittel

1. Es gibt eine große Auswahl von Heftpflastern, die sich in ihren Trägermaterialien und Kleberauftrag unterscheiden. Geben sie Empfehlungen für die Anwendung verschiedener Produkte.
2. Wo liegt der Unterschied zwischen starren und elastischen Fixierbinden?
3. Welche Möglichkeiten gibt es, elastisches Gewebe für Binden herzustellen?
4. Welche Fixiermittel für Wundauflagen würden Sie im Sport- und Freizeitbereich empfehlen?
5. Wozu dient ein Rucksackverband?

5 Verbandmittel in der Ersten Hilfe und Verbandkästen

5.1 Wundauflagen in der Ersten Hilfe und für großflächige Verletzungen

Da bei Unfällen auch mit großflächigen Verletzungen, wie Verbrennungen, gerechnet werden muss, sind nach DIN die Kraftfahrzeug-Verbandkästen mit entsprechenden Verbandstoffen auszustatten.

Für großflächige sterile Verbandstoffe gibt es folgende Normen:

- Verbandtuch DIN 13 52 – BR (klein): Maße: 400 und 600 mm
- Verbandtuch DIN 13 52 – A (mittel): Maße: 600 und 800 mm
- Verbandtuch DIN 13 52 – B (groß): Maße: 800 und 1200 mm

In der geltenden DIN 13 52 wurden die früher verwendeten Begriffe »Brandwundenverbandpäckchen« für die 40 × 60 cm große Ausführung bzw. Brandwundenverbandtuch für die beiden anderen Ausführungen durch den Begriff »Verbandtuch« ersetzt.

Als Werkstoff bei Verbandtüchern darf anstelle des herkömmlichen engmaschigen Viskosegewebes auch ein anderes physiologisch unbedenkliches Material verwendet werden. Das gleiche gilt für die Kompresse der kleinen Verbandpäckchen. Aluminiumbedampfte Verbandpäckchen und -tücher oder solche, bei denen hydrophobe Synthesefasern verwendet sind, um eine geringe Verklebungstendenz zu erzielen, werden deshalb vielfach angeboten und vielseitig eingesetzt. So werden aluminiumbedampfte Tücher in besonderen Größen als Betttücher bei Brandverletzungen verwendet.

Als Fertigverbände werden verschieden große aluminiumbedampfte Wundauflagen mit kurzer Fixierbinde oder auch Klettverschluss zur schnellen Abdeckung und Versorgung verschiedener Körperbereiche angeboten (○ Abb. 5.1).

Einen zusammenfassenden Überblick über besondere Verbandmittel in der Ersten Hilfe mit geringer Verklebungstendenz gibt ☐ Tab. 5.1.

☐ **Tab. 5.1:** Besondere Verbandmittel in der Ersten Hilfe mit geringer Verklebungstendenz und Fertigverbände

Material der Wundauflage	Handelsbeispiele	Hersteller	Besonderheiten
Aluminium-bedampfte Wundseite	Aluderm		auch Bett-Tuch
	– Kinder div.	Sö	Flächenverband Schürfwunde, Kopfhaube, Quick-Kopfverband, Quickverband, Knie-, Ellenbogenverband, Verbandpäckchen, Verbandtuch
	– Verbandpäckchen	Sö	3 Größen nach DIN und extragroß (35 × 45 cm)
	– Verbandtuch	Sö	3 Größen nach DIN, auch Bett Tuch
	– Quickverband	Sö	3 Größen mit kurzer selbsthaftender Fixierbinde
	– Safe-Kompresse	Sö	Schlitz-und Polsterkompresse 40 × 30 × 3 cm, Klettverschluss
	– alucap	Sö	Kopfverbandhaube
	– aluface	Sö	Gesichtsmaske
	– alufinger	Sö	Finger-Stülpverband
	Aluderm	Sö	
	– Nasenbinde		mit Kopfverband
	– Nasentamponade	Sö	mit Rückholband
	– Platzwundenverband	Sö	wannenförmige Kompresse auf Klebevlies
	Schürfwundenverband	Sö	große Kompresse (21 × 30) mit Seiden-Heftpflasterstreifen
	Alulast-Schnellverband		jeweils mit kurzer Binde mit Klebeverschluss
	– Gr. 1 (Finger)	We	
	– Gr. 2 (Hand / Fuß)	We	
	– Gr. 3 (Hand / Fuß / Arm / Bein)	We	
	Alumin		
	– Verbandpäckchen	We	3 Größen nach DIN und extragroß
	– Verbandtuch	We	3 Größen nach DIN, auch Bett-Tuch
	– Armverband	We	Fixierung mit Netzschlauch
	– Beinverband	We	Fixierung mit Netzschlauch
	– Kopfverband	We	Fixierung mit Netzschlauch
	– Multiverband	We	auffaltbare Wundauflage Fixierung mit Netzschlauch

□ **Tab. 5.1:** Besondere Verbandmittel in der Ersten Hilfe mit geringer Verklebungstendenz und Fertigverbände (Fortsetzung)

Material der Wundauflage	Handelsbeispiele	Hersteller	Besonderheiten
	Alutex-Verband »Einhand- Verbandpäck.«	We	Wundauflage auf kurzer Pflasterbinde
	Amicus aluskin – Verbandpäckchen – Verbandtuch – Fertigverbände	 Mi Mi Mi	 3 Größen nach DIN 3 Größen nach DIN Fingerling / Kopfverband rmverband / Beinverband
	Metalline – Verbandpäckchen – Verbandtuch	 LR LR	 35 × 45 cm mit Mullbinde 3 Größen nach DIN, auch Betttuch und Tuch von Rolle
	Nobaline Verbandtuch	No	4 Größen, auch Bett-Tuch
Vliesstoff mit Synthesefaser	DermaCare – Kinder div. – Verbandpäckchen – Tuchkompresse	 Sö Sö Sö	 Verbandpäckchen, Verbandtuch, 3 Größen nach DIN 2 Größen (20 × 30 cm / 30 × 40 cm)
	Dermotekt-Pes – Verbandpäckchen V extra groß – Verbandtuch V	 Sö Sö Sö	 35 × 45 cm mit elast. Mullbinde 3 Größen nach DIN
	Hansaplast Fertigverband	B	6 × 8 cm Kompresse mit kurzer elast. Fixierbinde, Klebeverschluss
	Ideal-Schnellverband – Gr. 1 (Finger) – Gr. 2 (Finger / Hand / Fuß) – Gr. 3 (Hand / Fuß / Arm / Bein)	 Mi Mi Mi	jeweils mit kurzer Binde mit Klebeverschluss
	Umbiculus Nabelverband	Hh	Kompresse auf Fixierbinde und Haftstrip
	Ypselast Schnellverband – Gr. 1 (Finger) – Gr. 2 (Finger / Hand / Fuß) – Gr. 3 (Hand / Fuß / Arm / Bein)	 Hh Hh Hh	jeweils mit kurzer Binde mit Klebeverschluss
Firmenverzeichnis siehe unter Abkürzungen			

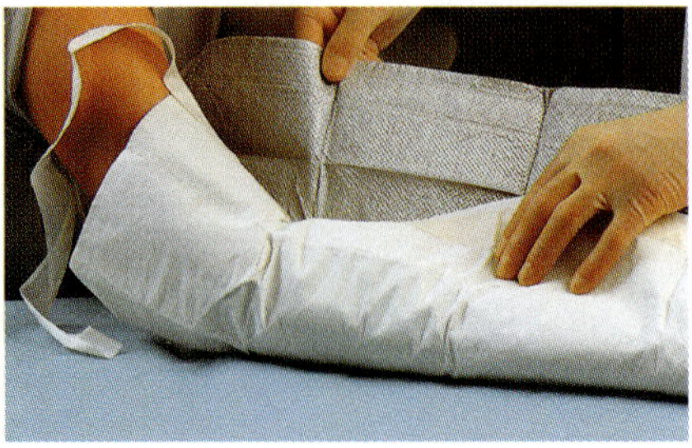

○ **Abb. 5.1:** Wundseitig aluminiumbedampftes Verbandtuch aus saugfähigem Vliesstoff zum Einsatz bei großflächigen Verletzungen

5.2 Kühlende Wundversorgungsprodukte bei Verbrennungen

Die wichtigste Maßnahme bei Verbrennungen ist das Kühlen der betroffenen Hautpartien, um die Wärme aus den tiefen Hautschichten abzuführen. Eine frühe Kühlung kann mit fließendem, etwa 20 °C warmem Wasser über mindestens 15 Minuten erfolgen. In Notfallsituationen und bei großflächigen Verbrennungen werden im Rahmen der Akutversorgung auch kühlende Wundauflagen oder Lagerungssysteme eingesetzt.

Aluderm®-Auflage **AquaCool** (Söhngen) ist eine Liege- und Versorgungsmatte für Schwerverletzte, die aus drei Schichten aufgebaut ist: Die erste, wundseitig zu verwendende Schicht besteht aus Aluderm®, einem aluminiumbedampften Polyestervlies, das nicht mit der Wunde verklebt. Die zweite Schicht ist aus einem hochbauschigen, elastischen Polyesterwattevlies, das große Mengen Flüssigkeit aufnehmen kann. Im Versorgungsfall wird die Auflage mit sterilem Wasser getränkt, das wie in einem Schwamm aufgesogen und gespeichert wird und für Feuchtigkeit und Kühlung sorgt. Durch den Auflagedruck des Patienten gibt der gesättigte Schwamm einen Teil des Wassers wieder frei und wirkt wie ein kühlendes Wasserbad. Eine flüssigkeitsundurchlässige Sperrschicht verhindert ein Durchfeuchten der folgenden Polsterschicht. Diese besteht ebenfalls aus hochbauschigem, elastischem Polyesterwattevlies und sorgt für eine weiche Polsterung.

Water-Jel®-Verbände (Water-Jel Europe, Vertrieb z. B. Wero-medical) sind steril verpackt und bestehen aus einem Polyestervlies als Trägermaterial, das mit einem Gel getränkt ist. Das Gel besteht aus 96 Wasser und enthält Teebaumöl als Bakteriostatikum. Water-Jel-Verbände kühlen eine Verbrennung durch schnelle Ableitung der Wundhitze in das Gel. Vorteil dieser Verbände ist, dass sich die Temperatursenkung auf das Wundgebiet beschränkt und so eine Unterkühlung des Patienten ausgeschlossen wird. Außerdem verklebt das Gel nicht mit der Wunde, die Wunde ist vor weiterer Kontamination geschützt. Water-Jel-Verbände gibt es in unterschiedlichen Größen, als speziellen Gesichtsverband (○ **Abb. 5.2**) und in Form von Rettungsdecken (□ **Tab. 5.2**)

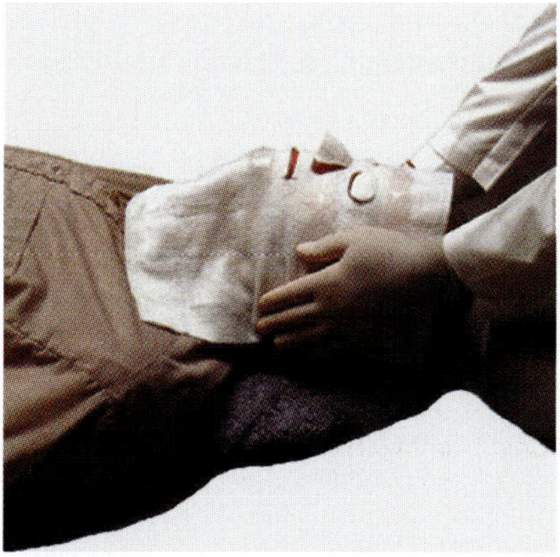

○ **Abb. 5.2:** Water-Jel® Verband für Verbrennungen im Gesicht

□ **Tab. 5.2:** Produkte zum Kühlen bei Verbrennungspatienten

Produktname	Hersteller	Größen
Aluderm Aqua Cool	Söhngen	Liege- und Versorgungsmatte, Auflage für Erwachsene: 195 × 65 × 6 cm Auflage für Kinder: 120 × 55 × 6 cm Versorgungskissen: 40 × 60 × 6 cm Verbrennungs-Sets Versorgungseinheiten
Water-Jel	Water-Jel Europe	Verband: 10 × 10 cm 10 × 40,5 cm 20 × 45 cm Gesichtsmaske Rettungsdecke klein Rettungsdecke medium

5.3 Verbandkästen

Verbandkästen, die in **Kraftfahrzeugen** mitgeführt werden, müssen der DIN 13164 (gültig ab Januar 1998) entsprechen (□ **Tab. 5.3**, ○ **Abb. 5.3**).

Das Erste-Hilfe-Material für **Motorräder** entspricht der DIN 13167 von 1995 (□ **Tab. 5.4**, ○ **Abb. 5.4**).

Im **gewerblichen Bereich** sind je nach Art und Größe des Betriebs, Verbandkästen in verschiedenen Ausführungen gesetzlich vorgeschrieben (□ **Tab. 5.5**). Die Erste-Hilfe-Ausrüstung muss gut sichtbar und für jeden zugänglich, in geeigneten Behältnissen, gegen schädigende Einflüsse geschützt und in ausreichender Menge bereitgehalten werden. Der Inhalt von Verbandkästen oder -schränken muss der DIN 13157-C (kleine Verbandstofffüllung) oder der DIN 13169-D (große Verbandstofffüllung) entsprechen. Der Unterschied der beiden Füllungen liegt nur in der Anzahl der enthaltenen Materialien, die bei der großen Variante doppelt so groß ist.

Die Hersteller von Kraftfahrzeugverbandkästen und Verbandkästen für Betriebe bieten auch kleine Taschen mit sinnvoller Zusammenstellung für **Hobby und Freizeit** an (○ **Abb. 5.5**).

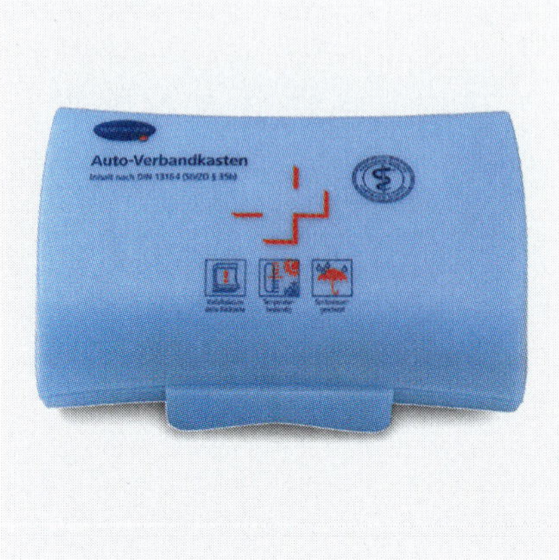

○ **Abb. 5.3:** Auto-Verbandkasten nach DIN 13 64

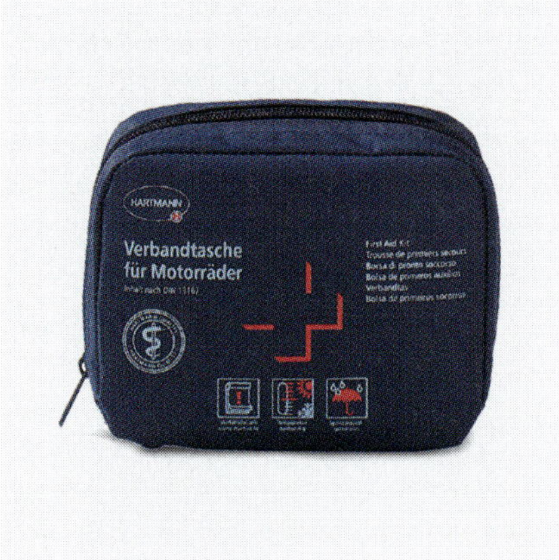

○ **Abb. 5.4:** Verbandtasche für Motorräder nach DIN 13 67

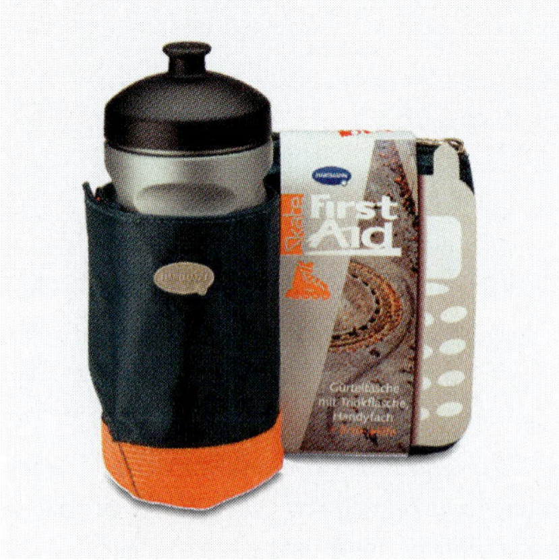

○ **Abb. 5.5:** Erste-Hilfe-Gürteltasche für den Freizeitbereich

□ **Tab. 5.3:** Inhalt von Verbandkästen nach DIN 13 64 zum Mitführen in Kraftfahrzeugen

Stückzahl	Bezeichnung	Anmerkung Nr.
1	Heftpflaster DEM 1319-A, 5 × 5	
8	Wundschnellverband DIN 1319-E, 10 × 6	
1	Verbandpäckchen DIN 13 51-G	1
3	Verbandpäckchen DIN 13 51-M	1
1	Verbandtuch DIN 13 52-A	2
2	Verbandtuch DIN 13 52-BR	2
2	Fixierbinde DIN 6134-FB-6	
3	Fixierbinde DIN 6134-FB-8	
6	Wundkompresse 100 mm × 100 mm	3
2	Dreiecktuch DIN 13 68-D	4
1	Schere DIN 5879-A	
1	Rettungsdecke	5
4	Einmalhandschuhe DIN EN 45-1 und DIN EN 455-2, groß	6
1	Erste-Hilfe-Broschüre	7
1	Inhaltsverzeichnis	

Anmerkungen

1 Verbandpäckchen: Sie bestehen aus einer Kompresse, die auf eine Fixierbinde aufgenäht ist.
Größen: M 80 × 100 Fixierbinden 80 × 4000
G 100 × 120 Fixierbinde 100 × 4000
Als Material der Kompresse zugelassen sind:
- Verbandwatte DIN 6140 – V – CO / CV mit Verbandmull nach DIN 6130 allseitig umhüllt oder
- Verbandzellstoff nach DAB mit Verbandmull allseitig umhüllt oder
- ein- oder mehrlagiges Flächengebilde, Oberfläche nicht saugend, sekretdurchlässig.

Als Fixierbinde zugelassen sind:
- Mullbinde zur Fixierung nach DIN 6131 (jedoch abweichend in der Länge) oder
- elastische Fixierbinde mit gewebten Kanten, 20-fädig mit mindestens 35 hydrophilem Faseranteil.

Die Verbandpäckchen sind steril. Die Umhüllung ist schwarz auf weiß beschriftet.

2 Verbandtuch: Es handelt sich um ein Tuch in den Größen
BR (klein) 400 × 600
A (mittel) 600 × 800
Als Material zugelassen sind:
- Gewebe in Leinwandbindung aus Viskosespinnfaser oder
- Flächengebilde (mit genormten Anforderungen).

Verbandtücher (früher Brandwundenverbandtücher) sind steril. Die Beschriftung auf der Umhüllung ist rot auf weiß.

3 Kompressen-Anforderungen an das Material: physiologisch unbedenklich, saugfähig, porös, mindestens 225 g / m² oder
Kompresse aus Verbandmull VM 17 nach DIN 6130 8-fach gelegt, maximal paarweise verpackt, steril.

4 Dreiecktuch: Material: Gewebe aus Viskosespinnfaser in Leinwandbindung, oder
einlagiges Flächengebilde mit einer nach DIN formulierten Anforderung an die Zugkraft.
Dreiecktücher sind nicht steril und damit als direkte Wundauflage nicht geeignet!

5 Rettungsdecke: 210 × 160 cm, aluminiumbeschichtet

6 Einmalhandschuhe: PVC, nahtlos, Sorte groß, staubgeschützt verpackt.

7 Erste-Hilfe-Broschüre muss mindestens der Broschüre »Anleitung zur Ersten Hilfe bei Unfällen« oder »Sofortmaßnahmen am Unfallort« entsprechen.

Tab. 5.4: Erste-Hilfe-Ausstattung zum Mitführen auf Motorrädern nach DIN 13 67

Stückzahl	Bezeichnung
1	Heftpflaster DIN 1319-A 5 × 1,25
8	Wundschnellverbände DIN 1319-E 10 × 6
2	Verbandpäckchen DIN 13 51-M
1	Rettungsdecke: metallisierte Polyesterfolie, Oberfläche Aluminium, Rückseite farbig, Mindestmaße 2100 mm × 1600 mm, Mindestfoliendicke 12 µm, staubgeschützt verpackt
1	Verbandtuch DIN 13 52-A
1	Schere
1	Inhaltsverzeichnis
4	Einmalhandschuhe aus PVC nach DIN EN 455-1 und DIN EN 455-2
1	Erste-Hilfe-Broschüre

Tab. 5.5: Inhalt Verbandkasten DIN 13 57 – C, »kleiner Verbandkasten« für bis zu 20 Mitarbeiter

Stückzahl	Bezeichnung	Anmerkung
1	Heftpflaster DIN 1319-A 5 × 2,5	Spule mit Außenschutz
8	Wundschnellverbände DIN 1319-E 10 × 6	staubgeschützt verpackt
5	Fingerkuppenverband*)	staubgeschützt verpackt
5	Wundschnellverband DIN 1319-E 18 × 2	staubgeschützt verpackt
10	Pflasterstrip	Mindestmaße 19 mm × 72 mm staubgeschützt verpackt
3	Verbandpäckchen DIN 13 51-M	
2	Verbandpäckchen DIN 13 51-G	
1	Verbandtuch DIN 13 52-BR	
1	Verbandtuch DIN 13 52-A	
6	Kompresse 100 mm × 100 mm*)	maximal paarweise verpackt, steril, Papier nach DIN 58 53-2

☐ **Tab. 5.5:** Inhalt Verbandkasten DIN 1357 – C, »kleiner Verbandkasten« für bis zu 20 Mitarbeiter (Fortsetzung)

Stückzahl	Bezeichnung	Anmerkung
2	Augenkompresse	oder Vliesstoff umhüllt, Mindestmaße 50 mm × 70 mm, Gewicht min. 1,5 g/Stück, einzeln steril verpackt
1	Rettungsdecke*)	metallisierte Polyesterfolie, Oberfläche Aluminium, Rückseite farbig, Mindestmaße 2100 mm × 1600 mm, Mindestfoliendicke 12 µm, **staubgeschützt verpackt**
3	Fixierbinde DIN 6134-FB 6*)	einzeln staubgeschützt verpackt
3	Fixierbinde DIN 6134-FB 8*)	einzeln staubgeschützt verpackt
1	Netzverband für Extremitäten*)	mindestens 4 m gedehnt
1	Dreiecktuch DIN 1368-D	staubgeschützt verpackt
1	Schere DIN 5879-B 190	
10	Vliesstoff-Tuch	Mindestmaße 200 mm × 300 mm, flächenbezogene Masse mind. 15 g/m²
2	Folienbeutel*)	verschließbar, aus Polyethylen, Mindestmaße 300 mm × 400 mm, Mindestfoliendicke 45 µm
4	Einmalhandschuh nach DIN EN 455-1 und DIN EN 455-2	entsprechend den Festlegungen für Pflegehandschuhe aus PVC, nahtlos, groß, maximal zu 4 Stück
		staubgeschützt verpackt
1	Erste-Hilfe-Broschüre	Muss mindestens der Broschüre »Anleitung zur Ersten Hilfe bei Unfällen« der gewerblichen Berufsgenossenschaften entsprechen
1	Inhaltsverzeichnis	

*) diese Positionen sind mit der Norm vom August 1996 geändert

5

☐ **Tab. 5.6** Beispiele für Erste-Hilfe-Sets für Haushalt und Freizeitbereich

Hersteller	Handelsbeispiele
Ausbüttel	Für Kids Sport & Radfahren Wandern & Trekking Erste Hilfe Motorradfahren
Beiersdorf	Hansaplast Schnelle Hilfe
Erena	Senada Schultasche für Schule und Kindergarten Senada Sportsortiment small, medium, large Senada Fix Soforthilfe für unterwegs Senada Erste Hilfe Reisebox Senada Walking & Motorradtasche
P. Hartmann	Bike FirstAid, Fahrradflasche mit integriertem Erste-Hilfe-Set Hike FirstAid, Gürteltasche Skate FirstAid, Gürteltasche Travel FirstAid, Kulturtasche Cosmoplast Travel, Kulturtasche Cosmoplast Sport, Gürteltasche
Holthaus	Velo Fahrradverbandtasche Alpin-Set Verbandtasche Aktiv Verbandtasche Nautisave Verbandkasten Travel Verbandkassette
Leina	Mobiles Erste-Hilfe-Set Mini Verbandtasche Mountain-Set Reise-Set
Söhngen	Scout Sport- und Freizeit-Notfallset Sport-Boy (Bauchtasche) Sport-Set (Gleitverschlusstasche) **Erste-Hilfe-Taschen:** Angler, Bergsport, Golfer, Haus & Garten, Haushalt, Hobbybastler, Jagd & Forst, Kampfsport, Leichtathletik, Messeteam, Metzger, Mit dem Rucksack unterwegs, Monteur unterwegs, Motorradfahrer, Paraglider, Radfahrer , Reiter, Rummelplatz, Skifahrer, Sport & Freizeit, Strand, Tanzsport, Tennis, Urlaub, Wassersport, Wochenmarkt, Persönliche Notverbandtasche **Erste-Hilfe-Set:** Fahrrad, Kinder daheim, KiTa unterwegs, Schulranzen, Turnbeutel, Infekt-Set, Infektionsschutz-Set Fernreisen, Juniorsport, Mini-Set, Waldarbeiter, Traveller Reiseapotheke **Für Hunde:** Erste-Hilfe für Hunde, WauWau daheim & unterwegs, WauWau Verbandkasten

Fragen

Kapitel 5 Verbandmittel in der ersten Hilfe

1. Wie kann ein Verkleben der Verbandstoffe bei Verbrennungswunden weitgehend verhindert werden?
2. Welches ist die wichtigste Erstmaßnahme bei Verbrennungen?
3. Was sind die gesetzlichen Vorgaben für die Erste-Hilfe-Ausstattung in gewerblichen Betrieben?

6 Stütz- und Kompressionsbinden

Stütz- und Kompressionsbinden zählen zu den therapeutischen Verbänden. **Komprimierende Verbände** stellen die Basisbehandlung der chronisch venösen Insuffizienz und den daraus folgenden Krankheitsbildern wie Ödembildung, variköser Symptomenkomplex oder Ulcus cruris venosum dar. Sie werden auch zur Prophylaxe und Therapie von Thromboembolien und bei lymphatischen Erkrankungen eingesetzt.

Bei Verletzungen und Schädigungen des Haltungs- und Bewegungsapparates werden so genannte **funktionelle Verbände** angelegt, die die Aufgabe haben, den betroffenen Körperteil zu komprimieren, zu stützen und zu entlasten. Typische Einsatzgebiete sind Verstauchung (Distorsion), Verrenkung (Luxation), Muskelfaserriss oder Sehnenscheidenentzündung (Tendovaginitis).

Je nach Indikationsgebiet kommt Bindenmaterial mit ganz unterschiedlichen Eigenschaften zum Einsatz. Dabei ist Einteilung in reine Stütz- bzw. reine Kompressionsverbände nicht möglich, da bei vielen Bindenarten das Indikationsgebiet fließend sowohl funktionell als auch komprimierend sein kann.

Übersichtlicher ist die Einteilung nach dem Bindenmaterial:
- Binden aus 100 Cellulosegarnen (Baumwolle, Viskose),
- dauerelastische Binden,
- Schaumgummi- Schaumstoffbinden,
- Pflasterbinden,
- Zinkleimbinden.

6.1 Binden aus 100 Cellulosegarnen

Binden aus Naturfasern erhalten ihre Dehnbarkeit herstellungstechnisch durch die starke Überdrehung der enthaltenen Baumwollgarne. Diese **textilelastischen** Binden (□ Tab. 6.1, Seite 152) sind sehr hautfreundlich, saugfähig und widerstandsfähig gegenüber Sekreten und Salben, haben aber den Nachteil, dass die Elastizität beim Tragen nachlässt (Binden leiern aus).

Indikation

Textilelastische Binden haben eine Dehnbarkeit von 60–90 und zählen daher zu den Kurzzugbinden (s. Kap. 6.2.1). Sie eignen sich zur Kompression der Extremitäten in der Phlebologie und Lymphologie, aber auch als funktioneller Verband oder Sportbandage.

Beratungshinweis

Textilelastische Binden verlieren beim Tragen ihre Elastizität und dadurch an Kompressionswirkung.

Durch häufiges Waschen der Binde und täglich neues Wickeln mit einer frischen Binde kann der Elastizitätsverlust ausgeglichen werden. Die Binden dürfen nach dem Waschen zum Trocknen weder aufgehängt noch sollten sie gebügelt werden. Es empfiehlt sich, textilelastische Binden (wie alle anderen waschbaren Binden auch) immer in einem Säckchen getrennt von der anderen Wäsche zu waschen.

6.1.1 Idealbinden nach DIN 6132

Diese Binden sind auch bekannt unter der Bezeichnung **elastische Binden.**

Idealbinden, die der DIN 61 32 entsprechen, bestehen aus stark überdrehten Baumwoll-Kettfäden und Baumwoll-Schussfäden. Bis maximal 33 dürfen im Schuss anstelle von Baumwollfasern Viskosefasern verarbeitet werden (○ **Abb. 6.1**).

Idealbinden gibt es als Schlingkantbinden und – bei den weißen Binden seltener und zudem teurer – als Webkantbinden.

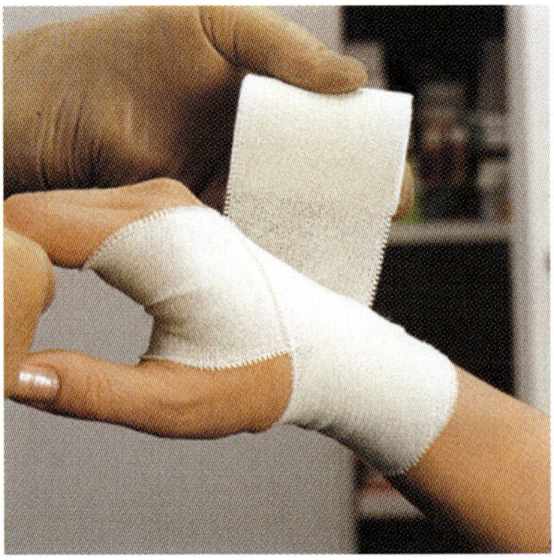

○ **Abb. 6.1:** Idealbinde nach DIN 6132 mit Schlingkante

Schlingkantbinden können auf Breitwebstühlen hergestellt werden. Diese sind dann zwischen den Bindenbreiten mit einer Vorrichtung ausgestattet, die die letzten beiden Kettfäden nach Eintrag eines jeden Schussfadens in ihrer Position vertauscht. Dadurch kann es nach dem Schneiden nicht zu einem Ausfransen kommen.

Webkantbinden werden auf schmalen Bandwebstühlen hergestellt. Die sich umdrehenden Schussfäden ergeben hier die Webkante.

Idealbinden werden in den Breiten 4, 6, 8, 10, 12, 15, 20 und 30 cm angeboten. Die Breite ist aus der DIN-Angabe ersichtlich: Idealbinde DIN 61 32 – IB 8-S (es handelt sich um eine 8 cm breite Binde, schlingkantig).

Die üblichen Idealbinden sind alle weiß, ungedehnt ca. 2,5 m, maschinell gedehnt ca. 5 m lang. Dieser Wert ergibt sich aus der Prüfung der Dehnbarkeit nach DIN. Die Dehnbarkeit wird an der Binde bei einer Zugkraft von 10 Newton je cm Bindenbreite während 1 Minute gemessen. Diese Messtechnik hat sich bei allen dehnbaren Binden durchgesetzt.

Den Einzelpackungen liegen im Allgemeinen zwei Verbandklammern zur Endfixierung bei.

6.1.2 Nicht genormte elastische Binden aus Cellulosegarnen (□ Tab. 6.1)

Hierzu zählen

- hautfarbene elastische Binden
- kohäsive Binden
- Nabelbinden
- Kreppbinden.

Hautfarbene elastische Binden

Einerseits gibt es hautfarbene Idealbinden nach DIN 61 32, andererseits gibt es eine Reihe von hautfarbenen elastischen Binden mit Handelsnamen, die weitgehendst den DIN-Idealbinden entsprechen, ohne sich auf die Norm zu beziehen. Häufig bestehen sie aus 100 Baumwolle in Kette und Schuss und zeichnen sich bei geringerer Dehnbarkeit durch eine höhere Kompressionswirkung im Vergleich zu den Idealbinden aus.

Hautfarbene, besonders kräftige Binden werden gerne für die »**Doppelbindentechnik nach Pütter**« verwendet. Zwei Binden werden dabei nacheinander aber gegenläufig gewickelt (○ Abb. 6.2). Die Kompressionswirkung wird dadurch verstärkt. Für diesen Zweck bieten Firmen Packungen an, in denen sich zwei hautfarbene elastische Binden von 10 cm Breite befinden (○ Abb. 6.3).

Zudem werden Doppelpackungen mit zwei Binden von unterschiedlicher Breite (8 und 10 cm) angeboten.

□ **Tab. 6.1:** Kompressionsbinden aus 100 Cellulosegarnen

Produkt	Handelsbeispiele	Hersteller	Besonderheiten
ohne Latexauftrag			
▶ Idealbinden **weiß, Schlingkante** nach DIN 6132	Askina Ideal	BB	
	Idena Idealbinde	Er	
	Teufel Idealbinde, elastisch	Te	
	Urgolast DIN	Ug	
	Ypsidal Idealbinden	Hh	
▶ Idealbinden **weiß, Webkante** nach DIN 6132	Askina Ideal Plus	BB	
	Amicus Permelast Idealbinden	Mi	
	Draco Idealbinden WK	Au	
	Elasticon	PH	
	Helios Idealbinden WK	Ty	
▶ Idealbindenstruktur **hautfarben**, meist Webkante, nach DIN und ohne DIN	Comprilan		
	– textilelast. Kurzzugbinde	BSN	
	– Verband	BSN	2 Binden à 10 cm
	Cottonelast	Hh	
	Dracolastic kräftig	Au	
	Draco-Set kräftig	Au	2 Binden 8 cm + 10 cm
	Elko	LR	
	Michallik H-Idealbinde HF	Mi	
	Nobalan		
	– Kurzzugbinde	No	
	– Verband	No	2 Binden à 10 cm
	Pütterbinde	PH	
	Pütter-Verband	PH	2 Binden à 10 cm
	Rosidal-Binde kräftig	LR	
	Urgoband		
	– duo	Ug	2 Binden à 10 cm
▶ **Nabelbinden**	Bambino Nabelbinde	LR	
	Telelast elast. Nabelbinde	PH	
▶ **Idealbindenstruktur mit Latexauftrag**	Askina Forte	BB	alle kohäsiv
	Comprihaft	BSN	
	Idealhaft	PH	
	Rosidal haft-Binde	LR	
	Snögg elasto-bind	VOS	
	Urgoband kohäsiv	Ug	
▶ **100 Naturfaser, Kreppstruktur**	Heliocrepp	Ty	
	Nobacrepp	No	
Firmenverzeichnis siehe unter Abkürzungen			

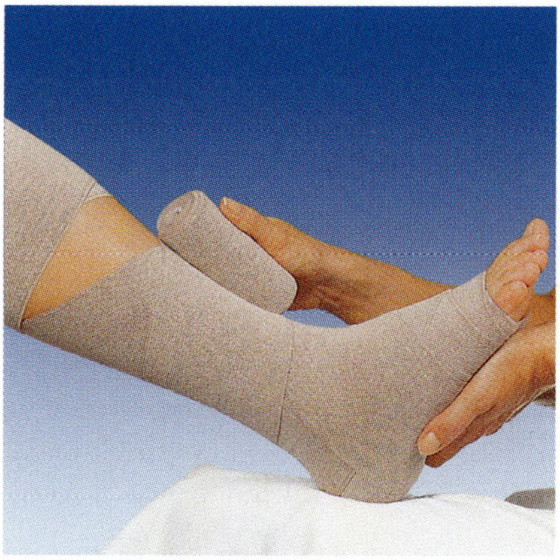

○ **Abb. 6.2:** Kompressionsverband mit textilelastischer Pütterbinde

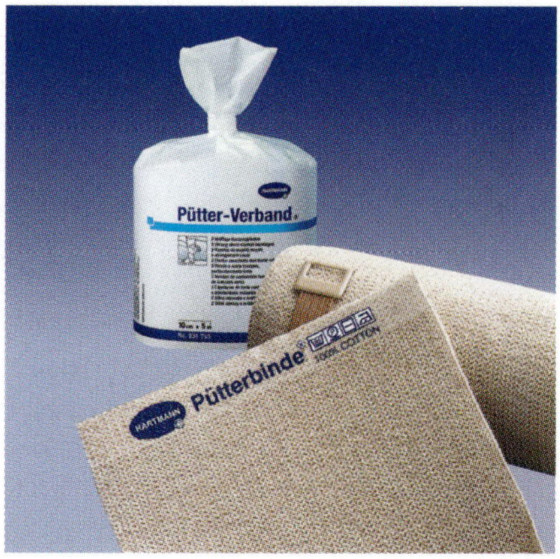

○ **Abb. 6.3:** Pütter-Verband

Kohäsive Binden

Binden mit Latexauftrag (○ **Abb. 6.4**) haben den Vorzug, dass die Bindentouren besser aufeinander haften, ohne dass die Binden auf Haut und Haaren kleben. Als Nachteil muss angesehen werden, dass beim Waschen der Latexauftrag zerstört wird.

Nicht verwechselt werden dürfen diese Binden mit den adhäsiven Binden, die Zinkoxid-Kautschuk-Klebernasse oder Polyacrylat-Klebemasse aufgetragen haben und als Pflasterbinden eingestuft werden (s. Kap. 6.4).

Nabelbinden

Kürzere Idealbinden in 5 oder 6 cm Breite mit Befestigungsband werden für Säuglinge zur Fixierung der Nabelkompresse und als leichter Stützverband zur Nabelbruchprophylaxe angeboten.

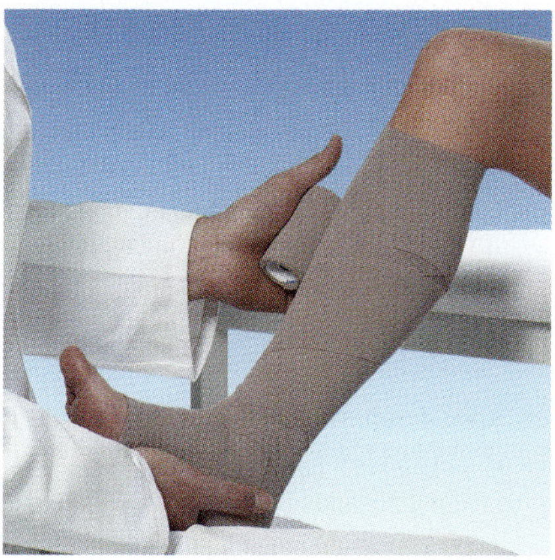

○ **Abb. 6.4:** Kohäsive textilelastische Kurzzugbinde Idealhaft®

Kreppbinden

in schwerer Qualität werden für Stütz- und Entlastungsverbände in rohweiß oder hautfarben angeboten. Im Vergleich zu den Idealbinden ist die Oberfläche stark gekreppt. Diese Struktur führt aber zu gut sitzenden, rutschfesten Verbänden.

6.2 Dauerelastische Binden

Dauerelastische Binden (□ **Tab. 6.2, Seite 157**), die auch Dauerbinden genannt werden, verbinden den Tragekomfort von Baumwolle mit einer dauerhaften Elastizität durch Verwendung von texturiertem Polyamid (s. Kap. 1.1.4) oder umsponnenen Polyurethanfäden als Kettgarne. Polyurethan-Elastomere sind alterungsbeständig und widerstandsfähig gegenüber Sekreten, Salben, Schweiß.

Dauerelastische Binden sind 6, 8, 10 und 12 cm breit. Binden mit texturiertem Polyamid sind gedehnt meist 5 m, die übrigen Binden 7 m lang. Ausnahme stellen die Gelenkbinden dar, die gedehnt eine Länge von 3,5 m besitzen.

Kurzzugbinden – Langzugbinden

Je nach Material und Herstellungstechnik erhält man Binden mit unterschiedlicher Dehnungsfähigkeit:

- **Kurzzugbinden mit Dehnbarkeit unter 100**
  - von kräftiger Qualität mit ultrakurzer Dehnbarkeit unter 50
  - von kräftiger bis mittelkräftiger Qualität mit Dehnbarkeit unter 100
- **Mittelzugbinden mit Dehnbarkeit von 100 bis 150**
  - von kräftiger Qualität
  - von mittelkräftiger Qualität
  - von leichter Qualität
- **Langzugbinden mit Dehnbarkeit über 150**
  - von feiner Qualität
  - von kräftiger Qualität

Je größer die Dehnbarkeit einer Binde ist, umso größer ist auch ihre Rückstellkraft, d. h. ihr Bestreben, sich wieder zusammenzuziehen. Wird eine Langzugbinde während des Anlegens gedehnt, bewirkt die Rückstellkraft der Binde eine starke Dauerkompression, auch in Ruhe. Bei Bewegung gibt die Binde nach, passt sich flexibel Positionsänderungen oder Muskeldehnungen an. **Langzugbinden** haben daher einen **hohen Ruhedruck** und einen **niedrigen Arbeitsdruck**. Sie werden folglich bevorzugt als Stütz- und Entlastungsverband bei Schädigungen des Haltungs- und Bewegungsapparates sowie als Sportbandage eingesetzt.

Kurzzugbinden dagegen haben einen **geringen Ruhedruck** und einen **hohen Arbeitsdruck:** Die geringe Rückstellkraft bewirkt in Ruhe eine geringere Kompression, während die relativ unflexible Binde bei Bewegung ein kräftiges Widerlager gegen die Muskelkontraktion darstellt.

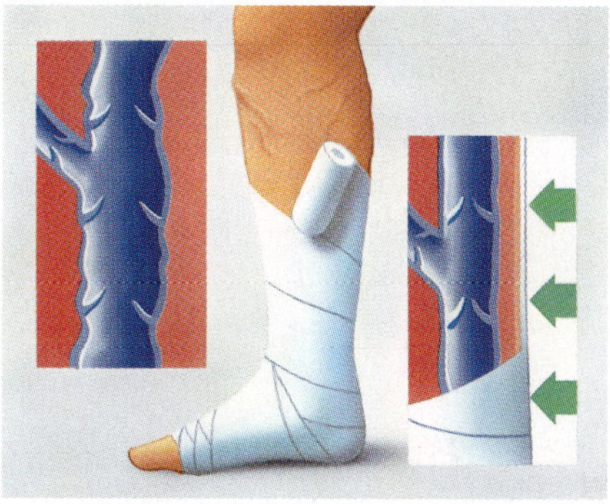

○ **Abb. 6.5:** Wirkung des Kompressionsverbandes. Durch festes Widerlager werden die Venen verengt, die Ventilfunktion der Klappen wieder hergestellt und die Strömungsgeschwindigkeit erhöht

Diese Eigenschaft ist bei der Therapie der venösen Insuffizienz sehr erwünscht. Venensystem, Sprunggelenk und Wadenmuskulatur bilden zusammen beim Gehen die Gelenkmuskelpumpe. Kontrahiert die Muskulatur, werden die Venen komprimiert, bei Relaxation der Muskeln dilatieren sie. Durch die wechselnde Druck- und Saugwirkung der Pumpe wird das venöse Blut Richtung Herz befördert, der Venendruck in den Beinen sinkt.

Bei venöser Insuffizienz ist der venöse Rückfluss bei dilatierten Gefäßen massiv behindert (○ **Abb. 6.5**), Ödem, Ulcus cruris oder Thrombose können die Folge sein. Kompressionstherapie verbessert den venösen Rückfluss durch Einengung der dilatierten Gefäße mit Verbesserung der Venenklappenfunktion, Erhöhung der Strömungsgeschwindigkeit mit verminderter Thrombosegefahr und Unterstützung der Gelenk-Muskel-Pumpe durch Gegendruck von außen. Je höher der Gegendruck von außen, d. h. der Arbeitsdruck der Binde ist, umso effektiver wirkt die Kompression auch im tiefen Gefäßsystem.

6.2.1 Kurzzugbinden

Ultrakurzbinden zeigen eine Dehnbarkeit von 50 und darunter. Sie werden vor allem dann eingesetzt, wenn eine kräftige Kompression mit möglichst großer Tiefenwirkung erwünscht ist. Es ist zu beachten, dass diese Binden schwieriger zu handhaben sind und nur von Spezialisten angelegt werden sollten.

»Dauerelastische Idealbinden« sind Kurzzugbinden von mittelkräftiger Qualität mit einer Dehnbarkeit zwischen 80–90. Sie eignen sich ebenso wie die textilelastischen Idealbinden (s. Kap. 6.1) für mittelkräftige Kompressionsverbände und als Wechselverband bei bestehendem Unterschenkelgeschwür. Das sachgerechte Anlegen eines Kompressionsverbandes mit Kurzzugbinden erfordert viel Übung, kann aber nach Anleitung durchaus auch vom Patienten selbst durchgeführt werden (○ **Abb. 6.6**).

Kurzzugbinden können über Nacht getragen werden (geringer Ruhedruck).

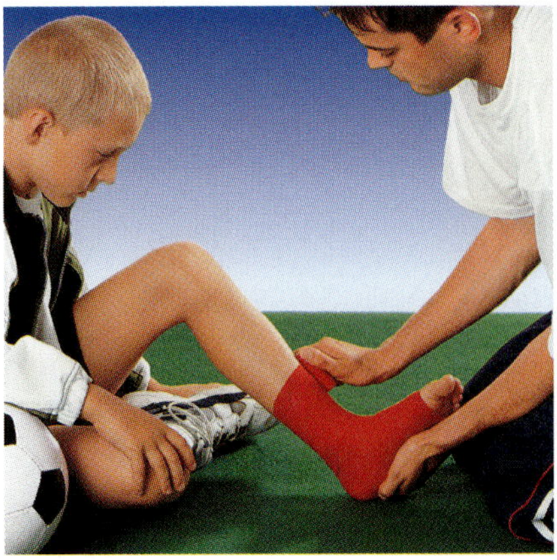

○ **Abb. 6.6:** Dauerelastische Kurzzugbinde Idealast® color

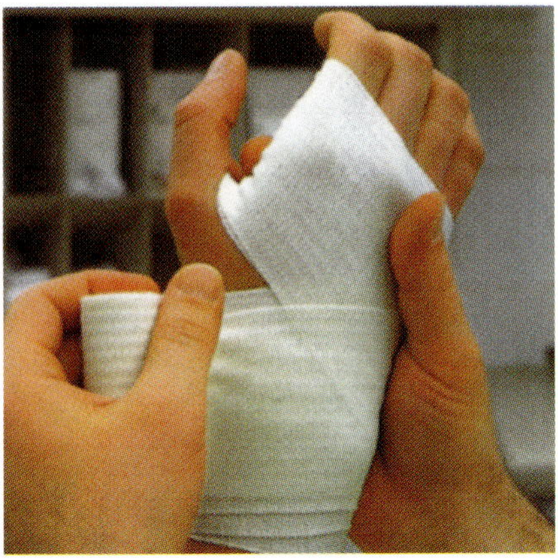

○ **Abb. 6.7:** Dauerelastische Mittelzugbinde Lenkelast®

Beratungshinweis

Kompressionstherapie bei immobilen Patienten wird wegen des geringen Ruhedrucks mit Kurzzugbinden durchgeführt. Der Effekt der Kompression wird erhöht, wenn der Patient dazu angehalten wird, im Liegen oder Sitzen seine Muskelpumpe zu betätigen. Dazu sollte er so oft als möglich mit den Füßen wippen, kreisen oder paddeln. Wichtig ist, dass das Sprunggelenk ausreichend bewegt wird.

6.2.2 Mittelzugbinden

Mittelzugbinden können leichter angewickelt werden als Kurzzugbinden. In der Tiefenwirkung liegen die Binden von **kräftiger** Qualität entsprechend zwischen den Kurzzugbinden und den Langzugbinden. Sie enthalten Polyurethan-Elastomere. Als Dauerverband beim immobilen Patienten oder zum Tragen über Nacht sind sie – wie Langzugbinden – nicht geeignet.

Mittelzugbinden von **leichter bis mittelkräftiger** Qualität tragen oft das Prädikat »Universalbinde«, da sie sich aufgrund ihrer Elastizität überall leicht anpassen und mit ihnen sowohl Fixierverbände mit komprimierender Wirkung wie auch leichte Stütz- und Kompressionsverbände angelegt werden können (○ **Abb. 6.7**). Für akute Beinleiden haben sie oft keine ausreichende Tiefenwirkung.

6.2.3 Langzugbinden

Um Langzugbinden zu dehnen, braucht man weit weniger Kraft, als man benötigen würde, dieselbe Längenzunahme bei einer Kurzzugbinde zu erreichen. Wird nun eine leichte Langzugbinde unter geringer Vordehnung angelegt, wird sie beim Gehen durch

Tab. 6.2: Dauerelastische Binden

Dehnbarkeit	Handelsbeispiele	Hersteller	Synthesefasern/ Elastomere	Besonderheiten
Kurzzug				
≤ 0	bevorzugte Verwendung: für kräftigen Kompressionsverband			
	Compridur	BSN	PA	
	– Kombi	BSN	PA	8 cm + 10 cm
	Durelast	LR	PA	
	– Combi	LR	PA	8 cm + 10 cm
	Lastobind	PH	PA	
	– Duo	PH	PA	8 cm + 10 cm
	Nobadur	No	PA	
	– cohesive	No	PA	kohäsiv
	– Verband	No	PA	8 cm + 10 cm
	Rhena Varidress	Kr	PA	
	– Kombipackung	Kr	PA	8 cm + 10 cm
	Teufel Kurzzugbinde	Te	PA	
	Urgoband ultra	Ug	PA	
	Ypsidur	Hh	PA	
> 0 – ca. 100	bevorzugte Verwendung für mittelkräftigen Kompressionsverband und für Stütz- und Entlastungsverband			
	Amicus Permelast Universalbinde	Mi	PA	weiß
	Askina Universalbinde	BB	PA, EL	
	Cottonamid	Hh	PA	
	Daurodur			
	– weiß	DW	PA	
	– hautfarben	DW	PA	
	Idealast	PH	PA	weiß
	– C	PH	PA	hautfarben
	– color cohesive	PH	PA, EL	kohäsiv
	– haft	PH	PA, EL	kohäsiv
	Idealflex	PH	PES	
	Lenkideal	LR	PA, EL	
	Uniflex Ideal	BSN	PA	
	Unihaft	BSN	PA, EL	kohäsiv
	Urgolast			
	– forte	Ug	PA, EL	
	– color/-color mix	Ug	PA, EL	
	Werohaft	We	PA, EL	kohäsiv
	Werolastic-Idealbinde	We	PA	hautfarben
	Werosal-Idealbinde	We	PA	weiß
	WS-Universal	Sö	PA, EL	

□ **Tab. 6.2:** Dauerelastische Binden (Fortsetzung)

Dehnbarkeit	Handelsbeispiele	Hersteller	Synthesefasern/ Elastomere	Besonderheiten
Mittelzug 100–150	bevorzugte Verwendung: für Stütz- und Entlastungsverband und leichten bis mittelkräftigen Kompressionsverband			
kräftige bis mittelkräftige Qualität	Eloflex Lycra	BNS	EL	
	Idenalast	Er	PA, EL	
	Lenkelast	LR	PA, El	
	– color	LR	PA, EL	
	Uniflex			
	– color (AP)	BSN	PA, EL	
	– Universal	BSN	PA, EL	
	Urgo Idealbinde	Ug	PA,EL	
	Urgolast			
	– haft	Ug	PA, EL	kohäsiv
	– universal	Ug	PA, EL	
	Ypsidal Universalbinde	Hh		PA, EL
Langzug >50	bevorzugte Verwendung: für Stütz- und Entlastungsverband; zur Verstärkung der Kompressionswirkung anderer Verbände			
	Dauerbinde			
	– K	LR	PA, EL	auch Gelenkverband
	– F	LR	PA, EL	auch Gelenkverband
	Elodur			
	– forte	BSN	EL	
	– fine	BSN	EL	
	Eloflex	BSN	PA, EL	auch Gelenkbinde
	Idena Dur			
	– kräftig	Er	PA, EL	
	– fein	Er	EL	
	Lastodur			
	– straff	PH	PA, EL	auch Gelenkbinde
	– weich	PH	EL	
	Lastohaft	PH	PH, EL	kohäsiv
	Nobastretch			
	– kräftig	No	EL	
	– fein	No	EL	
	– cohesive	No	EL	kohäsiv
	Perfekta Kohäsiv	LR	EL	kohäsiv

Tab. 6.2: Dauerelastische Binden (Fortsetzung)

Dehnbarkeit	Handelsbeispiele	Hersteller	Synthesefasern / Elastomere	Besonderheiten
Langzugbinden >50	bevorzugte Verwendung: für Stütz- und Entlastungsverband und leichten bis mittelkräftigen Kompressionsverband			
	Tensopress			
	– F	BNS	EL	
	Teufel Kompressionsbinde			
	– kräftige Langzugbinde	Te	PA, EL	
	– leichte Langzugbinde	Te	PA, EL	
	Urgolan			
	– kräftig	Ug	PA, EL	
	– fein	Ug	PA, EL	
	Ypsistretch	Hh	PA, EL	
Sonstige Binden bei Sportverletzungen				
▸ **reißbare Binden mit Latex**	3M Coban	3M	EL	kohäsiv
	Aktivbandage			
	Medirip 198 forte	div.	EL	kohäsiv
	Urgohaft kohäsiv	Ug	EL	kohäsiv
▸ **Kühlbinden**	Teufel Sporty Cool Kühlbandage	Te	EL	kühlende, kohäsive Kompressionsbinde
Firmenverzeichnis siehe unter Abkürzungen				
PA = texturiertes Polyamid EL = Polyurethan-Elastomere				

die Muskelbewegung mitgedehnt bzw. entspannt, ohne dass sich an den Strömungsverhältnissen in den Venen etwas ändert.

Binden, die beim Anlegen weniger vorgedehnt wurden, haben dagegen den Vorzug, dass sie einen geringeren Ruhedruck ausüben als Binden, die beim Anleger stark gedehnt wurden. Da die für Langzugbinden verwendeten elastischen Polyurethan-Elastomere ein hohes Rückstellvermögen haben, d. h. ein großes Bestreben, sich in den Ausgangszustand zusammenzuziehen, üben stark gedehnte Binden einen hohen Ruhedruck aus. Dadurch kann es zu einem Verschluss der Kapillargefäße kommen. Deshalb dürfen Langzugbinden nicht über Nacht oder bei längeren Ruhepausen tagsüber angelegt bleiben.

Im Allgemeinen kommen Patienten mit Langzugbinden beim Anlegen besser zurecht als mit Kurzzugbinden, da sie sich leichter faltenlos anlegen lassen. Ein therapeutisch wirkungsvoller Kompressionsverband bei akuten Venenleiden wird damit jedoch nicht zu erreichen sein. Sinnvoll kann die Anwendung von Langzugbinden zur Nachbehandlung von Venenerkrankungen (Erhaltungstherapie) oder zur Thrombo-

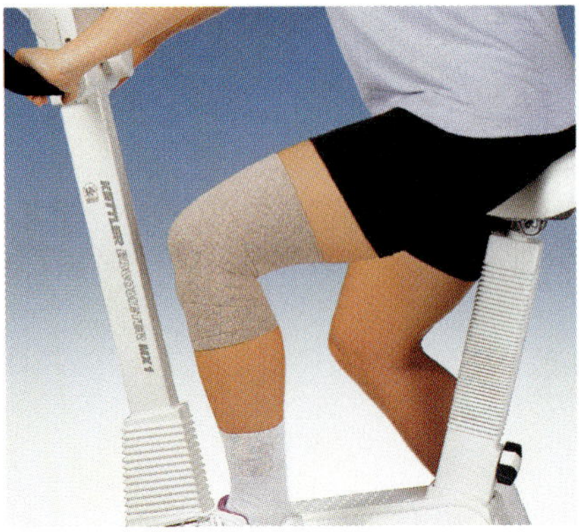

○ **Abb. 6.8:** Angelegte Langzugbinde Lastodur® straff

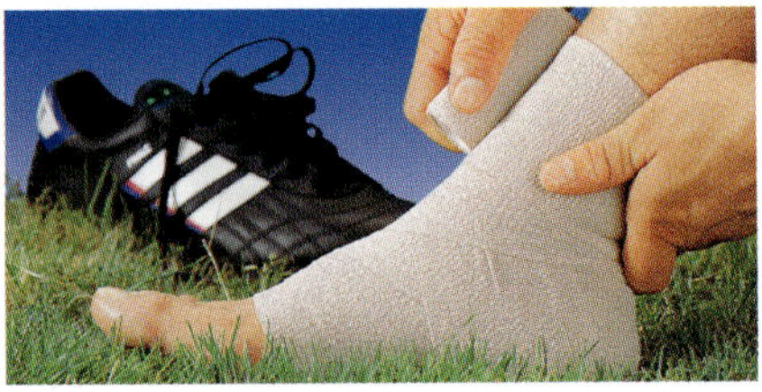

○ **Abb. 6.9:** Kohäsive dauerelastische Langzugbinde Lastohaft® im Einsatz als Sportbandage

seprophylaxe (z. B. bei langen Reisen) sein. Bei diesen Indikationen sind Kompressionsstrümpfe (s. Teil II, Kap. 8.17), die abends vor dem Schlafengehen ausgezogen werden, eine noch einfacher zu handhabende Alternative.

Die Hauptindikationsgebiete der Langzugbinden sind funktionelle Verbände zum Stützen und Entlasten bei Erkrankungen des Band- und Halteapparates sowie der Einsatz als Sportbandage (○ **Abb. 6.8**).

Unterschiede werden bei Binden mit Polyurethan hinsichtlich weicher bzw. feiner und kräftiger bzw. straffer Kompression getroffen. Bei gleicher End-Dehnbarkeit auf z. B. 180 wird für die Binden mit weicher Kompression anfangs weniger Kraft zum Dehnen benötigt als für die Binden mit kräftiger bzw. straffer Kompression. Entsprechend haben Binden mit weicher Kompression eine geringere Tiefenwirkung und auch geringeres Stützvermögen als Binden mit dem Prädikat »kräftige Kompression« oder »straffe Kompression«. Da der weiche Typ bei Binden von dünnerer Qualität vorkommt, werden diese Binden für leichte, unauffällige Verbände, z. B. am Arm, bevorzugt verwendet.

Binden mit Polyurethanfäden sind endfixiert und dürfen im Allgemeinen nicht abgeschnitten werden. Als **Gelenkbinden** werden deshalb dauerelastische Binden angeboten, die sich nur hinsichtlich der Länge von den anderen unterscheiden. Sie sind gedehnt etwa 3,5 m lang, besitzen ihre Elastizität vornehmlich durch Polyurethanfäden und sind meistens den Langzugbinden in kräftiger Ausführung zuzuordnen.

6.2.4 Kohäsive dauerelastische Binden

Wie bei den kohäsiven Fixierbinden und Idealbinden führt ein Latexauftrag auf den Binden dazu, dass die Bindentouren fester aufeinander haften, ohne dass die Binden auf Haut und Haaren kleben. Sie dürfen deshalb nicht mit den Pflasterbinden verwechselt werden, die fest auf der Haut kleben. Vorteil der kohäsiven Binden ist, dass die Verbände weniger leicht verrutschen (○ **Abb. 6.9**). Die Binden können mit der Hand gewaschen werden, verlieren aber an Latex.

6.2.5 Anlegetechnik (◯ Abb. 6.10)

Es werden sehr unterschiedliche Techniken zum Anlegen eines Kompressionsverbandes beschrieben. Allen gleich ist das Ziel, einen Verband zu bekommen, der straff sitzt und nicht zu Einschnürungen führt. Die Binde muss beim Anlegen um so stärker gedehnt werden, je weiter der Verband vom Herzen entfernt ist. Grundsätzlich ist zu beachten: je dicker das Bein, desto breiter die Binde. Üblich ist am Fuß eine 8 cm

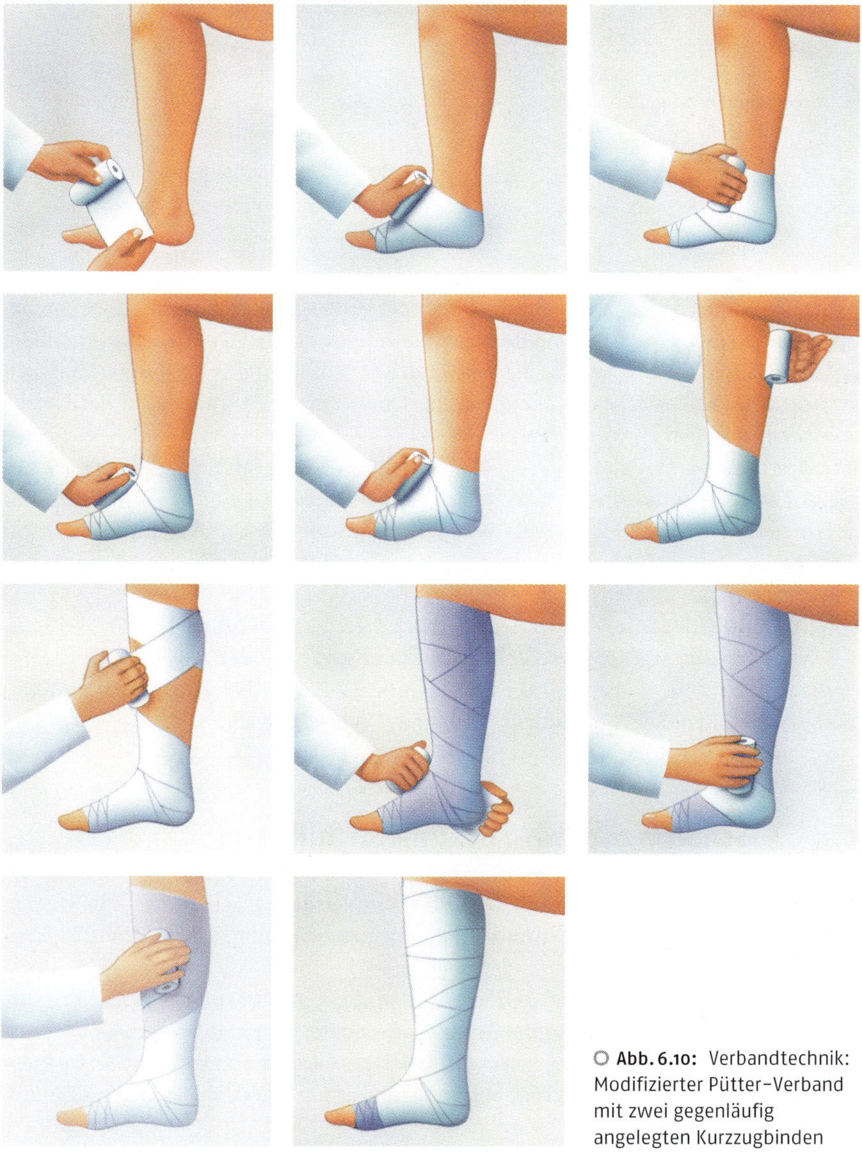

◯ **Abb. 6.10:** Verbandtechnik: Modifizierter Pütter-Verband mit zwei gegenläufig angelegten Kurzzugbinden

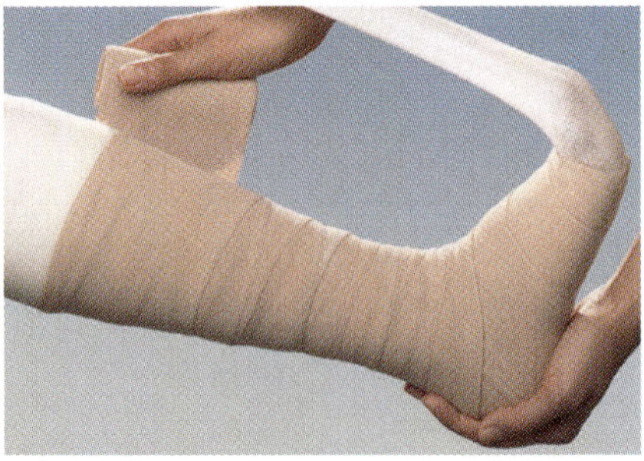

○ **Abb. 6.11:** Mehrlagensystem, bestehend aus einem Schlauchverband, Schaumstoffbinde und Kurzzugbinde (Rosidal sys®)

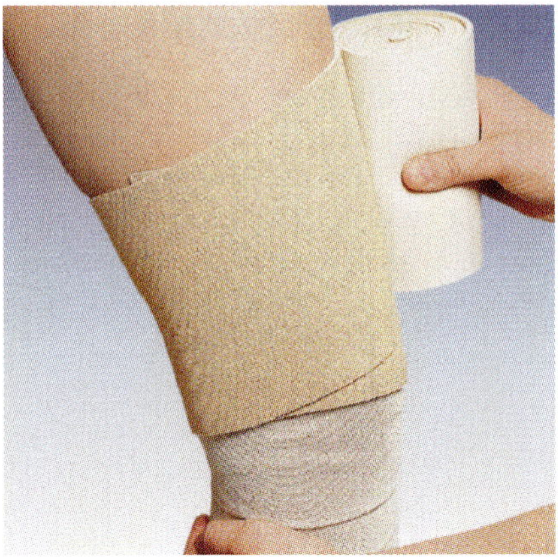

○ **Abb. 6.12:** Mit Idealbinde kaschierte Schaumstoffbinde Lastocomp®

breite, bei Kindern 6 cm breite Binde. Über dem Wadenansatz kann eine 10 cm breite, bei dicken Beinen eine 12 cm breite Binde gewickelt werden. Der Fuß ist rechtwinklig zu halten. Um das Fußgelenk ist die Binde um 3/4 und mehr ihrer Dehnungsfähigkeit zu strecken. Die Ferse ist mit einzuwickeln. Umschlagtouren sind wegen der Gefahr von Schnürfurchen zu vermeiden.

Beim mobilen Patienten soll der Verband am Fuß so straff sein, dass der Vorfuß blaurot wird. Beim sofortigen Gehen nach Anlegen des Verbandes muss nach einigen Schritten die Farbe wieder normal werden. Verschwindet die Farbe nicht, so liegen ein zu hoher Druck oder Einschnürungen vor, der Verband muss in diesem Fall sofort neu angelegt werden.

Zur Langzeittherapie venöser Unterschenkelgeschwüre wird nach dem Abdecken der Wunde in der Regel ein Wechselverband mit Kurzzugbinden angelegt. Mehrlagige Verbandsysteme aus Polster- und Kurzzug-, eventuell auch Langzugbinden ermöglichen das Belassen des Verbandes über mehrere Tage (○ **Abb. 6.11**).

6.3 Schaumgummi-/chaumstoffbinden

Diese Binden zeichnen sich durch die zusätzliche vertikale Elastizität aus. Sie werden unterschiedlich dick hergestellt und haben entsprechend unterschiedlichen Verwendungszweck.

Als Stütz-und Kompressionsbinden werden dicke Ausführungen mit oder ohne Idealbinden-Kaschierung in Bindenformat verwendet. Sie werden bei starken Ödemen und zur Druckverstärkung, vor allem am Oberschenkel, sowie für Stützverbände am Rumpf verwendet (○ **Abb. 6.12**). Eine Wirkungssteigerung erfährt der Kompressionsverband durch Überwickeln mit elastischen Binden.

Schaumgummi- und Schaumstoffbinden (□ **Tab. 6.3**), klebende und nicht klebende Platten und spezielle Formate werden auch zur partiellen Polsterung unter Verbänden und Schienen eingesetzt (○ **Abb. 6.13**).

Dünnere, sehr anschmiegsame Binden eignen sich zur Polsterung unter lymphologischen und phlebologischen Kompressionsverbänden. Der Polsterverband verteilt den Druck der Kurzzeitbinden gleichmäßig und verhindert dadurch Einschnürungen (○ **Abb. 6.14**).

Extrem dünne Schaumstoffbinden werden als Hautschutz und rutschfester Unterzug bei Pflasterbinden und Tapeverbänden verwendet. Auch zur faltenfreien Fixierung von Polstermaterial unter Gips und Kunststoff-Steifverbänden eignen sich diese Binden (○ **Abb. 6.15**).

Im Vergleich zu Schaumgummi-Binden altern Binden aus Polyurethan-Schaumstoff nicht.

□ **Tab. 6.3:** Schaumgummi- und Schaumstoffbinden

Handelsbeispiele	Hersteller	Besonderheiten
1. Binden mit Kompressionswirung		
• **aus Schaumgummi**		
Komprex-Binde	LR	auch Kompressen in verschiedenen Formaten und Platte
Lastocomp	PH	mit Idealbinden-Kaschierung
• **aus Schaumstoff**		
Autosana	Kr	Verwendung auch als durchblutungsfördernde Wärmebinde, z. B. Rumpf
3M Reston Schaumstoffpolster Rolle	3M	auch Platte, selbstklebend
Nobasana	No	
2. Platten aus Schaumgummi oder Schaumstoff		
Dalzofoam	Ty	Schaumstoff
Komprex-Platte	LR	Schaumgummi
Komprex-Kompresse, versch. Formen		
Leukotape Foam	BSN	textilkaschierter Latexschaum
Urgofoam	Ug	kaschierter Schaumstoff
3. Polsterbinden		
Rosidal soft	LR	
4. Unterzugbinden		
Athleticare	De	
Haftan	LR	
Heliosoft	Ty	
Noba Pretape	No	
Tensoban	BSN	
Urgo Undertape	Ug	
Ypsipur	Hh	

6

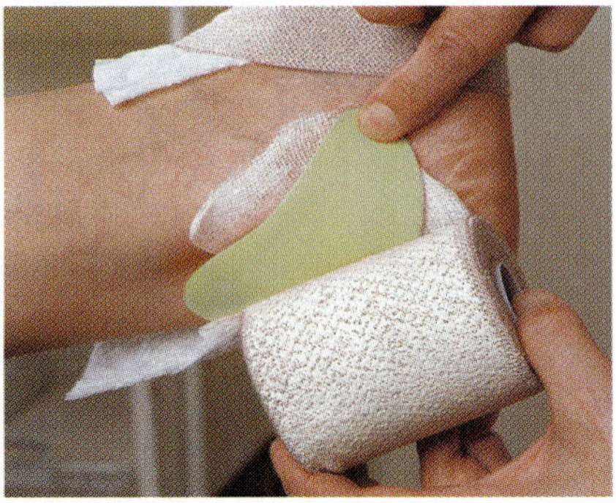

○ **Abb. 6.13:** Eine nierenförmige Schaumgummikompresse (Komprex®) wird zur Erhöhung des Kompressionsdruckes unterhalb des Knöchels in den Verband integriert

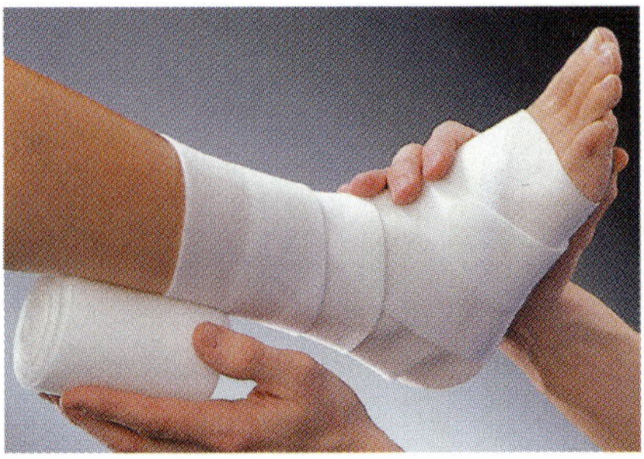

○ **Abb. 6.14:** Polsterbinde aus Polyurethan-Schaumstoff: Rosidal soft®

6.4 Pflasterbinden

Pflasterbinden (□ Tab. 6.4) haben – im Gegensatz zu den starren Tape-Pflasterbändern (s. Kap. 4.1.2) – elastische Eigenschaften. Sie sind in der Regel hautfarben, bestehen meist aus Baumwollgewebe und weisen eine Dehnbarkeit auf, die zwischen 60 und 80 und somit im Bereich der Kurzzugbinden liegt. Dabei spielt bei den Pflasterbinden nicht nur die Längselastizität eine Rolle, sondern auch die Querelastizität. Je nach den sich daraus ergebenden Kraft-Dehnungs-Eigenschaften stehen besondere Einsatzgebiete bei den unterschiedlichen Bindentypen im Vordergrund.

Man unterscheidet:

- **Längselastische Pflasterbinden** (○ Abb. 6.16) für dauerhafte Kompressionsverbände in der Phlebologie (Tage bis Wochen), z. B. Thromboseprophylaxe bei immobilen Patienten (geringer Ruhedruck); für funktionelle Verbände in der

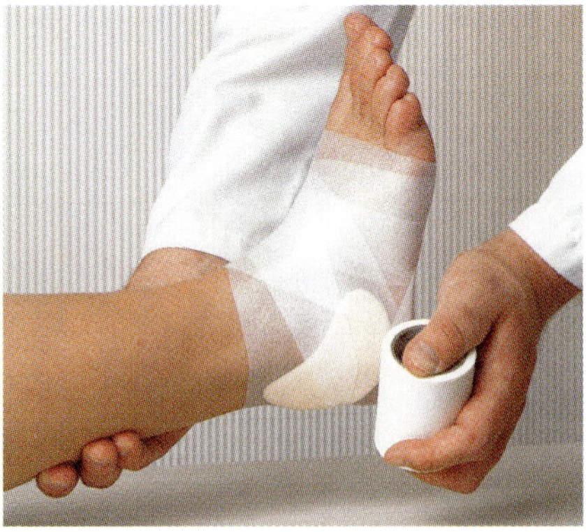

○ **Abb. 6.15:** Extrem dünne Unterzugbinde aus Polyurethan-Schaumstoff: Haftan®

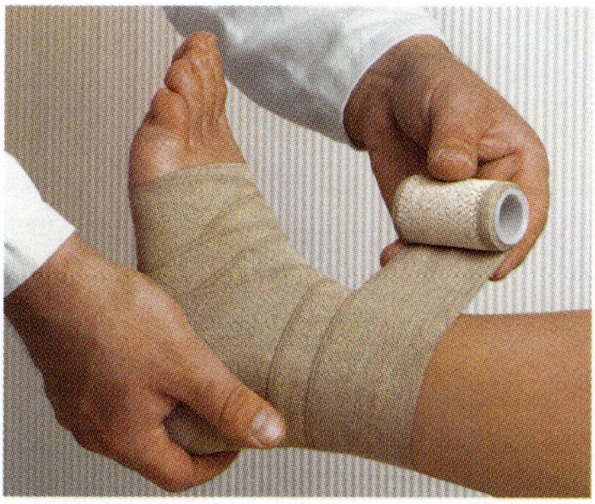

○ **Abb. 6.16:** Pflasterbinden werden für dauerhafte Verbände v. a. in der Phlebologie und der Sportmedizin eingesetzt: Porelast®

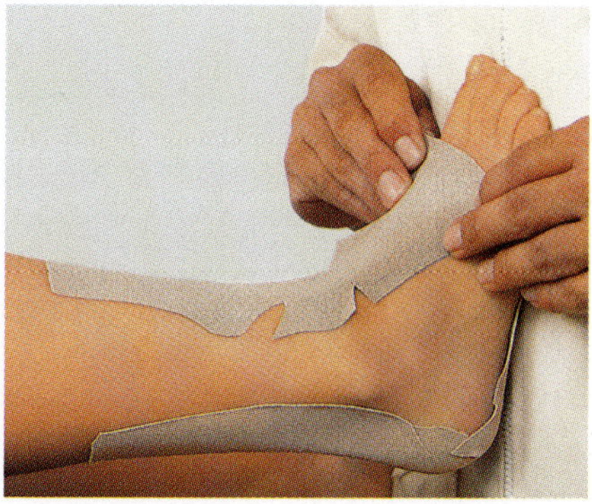

○ **Abb. 6.17:** Querelastische, in Längsrichtung unnachgiebige Pflasterbinde Porodress® in der Anwendung

Sportmedizin und nach Verletzungen des Gelenk- und Halteapparates, zur Hämatomprophylaxe oder zur Resorptionsförderung von Hämatomen vor allem im Gelenkbereich.

- **Querelastische Pflasterbinden** für Stütz- und Entlastungsverbände, z. B. als Zügel bei Kapsel-Band-Läsionen, bei Muskel- und Sehnenverletzungen, zur Redression (z. B. bei Fußfehlstellungen), zur Extension (○ **Abb. 6.17**).
- **Längs- und querelastische Pflasterbinden** für dauerhafte Kompressionsverbände in der Phlebologie, zur funktionellen Behandlung bei Verletzungen des Gelenk- und Halteapparates, als Sportverband zum Schutz vor Verletzungen bei vorgeschädigten Gelenken, zur lokalen Kompressionsbehandlung (z. B. Abschwellung nach Hämatomen).

Durch Querelastizität wird das Anlegen an Gelenken erleichtert.

Pflasterbinden unterscheiden sich außerdem in der aufgetragenen Klebemasse: Sie kann aus Zinkoxid-Kautschuk, aus Zinkoxid mit synthetischen Elastomeren, die hautfreundlicher sind, oder aus Polyacrylaten bestehen. Die ersten beiden Klebemassen haften stärker, Hautreizungen und schmerzhaftes Abnehmen der Binde kommen vor allem bei den Binden mit der herkömmlichen Zinkoxid-Kautschuk-Klebemasse vor. Binden mit Polyacrylat-Klebemasse sind thermostabil und röntgenstrahlendurchlässig.

Unterschiedlich beurteilt wird in der Literatur, ob bei Pflasterbinden die Haut zu rasieren ist oder nicht. Empfindliche Stellen wie Knöchel, Schienbein usw. sind auf jeden Fall abzupolstern. Ein Trikotschlauchunterzug oder eine Mullbinde sind ungeeignet, da die Massagewirkung auf der Haut und der fixierte Druck nicht gegeben sind.

Wird ein noch größerer Kompressionsdruck erwünscht, als die Pflasterbinde liefern kann, ist das zusätzliche Überwickeln mit einer Idealbinde, tagsüber auch Langzugbinde, oder Steifgazebinde möglich.

Pflasterbinden sind in einer Breite von 6, 8 und 10 cm bei einer Länge von 2,5 m erhältlich.

☐ Tab. 6.4: Pflasterbinden

Dehnbarkeit	Handelsbeispiele	Hersteller	Klebemasse
Längselastische Binden	Acrylastic	BSN	Polyacrylat
	Askina Plast		
	– Acryl	BB	Polyacrylat
	Elastobind	We	Zinkoxid-Kautschuk
	Elastoplast	BSN	Zinkoxid-Kautschuk
	Gothaplast Pflaster	Go	Zinkoxid-Kautschuk
	Heliosport Pflaster	Ty	Zinkoxid-Kautschuk
	Hypolastic	PH	Polyacrylat
	Idealplast	PH	Zinkoxid-Kautschuk
	Porelast	LR	Zinkoxid-Kautschuk
	– PrO_2	LR	Polyacrylat
	Rudalastic	No	Polyacrylat
	Rudalastoplast	No	Zinkoxid-Kautschuk
	Urgostrapping	Ug	Zinkoxid-Kautschuk
	Urgoacryl	Ug	Polyacrylat
Querelastische Binden	Porodress-Pflasterbinde	LR	Zinkoxid-Kautschuk
Längs- und querelastische Binden	Heliosport Biacryl	Ty	Polyacrylat
	Panelast	LR	Zinkoxid-Kautschuk
	– PrO_2	LR	Polyacrylat
	Tricoplast	BSN	Polyacrylat

Firmenverzeichnis siehe unter Abkürzungen

6.5 Zinkleimbinden

Zinkleim nach DAB 10 enthält Zinkoxid, Gelatine, Glycerol und PHB-Ester zur Konservierung. Damit kann ein Zinkleimverband in einer Technik angelegt werden, die Heinrich Fischer 1923 beschrieben hat. Dabei wird der Zinkleim auf 40 °C erwärmt und direkt auf das Bein aufgestrichen. Nach Anmodellieren einer Mullbinde wird wieder Zinkleim aufgestrichen. Dieser wechselweise Vorgang kann bis zu viermal wiederholt werden. Abschließend wird mit einer Idealbinde überwickelt. Die stärkste Festigkeit erzielt man dann, wenn dieser so angelegte Verband, der als **Halbstarrverband** bezeichnet wird, zusätzlich mit einer Steifgazebinde überwickelt wird. **Steifgazebinden** sind mit Stärke imprägnierte Mullbinden, die zum Anlegen in warmes Wasser getaucht und ähnlich wie Gipsbinden anmodelliert werden. Sie werden als leichter Steifverband eingesetzt oder zur Erhöhung der Kompression über Pflasterbinden bzw. Zinkleimverbänden. Für Steifgazebinden gibt es keine spezifischen Handelsnamen.

Zeitgemäßer sind die einfach, sauber und zeitsparend anzuwendenden gebrauchsfertigen Zinkleimbinden, die in luftdichten, vor dem Austrocknen schützenden Verpackungen angeboten werden (☐ Tab. 6.5). Als Gelbildner werden hier statt Gelatine auch Cellulosederivate oder Alginate verwendet. Bei den starren Binden sind Mullbinden

Tab. 6.5: Zinkleimbinden

Handelsbeispiele	Hersteller	Besonderheiten
Gelocast Zink-Gel-Verband	BSN	Statt Gelatine sind gelbildende Cellulosederivate verarbeitet. Durch die neue Rezeptur wird eine längere Haltbarkeit erzielt.
– elastic	BSN	Kreppbinden-Basis
Gelostretch	BSN	Zink-Gelbinde, längs und quer dehnbar
Helios Zinkleimbinden	Ty	Starre Zinkleimbinde
Heliocast Zinkleimbinden	Ty	Elastische Zinkleimbinde
Urgozink		
– elast	Ug	Längselastische Zinkleimbinde
– sensitive	Ug	w.o. mit Dexpanthenol
– Bielast	Ug	längs- und quer dehnbar
Varicex Zinkleimbinde		
– F (feucht)	LR	Langsam austrocknend
– T (trocken)	LR	Schnell austrocknend
– E (elastisch)	LR	Elastisch
– S (Stretch)	LR	Stretcheffekt
Varix	PH	Starre Zinkleimbinde
Ideal Varix	PH	Längselastische Zinkleimbinde
Varolast	PH	längs- und quer dehnbar
Ypsiform Zinkleimbinde	Hh	Längselastische Zinkleimbinde

Firmenverzeichnis siehe unter Abkürzungen

mit Zinkleim beschichtet. Diese können nur durch häufiges Abschneiden und Neuansetzen der Binde faltenfrei angelegt werden. Falten müssen unbedingt vermieden werden, weil sie nach dem Erstarren Druckstellen verursachen würden. Einfacher zu handhaben sind die elastischen Binden, besonders die längs- und querdehnbaren Produkte, die sich auch im Gelenkbereich einfach und faltenfrei applizieren lassen (○ **Abb. 6.18**). Zinkleimbinden werden in der Regel direkt auf die Haut aufgebracht. Durch das Haften auf der Haut wird eine maximale Wirkung und guter Halt des Verbandes erzielt. Der Verband trocknet je nach Luftfeuchtigkeit der Umgebung innerhalb von 36–48 Stunden aus. Er wird nach Fertigstellung mit einem Schlauchverband oder einer elastischen Binde überzogen um Verschmutzungen oder Verkleben mit der Kleidung zu vermeiden (○ **Abb. 6.19**).

Als Halbstarrverband weist der Zinkleimverband nur eine sehr geringe Dehnbarkeit auf. Dadurch zeigt er im Vergleich zu anderen Kompressionsbinden den höchsten

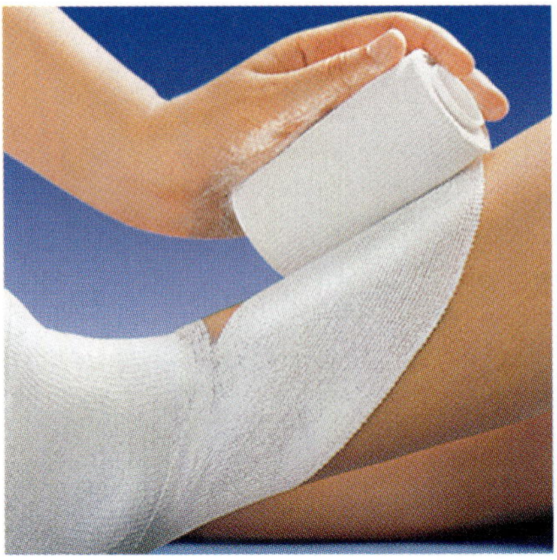

○ **Abb. 6.18:** Längs- und querelastischer Zinkleimverband lässt sich faltenfrei anlegen

Arbeitsdruck bei geringstem Ruhedruck. Aufgrund der optimalen Tiefenwirkung werden Zinkleimverbände bevorzugt in der Phlebologie zur schnellen, intensiven Entstauung des Beines zu Beginn der Therapie eingesetzt. Wegen der mangelnden Elastizität muss der Verband bei erfolgreicher Ödemausschwemmung öfter neu angelegt werden, um die Kompression dem verringerten Beinumfang anzupassen. Nach Entstauung bietet sich Zinkleim als Dauerverband an, der bis zu 3 Wochen belassen werden kann. Indikationen sind Thrombophlebitis, Varikosis, Phlebothrombose, postthrombotisches Syndrom, Ulcus cruris in der abheilenden Phase.

Zinkleimverbände werden in der Traumatologie als Stützverband nach Verletzungen des Bewegungs- und Halteapparates, zur Sekundärversorgung und partiellen Ruhigstellung nach Frakturen, Luxationen und Distorsionen sowie auch zur Vermeidung oder zum Abbau posttraumatischer Ödeme eingesetzt.

6.6 Zusammenfassung (□ Tab. 6.6)

Je akuter die Venenerkrankung und je größer das Embolierisiko ist, desto unnachgiebiger muss das Verbandmaterial und um so höher muss der Kompressionsdruck sein. Während der Zinkleimverband, der zu den halbstarren Verbänden zählt, geeignet ist zur Behandlung der akuten Phlebothrombose, die zu einer Embolie führen kann, ist die Pflasterbinde als fixierter elastischer Verband als Dauerverband nach Abklingen der akuten Zustände geeignet. Nicht klebende elastische Verbände können vom Patienten selbst gewickelt werden. Je kürzer der Zug der Binde ist, desto größer ist die Möglichkeit zur Tiefenwirkung bei Muskelarbeit.

Kurzzugbinden, zu denen die Idealbinden zählen, dürfen dabei über Nacht liegen bleiben, während Langzugbinden bei Venenerkrankungen nur während der Muskelarbeit getragen werden sollen.

Als Gelenkverband sind sie aber in kräftiger Ausführung sehr geeignet.

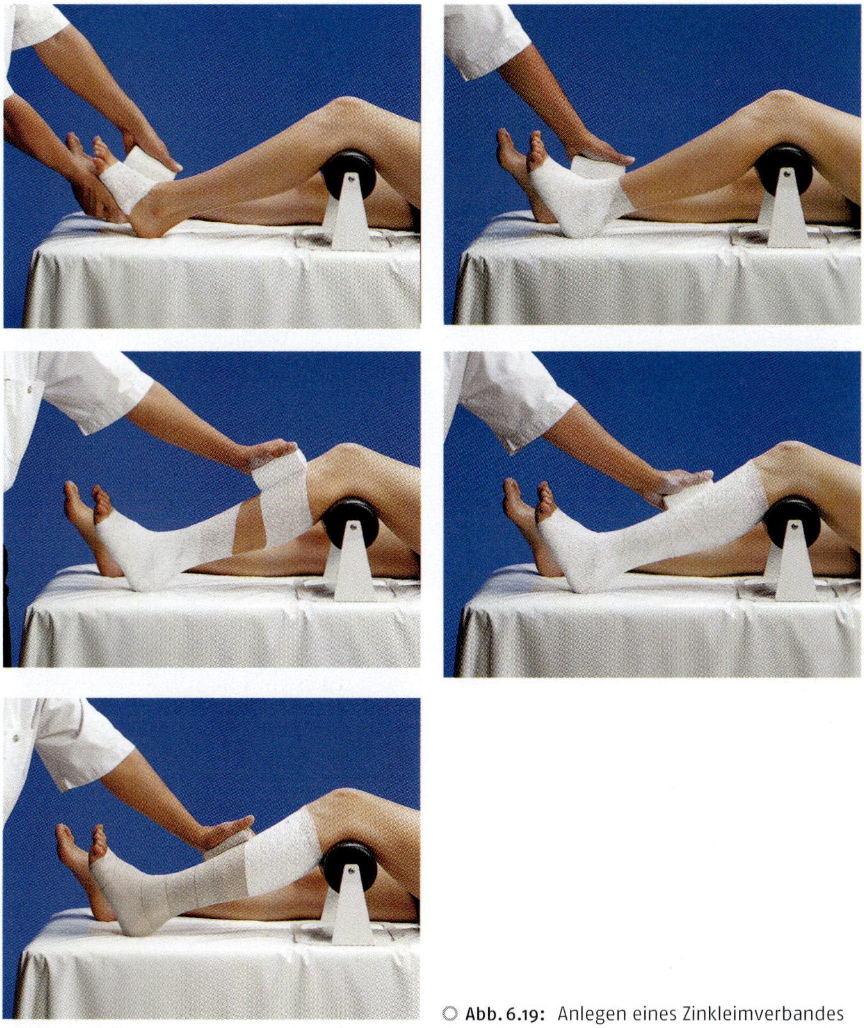

○ **Abb. 6.19:** Anlegen eines Zinkleimverbandes

☐ **Tab. 6.6:** Kompressionsbinden und ihre Anwendung

Kompressionsbinde	Arbeitsdruck	Ruhedruck	Bevorzugte Indikation
Zinkleimbinden	+++	(+)	Schnelle Entstauung und Beseitigung hartnäckiger Ödeme; bei allen akuten phlebologischen Erkrankungen; bei nicht nässenden Ulzerationen als **Dauerverband**
Kurzzugbinden – textilelastisch – dauerelastisch – kohäsiv – adhäsiv	+++	+	Schnelle Entstauung; **Wechselverband** zur Ulkusbehandlung; bei allen akuten und chronischen venösen Stauungsödemen; nach Varizenverödung, bei Thrombophlebitis
Mehrlagen-Verbandsysteme	+++	+	**Dauerverband** zur Ulkusbehandlung mit Verbandliegezeiten von bis zu 7 Tagen
Mittelzugbinden – dauerelastisch – kohäsiv	++	++	Fixierverband mit komprimierender Wirkung; leichte Stütz und Kompressionsverbände
Langzugbinden – dauerelastisch – kohäsiv	+	+++	Nicht zur Ödemausschwemmung und Ulkustherapie geeignet! Funktioneller Stützverband

Fragen

Kapitel 6 **Stütz- und Kompressionsverbände**

1. Erklären sie den Unterschied zwischen textilelastischen Binden und Dauerbinden.
2. Welche Kompressionseigenschaften haben Langzugbinden im Vergleich zu Kurzzugbinden?
3. Welche Indikationsgebiete haben Pflasterbinden?
4. Was ist ein Zinkleimverband?

7 Steifverbände (Gips- und Castverbände)

Steifverbände haben die Aufgabe, Körperteile nach Frakturen oder Verletzungen ruhig zu stellen. Die Immobilisationsverbände kann man einteilen in die beiden Gruppen

- Gipsverbände und
- Synthetische Stützverbände.

Obwohl der englische Begriff »Cast« übersetzt Gipsverband bedeutet, hat er sich inzwischen als Synonym für Starrverbände aus Kunststoffmaterialien durchgesetzt (vergl. Articast® = artifizieller = künstlicher Gipsverband).

7.1 Gipsverbände

Ausgangsmaterial für Gipsverbände (□ Tab. 7.1, Seite 175) ist Gipsgestein, das aus kristallwasserhaltigem Calciumsulfat ($CaSO_4 \cdot 2\ H_2O$) besteht. Durch Brennen oder Kochen von Gips erhält man Gipshalbhydrat ($CaSO_4 \cdot \frac{1}{2}\ H_2O$), das je nach Kristallmodifikation als Hartgips (kristallines α-Halbhydrat, kurze Abbindezeit) oder Alabastergips (amorphes β-Halbhydrat, lange Abbindezeit) vorliegt. Das Gipshalbhydrat ist hygroskopisch und bildet sich nach Anfeuchten während des **Abbindevorgangs** unter Wasseraufnahme in das Dihydrat zurück. Der nach Wasserkontakt entstehende Gipsbrei ist für kurze Zeit formbar und lässt sich hervorragend den Körperkonturen anmodellieren, bevor er nach wenigen Minuten zu erstarren beginnt. Der Abbindevorgang ist beendet, wenn auf Fingerdruck kein Wasser mehr aus dem Gipsverband austritt. Das **Erhärten** setzt nach dem Abbinden unter schwacher Wärmeentwicklung ein. Der Gipsverband ist nach etwa 30 Minuten teilbelastbar, vollbelastbar aber erst nach dem vollständigen Austrocknen nach etwa 48 Stunden.

Die lange Trockenzeit wird – neben dem relativ hohen Gewicht und der Feuchtigkeitsempfindlichkeit – als Hauptnachteil von Gipsstarrverbänden angesehen. Demgegenüber stehen viele Vorteile, die Gips nach wie vor einen wichtigen Stellenwert in der

○ **Abb. 7.1:** Mullstruktur mit gleichmäßigem Gipsauftrag

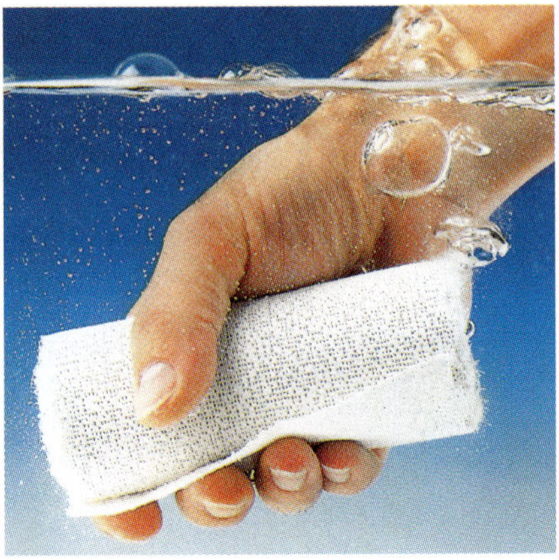

○ **Abb. 7.2:** Gipsbinden werden wenige Sekunden in Wasser getaucht

Immobilisationstherapie einräumen: Gipsverbände sind umweltfreundlich, hautverträglich, einfach und schnell zu verarbeiten, gut modellierfähig und preiswert.

Gipsbinden

Der gebrannte Kalk wird zusammen mit Bindemitteln oder Klebstoffen in wasserfreien Lösungsmitteln angerührt und auf Mullbinden oder Breitmull aufgestrichen. Nach dem Verdunsten des Lösungsmittels ist der Gips auf dem Trägermaterial gleichmäßig fixiert (○ **Abb. 7.1**). Zum Anfeuchten der Binden genügt eine Tauchzeit von etwa 4 Sekunden (○ **Abb. 7.2**). Das Tauchwasser sollte Raumtemperatur haben (20–25 °C), die Abbindezeit liegt je nach Produkt in einem Bereich von 2 bis 6 Minuten. In dieser Zeit lässt sich der Gips gut modellieren und glätten (○ **Abb. 7.3** und ○ **Abb. 7.4**).

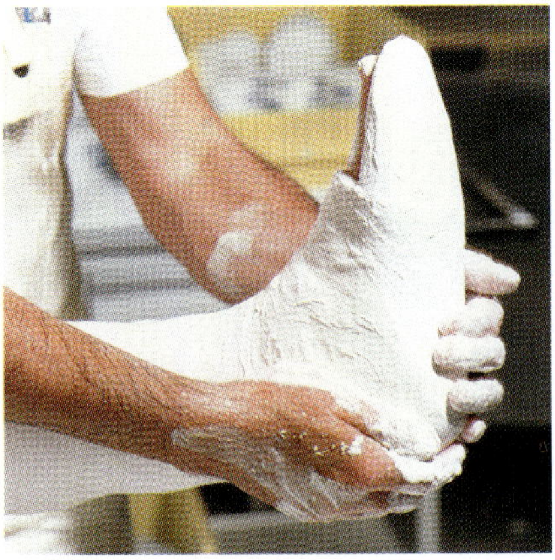

○ **Abb. 7.3:** Der Gipsverband wird anmodelliert

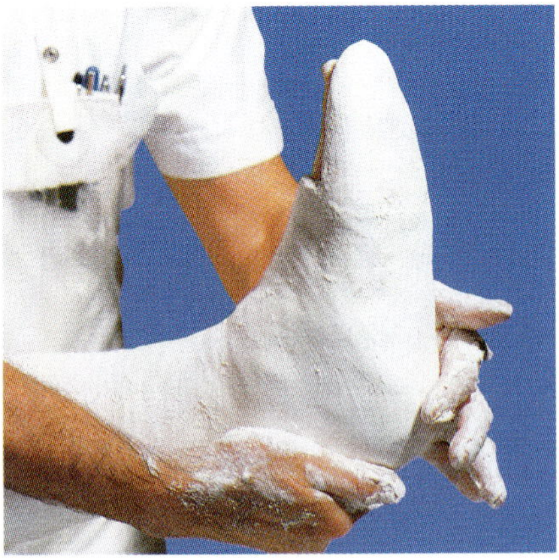

○ **Abb. 7.4:** Der fertige Gipsverband

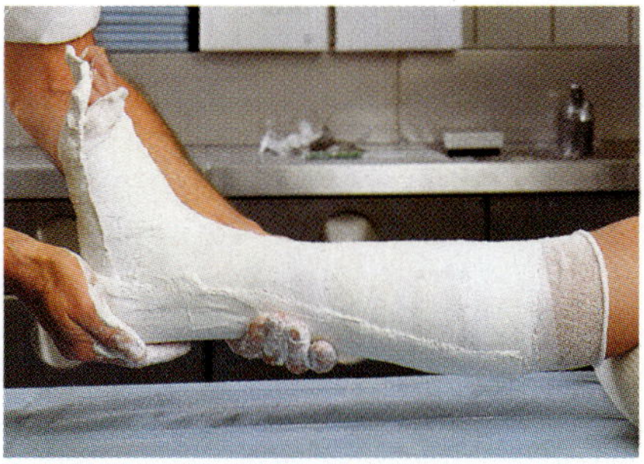

○ **Abb. 7.5:** Eine Longuette verstärkt den zirkulär angelegten Gipsverband

Gipsbinden sind im Allgemeinen 6, 8, 10, 12, 15 und 20 cm breit bei einer Länge von 2, 3 oder 4 m.

Longuetten und Breitlonguetten

Während Gipsbinden vor allem an den Extremitäten zirkulär angewickelt werden, benötigt man die breiteren Longuetten zum Formen von Schienen und schalenförmigen Gipsverbänden. Außerdem dienen sie bei den zirkulären Verbänden zur partiellen Verstärkung (○ Abb. 7.5).

Gipslonguetten sind meist 4-fach gelegt, 10, 12, 15 und 20 cm breit. Sie werden in unterschiedlichen Längen, auch auf Rollen im Spenderkarton angeboten.

Mit Breitlonguetten ist auch das Anlegen z. B. von Gipsmieder oder Liegeschalen möglich. Sie sind 40, 60 oder 80 cm breit, einfach gelegt, in 5-m-Rollen im Handel.

7.2 Castverbände (Synthetische Steifverbände)

Mit Kunststoffmaterialien sind Steifverbände möglich, die sich durch eine hohe Stabilität bei geringem Gewicht auszeichnen und die meist schon nach 15 bis 30 Minuten voll belastbar sowie wasserfest sind. Trägermaterialien der Binden und Longuetten sind Gewebe oder Gewirke aus Glasfasern oder Synthetikfasern (Polyester oder Polypropylen), die mit Polyurethan-(PUR-)Harz imprägniert sind. Die Verbände werden kurz in etwa 25 °C warmes Wasser getaucht und anschließend ähnlich wie Gipsbinden an die zu versorgenden Körperstellen anmodelliert (○ Abb. 7.6). Das Anmodellieren wird durch das Tragen von Vinylhandschuhen bzw. gelbeschichteten Handschuhen erleichtert (○ Abb. 7.7). Insgesamt ist die Modellierfähigkeit der synthetischen Verbände im Vergleich zu Gips geringer. Nach etwa 5 Minuten beginnt das PUR-Harz zu erstarren und ist nach spätestens 30 Minuten ausgehärtet.

Die Binden sind in vielen Farben und in Breiten von 2,5 bis 12,5 cm bei einer Länge von 1,8 oder 3,6 m erhältlich.

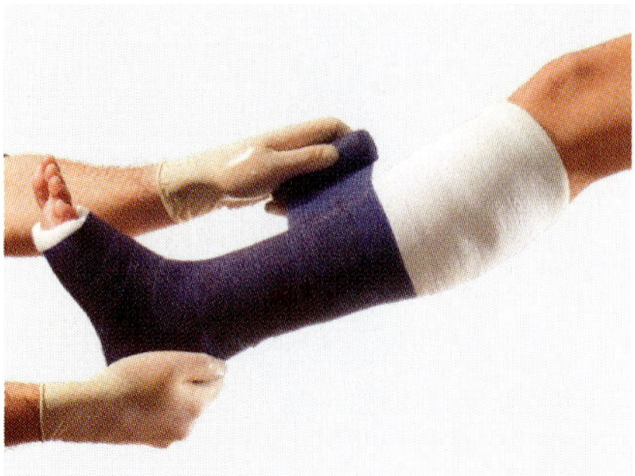

○ **Abb. 7.6:** Anlage eines synthetischen Castverbandes

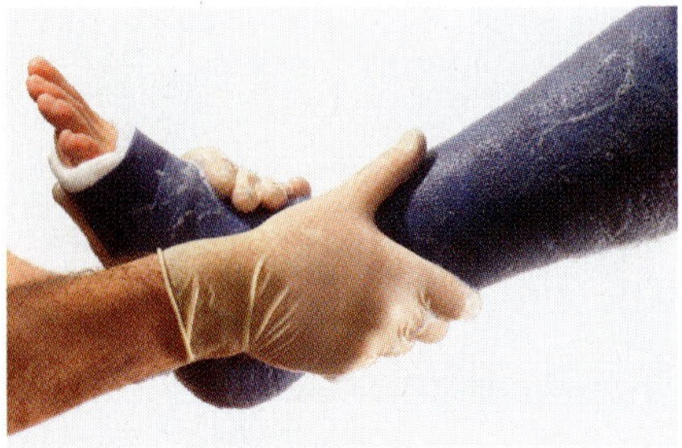

○ **Abb. 7.7:** Das Anmodellieren des Castverbandes erfolgt mit Handschuhen

Beratungshinweis

Synthetische Castverbände sind zwar im Gegensatz zu Gipsverbänden unempfindlich gegenüber Nässe, ein direkter Kontakt mit Wasser sollte aber trotzdem nicht stattfinden. Wasser, das die Polstermaterialien durchfeuchtet und bis zur Haut durchdringt, trocknet nur sehr schwer wieder ab. Unter dem Verband kann es zu Geruch, Juckreiz, Mazeration und möglichen Hautschäden kommen.
Als Duschhilfe bieten sich spezielle Badefolien an (□ **Tab. 7.2**). Mit einer Unterpolsterung aus Gore Tex® – laminiertem Polstermaterial ist inzwischen uneingeschränktes Baden auch **mit** Castverband möglich (s. Kap. 7.5).

Softcast-Verbände (3M® Softcast, Articast® Soft) ermöglichen semirigide Stützverbände, die die notwendige Ruhigstellung der Extremität mit einer gewissen Dehnbarkeit des Verbandes verbindet. Dadurch wird die funktionelle Beweglichkeit von Sehnen und Muskeln ermöglicht. Nach Bedarf lässt sich die Flexibilität des Verbandes durch Anlage mehrer Schichten vermindern oder durch Kombination mit starren Longuetten variieren (○ **Abb. 7.8**). Softcast-Verbände (□ **Tab. 7.1**) werden zur »funktionellen Casttherapie« (FCT) bei Verletzungen eingesetzt, die keine absolute Immobilisation erfordern.

7.3 Fertigschienen

Zum Stützen oder zur Ruhigstellung frischer Frakturen oder Weichteilverletzungen werden Schienen (eng. Splint) in unterschiedlichsten Breiten entweder in Rollenform oder vorgeschnitten in Längen von etwa 20 bis 80 cm angeboten (□ **Tab. 7.1**). Die gepolsterten oder ungepolsterten Schienen aus Gips oder Castmaterial können individuell auf die Erfordernisse zurechtgeschnitten und nach dem Befeuchten mit Wasser an die Körperform angepasst werden. Die Fixierung mit gleichzeitigem Anmodellieren erfolgt mit elastischen Binden (○ **Abb. 7.9**).

Tab. 7.1: Handelsbeispiele für Steifverbände

Handelsbeispiele	Hersteller	Besonderheiten
1. Gipsbinden und Longuetten		
Biplatrix	BSN	schnell abbindend
Cellona-Gipsbinde	L&R	völlig ausgehärtet nach 24 h
Heliofract		
Schnellgipsbinden	Ty	
Nobaform	No	
Plastrona	PH	
Platrix	BSN	
Specialist E	BSN	
Suprema		
Schnellgipsbinden	Au	
Temediacell Gipsbinden	Hh	
Temedia-special-Gipsbinden	Hh	schnell abbindend
2. Kunststoff-Steifverbände (Binden und Longuetten)		
Articast	BSN	Glasfasergewebe mit PUR-Harz
– color	BSN	
Articast Soft	BSN	teilelastischer Stützverband, FCT-geeignet
Articast plus	BSN	FCT-geeignet
Askina / Cast	BB	Glasfasergewebe mit PUR-Harz
– Flex Cast	BB	teilelastischer Stützverband für funktionelle Immobilisation
Cellacast		
– Active	LR	längs-quer- und diagonalelastisches Polypropylengewirk mit PUR-Harz, FCT-geeignet
– Xtra	LR	quer und diagonal dehnbares Glasfasergewirk mit PUR-Harz
Delta-Cast		
– Conformable	BSN	Polyestergewirk mit PUR-Harz (leicht), FCT-geeignet
– Elite	BSN	Polyestergewirk mit PUR-Harz (stabil)
Delta-Lite		
– Conformable	BSN	Glasfasergewirk mit PUR-Harz (sehr stabil)
– FlashCast	BSN	Polyestergewirk mit PUR-Harz (mit Motiven)
Dynacast		
– Extra	BSN	Glasfasergewebe mit PUR-Harz
– Optima	BSN	Polypropylengewebe mit PUR-Harz
Nobacast	No	Polyestergewebe mit PUR-Harz
Rhenacast	PH	Glasfasergewebe mit PUR-Harz

7

□ **Tab. 7.1:** Handelsbeispiele für Steifverbände (Fortsetzung)

Handelsbeispiele	Hersteller	Besonderheiten
Scotchcast Plus – Color	3M 3M	Glasfasergewirk mit PUR-Harz
3M Scotchcast Poly	3M	Micro-Krepp-Polyestermaterial
3M SoftCast semirigider Stützverband	3M	teilelastischer Stützverband für funktionelle Immobilisation
3. Schienenmaterial		
Askina Splint – Comfort	BB BB	Fiberglasmaterial mit hautfreundlicher Polsterung mit Vlies-Polsterung
Biplatrix Roll	BSN	Gipsschiene mit PU-Polsterung
Cellacast Longuette	LR	Glasfasergewirk mit PUR-Harz, gepolstert
Delta Splint	De	Gepolsterte Polyester-Longuette
Dynacast Prelude	BSN	Fiberglasmaterial mit PUR-Harz und PP-Polsterung
3M Primacast Schienen	3M	schnelle Aushärtung
Safety Splint	BSN	Glasfasergewebe mit PUR-Harz und PP-Polsterung
Scotchcast One Step Schiene Scotchcast Quickstep Schiene 3M Scotchcast Conformable Splint	3M 3M 3M	mit Schaumstoff-Polsterung zum Abschneiden von der Rolle mit wasserabweisender Filzpolsterung, auch von der Rolle
4. Thermoplastische Stützverbände		
Orthoplast	PH	Platten aus thermoplastischem Kunststoff
Rhena therm	PH	Polyestergewirk mit thermoplastischem Polyesterpolymer
Firmenverzeichnis siehe unter Abkürzungen		FCT: Funktionelle Casttherapie PP: Polypropylen

7.4 Thermoplastische Steifverbände

Neu ist ein synthetischer Castverband bei dem die Binden aus einem Polyestergewirk in Verbindung mit einem thermoplastischen Polyesterpolymer bestehen (Rhena therm®). Die Binden werden in mindestens 70 °C heißes Wasser getaucht und nach Auspressen in einem Handtuch an die zu versorgende Extremität anmodelliert (○ **Abb. 7.10**). Je nach Wassertemperatur ist der Verband nach 2 bis 5 Minuten ausgehärtet und nach 20 Minuten belastbar.

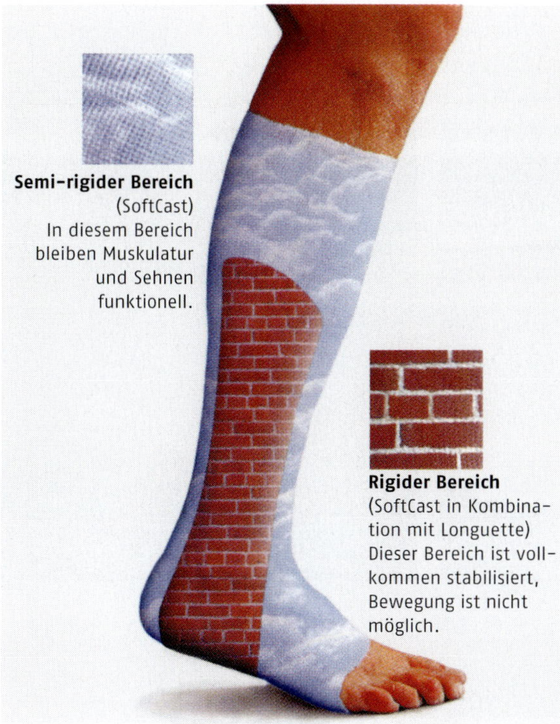

○ **Abb. 7.8:** Kombinationsmöglichkeit eines semirigiden Softcast-Verbandes mit einer starren Longuette

Ebenfalls aus thermolabilem Kunststoff sind 45 cm / 90 cm × 60 cm große Platten, aus denen Schienen zugeschnitten und anmodelliert werden können (Orthoplast®).

7.5 Ergänzungsmaterial für Steifverbände

Zum Schutz der Haut wird vor dem Anlegen eines Gips- oder Castverbandes ein Schlauchverband über das betroffene Körperteil gezogen. Unterpolsterung mit Watte- oder Vliesbinden verhindert Druck und Reibung durch die harten Starrverbände, besonders auch an den exponierten Stellen (z. B. Knöchel). Das Polstermaterial wird mit Krepp-Papierbinde oder dünner Schaumstoffbinde fixiert. Die Wasser abweisenden Materialien verhindern das Durchdringen von Feuchtigkeit auf die Haut während des Anlegens und Abbindens der Steifverbände. Für Gehverbände können Gehstollen eingearbeitet werden, oder der fertige Fußverband kann mit einer Gehsohle oder einem Spezialschuh getragen werden.

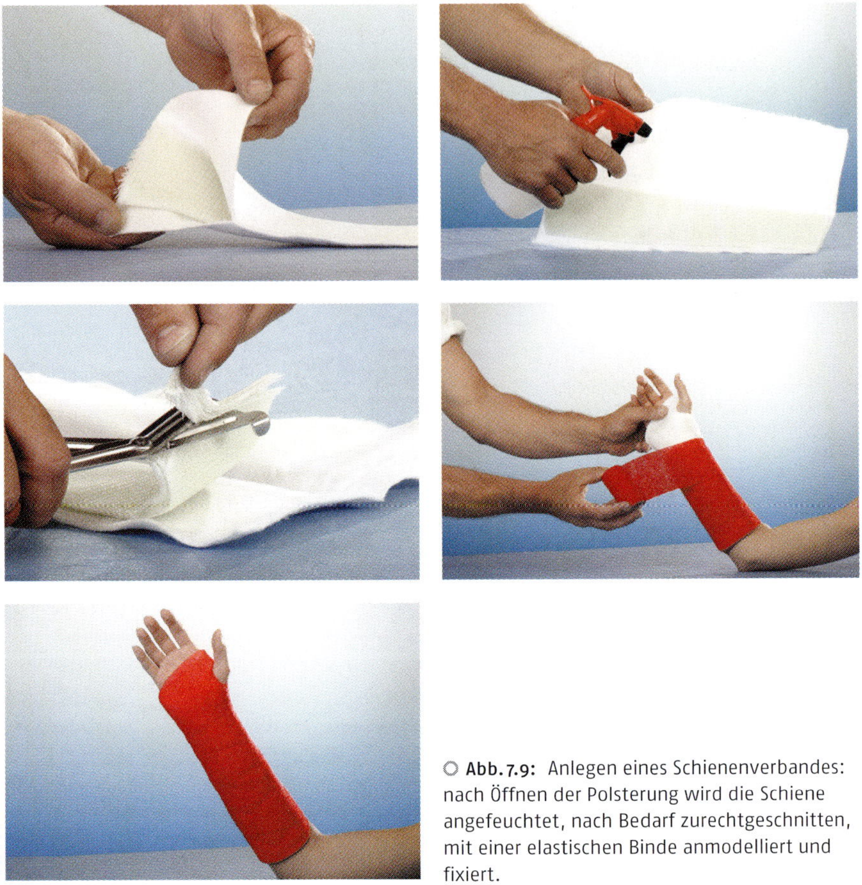

○ **Abb. 7.9:** Anlegen eines Schienenverbandes: nach Öffnen der Polsterung wird die Schiene angefeuchtet, nach Bedarf zurechtgeschnitten, mit einer elastischen Binde anmodelliert und fixiert.

Übersicht über das Ergänzungsmaterial (□ Tab. 7.2):

- Schlauchverbände
- Polsterbinden und anderes Polstermaterial
- Krepp-Papierbinden
- Schaumstoff-Unterzugbinden
- Gehstollen, Gehsohlen

Schlauchverbände

Trikotschlauchbinden nach DIN 61 33 aus Baumwolle oder Schlauchverbände aus Baumwoll-Viskose-Mischungen sind beliebte Unterzüge unter Steifverbände (s. Kap. 4.3, □ Tab. 4.6). Bereits polsternden Effekt haben Schlauchverbände aus bauschigem Baumwoll- oder Synthetikfrottee, sie eignen sich besonders gut als Ab- und Unterpolsterung von Schienen.

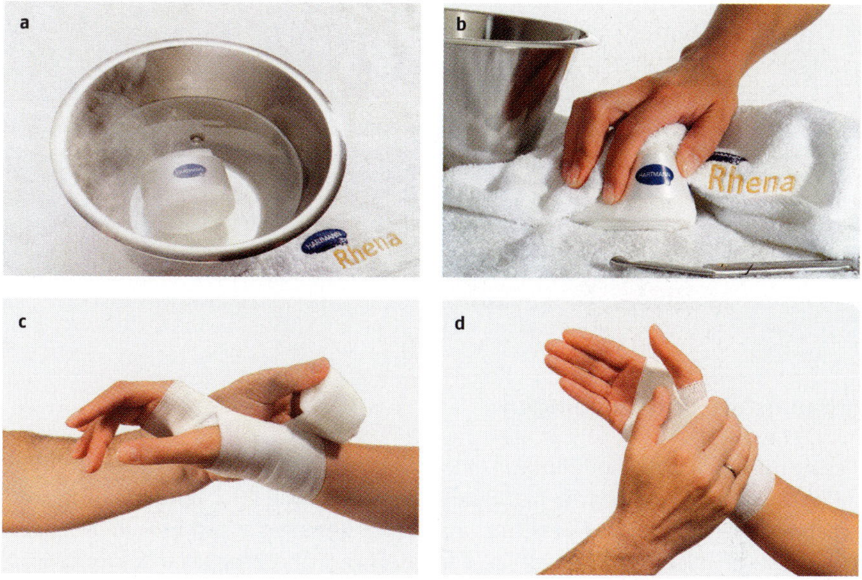

○ **Abb. 7.10:** Der thermoplastische Stützverband Rhena therm® wird in heißem Wasser aktiviert (a) und nach dem Auspressen in einem Handtuch (b) angelegt (c), (d)

Für Gipsverbände im Rumpfbereich gibt es auch gebrauchsfertige Trikothemden zum Unterziehen (○ **Abb. 7.11**), für Gipsverbände im Becken-Bein-Bereich Trikothosen (**s. Kap. 4.3,** □ **Tab. 4.6**).

Polsterbinden und anderes Polstermaterial

Die Polsterbinden aus saugender und nicht saugender Watte sowie Vliesstoffbinden aus Synthesefasern sind im Kap. 2.3, □ **Tab. 2.3** zusammengefasst. Daneben gibt es verschiedene Materialien zum Zuschneiden, die vor allem zum Polstern exponierter Knochenpartien oder zum Auskleiden von Gipsschalen gedacht sind (○ **Abb. 7.11**). Hierzu zählen Polsterfilz (ohne spezifische Handelsnamen) und klebende Vliesstoff-Polster (□ **Tab. 7.2**), aber auch Schaumgummi- oder Schaumstoff-Zuschnitte, wie sie im Kap. 6.3, □ **Tab. 6.3** beschrieben sind, werden verwendet.

Krepp-Papierbinden

Sie bestehen aus gekrepptem Papier und sind sehr dehnfähig. Sie sind leicht abreißbar und verrutschen nicht. Damit eignen sie sich zum Fixieren von Polsterwatte. Für Krepp-Papierbinden gibt es keine spezifischen Handelsnamen.

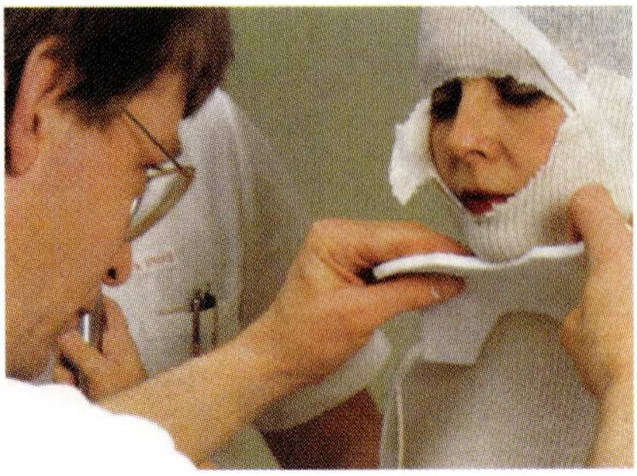

○ **Abb. 7.11:** Trikothemd als Unterzugverband und Anpassen von Polstermaterial am Kinn

Schaumstoff-Unterzugbinden

Diesen dünnen Schaumstoffbinden kommt als Unterzugsbinden steigende Bedeutung zu (□ **Tab. 6.3, Nr. 4**). Die elastischen Binden lassen sich faltenfrei anlegen und verrutschen nicht. Sie dienen als Hautschutz und Unterzugsmaterial bei Gips- und Castverbänden sowie Pflaster- und Tape-Verbänden. Auch zur Fixierung von Polstermaterial werden diese Binden verwendet. Mehrlagig kann mit ihnen eine gewisse Polsterwirkung erzielt werden.

Beidseitig mit Gore Tex® laminiertes synthetisches Polstermaterial (Soffban® Procel), das wasserundurchlässig aber trotzdem atmungsaktiv ist, ermöglicht dem Patienten Duschen oder Bewegungsbäder auch mit seinem Castverband. Selbst das Reinigen des synthetischen Starrverbandes ist möglich (Abb. 7.12).

Gehstollen und Gehsohlen

Während der Gehstollen mit dem Gehgips oder dem Castverband fest verankert ist, handelt es sich bei der Gehsohle um eine abnehmbare stabile Sohle, die den gesamten Fuß vor Schmutz und Feuchtigkeit schützt.

Badefolien

Diese wasserdichten Folien dienen dem Schutz der Steifverbände während des Duschens oder Badens.

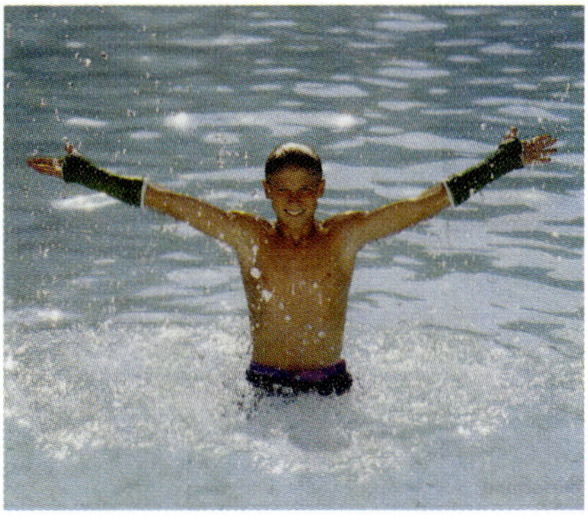

○ **Abb. 7.12:** Das Polstermaterial Soffban® Procel macht den Castverband wasserfest

□ **Tab. 7.2:** Ergänzungsmaterial für Starrverbände

Produkt	Handelsbeispiele	Hersteller	Besonderheiten
Polstermaterial (ohne Binden)	Cellona Polster	LR	Selbstklebendes Nadelvlies aus Polyester, Polyropylen, Viskose
	Cellona Randpolster	LR	Vliesstoff aus Synthesefaser und Viskose, Polyacrylatkleber, 5 mm und 2 mm stark
	Delta Terry-Net		
	Selbstklebendes		
	– Randpolster	BSN	
	– Schaumpolster	BSN	
	– Filzpolster	BSN	
Gehstollen	Cellona Gehstollen	LR	
	Plastrona-step	PH	
Gehsohlen	Cellona Shoe	LR	
	Cellona Shoecast	LR	
	Delta-solo Gehschuh	De	
	Helios Laufsohle Plus	Ty	
	Rhena cast boot	PH	
Badefolien	Badestrumpf	LR	
	Duschhülle Telfa	Ty	

Fragen

Kapitel 7 Steifverbände

1. Was geschieht während des Abbindevorgangs von Gips?
2. Welche Vorteile haben Gipsverbände?
3. Welche Vorteile haben synthetische Steifverbände?
4. Was sind Softcast-Verbände?
5. Welche Materialien werden unter Steifverbänden eingesetzt?

8 Chirurgisches Nahtmaterial

Monographien im Arzneibuch

Nahtmaterialien zur Anwendung am Menschen sind Medizinprodukte der Klasse IIb (nicht resorbierbare Fäden) oder III (resorbierbare Fäden, Catgut). Die Monographien im Europäischen Arzneibuch (☐ Tab. 8.1) definieren Anforderungen, die an chirurgisches Nahtmaterial gestellt werden und stehen im Rang von harmonisierten Normen. Harmonisierte Normen werden zum Nachweis der Übereinstimmung eines Medizinprodukts mit den Grundlegenden Anforderungen gemäß der EU-Richtlinie 93/42 EWG (s. Einleitung) herangezogen. Kann ein Hersteller innerhalb der Europäischen Union die Übereinstimmung mit der Norm darlegen, werden behördlicherseits keine weiteren Nachweise verlangt.

Inhaltlich stimmen die Monographien weitgehend mit denen in der amerikanischen Pharmakopöe (USP) überein, sodass international ein vergleichbarer Qualitätsstandard gewährleistet ist.

Die im Deutschen Arzneibuch enthaltenen Monographien über Nahtmaterial im Fadenspender (fortlaufender Faden in Längen von 20 bis 50 m) widersprachen den

☐ **Tab. 8.1:** Monographien des Europäischen Arzneibuchs (Ph.Eur.) für Nahtmaterial zur Anwendung am Menschen

Monographietitel Deutsch	Monographietitel Latein
Steriles Catgut	Chorda resorbilis sterilis
Sterile, nicht resorbierbare Fäden	Fila non resorbilia sterilia
Sterile, resorbierbare, synthetische monofile Fäden	Fila resorbilia synthetica monofilamenta sterilia
Sterile, resorbierbare, synthetische geflochtene Fäden	Fila resorbilia synthetica torta sterilia

Forderungen im Ph.Eur. nach Einzelverpackungen mit unmittelbaren Gebrauch nach dem Öffnen. Im DAB Nachtrag 2003 wurden daher die Monographien über Nahtmaterial im Fadenspender zur Anwendung am Menschen gestrichen.

Fadenstärke

Die Fadenstärke wird in den beiden Arzneibüchern Ph.Eur. und USP unterschiedlich definiert. Während in der USP die Einteilung willkürlich vorgenommen ist, wird im Ph.Eur. der Durchmesser des Fadens in »Metric« angegeben. 1 Metric entspricht 1 / 10 mm, der Faden ist 0,1 mm dick. Auf den Verpackungen des Nahtmaterials finden sich in der Regel beide Bezeichnungen. Der Zusammenhang zwischen europäischer und amerikanischer Einteilung findet sich in □ **Tab. 8.2.**

□ **Tab. 8.2:** Fadenstärken nach Ph.Eur. und USP

Ph.Eur.: Metric	USP	Durchmesserspanne [mm]
0,01	12-0	0,001-0,009
0,1	11-0	0.010-0,019
0,2	10-0	0,020-0,029
0,3	9-0	0,030-0,039
0,4	8-0	0,040-0,049
0,5	7-0	0,050-0,069
0,7	6-0	0,070-0,099
1	5-0	0,100-0,149
1,5	4-0	0,150-0,199
2	3-0	0,200-0,249
2,5		0,250-0,299
3	2-0	0,300-0,349
3,5	0	0,350-0,399
4	1	0,400-0,499
5	2	0,500-0,599
6	3	0,600-0,699
7	5	0,700-0,799
8	6	0,800-0,899
9	7	0,900-0,999

Wichtiges Qualitätsmerkmal ist die Reißfestigkeit des Fadens, für die definierte Prüfwerte angegeben sind. Die Reißkraft (in Newton) wird an einem einfachen Knoten bestimmt, da der Knoten durch die auftretenden Scherkräfte den schwächsten Punkt einer Naht darstellt.

Das Arzneibuch enthält auch eine Vorschrift zur Prüfung von Fäden, die mit einer nicht abziehbaren Nadel ohne Öhr ausgerüstet sind. Diese Nadel-Faden-Kombinationen werden als atraumatisches Nahtmaterial bezeichnet, da sie besonders gewebeschonend sind. Hier muss die Nadelbefestigung eine ausreichende Zugkraft aufweisen, damit sich der Faden nicht von der Nadel löst.

Fadeneigenschaften

Man unterscheidet resorbierbare und nicht resorbierbare Nahtmaterialien. Nicht resorbierbare Fäden bestehen aus Leinen oder Seide bzw. aus synthetischem Material, vor allem Polyester, Polypropylen und Polyamid 6 (Perlon) bzw. Polyamid 6,6 (Nylon).

Zu den resorbierbaren Nahtmaterialien zählt das **Catgut**, das aus Kollagen der Darmwand von Säugetieren (vor allem Rinder und Schafe) gewonnen wird. Nach der Reinigung werden die Darmschichten in der Längsrichtung in verschieden breite Streifen geschnitten, in kleiner Zahl je nach gewünschtem Durchmesser zusammengelegt und unter Spannen verzwirnt, getrocknet, geglättet, sortiert und sterilisiert. Catgut zählte über 100 Jahren lang zum chirurgischen Standard. Im Jahr 2001 wurde es auf Empfehlung des wissenschaftlichen Beirates der Europäischen Kommission vom Markt genommen, um jedes Infektionsrisiko auszuschließen, das von tierischem Material ausgehen könnte, insbesondere TSE. Obwohl Catgut seit 2001 nicht mehr verkehrsfähig ist und ausreichend Alternativen zur Verfügung stehen, enthält das Ph.Eur. nach wie vor diese Monographie. Im Kommentar zum Europäischen Arzneibuch wird sehr kritisch auf diesen Widerspruch eingegangen.

Moderne resorbierbare Fäden bestehen z. B. aus Polyglycolsäure, Polyglactin (Polymerisat aus Glycolsäure und Milchsäure) oder Polydioxanon. Sie werden durch körpereigenes Wasser hydrolytisch abgebaut. Bis zur vollständigen Resorption vergehen je nach Material Wochen bis Monate. Der Funktionsverlust des Nahtmaterials setzt jedoch schon viel früher ein, wenn durch den Resorptionsprozess die Reißkraft des Fadens abnimmt. Als Funktionszeit FZ50 wird die Zeitspanne nach der Implantation bezeichnet, in der der Faden noch 50% seiner Ausgangszugfestigkeit aufweist.

Man unterscheidet monofile und polyfile Fäden. **Monofile** Fäden bestehen nur aus einem Filament und sind durch ihre glatte Oberfläche sehr schonend beim Gewebedurchzug. Nachteilig ist, dass vor allem monofile Fäden mit größerem Durchmesser sehr steif und sperrig sind und dass die Knoten durch die glatte Oberfläche leichter aufgehen können, was mit einer größeren Knotenzahl ausgeglichen werden muss. Geflochtene **polyfile** Fäden dagegen sind sehr viel flexibler und besitzen eine sehr gute Knotenfestigkeit. Dafür ist der Gewebedurchzug wegen der rauen Flechtstruktur mit einem größeren Trauma (Sägewirkung) verbunden. Ein weiterer Nachteil ist die Dochtwirkung (Kapillarität) dieser Fäden, die die Gefahr in sich birgt, kontaminierte Flüssigkeiten in das Nahtgebiet zu saugen. Aus diesen Gründen sind polyfile Fäden häufig mit einer glättenden Beschichtung (z. B. Magnesiumstearat / Wachs) versehen.

▼ Schneidende Nadeln **DS HS**

Hautnadeln: Der dreikantig außen schneidende Nadelkörper ist für die Naht derber Gewebe angezeigt. Die drei Kanten laufen über die gesamte Länge der Nadel und erlauben ein optimales Durchstichverhalten mit einem zuverlässigen, kosmetischen Ergebnis.

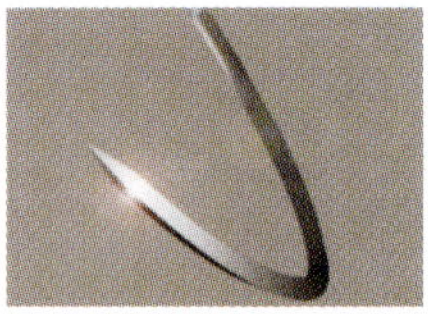
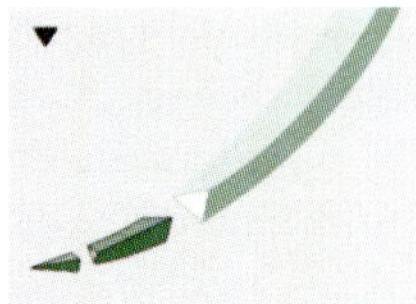

▽ Schneidende Nadeln mit Mikrospitze **DSMP**

Die schneidende Spitze dieser schlanken Präzisionsnadel ist handgeschliffen und ermöglicht bei minimalem Trauma sehr gute Gewebepenetration, feinste Nähte in festem Gewebe und gute kosmetische Ergebnisse.

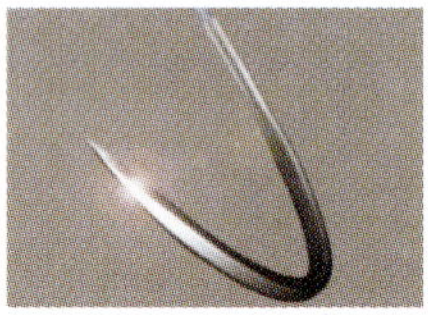
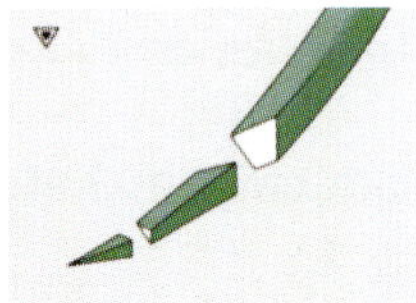

● Rundkörper-Nadeln **HP GR**

Der runde Körper der Nadel verjüngt sich zu einer feinen, scharfen Nadelspitze. Im Mittelteil der Nadel ist der Körper abgeflacht und garantiert damit einen sicheren Sitz im Nadelhalter. Rundkörpernadeln durchstechen lediglich das Gewebe, sie schneiden nicht, daher sind sie gut geeignet für Nähte in weichem Gewebe.

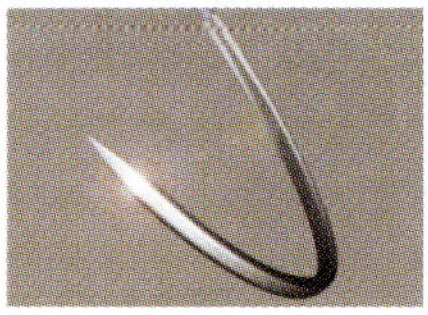
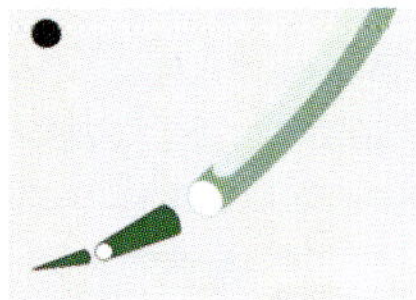

⊕ Rundkörper-Nadeln mit Trokarspitze **DRT HRT**

Die Rundkörper-Nadel besitzt eine vierseitig schneidende Spitze. Sie ermöglicht bei minimalem Trauma ein leichtes Durchstechen fester Gewebe.

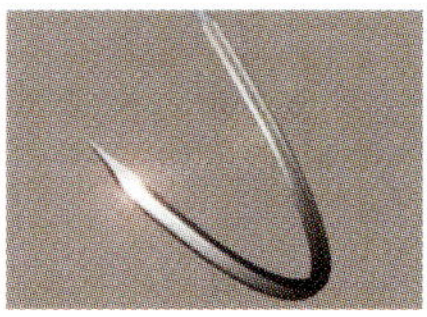
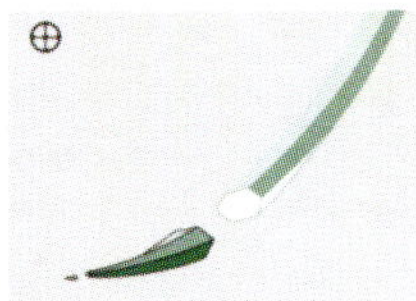

⊗ Rundkörper-Nadeln mit kurzer, schneidender Spitze **DRC**

Die speziell geformte Rundkörper-Nadel mit kurz angeschliffener Spitze erleichtert das Durchstechen fester Gewebe. Die Spezialnadel für feine Anastomosen und bei schwierigen Gewebeverhältnissen.

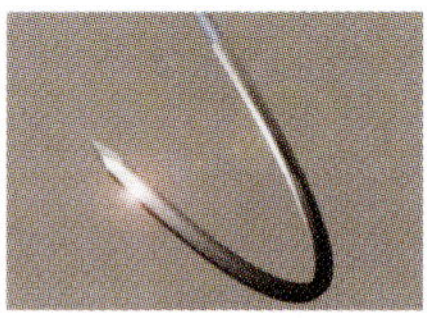
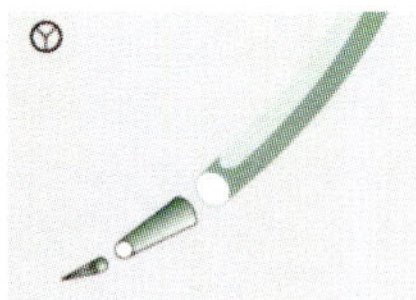

○ Rundkörper-Nadeln mit stumpfer Spitze **HRN**

Der Nadelkörper verjüngt sich zu einer runden Spitze, die nicht durch das Gewebe schneidet. Besonders geeignet für die Naht parenchymatöser Gewebe.

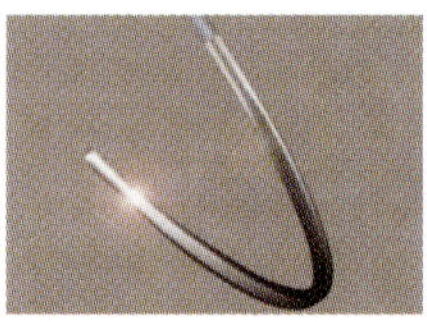
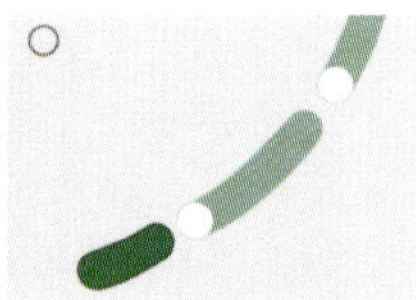

Abb. 8.1: Aussehen und Eigenschaften von Nadelkörpern und Nadelspitzen

Nadeleigenschaften

Je nach Einsatzgebiet werden Nadeln mit unterschiedlichen Eigenschaften benötigt. Sie unterscheiden sich in der Form des Nadelkörpers, in der Form der Spitze, in der Länge und der Biegeform (¼-Kreis bis ⅝-Kreis). Die Verpackungen der Nadel-Faden-Kombinationen sind mit einem Nadelcode versehen, der bei den einzelnen Firmen variieren kann und dazu beiträgt, das geeignete Material sicher zu erkennen (□ Tab. 8.3, ○ Abb. 8.1).

Beispiel: DS 19 = ⅜-Kreis, schneidend, 19 mm lang

Verpackung

Faden bzw. Nadel-Faden-Kombination sind auf einem Wickelträger aufgewickelt und entweder einfach-steril in einer Peelverpackung eingesiegelt oder steril in einer Aufreißverpackung, die wiederum steril in einer Peelverpackung steckt (Zweifach-Sterilverpackung). Resorbierbare Fäden müssen vor Feuchtigkeit geschützt werden. Primärverpackungsmaterial der Wahl ist hier Aluminium. Die Sterilgutlagerverpackung ist in der Regel ein Karton, der sich nach vorne wie eine Schublade öffnen lässt und durch eine Zellophanhülle vor Staub geschützt ist.

□ **Tab. 8.3:** Erläuterung des Nadel-Codes der Fa. B. Braun

Nadelkrümmung		Nadelkörper		Nadelspitze		Nadellänge
S	½-Kreis	R	Rundkörper	T	Trokarspitze	Die Zahl gibt den Abstand zwischen Nadelspitze und Nadelende an, gemessen an der Außenkrümmung der Nadel (in mm)
V	¼-Kreis	S	Schneidend	N	stumpfe Spitze	
D	⅜-Kreis	L	Lanzette	S	schneidende Spitze	
H	½-Kreis	SP	Spatula	C	kurze, schneidende Spitze	
F	⅝-Kreis			MP	Mikrospitze	
G	gerade			m	Mikronadel	

Fragen

Kapitel 8 Chirurgisches Nahtmaterial

1. Welche Informationen entnehmen sie dieser Verpackung mit chirurgischem Nahtmaterial?

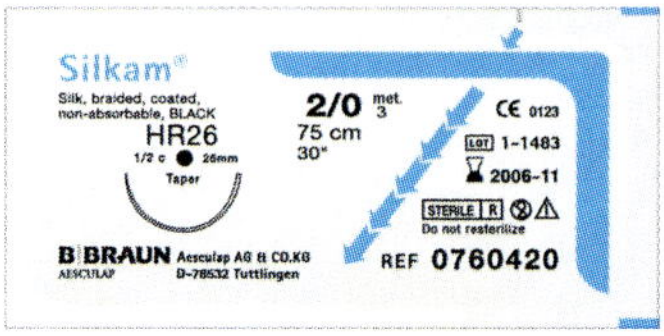

9 Sterilisation von Verbandstoffen

Drei Verfahren kommen zur Anwendung:
- Dampfsterilisation im Autoklaven
- Gassterilisation mit Ethylenoxid
- Strahlensterilisation

1. Dampfsterilisation

Sie findet bei Textilfasern Verwendung.

Während gespannter Wasserdampf von 121 °C mindestens 20 Minuten Einwirkungszeit benötigt, um Materialien zu sterilisieren, genügen bei Anlagen mit 134 °C 3–5 Minuten für eine zuverlässige Keimabtötung.

Die natürliche Cellulosefaser nimmt bei Hitzeeinwirkung ein gelbliches Aussehen ein, das um so intensiver ist, je höher die Temperatur steigt. Die Saugfähigkeit kann bei mehrmaligem Sterilisieren bei 134 °C abnehmen. Besonders auffällig ist die Abnahme der Saugfähigkeit beim Verbandzellstoff. Er sollte deshalb immer nur bei 121 °C sterilisiert werden.

2. Gassterilisation

Zur Gassterilisation zählt die Sterilisation mit Ethylenoxid. Sie findet Anwendung bei thermolabilen Medizinprodukten.

Ethylenoxid ist ein Gas, das mit Luft explosive Mischungen gibt. Es wird deshalb mit Inertgas gemischt angewendet. Da Eto ein starkes Protoplasmagift ist und die Atemwege reizt, sind strenge Vorsichtsmaßnahmen bzw. Auflagen bei diesem Sterilisationsverfahren anzuwenden.

3. Strahlensterilisation

An ionisierenden Strahlen finden Verwendung
- β-Strahlen
- γ-Strahlen

Die Anlagen zur Sterilisation von Verbandstoffen mit ionisierenden Strahlen sind sehr kostspielig. β-Strahlen haben gegenüber den γ-Strahlen den Vorteil der größeren Eindringtiefe. Die Sterilisationszeit beträgt nur wenige Sekunden, um Keime und Sporen wirksam abzutöten.

Anforderungen an Sterilisationsverfahren

Der Bereich Sterilisation ist von einer Vielzahl Normen geregelt, die beachtet werden müssen.

Eine wichtige Informationsquelle zum Thema Sterilität von Medizinprodukten mit einer Übersicht der zutreffenden Normen ist in der Veröffentlichung »Anforderungen an die Hygiene bei der Aufbereitung von Medizinprodukten« zu finden, zusammengestellt als Empfehlung von der Kommission für Krankenhaushygiene und Infektionsprävention beim Robert-Koch-Institut und des Bundesinstituts für Arzneimittel und Medizinprodukte und veröffentlicht im Bundesgesetzblatt 44 (2001), 1115–1126. Als PDF-Datei ist die Veröffentlichung sowie die jeweils aktualisierten Normen auch über den Pfad www.rki.de; dort Infektionsschutz; dort unter »Krankenhaushygiene«; dort unter »Kommission für Krankenhaushygiene und Infektionsprävention« zu finden.

Kennzeichnung von sterilen Medizinprodukten

Nach der DIN EN 980 »Grafische Symbole zur Kennzeichnung von Medizinprodukten« werden Medizinprodukte, die in ihrer Endverpackung sterilisiert wurden, folgendermaßen gekennzeichnet:

STERILE	EO	„Sterilisation mit Ethylenoxid"
STERILE	R	„Sterilisation durch Bestrahlung"
STERILE		„Sterilisation mit Dampf und trockener Wärme"
STERILE	A	„Herstellung unter Anwendung aseptischer Technologien"

Weitere wichtige Symbole zur Kennzeichnung von Medizinprodukten sind:

CE 0123	CE-Zeichen und Identifikationsnummer der benannten Stelle. Das Produkt entspricht den grundlegenden Anforderungen der Richtlinie des Rates über Medizinprodukte 93/42 EWG
	Nur zum Einmalgebrauch
	Verwendbar bis
LOT	Chargenbezeichnung
2005-11-05 2005-10	Herstellungsdatum
REF	Bestellnummer
	Gebrauchsanweisung beachten
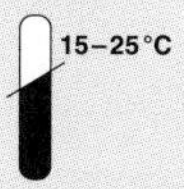	Lagerung bei 15 – 25 °C
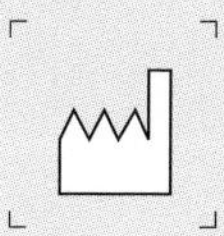	Symbol für „Herstellungsdatum"

Fragen

Kapitel 9 Sterilisation von Verbandstoffen

1. Welche Sterilisationsart würden sie für folgende Verbandstoffe wählen?
   a. Mullkompressen
   b. Vliesstoffkompressen
   c. Imprägnierte Wundgazen
   d. Schaumstoffkompressen
   e. chirurgisches Nahtmaterial
   f. Polyurethanfolien-Folienverband

Teil II Krankenpflegeartikel/Medizinprodukte

Baldur Johannes Kohm

Einleitung
Rechtliche Grundlagen

Das Warensortiment der Apotheke ist begrenzt, da sich der Apotheker in erster Linie seiner zentralen Aufgabe – der ordnungsgemäßen Versorgung der Bevölkerung mit Arzneimitteln – widmen soll. Die Medizinprodukte/Krankenpflegeartikel gehören jedoch unzweifelhaft seit jeher zu den Waren, für die der Apotheker als besonders sachkundig gilt. Daher sind im Katalog der apothekenüblichen Waren der Apothekenbetriebsordnung an erster Stelle die Medizinprodukte aufgeführt.

Der Autor hat den Versuch unternommen, das unübersichtliche Informationsangebot zu durchforsten und das für die Offizinapotheke Wichtigste herauszuheben. Von zahlreichen Firmen wurden wissenschaftliche und kaufmännische Informationsschriften, Broschüren und Prospekte durchgearbeitet. Auf eine reine Auflistung von Gegenständen wurde bewusst verzichtet. Stattdessen werden Zusammenhänge und Entwicklungen aufgezeigt, die das Lernen erleichtern. Dies ist auch der Grund, warum neben neuesten Produkten Medizinprodukte beschrieben werden, die wohl nur noch von älteren Apothekenkunden verwendet werden. Daneben wird aus ökonomischen, aus ökologischen und aus Gesichtspunkten der Müllreduzierung über die Resterilisierung von Medizinprodukten diskutiert (s. § Medizinprodukte – Betreiberverordnung).

Eine Aufstellung wichtiger Hersteller und Lieferanten von Medizinprodukten findet sich im Anhang. Dank gilt allen Firmen, die die Übernahme von Abbildungen gestattet haben.

Auszug aus §5 Ap BetrO Apothekenübliche Waren

Apothekenübliche Waren sind

- Medizinprodukte, auch soweit sie nicht der Apothekenpflicht unterliegen,
- Mittel sowie Gegenstände und Informationsträger, die der Gesundheit von Menschen und Tieren mittelbar oder unmittelbar dienen oder diese fördern,
- Prüfmittel, Chemikalien, Reagenzien, Laborbedarf,
- Schädlingsbekämpfungs- und Pflanzenschutzmittel,
- Mittel zur Aufzucht von Tieren.

Seit dem 2. August 1994 gibt es den Begriff »Medizinprodukte« im rechtlichen Sinne.

Medizinproduktegesetz – MPG

Mit dem Medizinproduktegesetz werden rechtliche Vorgaben der Europäischen Union umgesetzt. Es regelt einheitlich die Anforderungen an das Inverkehrbringen und die Inbetriebnahme entsprechender Produkte. Dabei werden neben medizinischen und technischen Anforderungen auch Anforderungen bezüglich des Nachweises der vom Hersteller angegebenen medizinischen Zweckbestimmung gestellt. Medizinprodukte unterscheiden sich von den Arzneimitteln dadurch, dass der Zweck der Medizinprodukte vorwiegend auf physikalischem Wege erreicht wird, während Arzneimittel ihren Zweck im Gegensatz dazu vorwiegend auf pharmakologischem Wege erfüllen. Produkte, die den grundlegenden Anforderungen der einschlägigen Richtlinien entsprechen, dürfen mit dem CE-Kennzeichen kenntlich gemacht und in anderen EU-Mitgliedstaaten ohne weitere Zulassungserfordernisse vertrieben werden. Die Konformität der Produkte mit der einschlägigen EU-Richtlinie wird in Konformitätsbewertungsverfahren festgestellt.

Auszug aus dem Gesetz über Medizinprodukte (Medizinproduktegesetz – MPG)

Vom 2. August 1994 (BGBl. I S. 1963) i. d. F. der Bekanntmachung vom 7. 8. 2002 geändert am 14. 6. 2007 (BGBl. I S. 1066).

§
Zweck des Gesetzes

Zweck dieses Gesetzes ist es, den Verkehr mit Medizinprodukten zu regeln und dadurch für die Sicherheit, Eignung und Leistung der Medizinprodukte sowie die Gesundheit und den erforderlichen Schutz der Patienten, Anwender und Dritter zu sorgen.

§
Anwendungsbereich des Gesetzes

(1) Dieses Gesetz gilt für Medizinprodukte und deren Zubehör. Zubehör wird als eigenständiges Medizinprodukt behandelt.

(2) Dieses Gesetz gilt auch für Produkte, die dazu bestimmt sind, Arzneimittel im Sinne des § Abs. 1 des Arzneimittelgesetzes zu verabreichen. Werden die Medizinprodukte nach Satz 1 so in den Verkehr gebracht, dass Medizinprodukt und Arzneimittel ein einheitliches, miteinander verbundenes Produkt bilden, das ausschließlich zur Anwendung in dieser Verbindung bestimmt und nicht wiederverwendbar ist, gilt dieses Gesetz nur insoweit, als das Medizinprodukt die grundlegenden Anforderungen nach § erfüllen muss, die sicherheits- und leistungsbezogene Produktfunktionen betreffen. Im Übrigen gelten die Vorschriften des Arzneimittelgesetzes.

(5) Dieses Gesetz gilt nicht für

- Arzneimittel im Sinne des § Abs. 1 Nr. 2 des Arzneimittelgesetzes,
- kosmetische Mittel im Sinne des § des Lebensmittel- und Bedarfsgegenständegesetzes,

§
Begriffsbestimmungen

1. Medizinprodukte sind alle einzeln oder miteinander verbunden verwendete Instrumente, Apparate, Vorrichtungen, Stoffe und Zubereitungen aus Stoffen oder andere Gegenstände einschließlich der für ein einwandfreies Funktionieren des Medizinproduktes eingesetzten Software, die vom Hersteller zur Anwendung für Menschen mittels ihrer Funktionen zum Zwecke

- der Erkennung, Verhütung, Überwachung, Behandlung oder Linderung von Krankheiten,
- der Erkennung, Überwachung, Behandlung, Linderung oder Kompensierung von Verletzungen oder Behinderungen,
- der Untersuchung, der Ersetzung oder der Veränderung des anatomischen Aufbaus oder eines physiologischen Vorgangs oder
- der Empfängnisregelung

zu dienen bestimmt sind und deren bestimmungsgemäße Hauptwirkung im oder am menschlichen Körper weder durch pharmakologisch oder immunologisch wirkende Mittel noch durch Metabolismus erreicht wird, deren Wirkungsweise aber auch durch solche Mittel unterstützt werden kann.

2. Medizinprodukte sind auch Produkte nach Nummer 1, die einen Stoff oder eine Zubereitung aus Stoffen enthalten oder auf die solche aufgetragen sind, die bei gesonderter Verwendung als Arzneimittel im Sinne des § Abs. 1 des Arzneimittelgesetzes angesehen werden können und die in Ergänzung zu den Funktionen des Produktes eine Wirkung auf den menschlichen Körper entfalten können.

8. Sonderanfertigung ist ein Medizinprodukt, das nach schriftlicher Verordnung nach spezifischen Auslegungsmerkmalen eigens angefertigt wird und zur ausschließlichen Anwendung bei einem namentlich benannten Patienten bestimmt ist. Das serienmäßig hergestellte Medizinprodukt, das angepasst werden muss, um den spezifischen Anforderungen des Arztes, Zahnarztes oder des sonstigen beruflichen Anwenders zu entsprechen, gilt nicht als Sonderanfertigung.

§
Verbote zum Schutz von Patienten, Anwendern und Dritten

(1) Es ist verboten, Medizinprodukte in den Verkehr zu bringen, zu errichten, in Betrieb zu nehmen, zu betreiben oder anzuwenden, wenn

- der begründete Verdacht besteht, dass sie die Sicherheit und die Gesundheit der Patienten, der Anwender oder Dritter bei sachgemäßer Anwendung, Instandhaltung und ihrer Zweckbestimmung entsprechender Verwendung über ein nach den Erkenntnissen der medizinischen Wissenschaften vertretbares Maß hinausgehend gefährden oder
- das Datum abgelaufen ist, bis zu dem eine gefahrlose Anwendung nachweislich möglich ist (Verfalldatum).

(2) Es ist ferner verboten, Medizinprodukte in den Verkehr zu bringen, wenn sie mit irreführender Bezeichnung, Angabe oder Aufmachung versehen sind. Eine Irreführung liegt insbesondere dann vor, wenn

- Medizinprodukten eine Leistung beigelegt wird, die sie nicht haben,
- fälschlich der Eindruck erweckt wird, dass ein Erfolg mit Sicherheit erwartet werden kann oder dass nach bestimmungsgemäßem oder längerem Gebrauch keine schädlichen Wirkungen eintreten, [...]

Lieferberechtigung

Im Sozialgesetzbuch (SGBV) wird die Lieferberechtigung von Hilfsmitteln an Kassenpatienten geregelt:

§26. Zulassung. (1) Hilfsmittel dürfen an Versicherte nur von zugelassenen Leistungserbringern abgegeben werden. Zuzulassen ist, wer eine ausreichende, zweckmäßige, funktionsgerechte und wirtschaftliche Herstellung, Abgabe und Anpassung der Hilfsmittel gewährleistet und die für die Versorgung der Versicherten geltenden Vereinbarungen anerkennt.

§27 Verträge. (1) Über die Einzelheiten der Versorgung mit Hilfsmitteln und deren Wiedereinsatz sowie über die Preise und deren Abrechnung schließen die Landesverbände der Krankenkassen sowie die Verbände der Ersatzkassen mit Wirkung für ihre Mitgliedskassen Verträge mit Verbänden der Leistungserbringer, soweit Festbeträge noch nicht festgelegt sind oder nicht festgelegt werden können. Zudem regeln die Vertragsparteien nach Satz 1 die Abrechnung der Festbeträge …

§28. Hilfsmittelverzeichnis. Die Spitzenverbände der Krankenkasse gemeinsam erstellen ein Hilfsmittel Verzeichnis. In dem Verzeichnis sind die von der Leistungspflicht umfassten Hilfsmittel aufzuführen und die dafür vorgesehenen Festbeträge oder vereinbarten Preise anzugeben …

Große Hilfsmittel

Große Hilfsmittel wie **Krankenbetten, Patientenlifter, Rollstühle** etc. bedingen eine andere Logistik als die normale Belieferung durch den Großhandel mit Wannen. Apotheken, die sich hierauf spezialisieren, benötigen besondere Räume, besonders geschultes Personal und besondere Transportfahrzeuge.

Dieses besondere Lieferprogramm würde den Rahmen eines Lehrbuches sprengen und wird daher hier nicht besprochen.

Medizinprodukte – Überblick über die rechtlichen Grundlagen

Das am 1. Januar 1995 in Kraft getretene Medizinproduktegesetz (MPG), i. d. jeweils gültigen Fassung, fasst unter dem Begriff Medizinprodukt verschiedenste Artikel zusammen, die vorher zum Regelungsbereich anderer Rechtsvorschriften gehörten, z. B. dem Arzneimittelgesetz (sog. Geltungsarzneimittel nach § Abs. 2 AMG, wie ärztliche und zahnärztliche Instrumente und chirurgisches Nahtmaterial), dem Lebensmittel- und Bedarfsgegenständegesetz (OP-Textilien), der Röntgenverordnung oder dem Seuchenrecht (Kondome).

Die Einstufung als Medizinprodukt obliegt dem Hersteller, der entscheidet, ob die physikalische oder die pharmakologische Wirkung im Vordergrund steht, z. B.

Medizinprodukt	Arzneimittel
Inhalationshilfe für Asthmaspray	Asthmaspray
Insulin-Pen	Insulin-Patrone

Die Medizinprodukteverordnung (MPV) vom 20. Dezember 2001, BGBl. I S. 3854, i. d. Fassung vom 13. 2. 2004 regelt die Konformitätsverfahren, die Hersteller von Medizinprodukten durchzuführen bzw. einzuhalten haben.

Medizinprodukte-Betreiberverordnung (MPBetreibV)

Die am 6. Juli 1998 erstmals im Bundesanzeiger veröffentliche **Medizinprodukte-Betreiberverordnung** (MPBetreibV) tangiert alle in der Apotheke eingesetzten Medizinprodukte mit Messfunktion (z. B. Messgeräte zur nichtinvasiven Blutdruckmessung). Mit dieser Verordnung wird die bisher übliche Nacheichung dieser Geräte durch eine messtechnische Kontrolle ersetzt. Für Blutdruckmessgeräte ist diese alle zwei Jahre durchzuführen.

Anlage (Auszug)		
1.	Medizinprodukte, die messtechnischen Kontrollen unterliegen	Nachprüffristen in Jahren
1.1.1	Medizinprodukte zur Bestimmung der Hörfähigkeit (Ton- und Sprachaudiometer)	1
1.2	Medizinprodukte zur Bestimmung von Körpertemperaturen (mit Ausnahme von Quecksilberglasthermometern mit Maximumvorrichtung):	
1.2.1	– medizinische Elektrothermometer	2
1.2.2	– mit austauschbaren Temperaturfühlern	2
1.2.3	– Infrarot-Strahlungsthermometer	1
1.3	Messgeräte zur nicht invasiven Blutdruckmessung	2

CE-Kennzeichnung durch den Hersteller

Der Hersteller eines Medizinproduktes darf seit dem 14. Juni 1998 nur noch Medizinprodukte mit CE-Kennzeichen erstmalig in den Verkehr bringen. Natürlich sollte auch die öffentliche Apotheke bemüht sein, nur noch CE-gekennzeichnete Medizinprodukte an den Anwender oder Patienten abzugeben.

Das CE-Kennzeichen

Die CE-Kennzeichnung besteht aus Buchstaben »CE« mit diesem Schriftbild.

- Bei Verkleinerung oder Vergrößerung der Kennzeichnung müssen die sich aus dem oben abgebildeten Raster ergebenden Proportionen eingehalten werden.
- Die verschiedenen Bestandteile der CE-Kennzeichnung müssen etwa gleich hoch sein: die Mindesthöhe beträgt 5 mm.

Von der Mindesthöhe kann bei kleinen Produkten abgewichen werden.

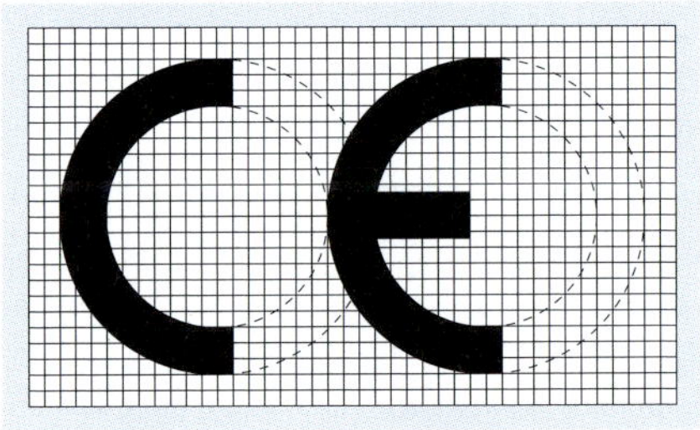

Medizinprodukte-Betreiberverordnung (Auszüge)

Die Verordnung über das Errichten, Betreiben und Anwenden von Medizinprodukten (Medizinprodukte-Betreiberverordnung – MPBetreibV) vom 29. Juni 1998 wurde am 6. Juli 1998 im Bundesgesetzblatt verkündet und ist am 7. Juli 1998 in Kraft getreten. Die Übergangsvorschriften in §4 betreffen die Funktionsprüfung und Einweisung, die sicherheitstechnischen Kontrollen, das Medizinproduktebuch und Bestandsverzeichnis sowie die medizinischen Messgeräte.

Die Neufassung wurde am 21. 8. 2002 verkündet.

Anwendungsbereich (§)

Die MP-Betreiberverordnung ist an alle gerichtet, die Medizinprodukte und dessen Zubehör einschließlich Sonderanfertigungen mit der vom Hersteller gegebenen Zweckbestimmung für Menschen errichten, betreiben oder anwenden.

Allgemeine Anforderungen (§)

Medizinprodukte dürfen nur ihrer Zweckbestimmung entsprechend den rechtlichen Vorgaben von solchen Personen errichtet, betrieben und angewendet werden, die dafür geeignet sind. Es dürfen nur solche Medizinprodukte betrieben und angewendet werden, die zu dem jeweiligen Zeitpunkt funktionsfähig und im ordnungsgemäßen Zustand sind.

Reinigung, Desinfektion und Sterilisation / Resterilisation von Medizinprodukten (Instandhaltung, §)

Eine Resterilisation – auch von »Einmalprodukten« – in Verantwortung des Betreibers und des Anwenders wird durch diese Regelung nicht verboten.

Zur Sterilisation und Resterilisation werden vom Robert-Koch-Institut, Berlin, unter Beteiligung der betroffenen Kreise Leitlinien unter Berücksichtigung der einschlägigen Vorschriften des MPG erarbeitet und bekannt gemacht.

Sicherheitstechnische und messtechnische Kontrollen (§§ und 11)

Die speziellen messtechnischen Kontrollen müssen für die in der Anlage 2 aufgeführten Medizinprodukte nach den dort und in § 1 aufgeführten Vorgaben erfolgen. An die Durchführung dieser Kontrollen und an die Personen bzw. Institutionen, die diese Kontrollen durchführen, werden genauere Anforderungen gestellt. Die messtechnischen Kontrollen sind jetzt nicht mehr an die Eichbehörden gebunden; sie können zwar noch wie bisher von Behörden durchgeführt werden, sie dürfen jedoch auch von jeder anderen entsprechend dieser Verordnung qualifizierten Person vorgenommen werden.

Eichordnung (§ 7)

Die Eichordnung bestimmt, dass die dort aufgeführten medizinischen Produkte im Hinblick auf die Messfunktionen, insbesondere bezüglich der Eichung und Wiedereichung, voll dem Medizinprodukterecht unterliegen.

10 Artikel zur Temperatur- und Zyklusbestimmung

10.1 Thermometerarten

Die Apotheke führt drei Arten von Thermometern:
- Fieberthermometer
- Frauenthermometer
- Badethermometer

10.1.1 Fieberthermometer

Einschlussthermometer

Sie bestehen aus einer äußeren Glashülle, einer Skala mit Gradeinteilung und einer geschlossenen luftleeren Kapillare, die am unteren Ende eine Erweiterung für das Quecksilber trägt. Auf der Schmalseite befindet sich ein kleiner eingeätzter Strich, der mit dem Skalenstrich 38 übereinstimmen muss. Abweichungen lassen auf eine Verschiebung der Skala schließen.

Maxima-Einrichtung

Das Besondere am Fieberthermometer ist, dass die Quecksilbersäule auf ihrem höchsten Stand verharrt und bei Temperaturverminderung nicht von selbst zurückgeht.

Der Quecksilberfaden wird nach Beendigung des Messvorgangs durch Schleudern zurückbefördert.

Messbereich, Füllung

Fieberthermometer haben einen Messbereich von 35 bis 42 Grad Celsius.

Eichpflicht von Medizinprodukten mit Messfunktion

(siehe Eichpflicht in der Einleitung, Rechtliche Grundlagen).

Digitalthermometer

Die verbreitetste Methode zur Fiebermessung stellt das quecksilberfreie *elektronische Digitalthermometer* (○ **Abb. 10.1**) dar.

Es wird mit Batterie betrieben und lässt sich mit Tastendruck an- und ausstellen. Zur Messung werden nur wenige Sekunden benötigt.

Fiebermessen

Man unterscheidet fünf Arten der Körpertemperaturmessung:

- rektal
- axillar
- oral
- im Außenohr
- auf der Stirn

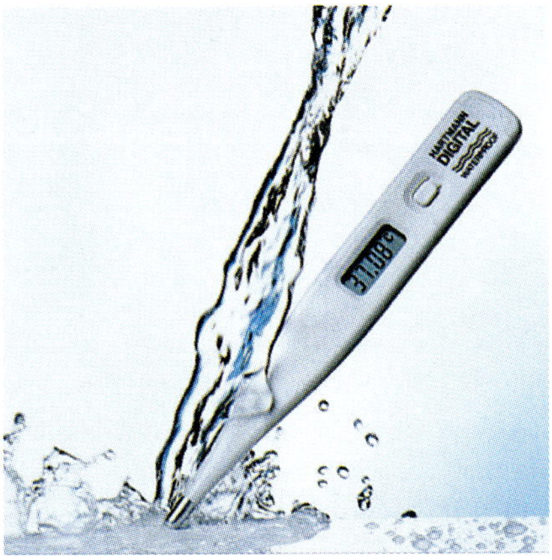

○ **Abb. 10.1:** Digitales Fieberthermometer, wasserfest

Ohrthermometer (○ Abb. 10.2)

Die Messung erfolgt sekundenschnell im Außenohr durch einen Infrarot-Sensor. Auswechselbare Schutzkappen ermöglichen die hygienische Anwendung.

Fiebermessen im Ohr

Das Trommelfell und das Temperatur-Kontrollzentrum im Gehirn werden gemeinsam mit Blut versorgt. Deshalb spiegelt die im Ohr gemessene Temperatur Veränderungen der Körpertemperatur besonders gut wieder. Ein spezielles Thermometer registriert bei der Ohrmessung die natürliche Wärme, die Infrarot-Strahlung. Diese Strahlung wird vom Trommelfell und dem umliegenden Gewebe abgegeben. Ein Mini-Computer errechnet daraus die Körpertemperatur und zeigt sie als Zahl an.

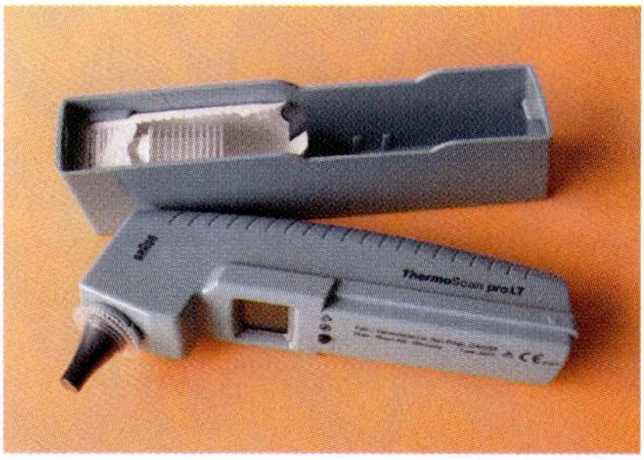

○ **Abb. 10.2:** Ohrthermometer mit auswechselbaren Schutzkappen

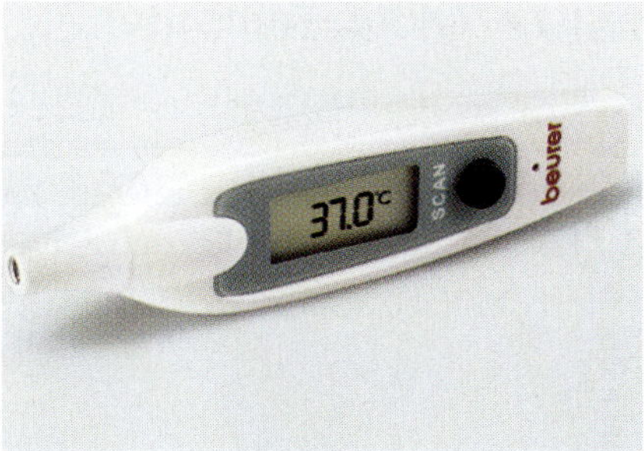

○ **Abb. 10.3:** Stirnthermometer

Stirnthermometer (○ Abb. 10.3)

Der Messfühler wird auf die Stirn gehalten, die Messung ist innerhalb 1 Sekunde erfolgt. Im Bereich von 35 bis 42 °C ist eine hohe Messgenauigkeit vorhanden.

10.1.2 Frauenthermometer

Das Frauenthermometer dient zur Messung der morgendlichen Aufwachtemperatur (Basaltemperatur), aus deren regelmäßiger Beobachtung der Zeitpunkt des Eisprungs ermittelt werden kann.

Morgens vor dem Aufstehen, jeweils um die gleiche Zeit, soll vaginal mindestens fünf Minuten gemessen werden. Die ermittelten Werte werden in Kurvenblätter eingetragen, die dem Thermometer beigefügt sind (○ Abb. 10.4). Andere Einflüsse auf die Temperatur (Erkältung, Anstrengung u. a.) sind ebenfalls einzutragen.

Frauenthermometer haben einen begrenzten Messbereich von 36,3 bis 37,5 Grad Celsius.

Die Füllung besteht wie beim Fieberthermometer aus Quecksilber.

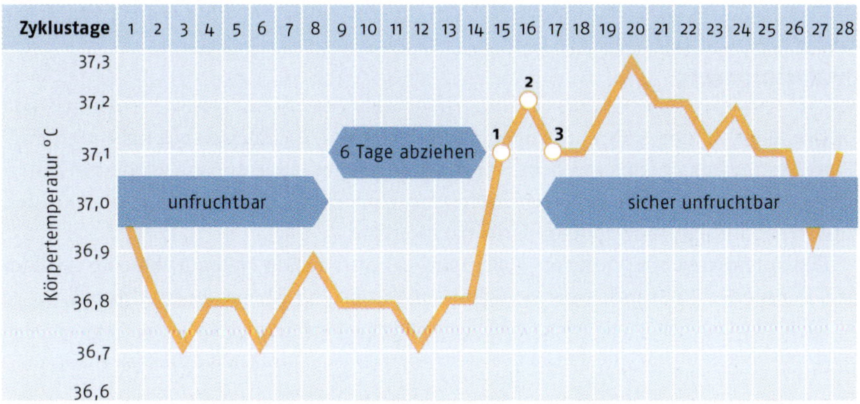

○ **Abb. 10.4:** Typischer Verlauf der Temperaturkurve einer gesunden Frau

10.1.2.1 Zyklus-Computer

Diese elektronischen Geräte (○ Abb. 10.5) stellen eine Weiterentwicklung des Frauenthermometers dar. Jeden Morgen vor dem Aufstehen legt die Frau den Thermofühler des Gerätes für 30 Sekunden unter die Zunge. Der Mini-Computer errechnet anhand der Körpertemperatur die fruchtbaren und unfruchtbaren Tage der Frau. Durch die eingespeicherten Informationen kann das Gerät Messfehler erkennen und ungewöhnliche Temperaturabweichungen, z. B. durch Krankheit oder Stress, korrigieren.

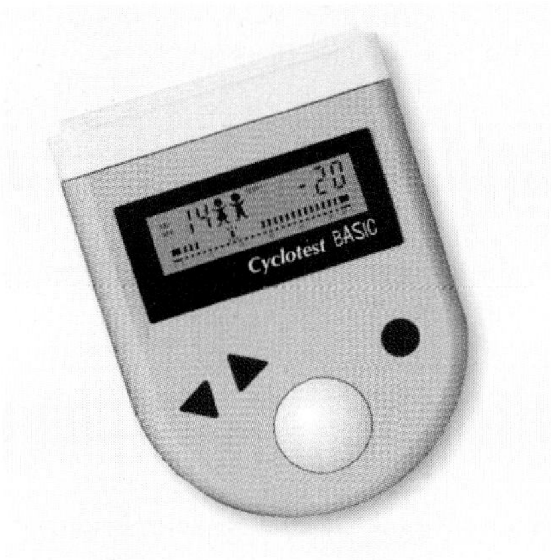

○ **Abb. 10.5:** Zyklus-Computer Cyclotest® Basic

Cyclotest®-2 Plus und Persona

Diese Geräte arbeiten nach der so genannten »symptothermalen Methode«.

Die Methode ergänzt die Temperaturmessung durch die Beobachtung und Beurteilung des Zervikalschleims (als Symptom für Fruchtbarkeit). Ihre zusätzliche Sicherheit der Aussage bezieht sie aus dem Einsatz von zwei unabhängigen Parametern.

Man nennt solche Methoden »Double-check«-Methoden. Als zweiten Parameter kann man auch eine Hormonbestimmung im Urin durch die Frau selbst benutzen.

Ovulationstests

Das reife Ei ist nur während seiner »Wanderschaft« im Eileiter befruchtungsfähig. Diese Wanderschaft wird mit dem Eisprung eingeleitet, der Eisprung wiederum durch den plötzlichen Anstieg des luteinisierenden Hormons LH. Das Hormon ist schnell und sicher mit ein paar Tropfen Urin nachweisbar.

Das luteinisierende Hormon (LH) wird schon ab dem ersten Zyklustag gebildet und dann etwa 24 Stunden vor dem Eisprung in großer Menge ausgeschüttet.

Cyclotest®-2Plus

Dieser Zyklus-Computer misst zunächst die Körpertemperatur und speichert sie.

Die ermittelten Werte werden mit vorgegebenen Zyklen verglichen und der aktuelle Zyklus berechnet. Damit ist das Gerät sozusagen individuell auf die Anwenderin geeicht. Mit jedem gespeicherten Zyklus erfolgt die Auswertung engmaschiger, so dass nach sechs Monaten nicht nur die unfruchtbaren Tage nach dem Eisprung, sondern auch die unfruchtbaren Tage davor zuverlässig angegeben werden. Das Gerät ermöglicht neben der Messung von Körpertemperatur die Beschaffenheit des Zervixschleims einzutragen und zusätzlich eine Hormonmessung. Auf diese Weise lassen sich die fruchtbaren Tage des Zyklus bestimmen.

Nach jeder morgendlichen Messung ermittelt der Cyclotest die aktuelle fruchtbare oder unfruchtbare Phase und zeigt sie an. Man kann aber auch jederzeit durch Druck auf die entsprechende Taste die aktuelle Anzeige für den heutigen Tag abrufen. Sieht man kein Babysymbol in der Anzeige, befindet sich die Frau in der unfruchtbaren Phase. Sieht man in der Anzeige ein oder zwei Babysymbole, befindet sich die Frau in der fruchtbaren Phase.

Der Einsatz der Cyclotest-Stäbchen

Mit dem Gerät beiliegenden und in der Apotheke nachzukaufenden Cyclotest-Stäbchen kann man nach Angaben des Herstellers die Chance, gezielt schwanger zu werden, noch erhöhen. Man bestimmt durch Messen des Ovulationshormons im Urin die Tage der höchsten Empfängnisfähigkeit.

Hinweise

- Es ist nicht nötig, den gesamten Zyklus zu messen. Wenn der Cyclotest die *lange* unfruchtbare Phase *nach* dem Eisprung anzeigt, braucht man bis zum Beginn der nächsten Menstruation nicht mehr zu messen.
- Bei Urlaubsreisen mit einer Zeitverschiebung bis zu vier Stunden sollte am gleichen und am folgenden Tag nicht gemessen werden, danach wieder ganz normal vor dem Aufstehen.

Persona®

Dieser Zyklus-Computer (○ Abb. 10.6) erkennt den Beginn der fruchtbaren Phase durch Messung von E3G (Estrogen-3-Glucuronid) und luteinisierendem Hormon (LH) im Morgenurin. Der Monitor zeigt die von den Teststäbchen abgelesenen Ergebnisse und damit den aktuellen Fertilitätsstatus an (rotes und grünes Licht!).

Das Ende der fruchtbaren Phase errechnet das System auf der Basis des LH-Anstiegs unter Berücksichtigung der Zeitspanne bis zur Ovulation und der maximalen Lebensdauer einer Eizelle.

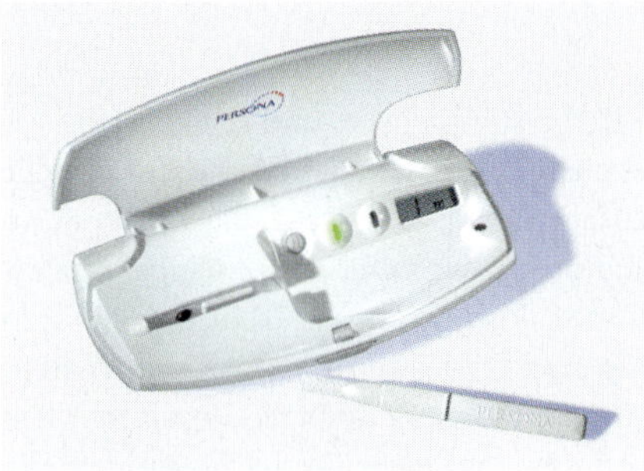

○ **Abb. 10.6:** Persona® Zyklus-Computer

Die Anwendung von Persona®

Bei dem Persona®-Teststäbchen handelt es sich um einen integrierten Probennehmer, der auf der Grundlage der monoklonalen Antikörper-Technologie arbeitet.

Persona® optimiert die Zahl der »fruchtbaren« Tage kontinuierlich. Während in den ersten drei Zyklen durchschnittlich 12 bis 15 Tage »fruchtbare« Tage sind, sinkt nach drei Zyklen die Anzahl der »fruchtbaren« Tage auf durchschnittlich 6 bis 10 Tage.

Hinweise

Persona® ist kontraindiziert bei Frauen in der Stillphase oder Frauen, die sich einer Hormonbehandlung unterziehen, sowie bei Leber- oder Nierenerkrankungen und Anzeichen der Menopause. Die Verhütungssicherheit von Persona® kann bei Einnahme von Tetrazyklinen in dem betreffenden Zyklus beeinträchtigt werden.

In den Wechseljahren sind Frauen häufig Hormonschwankungen unterworfen, die eine Interpretation des Zyklus erschweren. Dabei kann es vorkommen, dass der Eisprung später erfolgt oder in einem Zyklus komplett ausfällt. Deshalb sollte in den Wechseljahren ungeschützter Geschlechtsverkehr nur in der langen unfruchtbaren Phase nach dem Eisprung – gemäß der strengen Form der Temperaturmethode – stattfinden.

Temperaturschwankungen außerhalb der Norm (beispielsweise durch Krankheiten) machen Probleme. Die Verhütungscomputer basieren auf den Regeln der »Natürlichen Familienplanung«. Hierbei wird der Eisprung statistisch ermittelt, da die messbaren Symptome wie zum Beispiel Temperaturschwankungen erst während und nicht vor den fruchtbaren Tagen auftreten. Zudem können nicht alle Frauen die Verhütungscomputer anwenden. Sie sind nicht geeignet für junge Frauen ohne regelmäßigen Zyklus, bei hohen Anforderungen an die Sicherheit der Verhütung und bei Schichtarbeit und häufigen Reisen mit Zeitzonenwechsel.

10.1.3 Badethermometer

Die Badethermometer sind vorwiegend Alkohol-Thermometer mit einem Temperaturbereich von 0 bis 50 °C. Sie werden beim Baden von Säuglingen und Kleinkindern, aber auch zur Einstellung der gewünschten Temperatur von Heilbädern verwendet. Das Babybad soll eine Temperatur von 36 bis 37 °C aufweisen.

10.2 Desinfektion von Thermometern zur Messung der Körpertemperatur

Um eine Keimübertragung zu vermeiden, ist eine sorgfältige Säuberung und Desinfektion des Fieberthermometers im Anschluss an die Messung geboten. Empfohlen wird 70iges Ethanol oder Isopropanol. Bei Verwendung von anderen Desinfektionsmitteln sollte mit Wasser nachgespült werden, um Haut- bzw. Schleimhautreizung durch Desinfektionsmittelreste zu vermeiden.

Fragen

Kapitel 10 **Artikel zur Temperatur- und Zyklusbestimmung**

1. An welchen Körperstellen kann Fieber gemessen werden?
2. Erläutern Sie den Begriff Maximaeinrichtung.
3. Nennen Sie Vorteile des Digitalthermometers.
4. Worauf muss bei der Bestimmung der Basaltemperatur geachtet werden?
5. Erläutern Sie den Begriff symptothermale Methode.
6. Welche beiden Hormone dienen der Bestimmung des Eisprungs?

11 Artikel zur Verhütung von Druckbeschwerden und Durchliegen

11.1 Allgemeines

Die Gefahr des Durchliegens (Dekubitus) besteht besonders bei Kranken, die längere Zeit bettlägerig sind. Gefährdete Körperstellen sind der Hinterkopf, das Schulterblatt, das Kreuzbein, die Ellenbogen, die Innen- und Außenknöchel sowie die Fersen und Zehen (○ Abb. 11.1). Hieraus ergeben sich verschiedene Antidekubitus-Polster, welche der Druckentlastung dienen.

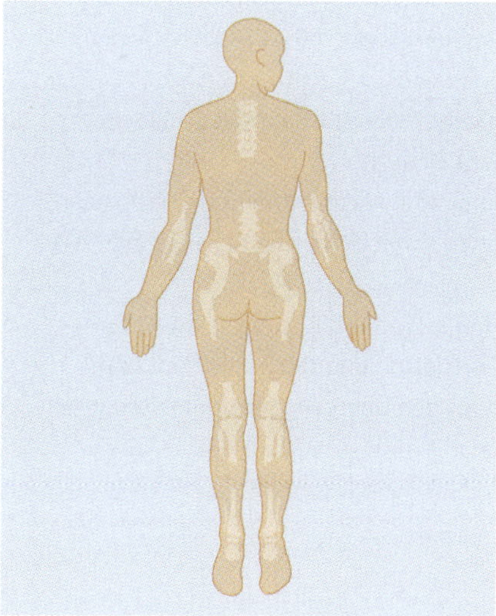

○ **Abb. 11.1:** Druckgefährdete Körperstellen

11.1.1 Lagerungsring

Lagerungsringe dienen der Druckentlastung bei Patienten mit Operationswunden, Abszessen und anderen Erkrankungen im Bereich des Anus und im Genitalbereich. Einen Luftring sollte man nur bei Kranken anwenden, die ihn selbst bewegen können, da Luftringe leicht verrutschen und in falscher Lage Schmerzen verursachen können.

Der Lück Rhombo-fill® Lagerungsring (◯ **Abb. 11.2**) ist geeignet zur lokalen Druckentlastung von Ferse, Knöchel, Ellenbogen, Knie, Hand und Ohr; zwischen den Knien in Seitenlage, unter der Schulter bis in 130°-Lage. Die Füllung besteht aus Rhombo-fill® (100 Polyurethan-Luftzellenstäbchen). Schutzbezüge sind separat erhältlich.

11.1.2 Schaumgummi-Krankenringe

Ovale Schaumgummiringe mit abnehmbarem Nesselbezug bieten hohe Elastizität und sind überdies atmungsaktiv.

11.1.3 Antidekubitusfell

Es handelt sich um eine Bettauflage aus einem dickflauschigen Polyester-Faser-Flor.

Hinweise

- Die Pflege bettlägeriger Patienten entwickelt sich ständig weiter. Pflegewissenschaftler raten daher von etlichen Methoden und Hilfsmitteln ab, die früher zum Standard gehörten. Dazu zählen spezielle Auflagen und verschiedene Maßnahmen zur Durchblutungsförderung.
- Felle, synthetische und natürliche, gelten als nicht mehr empfehlenswert. Dieser Rat ist relativ neu. Felle fühlen sich zwar angenehm an, entlasten die Haut aber nicht in geeignetem Maße. Ein Fell mindert sogar die Wirksamkeit einer druckverteilenden Matratze.
- Außerdem sollten Pflegekräfte keine wassergefüllten Kissen oder Schläuche mehr verwenden, weil die Auflagefläche zu klein ist.
- Nicht atmungsaktive Unterlagen aus Gummi oder Plastik fördern das Schwitzen, nehmen keine Feuchtigkeit auf und erhöhen somit den Feuchtigkeitsgehalt der Haut.
- Einreibungen mit durchblutungsfördernden Salben und Lösungen wie Franzbranntwein sind überholt. Die Präparate entfetten und reizen die Haut und können Allergien verursachen. Besonders an den Übergängen zu Schleimhäuten treten häufig Hautschäden auf.

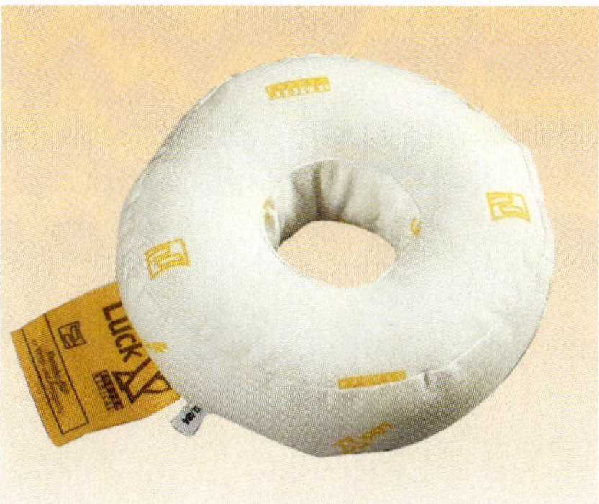

○ **Abb. 11.2:** Lück Rhombo-fill® Lagerungsring

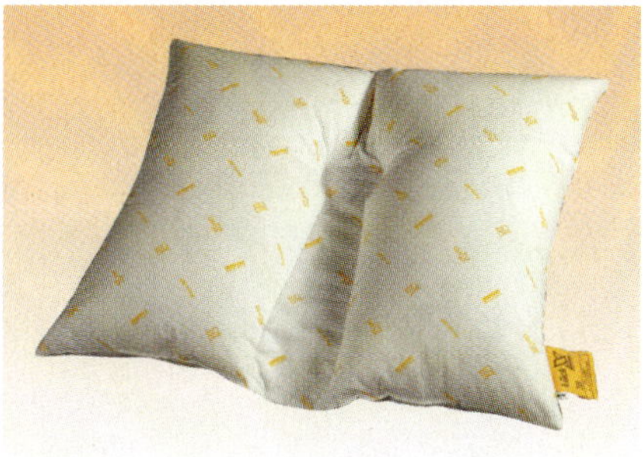

○ **Abb. 11.3:** Gesäßpolster (Füllmaterial: Rhombo-fill® aus 100% PU-Luftzellschläuchen)

11.2 Decubitex-Polystyrol-Polster

11.2.1 Allgemeines

Diese Polster sind mit leicht beweglichen Polystyrol-Kügelchen gefüllt und passen sich dadurch dem Körper des Patienten besonders gut an. Der Druck wird so über die größtmögliche Oberfläche verteilt.

Daneben bewirken selbst kleine Bewegungen des Patienten eine leichte Massage der Haut, sodass die Blutzirkulation angeregt wird. Zwischenräume zwischen den Polystyrol-Kugeln sorgen für eine gute Durchlüftung, vermeiden Wärmestau und bewirken Schweiß- und Harndurchlässigkeit.

11.2.2 Decubitex-Beinpolster

wird zur Unterstützung der Beine verwendet – entweder gesondert oder gemeinsam mit einem Gesäßpolster.

11.2.3 Decubitex-Gesäßpolster

Dieses Polster (○ **Abb. 11.3**) hat in der Mitte eine V-förmige Vertiefung, die das Unterschieben einer Urinflasche oder das Anbringen eines Urinals erleichtert. Durch Kombination eines Gesäßpolsters mit zwei Beinpolstern lässt sich eine gute durchgehende Matratze für bettlägerige und unbewegliche Patienten bilden (○ **Abb. 11.4**).

11.2.4 Decubitex-Stuhlkissen

Das Stuhlkissen ist für Patienten gedacht, die den Tag ganz oder teilweise in sitzender Stellung verbringen, sei es im Krankenrollstuhl oder in einem gewöhnlichen Stuhl.

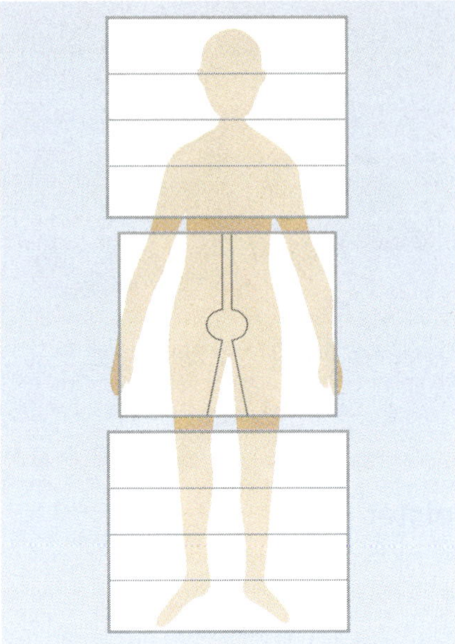

○ **Abb.11.4:** Decubitex-Polster-Kombination für bettlägerige und bewegungsunfähige Patienten

11.2.5 Decubitex-Frakturpolster

Hierbei handelt es sich um ein Stützpolster bei Frakturen und orthopädischer Versorgung. Daneben dient es als Unterlage für den Arm bei Infusionen.

11.2.6 Fersenpolster

Diese dienen zur Verhütung von Druckstellen im Fersenbereich (○ **Abb.11.5**). Pneumo-Med Plus® Fersenpolster können durch das Reduzieren von Feuchtigkeit und Auflagedruck vor der Entstehung von Druckstellen im Fersenbereich schützen. Sie bestehen aus einem antibakteriellen Material, das besonders langlebig ist. Das Obermaterial leitet Feuchtigkeit in die unteren Schichten ab. Die zweite Schicht ermöglicht die Weichlagerung. Die dritte Schicht speichert die Feuchtigkeit und unterstützt den Verdunstungsprozess.

11.3 Reinigung – Desinfektion von Decubitex-Polstern

Decubitex-Polster können mit der Hand oder der Waschmaschine gewaschen werden, vorausgesetzt, dass die Temperatur nicht höher als 80 °C ist. Daneben ist eine Desinfektion durch Eintauchen in eine 0,1ige Benzalkonium-Chlorid-Lösung (z.B. Zephirol®) möglich.

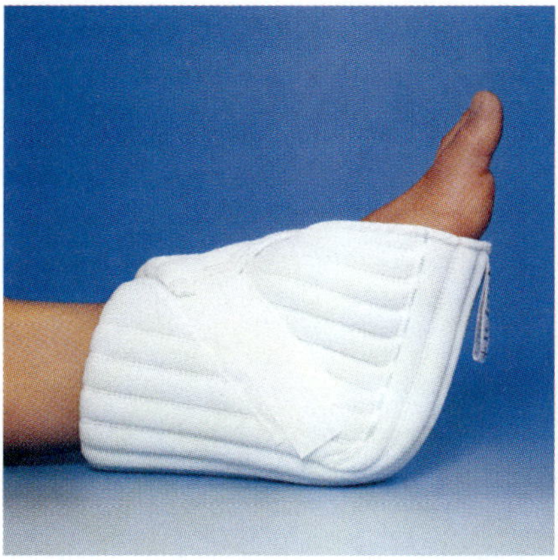

○ **Abb. 11.5:** Fersenpolster Pneumo-Med Plus®

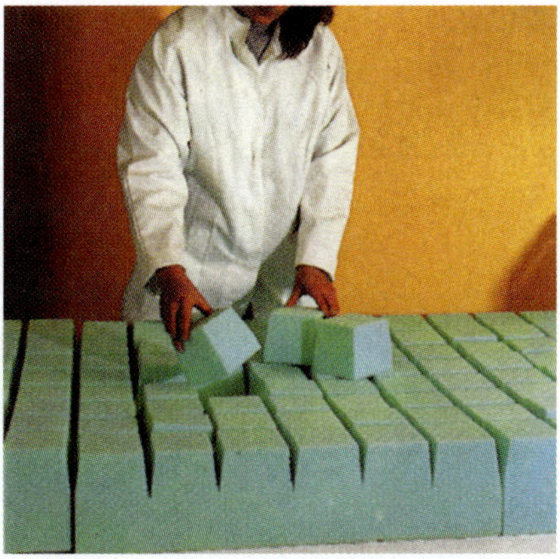

○ **Abb. 11.6:** Antidekubitus Würfelmatratze

11.4 Antidekubitus-Würfelmatratze

Spezialmatratze aus Polyurethanschaum (○ **Abb. 11.6**), die leicht ist, waschbar und autoklavierbar, wird mit einem antibakteriellen Dermalon-Bezug versehen. Bei einem speziellen Modell können Einzelelemente herausgenommen werden. Damit ist die Hohllagerung bestimmter Körperstellen möglich.

Bei der Lück Rhombo Care® prevent (○ **Abb. 11.7**) handelt es sich um eine Antidecubitus-Matratze, die bei hohem Dekubitusrisiko und zur Therapie in Stadium I und II zum Einsatz kommt. Supersofte Zylinder aus Polyurethanschaum mit extrem hohem Raumgewicht von 80 kg/m³ und 5 cm Höhe sorgen für eine sanfte Unterstützung des gesamten Körpers. Es wird dadurch eine deutlich reduzierte Druckwirkung im Ver-

11

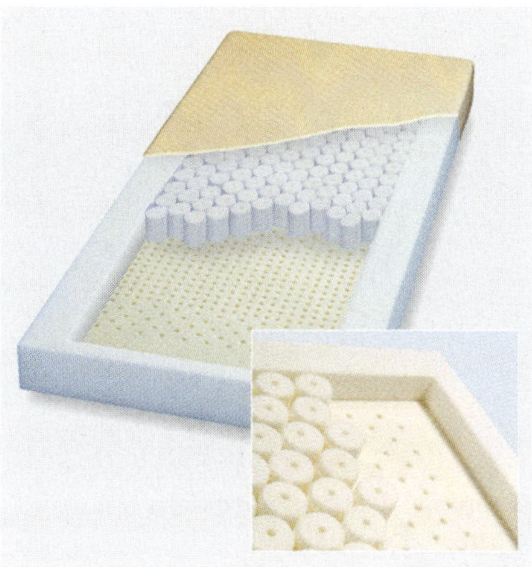

○ **Abb. 11.7:** Antidekubitus Matratze Lück Rhombo-Care® prevent gleich zu einer Standardmatratze erzielt. Die Matratzenbasis mit einem Raumgewicht von 45 kg/m^3 hat eine ergonomische Lochung für körpergerechte Liegezonen und zur Klimaregulierung. Der feste Rand der Matratze dient als Mobilisationsunterstützung und erleichtert die Pflege. Der zweiteilige Matratzenkern ist mit einer luftdurchlässigen, nicht abnehmbaren Polyesterschutzhülle umgeben.

11.5 Wechseldruck-Matratzen

Eine weitere Entwicklung in der Dekubitus-Prophylaxe stellen Wechseldruck-Matratzen dar, bei denen Doppelluftschläuche oder Luftkissen mit einer elektrischen Pumpe kombiniert werden.

Der Patient liegt auf einer Matratze, die aus kleinen Luftpolstern besteht, in denen der Druck ständig wechselt (○ Abb. 11.8). Sie schaffen damit die notwendigen Perioden der Entlastung, womit ein ähnlicher therapeutischer Nutzen erzielt wird, als würde der Patient per Hand umgedreht werden.

Abbildung 11.9 zeigt das Wechseldruck-System »Standard«, ein einfaches Wechseldrucksystem zur partiellen Druckentlastung in der Dekubitus-Prophylaxe. Das System besteht aus einem Kompressor und einer Matratzen-Auflage, wahlweise mit unbelüfteter oder belüfteter Matratzenauflage. Die Elemente des Systems sind auch separat erhältlich (○ Abb. 11.9).

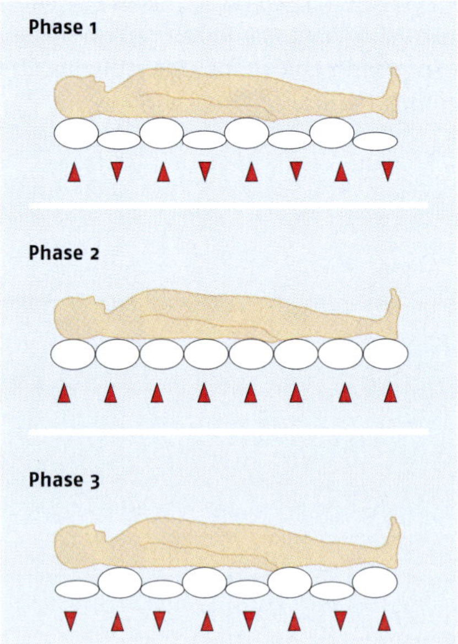

○ **Abb. 11.8:** Druckverteilung in der Wechseldruckmatratze

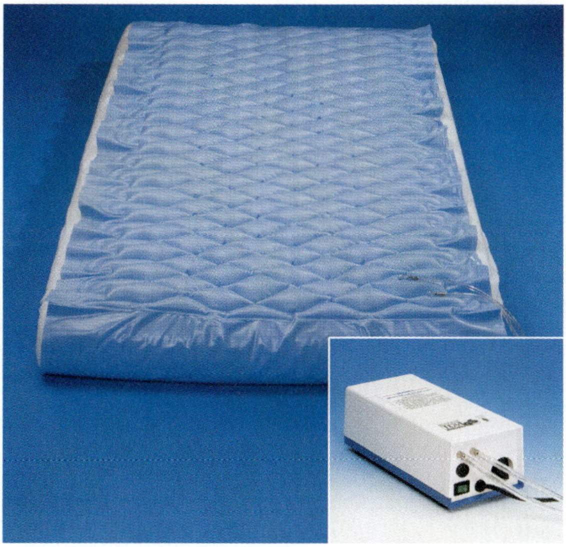

○ **Abb. 11.9:** Wechseldrucksystem "Standard"

Fragen

Kapitel 11 **Artikel zur Verhütung von Druckbeschwerden und Durchliegen**

1. Erläutern Sie den Begriff Dekubitus.
2. Welche Körperstellen sind bei längerer Bettlägerigkeit besonders gefährdet?
3. Welche Vorteile bietet ein Decubitex-Polystyrolpolster?
4. Erläutern Sie das Prinzip einer Wechseldruckmatratze.

12 Hilfsmittel zum Sammeln von Ausscheidungen Stoma-Versorgung

Harninkontinenz

Der häufig immer noch tabuisierte Bereich der Inkontinenz gewinnt für die Apotheke an Bedeutung. Diese Entwicklung ist bedingt durch die sich verändernde Altersstruktur in unserer Gesellschaft. Unerlässlich für eine optimale Versorgung ist die Diagnostik durch einen Facharzt, um den Inkontinenztyp abzuklären.

Einteilung der International Continence Society:

- *Stressinkontinenz:* Harnverlust bei insuffizientem Harnröhrenverschluss unter Belastung, etwa bei Husten, Pressen, Niesen, Bücken.
- *Dranginkontinenz* (Urgeinkontinenz): Unkontrollierter, unfreiwilliger Urinabgang bei intensivem Harndrang, nicht unterdrückbare Detrusorkontraktionen, »instabile Blase«.
  Sensorische Urgeinkontinenz: Verstärkte afferente Nervenimpulse von der Blasenwand, zum Beispiel bei Blasenentzündung, Tumor, Blasenstein.
  Motorische Urgeinkontinenz: Entspricht der nichtinhibierten neurogenen Blase. Trotz normaler sensorischer Impulse wird die Miktion ausgelöst infolge Wegfall der zentralen Hemmung, zum Beispiel beim hirnorganischen Psychosyndrom oder bei Apoplexie; nicht selten Medikamentenwirkung.
- *Reflexinkontinenz:* Entspricht der reflektorischen neurogenen Blase. Abnorme spinale Reflexaktivität durch Wegfall der zentralen Hemmung führt zum unwillkürlichen Harnverlust ohne Harndrang. Die Ursache liegt in einer Totalunterbrechung der spinalen Bahnen oberhalb des sakralen Miktionszentrums.
- *Überlaufinkontinenz:* Intravesikaler Druck übersteigt den Druck in der Harnröhre durch passive Überdehnung der Blasenwand infolge Abflussbehinderung bei Prostatahyperplasie, Stein, Tumor, Urethrastriktur oder Neuropathie (Diabetes).

- *Extraurethrale Inkontinenz:* Urinabgänge aus der Harnblase nicht über die Harnröhre.

Bei der Versorgung unterscheiden wir

- aufsaugende Materialien und
- ableitende Systeme.

12.1 Aufsaugende Materialien

Diese Inkontinenzvorlagen auch als Inkontinenten-Einlagen, Formvorlagen oder Saugkissen bezeichnet, haben im Vergleich zu den Saugwindeln noch eine wasserundurchlässige Folie. Damit können sie ohne weitere Hilfsmittel mit einer enganliegenden Unterhose oder einer sehr elastischen Netzhose getragen werden. Einige Produkte haben auf der körperfernen Seite Haftstreifen zur sicheren Fixierung.

Für die Vliesoberseite kommen synthetische Fasern zum Einsatz, die für eine trockene Oberfläche sorgen (»Trockenvlies«).

Mit Ausnahme der Rechteckvorlagen haben die Produkte einen Gelbildner, der allerdings nicht immer deklariert ist. Der Zusatz »ultra« zum Namen oder die Angabe »Superabsorber« deuten auf einen Gelbildner.

Unterschiede gibt es bei den Inkontinenten-Einlagen einmal darin, dass verschieden dicke Ausführungen angeboten werden, z. B. dünne für den Tag oder die leichte Inkontinenz, dicke für die Nacht oder die schwere Inkontinenz. Die Größenangaben 1–3 beziehen sich bei den anatomisch geformten Vorlagen vor allem auf die Saugleistung. Größe 1 hat eine Mindestsaugleistung von 450 ml, Größe 2 von 600 ml, Größe 3 von 900 ml. Ein weiterer Unterschied besteht im Format. Dieses kann rechteckig oder anatomisch geformt sein. Rechteckige Ausführungen in 20 cm Breite werden meist als »Saugkissen« bezeichnet. Wie bei den anatomisch geformten Vorlagen beziehen sich die Größen 1 und 2 auf das Flüssigkeitsaufnahmevermögen. Gleichzeitig ändert sich auch die Länge. So hat Größe 1 eine Saugleistung von mindestens 150 ml bei 40 cm Länge, Größe 2 eine Saugleistung von mindestens 190 ml bei 60 cm Länge.

Vorlagen für Urininkontinenz müssen mindestens 150 ml aufnehmen.

Wiederverwertbare (waschbare) Vorlagen werden von der Fa. TEX-A-MED hergestellt (Padycare, HMV: 15.25.01.6 …).

Bei Verwendung von Saugwindeln oder Inkontinenten-Einlagen spricht man von »offener Versorgung« mit Hosenwindeln.

12.1.1 Krankenhose

Krankenhosen gibt es als Schlupf- oder als Knöpfhosen aus Kunststoff.

Bei speziellen Ausführungen kann zusätzlich eine Saugwindel eingelegt werden.

Eine große Hilfe bei der häuslichen Krankenpflege älterer oder gebrechlicher Personen stellen Einmal-Slips und Einmal-Einlagen dar, die nach Gebrauch entsorgt werden (○ **Abb. 12.1** bis ○ **12.5**). Besonders saugfähig sind Einlagen oder Slips, bei denen Polyacrylate mit dem Urin ein nichttropfendes Gel bilden.

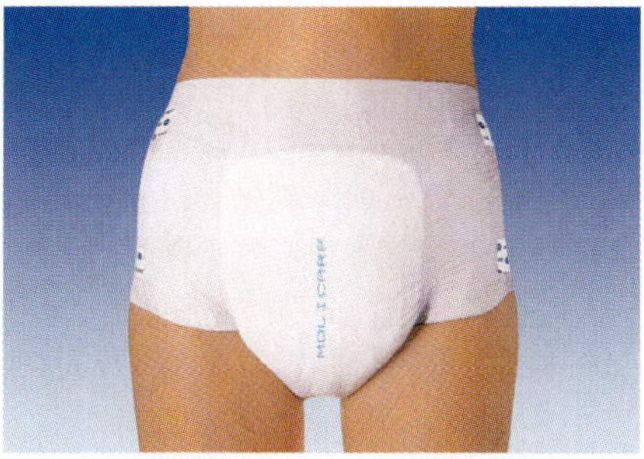

○ Abb. 12.1: Inkontinenz-Slip Molicare classic

In die undurchlässige Außenfolie kann ein Nässeindikator integriert sein, an dem die Pflegeperson erkennen kann, wann die Hose zu wechseln ist. Inkontinenz-Slips mit Ultra-Saugschicht und Nässeindikator sind das ideale Versorgungssystem bei schwerer Harn- oder Stuhlinkontinenz sowie bei hochgradig pflegebedürftigen oder sehr unruhigen Patienten. Der Slip gibt aber auch aktiven Patienten mit leichteren Inkontinenz-Formen größtmögliche Sicherheit (○ Abb. 12.1).

Kleinere Inkontinenz-Einlagen mit Ultra-Saugschicht, anatomisch geformt, wurden speziell für die Versorgung bei leichter Harninkontinenz entwickelt, beispielsweise bei leichten Formen der weiblichen Stressinkontinenz (○ Abb. 12.2).

Größere Inkontinenz-Einlagen mit Ultra-Saugschicht, anatomisch geformt, sind ein besonders variables Versorgungssystem mit unterschiedlichen Größen und Saugstärken (○ Abb. 12.3).

Inkontinenz-Einlagen für Männer (mit Ultra-Saugschicht, anatomisch geformt) ermöglichen eine hygienisch einwandfreie Versorgung männlicher Patienten mit leichter Harninkontinenz. Neben dem guten Tragekomfort bieten die Einlagen dem Patienten dabei vor allem optimalen Hautschutz (○ Abb. 12.4).

Aktiv-Wäsche-Slips sind für eine Kombination mit Schutzeinlagen konzipiert und so für leichte bis mittlere Blasenschwäche geeignet. Sie besitzen eine angenehme Pass-

12

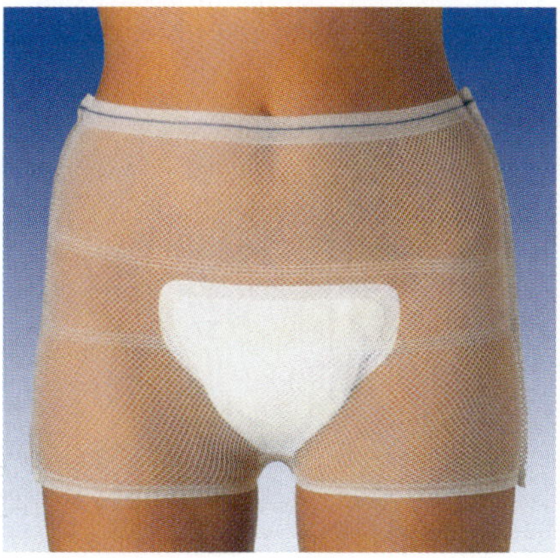

○ Abb. 12.2: Inkontinenz-Einlage Molimed-Vorlage

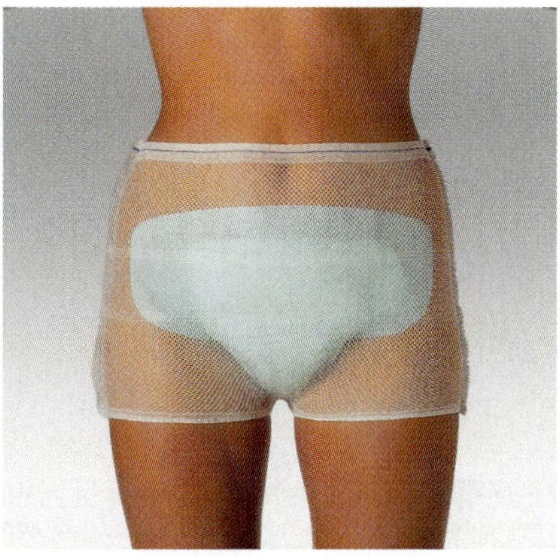

○ Abb. 12.3: Inkontinenz-Einlage Moliform

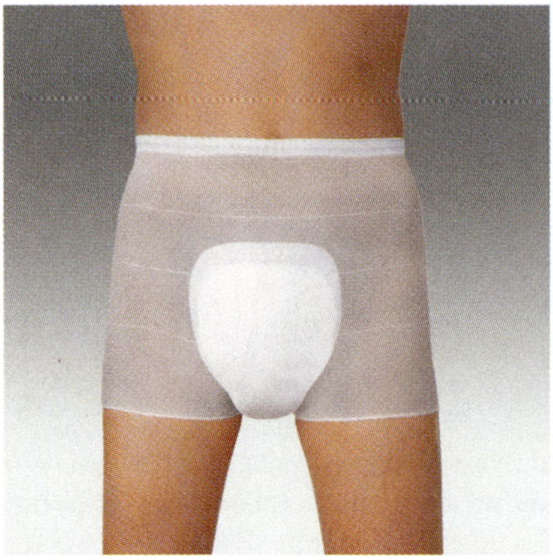

○ **Abb. 12.4:** Inkontinenz-Einlage für Männer Molimed for men

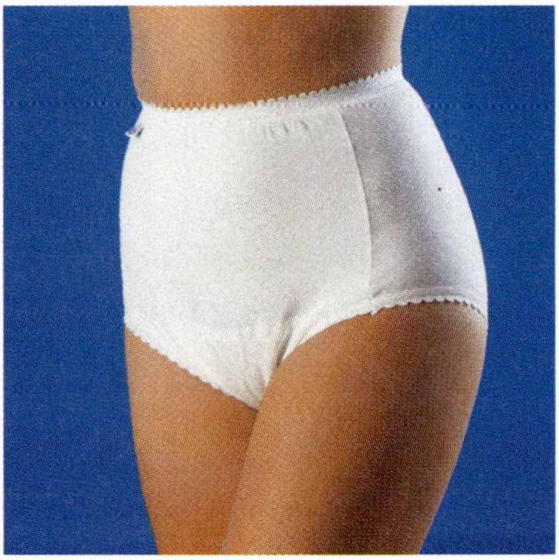

○ **Abb. 12.5:** Aktiv-Wäsche-Slip "Gloria"

form, elastischen Sitz und ermöglichen eine optimale Fixierung der Einlage. Das Modell »Gloria« ist geeignet für Damen (○ **Abb. 12.5**).

12.1.2 Tropfenfänger

Der Tropfenfänger ist eine flache, dünne Tasche, die über den Penis gestreift wird.

Er besteht aus einem hochsaugfähigen Material, das den Urin schnell aufnimmt. Das saugfähige Material ist von einer urinundurchlässigen Folie umgeben und an der Außenseite mit hautfreundlichem, weichen Vlies umhüllt. Die Saugeinlage kann auch einen Gelbildner oder Aktivkohle zur Verbesserung der Saugkapazität und Geruchsbindung enthalten.

Oft ist ein Haftstreifen angebracht, der den festen Sitz des Tropfenfängers an der Unterhose sichert. Bei weiter Unterwäsche sollte zusätzlich eine Netzhose getragen werden (○ **Abb. 12.6**). Tropfenfänger sind im Hilfsmittelindex nicht aufgelistet und werden von der Krankenkasse nicht erstattet.

Markennamen: Conveen®, Licodrop®, Tenador®, Inclina®.

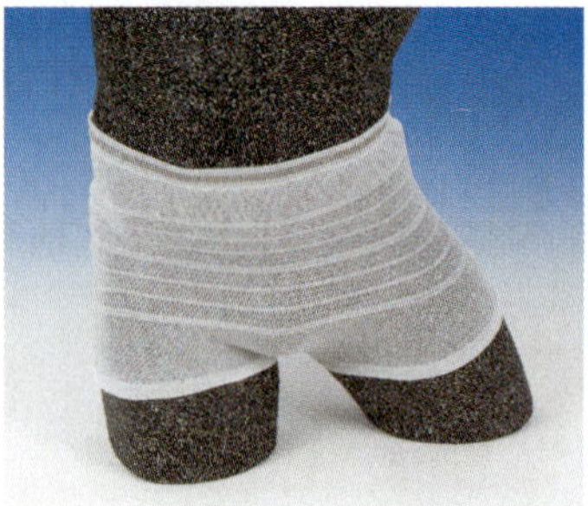

○ **Abb. 12.6:** Fixierhose "Komfort" zur Fixierung von Saugvorlagen

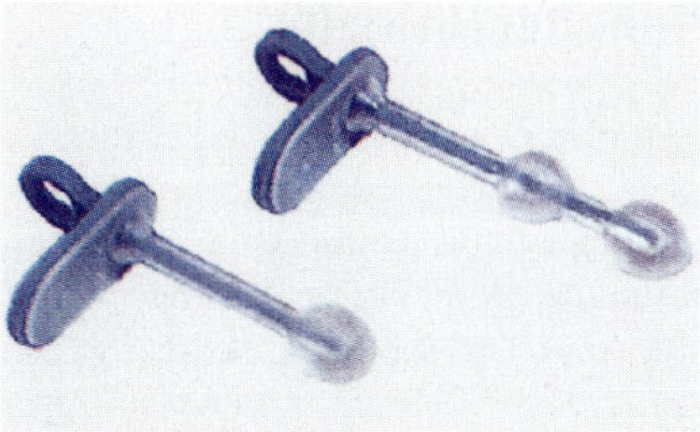

○ **Abb. 12.7:** Inkontinenz-Verschlussstöpsel VIVA in zwei Größen

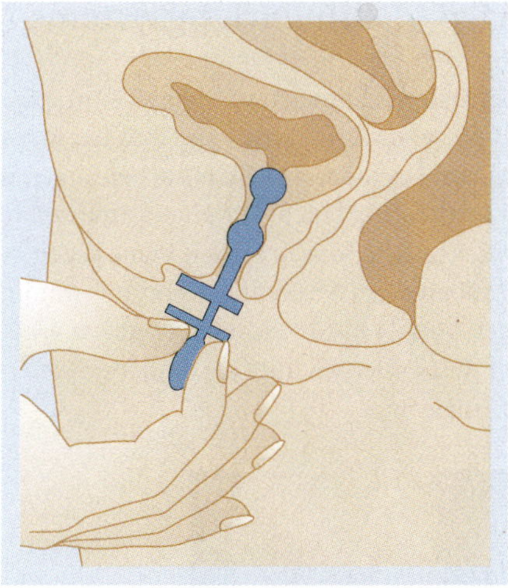

○ **Abb. 12.8:** Einführweise von VIVA

12.1.3 Hilfsmittel gegen Stressinkontinenz von Frauen (VIVA)

Ein Verschlussstöpsel aus Weichkunststoff (○ **Abb. 12.7** und ○ **Abb. 12.8**) wird in die Harnröhre eingeführt und unterstützt dort die normalen Körperfunktionen zweifach:

- es verhindert den willkürlichen Harnverlust
- es stimuliert die Muskulatur und wirkt so wie ein Beckenboden-Training.

12.2 Fixierhilfen für Inkontinenzvorlagen im Hilfsmittelindex

Der Hilfsmittelindex führt unter der Positionsnummer 15.25.02 Netzhosen auf. Sie dienen der Fixierung von Vorlagen mit Wäscheschutz. Der Hilfsmittelindex unterscheidet zwei Größen. Größe 1 ist für einen Bauchumfang von 50–100 cm, Größe 2 für 100–150 cm passend. Da die Firmen oft innerhalb einer Gruppe mehrere Produkte anbieten, die sich in der Größe unterscheiden, kann für jeden Körperumfang die richtige Größe gefunden werden.

Nicht im Hilfsmittelindex sind Baumwollstretchhosen, die den normalen Unterhosen am ähnlichsten sehen und wie die Netzhosen der Fixierung von Vorlagen mit Wäscheschutz dienen.

Für Saugwindeln ohne Nässeschutz stehen Schutzhosen aus Plastik oder Baumwolle mit integrierter Feuchtigkeitssperre zur Verfügung. Letztere sind hautfreundlich und unauffällig und dienen auch manchem mobilen Inkontinenten zur Erhöhung der Auslaufsicherheit als Fixierhilfe einer Vorlage (□ **Tab. 12.1**).

12

12.3 Urinauffangsysteme (Urinhalter/Urinale)

Urinale für Frauen und Männer sind speziell geformte Gummi- oder Latexbehälter. Sie dienen zur Aufnahme von Harn bei Inkontinenz. Die Flüssigkeitsaufnahme erfolgt in einem leichten, am Bein zu befestigenden Urinbeutel, der beim Mann über einen Kunststoffschlauch mit einem Rolltrichter verbunden wird. Dieser Rolltrichter wird wie ein Kondom über den Penis gezogen (○ **Abb. 12.9**). Die Abbildung 12.10 zeigt den Aufbau eines Antireflux-Kondoms mit integrierter Klebefläche. Es erlaubt eine Tragezeit von 24 bis 48 Stunden (○ **Abb. 12.10**).

Für Patienten mit Latex-Allergie bietet die Fa. Hollister (Incare) latexfreie Kondomurinale an.

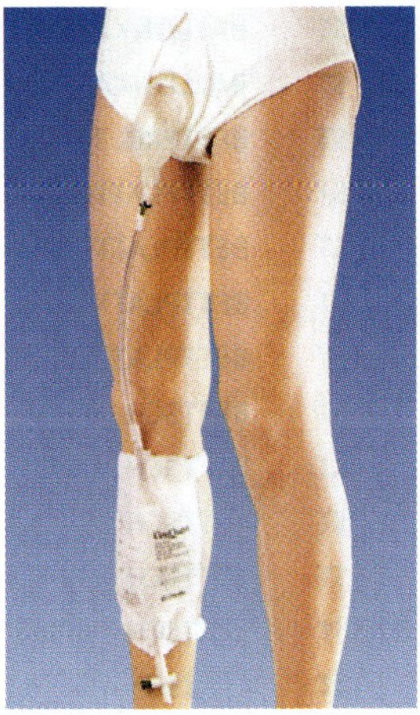

○ **Abb. 12.9:** Kondom-Urinal

12.3.1 Urindeflektor (Tamponurinal)

Für mobile weibliche Patienten stehen bei leichter Inkontinenz Einlagen verschiedener Größen und Formen zur Verfügung. Bei stärkerer Inkontinenz kann neben Windelhosen mit Gelbildnern auch ein spezieller Urinableiter (○ **Abb. 12.11a, b**) empfohlen werden.

□ **Tab. 12.1** Fixierhosen ohne Positionsnummer im Hilfsmittelindex

Produktgruppe	Handelsbeispiele	Hersteller
Fixierhosen anstelle von Netzhosen nicht im Hilfsmittelindex	Molipants Cotton small edium/large/large TENA fix Cotton Special S/M, L L, XXL	P. Hartmann SCA
Schutzhosen mit Feuchtigkeitssperre nicht im Hilfsmittelindex	body guard, div. Suprima Slips, div. Spring- Inkontinentenhosen und Slips; div.	Herzlieb Herzlieb Spring Medical

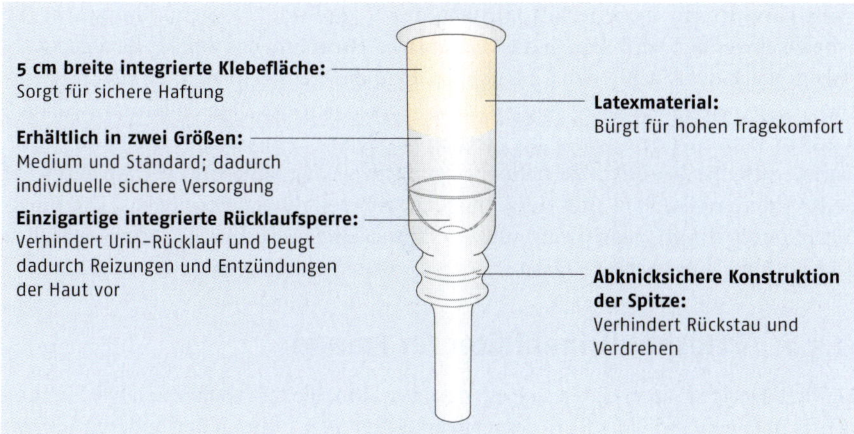

○ **Abb. 12.10:** Antireflux-Kondom mit integrierter Klebefläche

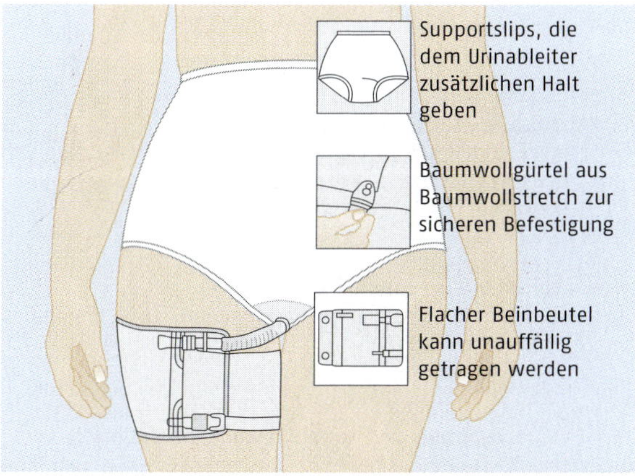

○ **Abb. 12.11a:** Tamponurinal-System

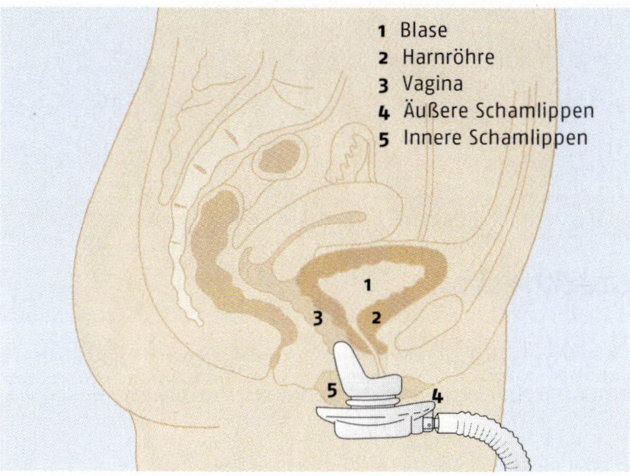

○ **Abb. 12.11b:** Urindeflektor-Tamponurinal: Schnittzeichnung

Es handelt sich um ein Silikonurinal, dessen Kollektor wie ein Tampon in die Scheide eingeführt wird. Durch die anatomische Form und das weiche, flexible Material passt sich der Ableiter den Bewegungen an und bietet so einen guten Sitz. Zusätzlichen Halt bieten waschbare Supportslips. Über einen flexiblen Ableitungsschlauch wird der Urin in einen Beinbeutel geleitet. Bei diesen Beinbeuteln haben sich Mehrkammersysteme bewährt. Sie nehmen den Urin gleichmäßig und geräuscharm auf und verhindern das Hin- und Herschlingern größerer Flüssigkeitsmengen. Um Infektionen durch diesen vaginal eingeführten Urinableiter zu verhindern, muss er täglich gründlich gereinigt werden. Dazu werden spezielle Reinigungstabletten angeboten.

12.3.2 Externer Urinableiter für Frauen

Für bettlägerige Frauen eignet sich ein externer Urinableiter (○ **Abb. 12.12**). Die Haftung erfolgt über eine individuell anpassbare Hautschutzplatte, die an den äußeren Schamlippen anliegt. So kann der Urin, ohne die Haut zu reizen, direkt in den integrierten Auffangbeutel fließen. Die Patientin liegt trocken und Wundschäden werden verhindert. Externe Urinableiter eignen sich auch zur Überbrückung von Zeiten, in denen ein Dauerkatheter abgesetzt wird.

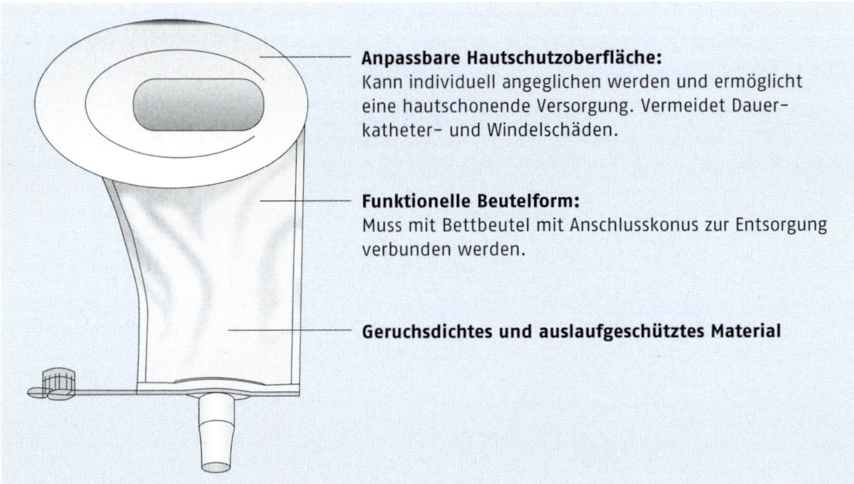

○ **Abb. 12.12:** Externer Urinableiter

12.4 Stechbecken/Steckbecken

Stechbecken bestehen aus Stahl, Kunststoff (○ **Abb. 12.13**) oder Gummi (aufblasbar) (○ **Abb. 12.14**) und dienen als Bettschüsseln oder Unterschieber zur Aufnahme des Stuhles bei bettlägerigen Patienten.

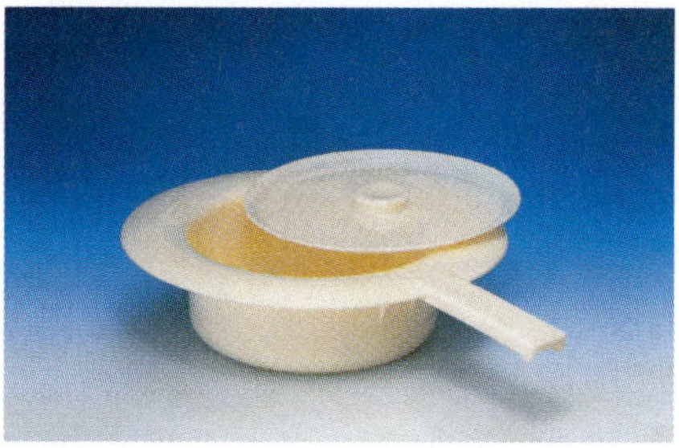

○ **Abb. 12.13:** Steckbecken aus Polyurethan

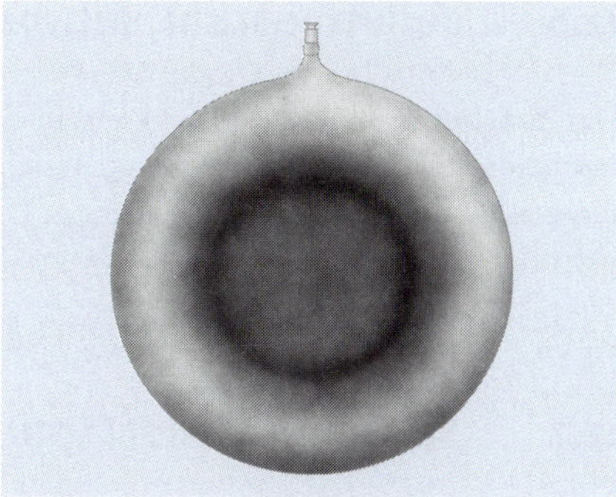

○ **Abb. 12.14:** Stechbecken aus Gummi

12.5 Fäkalkollektor

Für bettlägerige, stuhlinkontinente Patienten gibt es ein spezielles Beutel-Versorgungssystem (○ **Abb. 12.15**). Es handelt sich um einen Auffangbeutel aus einer geruchsdichten Plastikfolie. Mittels einer selbstklebenden Hautschutzfläche wird der Kollektor im Analbereich befestigt. Durch ein Ventil können Darmgase entweichen und Fiebermessungen vorgenommen werden.

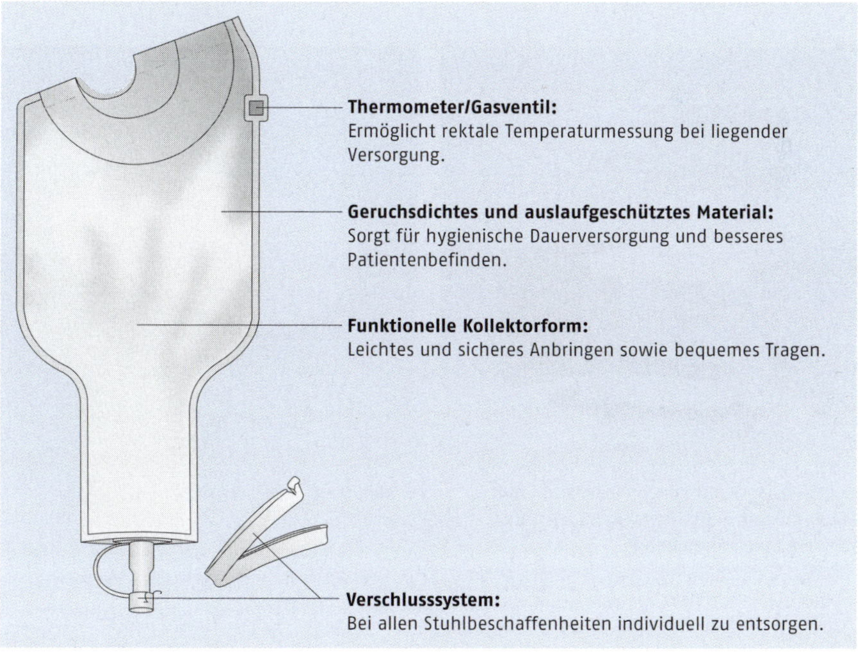

○ **Abb. 12.15:** Fäkalkollektor

12.6 Toilettenstuhl, fahrbar

Der Toilettenstuhl (○ **Abb. 12.16**) kann in das Krankenzimmer gerollt werden. Modelle mit beidseitig hochklappbaren und abnehmbaren Armlehnen erlauben ein bequemes Einsteigen auch aus seitlicher Position. Dies bedeutet eine große Hilfe für das Pflegepersonal.

12.7 Sputum-Becher/Spuck-Becher

Sie dienen zum Auffangen und Sammeln des Auswurfs (Sputum). Sputum-Becher gibt es als undurchsichtige Edelstahl oder Kunststoffbecher mit Deckel. Sie werden zum Gebrauch zweckmäßigerweise zu einem Viertel mit einer geeigneten Desinfektionslösung gefüllt.

12.8 Nierenschale

Nierenschalen (○ **Abb. 12.17**) sind für den mehrfachen Gebrauch aus Edelstahl und stabilem Kunststoff oder aber als Einmalartikel zu beziehen. Man verwendet sie zum Auffangen von Sekret und Erbrochenem sowie als Abwurfschale für Instrumente und Verbandmaterial.

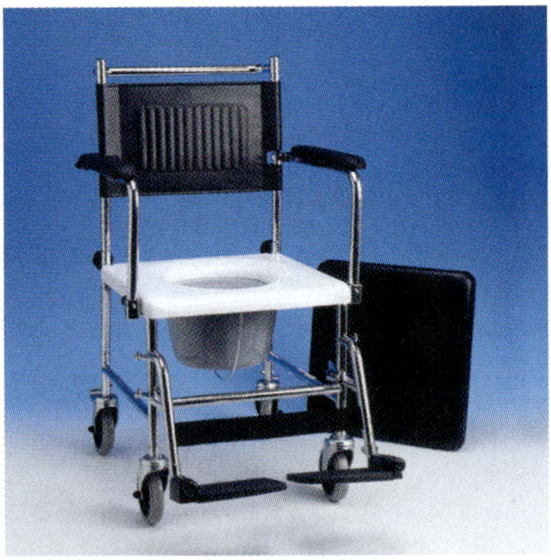

○ **Abb. 12.16:** Fahrbarer Toilettenstuhl mit abnehmbaren Fußstützen und nach unten schwenkbaren Armlehnen

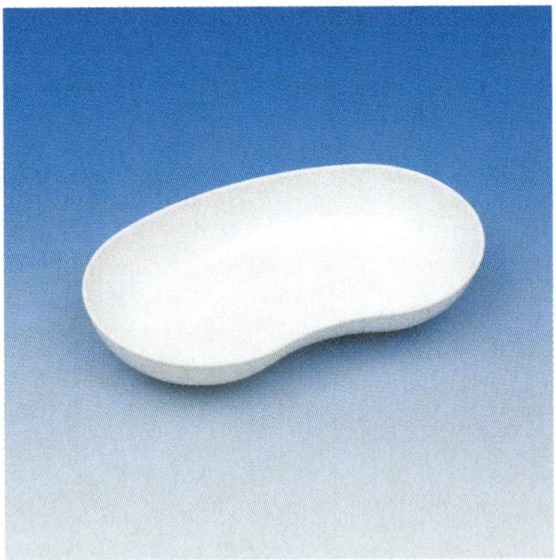

○ **Abb. 12.17:** Nierenschale

12.9 Urinflaschen

Sie werden entsprechend den anatomischen Gegebenheiten in verschiedenen Formen für Männer und Frauen angeboten. Urinflaschen (○ **Abb. 12.18**) gibt es aus Glas, aus Polyethylen, Cellulose-Acetat oder aus Polypropylen mit und ohne Graduierung.

Für Frauen werden auch Urinschiffchen verwendet. Diese dienen ebenfalls dem Auffangen von Urin und ermöglichen Frauen das Wasserlassen im Liegen oder Stehen. Zum Entleeren verfügen sie über einen abnehmbaren Verschluss am Griff (○ **Abb. 12.19**).

Verschlusskappen aus Gummi oder Plastik, die auf die Flaschen aufgesetzt werden, sind nützliches Zubehör, wenn die Urinflasche nach der Benutzung nicht sofort gereinigt werden kann.

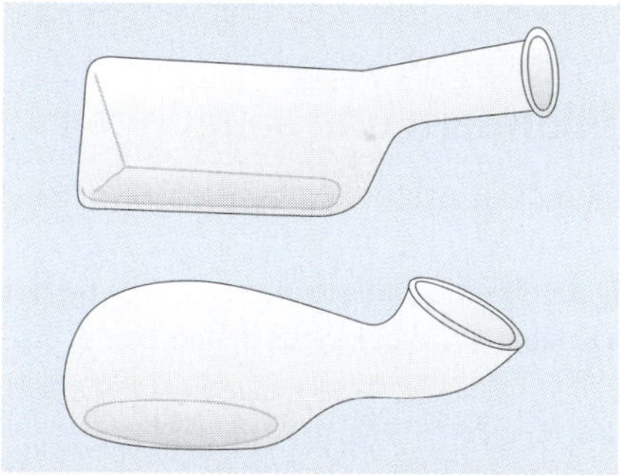

○ **Abb. 12.18:** Urinflaschen: oben: für Männer; unten: für Frauen

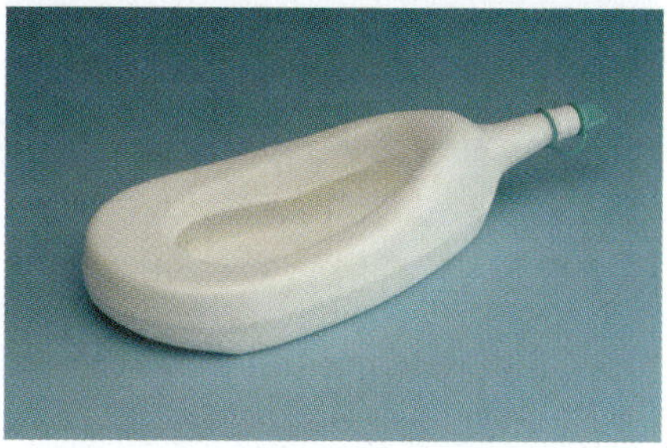

○ **Abb. 12.19:** Urinschiffchen für Frauen

12.9.1 Reinigung und Desinfektion von Urinflaschen

Zur gründlichen Reinigung von Urinflaschen nach jedem Gebrauch gibt es als Hilfsmittel eine Urinflaschenbürste, mit der auch im Inneren an sonst schwer zugänglichen Stellen eine einwandfreie Reinigung vorgenommen werden kann. Nach dem Spülen kann die ganze Flasche mit einem Desinfektionsspray entkeimt werden.

12.9.2 Einweg-Urinflaschen

Zeitsparender und hygienischer ist die Verwendung von Einmalurinflaschen, z.B. »ready one« (Firma Beiersdorf).

Vor dem Hintergrund wachsender Entsorgungsprobleme sollte aber darüber nachgedacht werden, ob Einmal-Artikel nur Vorteile bieten.

12.10 Urinprobebecher

Einmal-Urinprobebecher dienen zum Sammeln der ärztlich angeforderten Urinprobe. Sie sollen glasklar und laborgerecht sein, frei von harnwegspathogenen Keimen und mit dicht schließendem Schraubverschluss (○ **Abb. 12.20**).

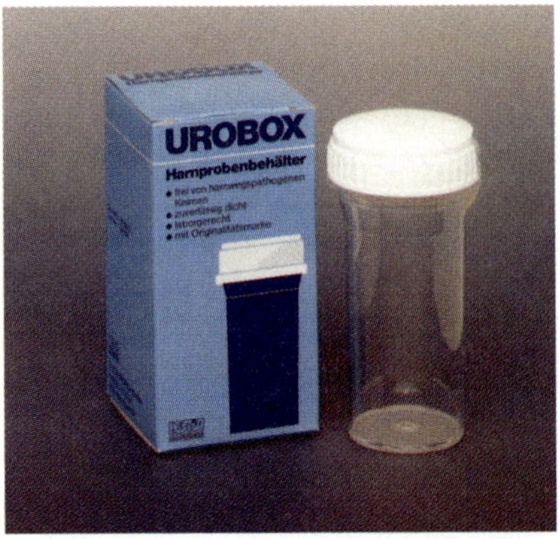

○ **Abb. 12.20:** Harnprobenbehälter Urobox

12.10.1 Uringewinnung bei Kleinkindern und Säuglingen

Zur Uringewinnung beim Säugling und Kleinkind haben sich Einwegurinauffangbeutel zum Ankleben (○ **Abb. 12.21**) bewährt.

Glied oder Schamlippen werden sorgfältig gereinigt und das Schutzpapier von der Klebefläche der Einmalbeutel abgezogen. Bei Knaben wird der Penis in den Beutel ein-

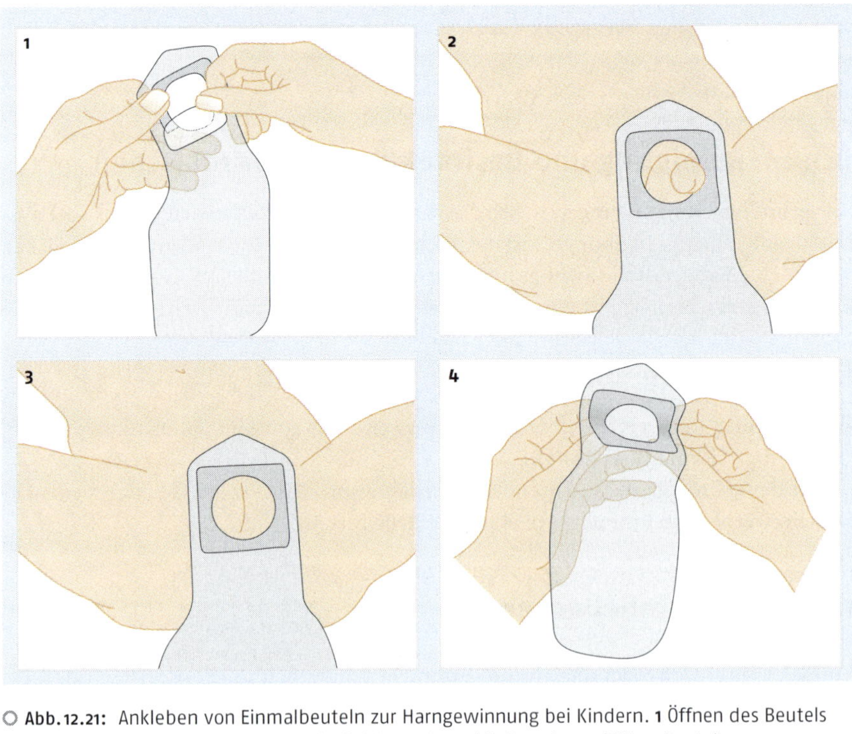

○ **Abb. 12.21:** Ankleben von Einmalbeuteln zur Harngewinnung bei Kindern. **1** Öffnen des Beutels **2** Anheften bei Jungen **3** Anheften bei Mädchen **4** Verschließen des gefüllten Beutels geführt und die Klebefläche leicht angedrückt. Bei Mädchen werden die Schamlippen leicht gespreizt und die Klebefläche so aufgebracht, dass die Harnröhrenmündung im oberen Drittel der Beutelöffnung liegt.

Der Beutel wird nach dem Abnehmen durch Zusammenknicken der Klebefläche dicht verschlossen.

12.11 Versorgung des künstlichen Blasenausgangs (Urinstoma)

12.11.1 Allgemeines

Eine künstliche Harnableitung wird häufig durch folgende Erkrankungen bedingt:

Rückfluss von Harn in Harnleiter und Nieren

Ist die Ventilfunktion der Harnblasenwand gestört, so wird bei jeder Miktion Harn in die Nieren zurückgedrückt. Hierbei werden die Nieren durch hohen Reflexdruck belastet und können zudem von aufsteigenden Bakterien geschädigt werden.

Ausfall der Harnblase als Sammelorgan

Die Harnblase kann angeboren weitgehend fehlen. In diesem Fall sowie beim Harnblasenkrebs, der zur totalen Entfernung der Harnblase zwingt, muss eine künstliche Harnableitung geschaffen werden.

Urinstoma

Man leitet durch Zwischenschaltung eines herausoperierten Dünndarm- oder Dickdarmsegments (Conduit), in welches die Harnleiter eingepflanzt werden, den Urin über ein Urinstoma ab: Ileum-Conduit, Colon-Conduit.

An das Urinstoma werden spezielle Beutel zur Harnsammlung angeschlossen (○ Abb. 12.22 und ○ 12.23), die mit einer Beinbeutel-Tasche am Oberschenkel fixiert werden können (○ Abb. 12.24).

12.11.2 Urostomie-Versorgungen

Die Urinstoma-Beutel besitzen eine eingearbeitete Rückflusssperre, die das Zurückfließen von Urin und Schleim zum Stoma verhindert. Dadurch wird das Risiko von Niereninfektionen reduziert.

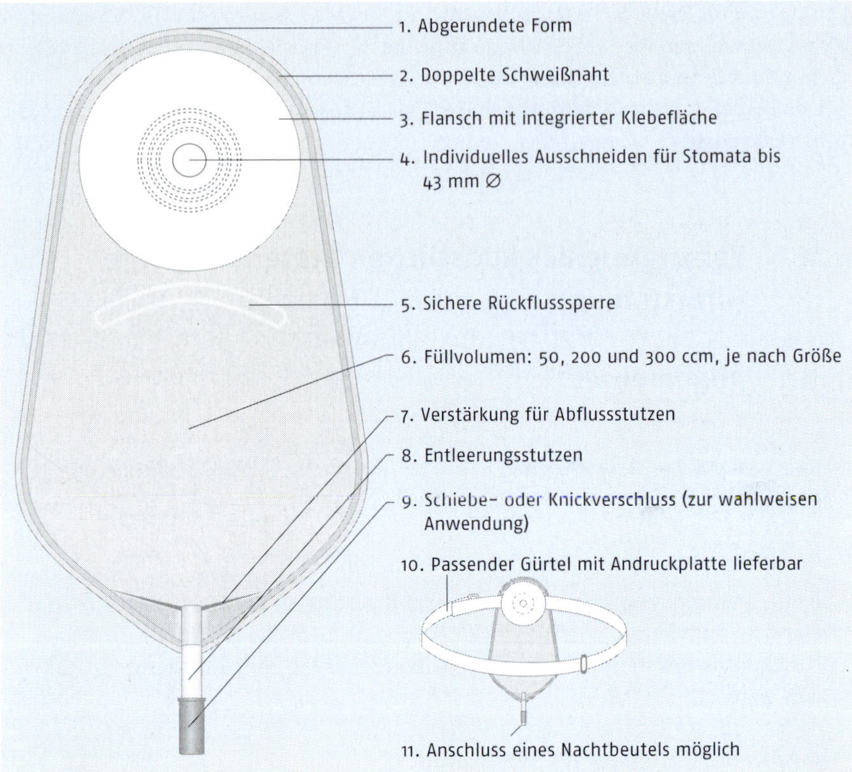

○ **Abb. 12.22:** Urinstoma-Beutel

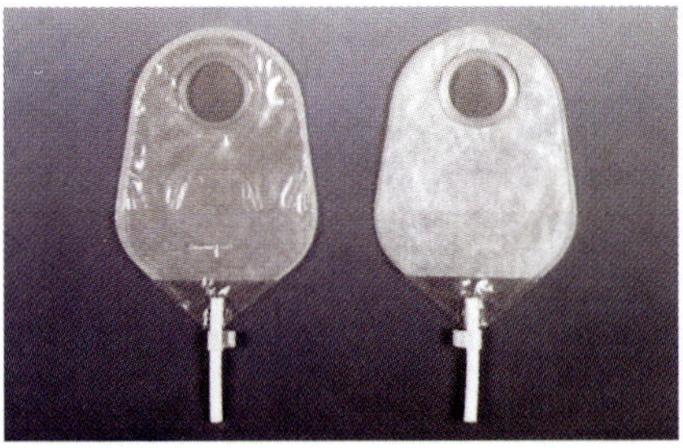

○ **Abb. 12.23:** Urinbeutel Coloplast URO 2002, transparent

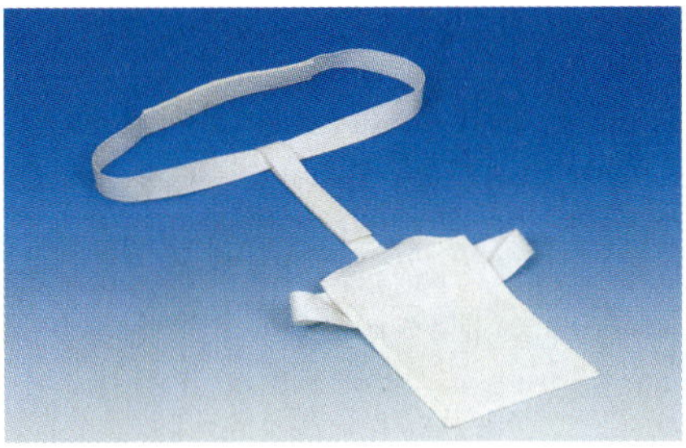

○ **Abb. 12.24:** Urinbeinbeutel-Tasche

12.12 Katheter und Zubehör

12.12.1 Allgemeines

Als Katheter werden schlauchförmige Instrumente bezeichnet, die in Hohlräume des Körpers eingeführt werden. Es gibt u. a. Katheter für die Luftröhre, die Nase, das Ohr und die Nabelschnur des Säuglings. Im Sortiment der Offizin-Apotheke spielen jedoch fast ausschließlich solche zur Katheterisierung der Harnblase eine Rolle. Katheterisiert wird zur Entleerung der Harnblase bei Harnverhaltung und Inkontinenz, zur Kontrolle der Nierenfunktion bei Unfallverletzten und Vergifteten sowie zur Diagnose (Bestimmung des Restharnes, Nierenfunktionsprüfung oder Ausscheidungskontrolle bei bakteriologischen Untersuchungen, wenn eine Mittelstrahlentnahme nicht möglich ist). Weiter wird ein Katheter gelegt vor bestimmten Operationen (Rektumoperationen, Operationen von sehr langer Dauer, gynäkologischen Operationen, Prostataoperationen) und zur Therapie (Blasenspülung oder Instillation).

Katheterarten

Man unterscheidet Frauen- und Männerkatheter. Frauenkatheter sind 20 cm, Männerkatheter sind 40 cm lang, wobei anzumerken ist; dass oft auch bei Frauen 40 cm lange Katheter eingesetzt werden, weil sie besser zu handhaben sind.

Katheter werden steril verpackt geliefert. Wegen der Gefahr von Verletzungen der Harnröhre sollten sie nur vom Arzt oder geschultem Pflegepersonal mit Hilfe von Kathetergleitmitteln gesetzt werden (○ **Abb. 12.25**).

Verboten sind pflanzliche, tierische und mineralische Fette und Öle.

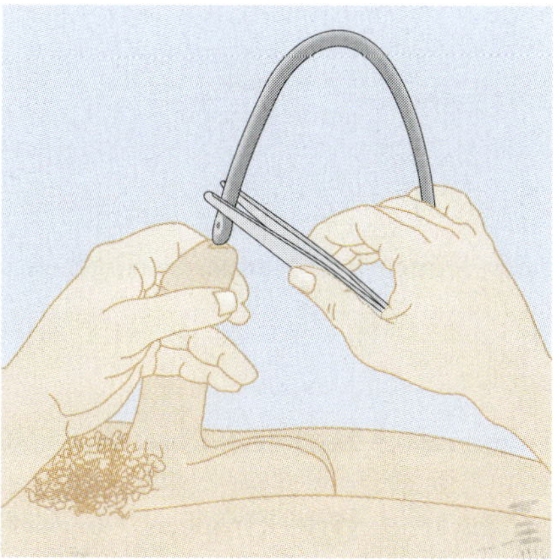

○ **Abb. 12.25:** Einführen eines Katheters beim Mann

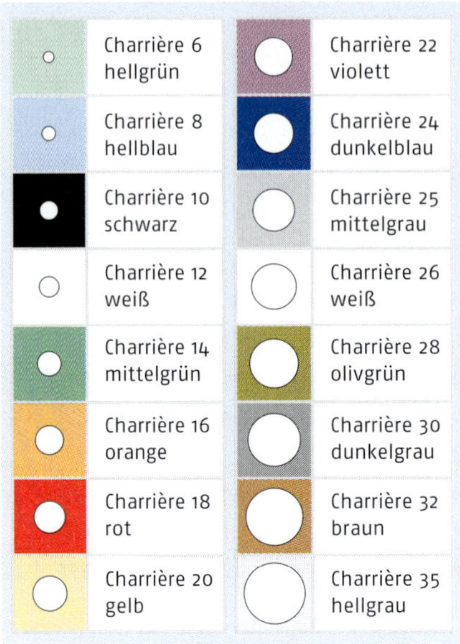
Charrière 6
hellgrün
Charrière 8
hellblau
Charrière 10
schwarz
Charrière 12
weiß
Charrière 14
mittelgrün
Charrière 16
orange
Charrière 18
rot
Charrière 20
gelb
Charrière 22
violett
Charrière 24
dunkelblau
Charrière 25
mittelgrau
Charrière 26
weiß
Charrière 28
olivgrün
Charrière 30
dunkelgrau
Charrière 32
braun
Charrière 35
hellgrau

○ **Abb. 12.26:** Katheterstärken und zugehöriger Farbcode

Katheterstärken

Die Katheterstärke wird in Charrière angegeben (1 CH = 1/3 mm). Im Handel sind Stärken von CH 4 bis 30. Bei Kindern verwendet man üblicherweise Katheter CH 8, Frauen CH 12 bis 14 und bei Männern CH 18 bis 22. Ballonverweilkatheter werden zum schnellen und sicheren Identifizieren der einzelnen Größen durch einen Farbcode am Ventil gekennzeichnet (○ **Abb. 12.26** und ○ **12.27**).

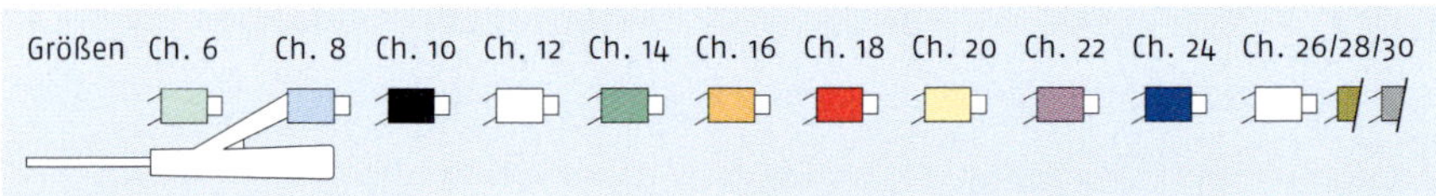

○ **Abb. 12.27:** Beispiele der wichtigsten Farbcodes für Katheter

12.12.2 Einmalkatheter

Einmalkatheter (○ **Abb. 12.28**) werden für Kinder, Frauen und Männer steril geliefert und nach einmaligem Gebrauch vernichtet.

Salzhaltiger Blaseneinmalkatheter

Es handelt sich um Einmalkatheter, die außen mit ca. 0,9 NaCl beschichtet sind (z. B. Puricat).

Selbstkatheterismus wird zum Beispiel bei Rückenmarksverletzungen, Überlaufinkontinenz, Spina bifida oder Multipler Sklerose durchgeführt. Der Patient entleert

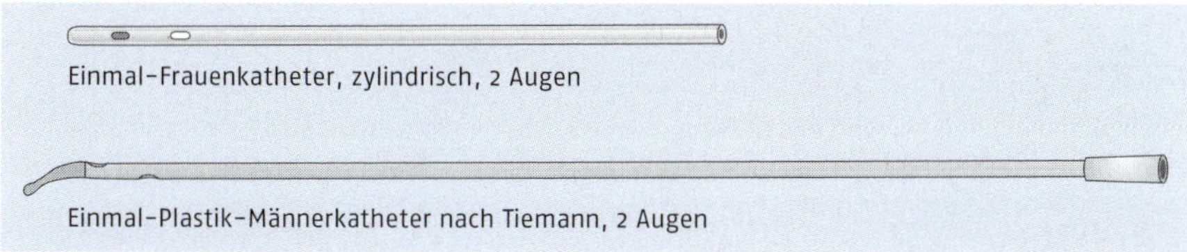

○ **Abb. 12.28:** Einmalkatheter

mit Hilfe eines Katheters vier- bis sechsmal täglich seine Blase, häufig über Jahre. Hierfür wurden spezielle Katheter entwickelt, die entweder mit einer gleitfähigen Beschichtung versehen sind oder der Katheter befindet sich in einer Verpackung mit Gleitmittel. Enthält die Beschichtung oder das Gleitmittel Salz, wird ein physiologisches Gleichgewicht zwischen der Beschichtung und der Harnröhre erreicht, so dass eine Dehydration der Katheteroberfläche verhindert wird. Dadurch kommt es nicht zu einer Austrocknung zwischen Katheteroberfläche und Harnröhre, so dass der Katheter schmerzlos aus der Harnröhre entfernt werden kann.

Zum Aktivieren des Gleitmittels wird der Katheter mit Wasser angefeuchtet.

12.12.3 Ballonverweilkatheter

Sie können längere Zeit gelegt bleiben, wobei ein Ballon das Herausgleiten des Katheters verhindert.

Ballonkatheter (○ **Abb. 12.29** bis ○ **12.32**) sind in der Regel doppelläufig. Der innere Lauf dient zum Abfließen des Harns bzw. zum Einbringen und Ausfließen der Spülflüssigkeit (○ **Abb. 12.29** und ○ **12.30**), der äußere zur Ballonfüllung.

Der äußere anvulkanisierte Lauf ist mit einem Ventil verschlossen, durch das mit einer Spritze die auf dem Katheter angegebene Menge destillierten Wassers eingespritzt wird (○ **Abb. 12.33**). Dadurch füllt sich der unmittelbar hinter der Spitze des Katheters liegende Ballon und verhindert so das Herausgleiten des Katheters aus der

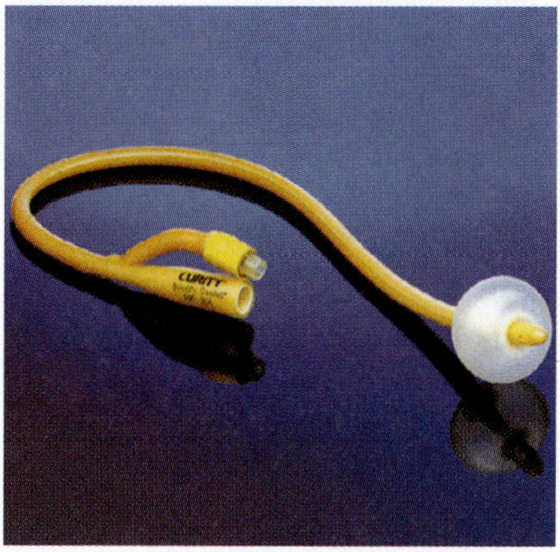

○ **Abb. 12.29:** Zweiläufiger Ballonkatheter

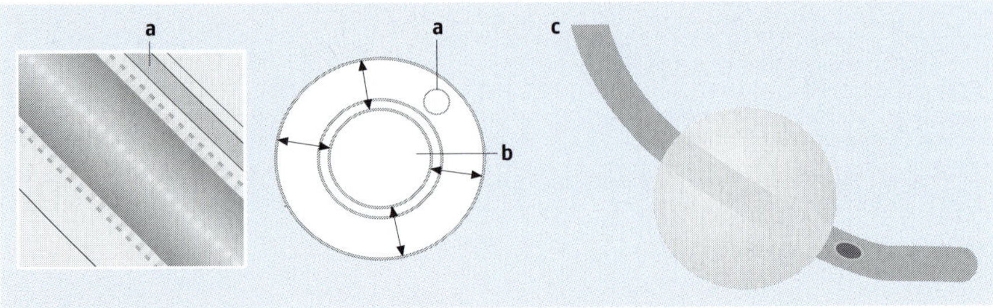

○ **Abb. 12.30:** Zweiläufiger Katheter a) anvulkanisierter Lauf zur Ballonfüllung b) Katheterkanal c) gefüllter Ballon

Blase (○ **Abb. 12.34**). Zur Entfernung wird die Ballonfüllung mit einer Spritze wieder herausgesogen.

Dreiläufige Ballonkatheter dienen der Verabreichung von Medikamenten in die Blase (je ein separater Lauf für Urinabfluss, Ballonfüllung und Medikation, ○ **Abb. 12.31** und ○ **12.32**).

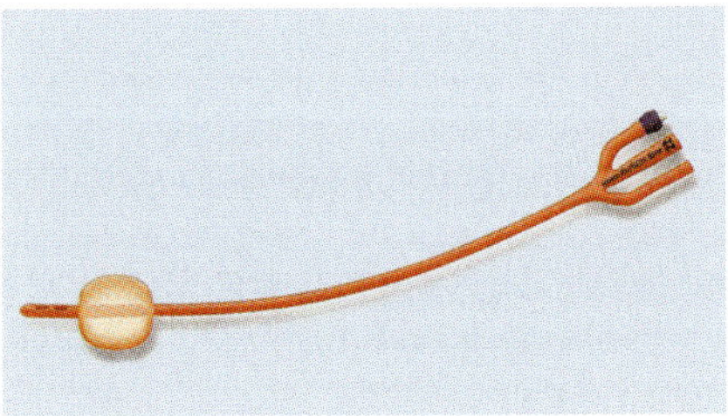

○ **Abb. 12.31:** Dreiläufiger Ballonkatheter (Rüsch)

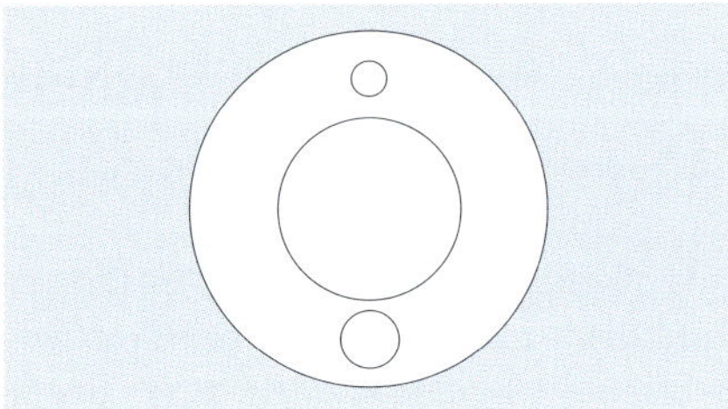

○ **Abb. 12.32:** Querschnitt durch einen dreiläufigen Ballonkatheter

12.12.4 Hinweise

Zum Füllen des Ballons darf unter keinen Umständen Leitungswasser oder Kochsalzlösung verwendet werden. Bei Dauerkathetern besteht sonst die Gefahr der Verstopfung der Füllkanäle durch Algen- bzw. Kristallbildung.

Silkolatex-Katheter

Sie bestehen aus einem wasserfrei chemisch vernetzten Koagulat aus natürlichem Kautschuklatex, das zur Verbesserung seiner Eigenschaften mit siliziumorganischen Verbindungen veredelt ist.

Hierdurch wird eine Inkrustierung von Blut, Serum, Harnsedimenten etc. weitgehend verhindert.

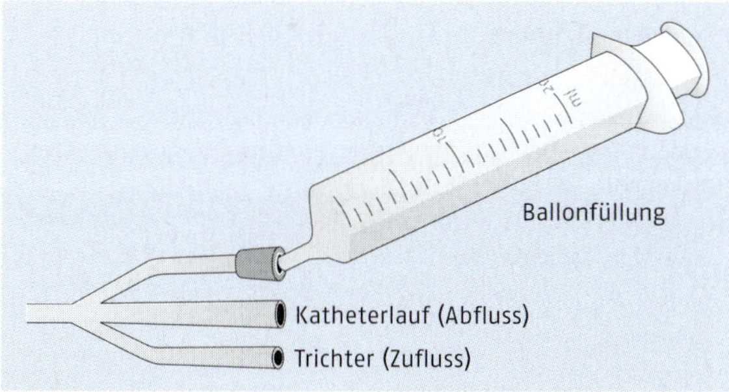

○ **Abb. 12.33:** Füllen des Ballons

Brillant-Katheter

Diese Ballonkatheter bestehen aus 100 Silikon und ermöglichen ebenfalls eine längere Verweildauer.

12.12.5 Katheterspitzen

Die Form der Katheterspitzen ist äußerst vielfältig. Die wichtigsten Spitzen sind in der ○ **Abb. 12.35** dargestellt.

12.12.6 Katheteraugen

Die seitlichen Öffnungen (○ **Abb. 12.37, S. 240**) werden als »Augen« bezeichnet. Die Anordnung dieser Augen wird durch den jeweiligen Verwendungszweck bestimmt. Wenn mehrere Augen nötig sind, werden diese spiralförmig angeordnet, damit der Katheter bei Belastung nicht kollabiert.

12.12.7 Bougies

Katheter ohne Öffnung nennt man »Bougies«. Sie werden vom Urologen zum Dehnen und Weiten der Harnröhre benutzt.

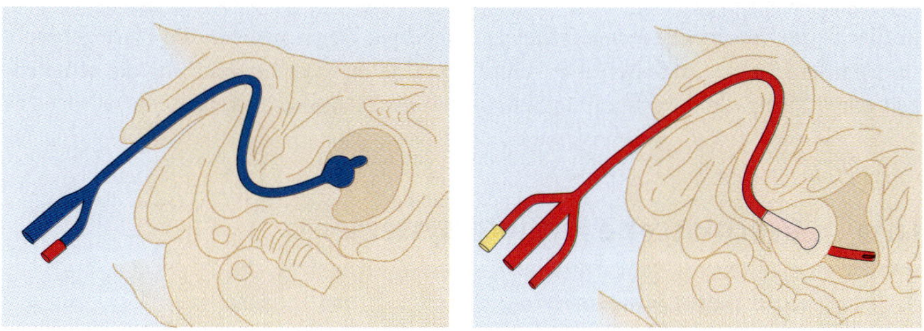

○ **Abb. 12.34:** Ballonkatheter in situ beim Mann: links: zur Urinsammlung; rechts: zur Tamponade und Dauerspülung

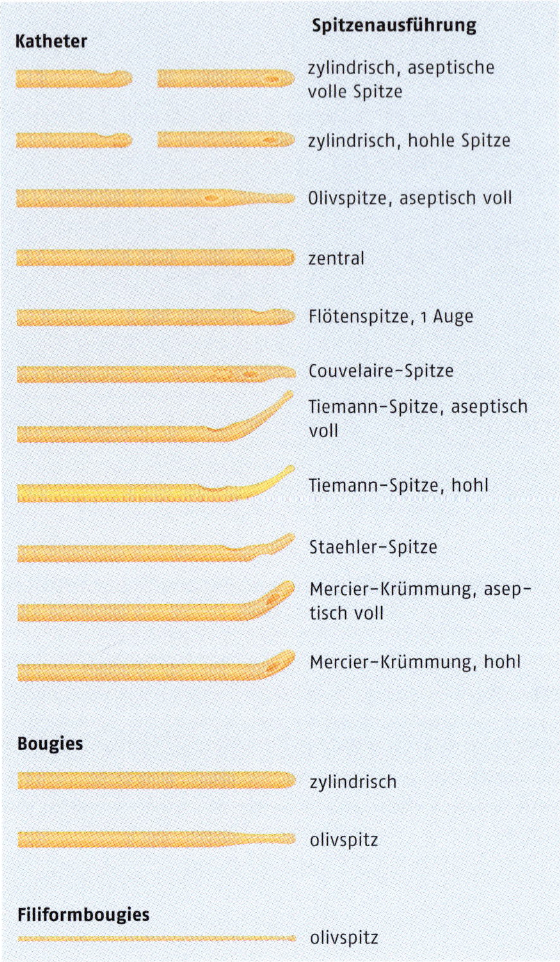

○ **Abb. 12.35:** Katheterspitzen

12.12.8 Katheterstöpsel

Er dient zum Verschließen des Katheters, nachdem Arzneimittel in die Blase gebracht sind. Außerdem bestünde bei einer ständig geöffneten Katheterableitung die Möglichkeit zur Bildung der so genannten Schrumpfblase (○ **Abb. 12.38, S. 240**).

12.13 Geschlossene Kathetersysteme

Als Folge einer Dauerkatheterisierung stellen sich häufig Harnwegsinfekte ein. Oft werden Keime bereits während des Katheterisierens eingeschleppt und wandern längs der Katheteroberfläche in die Blase. Selbst beim Anlegen des Katheters unter sterilen

Materialien	Verweildauer in Wochen					
	1	2	3	4	5	>6
Silikon • biokompatibel, biostabil, nicht allergisierend • inkrustationshemmende Oberfläche • hohe Drainageleistung – ideal auch für Langzeitanwendung • einfaches, sicheres Einführen • hoher Patientenkomfort	■	■	■	■	■	■
Latex Hydrogel beschichtet • besonders gleitfähig und reibungsarm • Einführen ohne Gleitmittel möglich • leichtes Entfernen aus der Harnröhre • verbesserter Patientenkomfort • Langzeitanwendungen • reduzierte Biofilm-Neigung	■	■	■	■	■	■
Latex Silikonelastomer beschichtet • außen und innen abriebfeste Beschichtung • flexibler Latexschaft • glatte Innen- und Außenflächen • reduzierte Inkrustationsneigung • verlängerte Liegezeit	■	■	■	■		
Silkolatex • selbsttätig erneuernde Silikonschicht • verminderte Inkrustationsneigung • besonders wirtschaftlich	■					
PVC • effiziente Drainage • sicheres, leichtes Einführen • Anpassung an anatomische Gegebenheiten • effizientes Aspirieren von Blutkoageln und Resektionsgewebe • sehr gut für postoperativen Einsatz	■					
Sonstiges • Wiruthan • X-ray • Silkolatex, rot • Robusta-Gummi • Weichgummi						

○ **Abb. 12.36:** Materialien und Verweildauer von Kathetern

Bedingungen und sachgemäßer Katheterpflege sind einige Keimeintrittspforten vorhanden, deren Existenz auf unkorrekten Manipulationen am Harnableitungssystem beruhen: Wird z. B. während des Katheterspülens, beim Abstöpseln des Katheters, der Entnahme von Probeurin oder dem Wechsel einfacher Urinbeutel das Ableitungssystem geöffnet, können Keime eindringen (○ **Abb. 12.39**).

Zur Vermeidung derartiger Infektionen sind besonders bei geschwächten bettlägerigen Patienten geschlossene Systeme (○ **Abb. 12.40, S. 241**) einzusetzen, die während

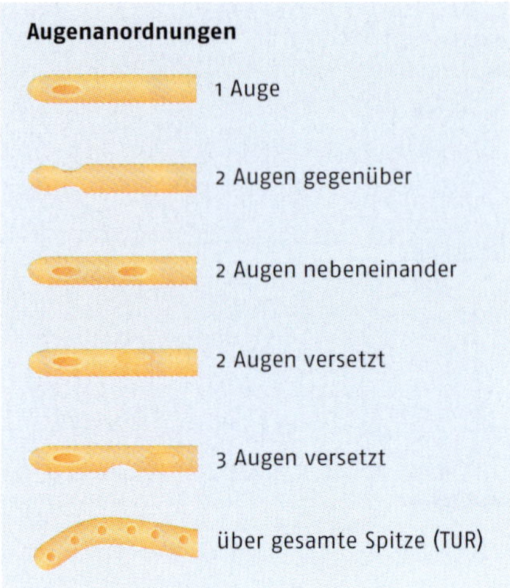

○ **Abb. 12.37:** Katheteröffnungen, Augenanordnungen

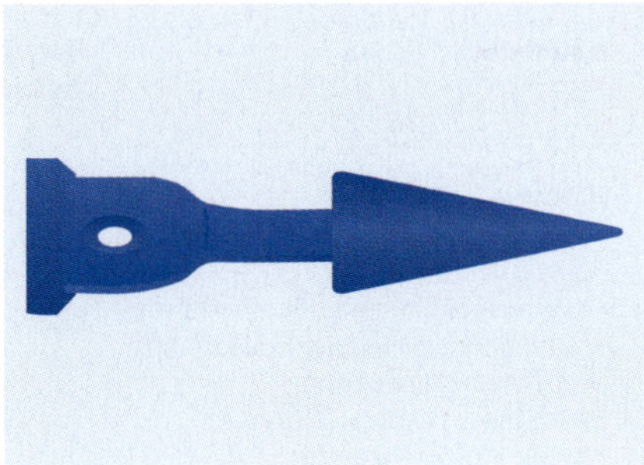

○ **Abb. 12.38:** Katheterstöpsel

der gesamten Liegedauer des Katheters fest mit diesem verbunden bleiben. Hierbei erfolgt die Belüftung der Tropfkammer durch ein bakteriendichtes hydrophobes Belüftungsfilter. Ein Antirefluxventil und eine Tropfkammer dienen als Keimschranke, und bei den Ersatzbeuteln handelt es sich um einzeln steril verpackte Einmalartikel.

12.13.1 Pflegehinweise für Verweilkatheter

Sie gelten sinngemäß auch für andere Artikel aus Weichgummi und Latex. Das Auskochen in Wasser ist besonders für Latex-Artikel die schonendste Behandlungsweise.

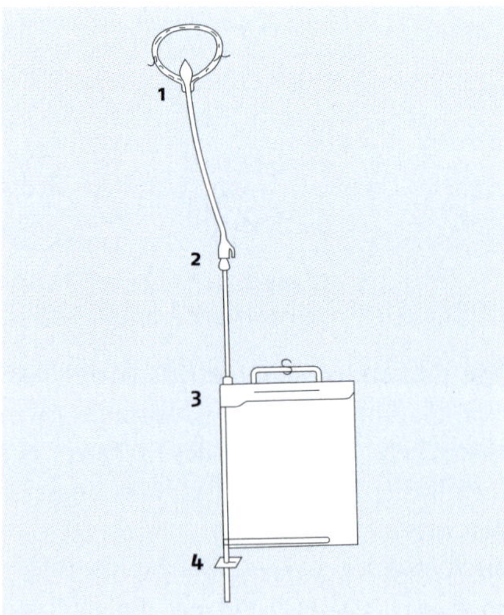

○ **Abb. 12.39:** Infektionsrisiko beim Dauerkatheter:
1 Urethalsekretion als Keimstraße
2 Katheterkonus und Plastikverbindungsstück zum Urinsammelgefäß
3 Keimaszension aus dem Urinsammelgefäß
4 Kontamination beim Entleeren

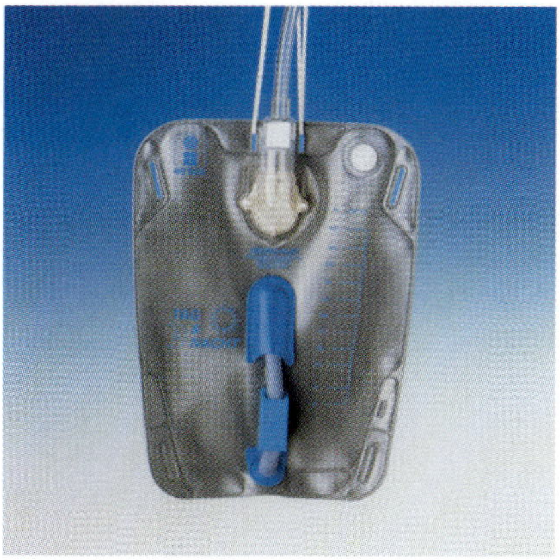

○ **Abb. 12.40:** Geschlossenes Tag- und Nacht-Urindrainagesystem Mono-Flo®

Dies stellt jedoch nur eine Notmaßnahme dar, die einen **Zusatz** von 0,5 bis 1 Formalin und 0,5 Natriumnitrit oder 2 Natriumkarbonat erfordert. **Kochzeit:** Nicht länger als 20 Minuten, die Gegenstände sollen dabei stets vollständig mit Wasser bedeckt sein. Nur destilliertes oder demineralisiertes Wasser verwenden!

Heißdampf-Sterilisation

Die Heißdampf-Sterilisation im Autoklaven bewirkt bei Weichgummi- und Latexutensilien eine Nachvulkanisation und beschleunigt damit die natürliche Alterung des Katheters, besonders des Ballons. Dieser muss vor der Sterilisation sorgfältig entleert werden, damit eine Überdehnung durch verdampfende Flüssigkeit vermieden wird. Bei Beendigung des Sterilisationsvorganges wird der Druck im Autoklaven langsam heruntergenommen, da bei schneller Dampfentspannung der Ballon platzen könnte.

Kaltsterilisation, Desinfektion

Alle Weichgummi-Latexartikel können in geeigneten Desinfektionsmitteln keimfrei gemacht werden. Ungeeignet sind Desinfektionsmittel, die phenolartige Verbindungen enthalten: Phenol und Phenolderivate reichern sich an – Schleimhautschäden! Weiter ist zu beachten, dass Katheter, die mit Desinfektionsmitteln auf der Basis quartärer Ammoniumbasen behandelt wurden, eine nachfolgende Heißluftsterilisation nicht ohne Schäden überstehen.

Rat: Die einmal gewählte Desinfektionsmethode nicht wechseln!

Hinweise

Jeglicher Kontakt der Gummiartikel mitl folgenden Stoffen ist zu vermeiden, da sonst Schäden zu erwarten sind, die bis zur völligen Zerstörung gehen können:

- sämtliche pflanzlichen, tierischen und mineralischen Fette und Öle. Ausnahmen: Silikonöle und -fette;
- organische Lösungsmittel;
- oxydierende Stoffe, hierzu zählt auch Ozon, z. B. an UV-Bestrahlungslampen ;
- mineralische Säuren und Laugen.

  Zu ähnlichen Schäden führen:
- längere Einwirkung von Sonne;
- die Berührung mit Kupfer oder Mangan enthaltenden Legierungen (besonders während des Sterilisationsvorgangs).

Um einen Kontakt mit Metallteilen während der Sterilisation auszuschließen, werden die mit Wasser gereinigten Katheter in Tücher (z. B. Nessel) eingeschlagen.

Latex-Allergie

Bereits 1993 hat das damalige BGA hierzu wie folgt Stellung genommen:

»In den letzten Jahren ist wiederholt darüber berichtet worden, dass allergische Reaktionen vor allem bei Personen, die oft mit latexhaltigen medizinischen Gegenständen (z. B. mit Operationshandschuhen, Schläuchen, Kathetern, Pflastern) in Kontakt kommen, aufgetreten sind. Allergische Reaktionen sind aber auch nach Kontakt mit anderen latexhaltigen Gegenständen, vor allem Haushaltshandschuhen und Kondomen, vereinzelt auch Textilien mit Gummianteil, Luftballons, Wärmflaschen, Dichtungen etc. aufgetreten. Die Intensität der allergischen Reaktionen war sehr unterschiedlich. Es traten Reizungen der Schleimhäute von Nase, Mund und Rachen sowie Hautreaktionen auf. In einzelnen Fällen wurden auch Reaktionen bis hin zum anaphylaktischen Schock ausgelöst, die intensiver medizinischer Behandlung bedurften.

Latex bzw. Naturkautschuk wird aus dem Milchsaft von Pflanzen der Gattung Hevea gewonnen. In Naturkautschuk wie auch in latexhaltigen Produkten sind natürlich vorkommende Proteine enthalten, die bei Personen mit Latex-Überempfindlichkeit allergische Reaktionen auslösen können. Außer diesen natürlich enthaltenen Stoffen kommen in diesen Produkten auch Fabrikationshilfsstoffe als Ursache für allergische Reaktionen in Frage.

Das Bundesgesundheitsamt empfiehlt, Patienten vor chirurgischen oder diagnostischen Eingriffen bei der Erhebung der Krankengeschichte auch nach einer Latex-Allergie zu befragen.«

12.14 Stomaversorgungsartikel

12.14.1 Allgemeines

Bei der Betreuung von Stoma-Trägern kommt der Apotheke eine wichtige Rolle zu. Die vielzitierte Beraterfunktion wird hier in besonderer Weise gefordert.

12.14.2 Ursachen für das Anlegen eines Anus praeter

Verschiedene Erkrankungen des Darms müssen beim Fehlen oder Versagen einer medikamentösen Therapie chirurgisch behandelt werden. Bei folgenden Erkrankungen lässt sich die Anlage eines Anus praeter häufig nicht umgehen:

- **Angeborene Dickdarmanomalien** wie fehlender After oder Mastdarm; angeborene Dickdarmerweiterung (Megacolon congenitum).
- Fisteln – Hier dient der Anus praeter zur Entlastung und besseren Sanierung der Fistelgänge.
- **Der mechanische Verschluss** als Komplikation der chronischen Entzündung Morbus Crohn (Colitis granulomatosa – Ileitis terminalis), besonders wenn das Rektum befallen ist.
- **Die Polyposis**, ein erbliches Leiden, bei dem Kolon und Rektum mit Polypen übersät sind, hat fast immer die operative Entfernung des Dickdarms zur Folge.
- Die häufigste Indikation zur Anlage eines Anus praeter sind aber **Karzinome des Dickdarms.** Beim **Mastdarmkarzinom** befindet sich die Erkrankung so nah am After, dass das Verschlussorgan nicht mehr zu erhalten ist.

12.14.3 Welche Arten von künstlichen Darmausgängen gibt es?

A) Der endständige Anus praeter

Bei der häufigsten Form des künstlichen Darmausgangs (**Kolostomie,** ○ Abb. 12.41 a, b) wird nach der Entfernung des unteren Teils des Dickdarms das verbliebene Ende in der

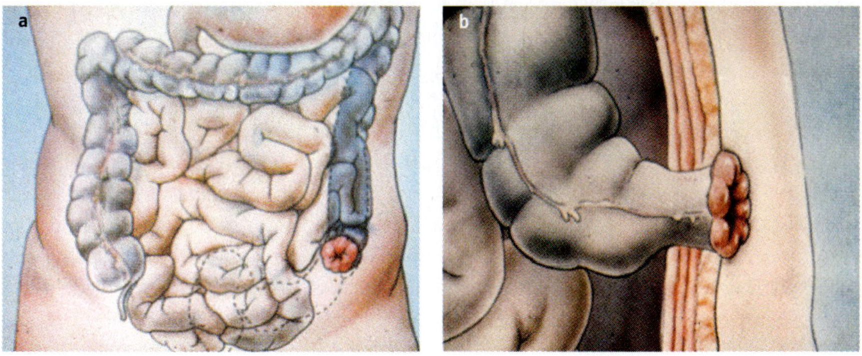

○ **Abb. 12.41:** Kolostomie a) frontal b) im Schnitt

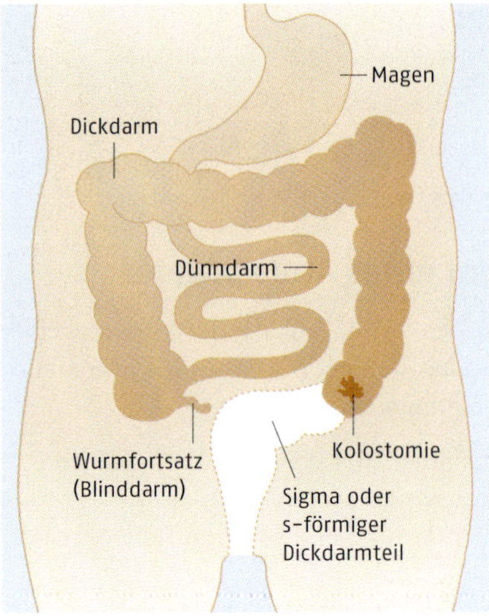

○ **Abb. 12.42:** Kolostomie am Ende des absteigenden Dickdarm-Astes (Colon descendens bzw. sigmoides – Sigma-Kolostomie)

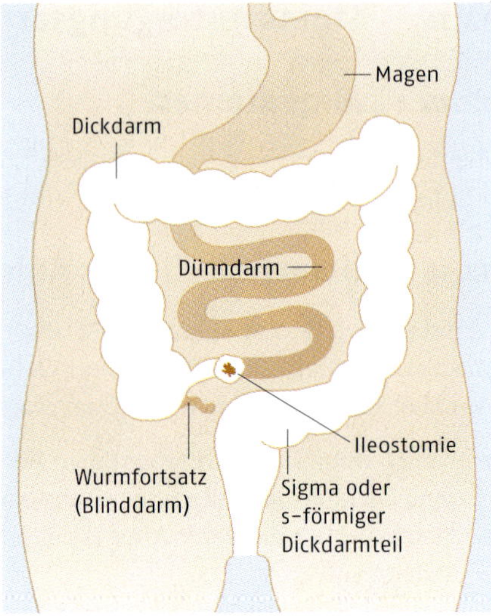

○ **Abb. 12.43:** Stomalage bei Ileostomie

Bauchdecke, meist links, eingenäht. Da es die Aufgabe des Dickdarms ist, dem Stuhl Flüssigkeit zu entziehen, wird die Ausscheidung um so flüssiger, je kürzer der verbleibende Dickdarmanteil ist (○ Abb. 12.42).

B) Das Ileostoma

Nach der vollständigen Entfernung des Dickdarms muss ein Dünndarm-Kunstafter (**Ileostomie**, ○ Abb. 12.43) angelegt werden. Hierbei wird das Ileostoma etwas nach außen gestülpt, damit der auslaufende Stuhl die Haut nicht berührt.

Das ist bei dieser Art des Stomas von besonderer Bedeutung, da die Nahrungsreste hier stark mit Enzymen angereichert sind und Ausscheidungen die Haut um das Stoma »andauen« würden (○ Abb. 12.44 a, b, c).

C) Der doppelläufige Anus praeter

Wenn entzündlich veränderte Darmabschnitte entlastet werden müssen, wird vor dem gefährdeten Bereich ein doppelläufiger Anus praeter angelegt. Dabei wird der Dickdarm als Schlaufe vor die Bauchwand verlagert, mit einer Kunststoff-Brücke fixiert und so geöffnet, dass zwei Löcher entstehen. Die eine Öffnung führt zum Dünndarm. Aus ihr werden Kot und Darmgase ausgeschieden. Die andere führt zu Mastdarm und After, welche nur vorübergehend außer Funktion sind.

Die doppelläufige Kolostomie wird also im Gegensatz zur Kolostomie und Ileostomie, die zeitlebens bleiben, nur für eine begrenzte Zeit angelegt.

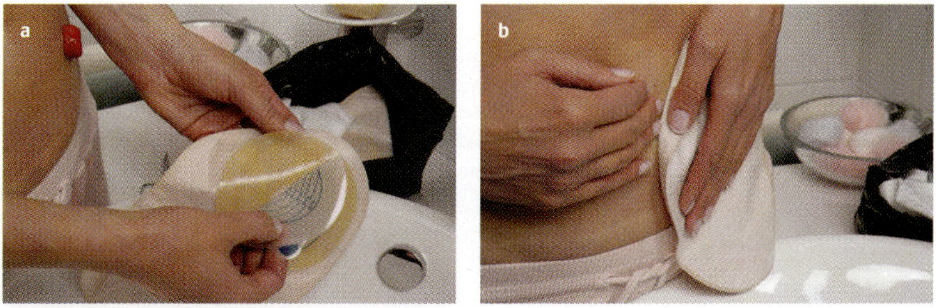

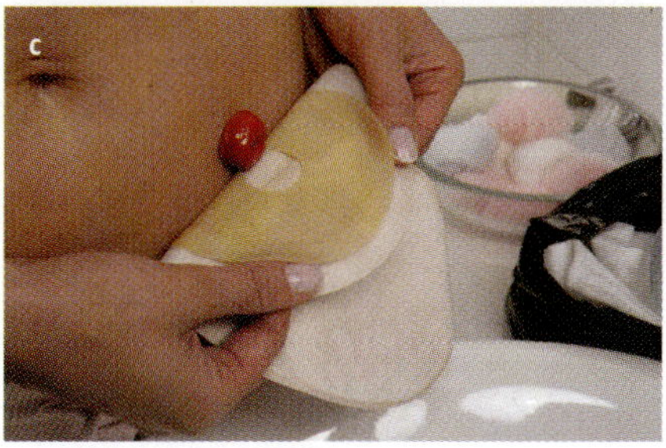

○ **Abb. 12.44 a–c:** Sachgerechtes Anlegen und Abnehmen eines Stomabeutels

D) Die Coecalfistel / Kolonfistel

Ebenfalls nur für eine bestimmte Zeit der Entlastung wird eine Kolonfistel zwischen Dickdarm und Bauchhaut angelegt. Der Dickdarm ist in die Bauchhaut eingenäht und geöffnet, so dass nur ein Loch zu sehen ist. Der gesamte Dickdarm, Mastdarm und After bleiben in Funktion. Durch die Coecalfistel treten nur dann dünnflüssiger Stuhl und Darmgase aus, wenn es zu Stauungen kommt. Die Kolonfistel verschließt sich häufig nach einiger Zeit von selbst, muss aber in anderen Fällen auch operativ verschlossen werden.

E) Die Sphinkterplastik aus homologem Material

Dies ist ein Operationsverfahren, bei dem ein künstlicher Ersatz des Schließmuskels (Sphinkter) geschaffen wird. Ein Stück Dickdarm wird unter Vordehnung manschettenförmig um den Darmstumpf genäht. Das Stoma wird dann in der üblichen Weise in der Bauchwand fixiert (○ **Abb. 12.45**).

In kurzer Zeit wachsen Nerven und Blutgefäße in das Transplantat ein. Durch Kontraktion des vorgedehnten Muskeltransplantates wird das Stoma verschlossen und damit für festen Stuhl vollständig kontinent. Zur Stuhlentleerung wird durch den künstlichen Sphinkter ein Klysma von ca. 100 ml eingeführt.

Nur alle 24 bis 58 Stunden ist die Entleerung in einen Entleerungsbeutel notwendig. In der Zwischenzeit wird das Stoma mit einer Kappe bedeckt.

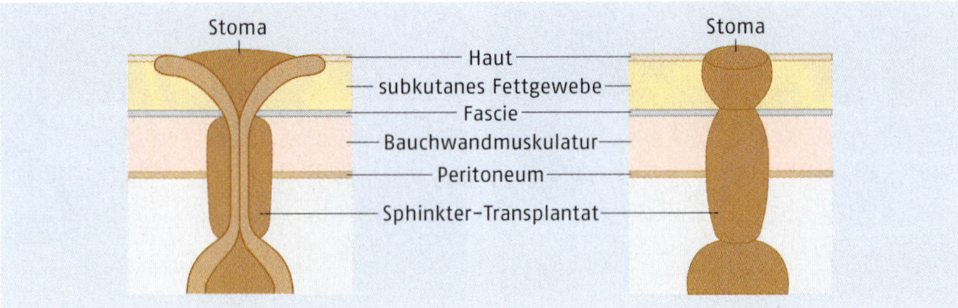

○ **Abb. 12.45:** Sphinkterplastik

12.14.4 Stomakomplikationen

Zu den häufigsten Komplikationen zählt der **Bruch** (**Hernie**). Er kommt dadurch zustande, dass die durchtrennten Bauchwandschichten nicht vollständig und fest miteinander verwachsen und bei Belastung den Darm austreten lassen.

Beim **Vorfall** des Stomas (Prolaps) handelt es sich um eine relativ häufig vorkommende Komplikation, die auf eine zu weite Bauchdeckenöffnung mit unzureichender Stomafixierung zurückzuführen ist. Der Vorfall ist meist ungefährlich, und der Darm kann leicht reponiert werden.

12.14.5 Was versteht man unter Stomaversorgung?

Allgemeines

Unter dem Begriff »Stomaversorgung« fasst man die technischen und pflegerischen Maßnahmen zusammen, mit denen Träger von künstlichen Darmausgängen

- den Stuhlgang sicher und geruchsdicht auffangen;
- die entstehenden Darmgase kontrolliert und möglichst geruchsneutral entweichen lassen und
- die Haut um das Stoma vor den Dannausscheidungen schützen können.

Übersicht über Stomaversorgungssysteme (indikationsbezogen)

Geschlossene Beutel zur Anwendung bei Kolostomie mit im Normalfall kaum veränderter Stuhlbeschaffenheit, da die Eindickung des Stuhls im verbleibenden Dickdarm erfolgt (jedoch abhängig von der Länge des entfernten Dickdarms).

Ausstreifbeutel zur Anwendung bei Ileostomie, bei der die Ausscheidungen nach totaler Entfernung des Mast- und Dickdarms dünnflüssig bis breiig sind und über den ganzen Tag abgegeben werden (○ **Abb. 12.46, S. 248**).

Zu den geschlossenen Beuteln und Ausstreifbeuteln zählen Beutel für Basisplatten (zweiteilige Systeme), Beutel mit Klebefläche oder Kleberand, Beutel mit Hautschutzring, auch mit Klebefläche oder Kleberand.

Stomakappen, Minibeutel und Stomaverschlüsse (Pfropf mit integriertem Aktivkohlefilter) dienen der zeitlich beschränkten Verschließung des Stomas während der ausscheidungsfreien Zeit und nach der Irrigation (durch Darmspülung hervorgerufene Entleerung des Darms) mit manuell oder elektronisch betriebenen Irrigatoren.

Zum **Stomazubehör** zählen

- **Basisplatten** (für zweiteilige Systeme), die je nach Art des Stomas und der Feuchtigkeitsbelastung mehrere Tage am Körper verbleiben können; **selbsthaftende Hautschutzplatten** aus synthetischen Materialien zur Adeckung von Problembereichen der Haut, die bis zu acht Tagen auf der Haut verbleiben können;
- **selbsthaftende Hautschutzringe** aus Naturprodukten (z. B. Karaya) oder synthetischen Materialien zur Abschirmung der Haut im unmittelbaren Stomabereich;
- **Beutelbezüge** zum Schutz der Haut bei stark transpirierenden Stomaträgern oder bei Betroffenen mit Kunststoffallergien in der warmen Jahreszeit und in warmen Urlaubsgegenden und für Stomaträger, die beruflich bedingt hohen Temperaturen ausgesetzt sind.

Die Wahl der Versorgung hängt von der Art, der Lage und der Größe der angelegten Öffnung sowie von der Empfindlichkeit der Haut, von Hautfalten und generell vom Körperbau des Stomaträgers ab.

12.14.6 Einteilige und zweiteilige Systeme (produktbezogene Übersicht)

Geschlossene einteilige Systeme

Hier bilden der Beutel als Stuhlreservoir und seine Befestigungsvorrichtung (Klebefläche und/oder Hautschutzring) eine untrennbare Einheit (○ **Abb. 12.46** und ○ **12.47**).

Der Beutel kann nicht entleert werden und wird komplett mit der Befestigungsvorrichtung entfernt, wenn er gefüllt ist. Der Beutel ist meistens mit einem Filter versehen, der entstehende Gase geruchsfrei entweichen lässt (○ **Abb. 12.48**).

Dieses System eignet sich besonders für Patienten mit Dickdarmstoma (Kolostomie).

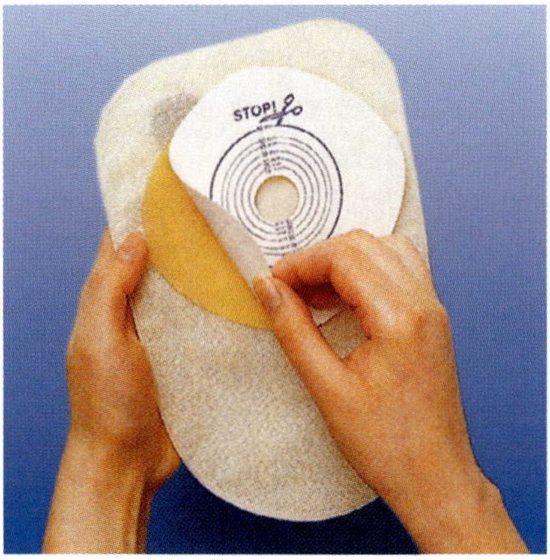

○ **Abb. 12.46:** Einteiliger Klebebeutel mit Abdichtring und Klebefläche

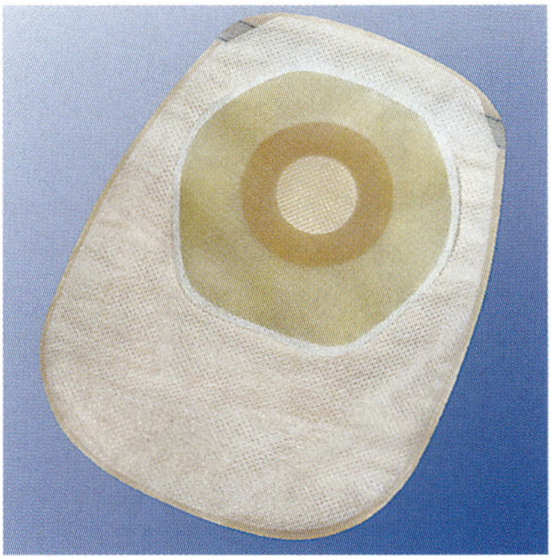

○ **Abb. 12.47:** Geschlossener Beutel, hautfarben

Offene einteilige Systeme

Beutel und Befestigungsvorrichtung bilden auch hier eine Einheit.

Der Beutel hat aber am unteren Ende eine Öffnung und kann bei Bedarf auf der Toilette entleert werden. Der Beutel wird durch eine mechanische Verschlussvorrichtung (meist eine Klammer) verschlossen.

Diese Systeme sind für Patienten mit Dünndarmstoma (Ileostomie) geeignet oder für den anfangs dünnflüssigen Kolostomiestuhl in der ersten Zeit nach der Operation.

Geschlossene und offene zweiteilige Systeme

Diese Systeme bestehen aus zwei sich ergänzenden Teilen: einer hautschonenden Hautschutzplatte mit oder ohne Klebefläche am Rand und einem geschlossenen oder offenen Beutel (der geschlossene Beutel mit Filter) (○ **Abb. 12.49**). Zusätzlich kann ein Gürtel getragen werden.

Im Gegensatz zu den einteiligen Versorgungssystemen kann die Platte 2–3 Tage auf der Haut belassen werden. Der Beutel wird bei Bedarf gewechselt oder entleert.

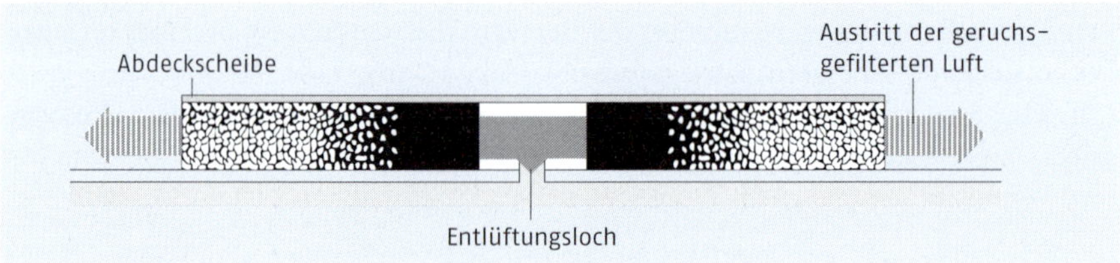

○ **Abb. 12.48:** Funktionsschema eines Entlüftungsfilters

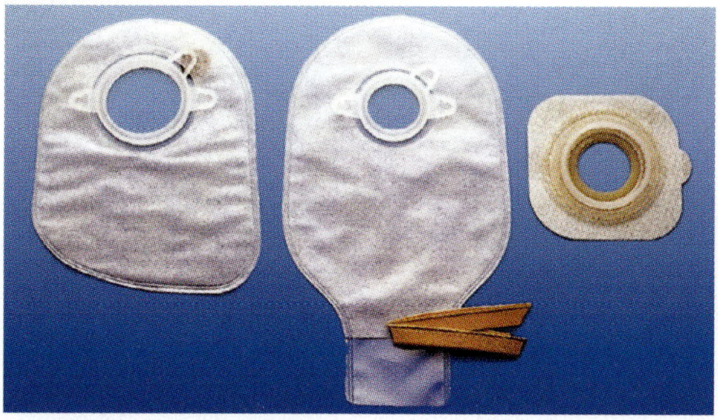

Abb. 12.49: Geschlossenes und offenes zweiteiliges System

12.14.7 Klebebeutel

Allgemeines

Bei den leichten Kunststoff-Klebebeuteln schließt die Klebefläche die Stomaöffnung dicht ab. Bei exakter Abmessung der Beutelöffnung wird die Haut um den Anus praeter vor Reizungen durch den Darminhalt geschont. Da sich der Anus praeter jedoch im Laufe des Lebens verändert, sollte man von Zeit zu Zeit darauf hinweisen, dass die korrekte Beutelöffnung immer wieder neu ermittelt werden muss.

Feststellen der richtigen Beutelöffnung

Die richtige Größe des eingestanzten oder in Form eines Ringes vorgegebenen Beutelloches wird mit Hilfe von Messkarten ermittelt, die die Herstellerfirmen von Stomaversorgungsartikeln zur Verfügung stellen. Es wird die Ringgröße ausgewählt, die das Stoma eng umschließt, ohne es zu berühren. Dies gilt jedoch nur für Beutel ohne Karayaring. Werden Karayabeutel verwendet, so ist die nächstgrößere Beutelöffnung erforderlich, weil der Karayaring etwa 2 mm in die Beutelöffnung hineinragt. Bei den meisten Beuteln ist es möglich, das Loch selbst auszuschneiden und der Form des Stomas anzupassen. Dies ist ein großer Vorteil bei einem nicht runden Stoma, z. B. einem doppelläufigen Ausgang.

Hinweise

Normale Klebebeutel bieten den Stomaträgern mit wenig empfindlicher und ebener Haut eine einfache und nicht auftragende Versorgung. Sie sind auch fürs Baden und Sporttreiben gut geeignet. Die Haut unter der Klebefläche muss fettfrei und gut trocken sein. Die Reinigung erfolgt mit Wasser und milder Seife. Beim Wechseln des Beutels darf die Klebefläche nur sehr vorsichtig von einer Seite her abgelöst

werden, um die Haut zu schonen. Um die Stuhlaufnahme durch den Beutel zu erleichtern, kann vor dem Anlegen ein zusammengeknülltes Zellstofftuch in den Beutel gebracht werden. Dadurch wird verhindert, dass die Folien aneinander kleben.
Gasansammlungen im Beutel entweichen entweder durch bereits eingebaute Filter oder durch nachträglich aufzubringende Kohlefilter (○ **Abb. 12.48**).
Natura® Ausstreifbeutel besitzen einen Gore-Filter, der vom Hersteller des Goretex® Materials entwickelt wurde. Der Filter ist unempfindlich gegen Flüssigkeitseinwirkung von innen.

12.14.8 Beutel mit hautschonender Abdichtscheibe

Für Patienten mit besonders empfindlicher Haut gibt es Beutel, bei denen die Haftung am Körper und die Abdichtung des Stomas durch einen Karayaring geschieht (○ **Abb. 12.50**). Bei Karaya handelt es sich um das Harz von Sterculia urens, einem in Indien heimischen Baum. Karaya nimmt die durch Schwitzen entstehende Hautfeuchtigkeit auf und hält so die Haut unter dem Ring trocken. Das hygroskope Verhalten von Karaya und das Zerfließen bei erhöhter Temperatur bedeutet für die Lagerung in der Apotheke, dass Stomaversorgungsbeutel mit Karayaringen stets an einem trockenen, kühlen Platz gelagert werden müssen. Dieser Ratschlag sollte auch dem Stomaträger gegeben werden. Es versteht sich von selbst, dass Beutel mit Karayaabdichtscheibe nicht zum Baden oder für Reisen in den Mittelmeerraum oder gar in tropische Erdteile geeignet sind. Hierzu bieten verschiedene Firmen Abdichtscheiben aus einem synthetischen Material an, das beständiger ist bei höheren Temperaturen und starkem Schwitzen (○ **Abb. 12.51**).

Zusammensetzung: z. B.Pektin, Gelatine, Natrium-Carboxymethyl-Cellulose und Polyisobutylen.

Handelsnamen: »Curagard®« von Coloplast, »Stomahesive®« von Convatec, »Holligard®« von Hollister oder »biotrol S®« von Lyofil-Pfrimmer, »Stomasiegel®« von Simcare Medic-Eschmann, Dansac® von pfm.

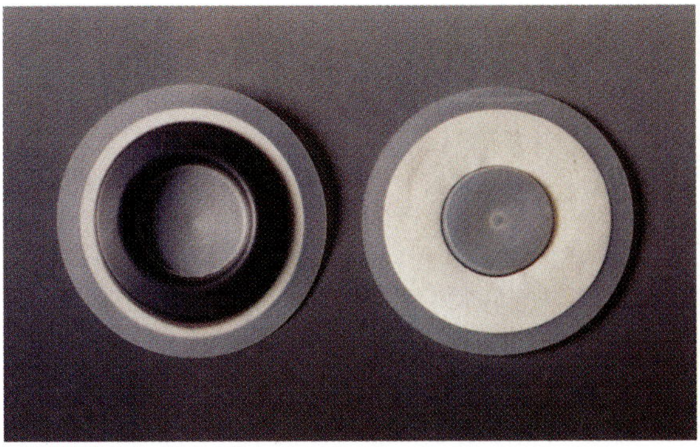

○ **Abb. 12.50:** Hautschutzringe

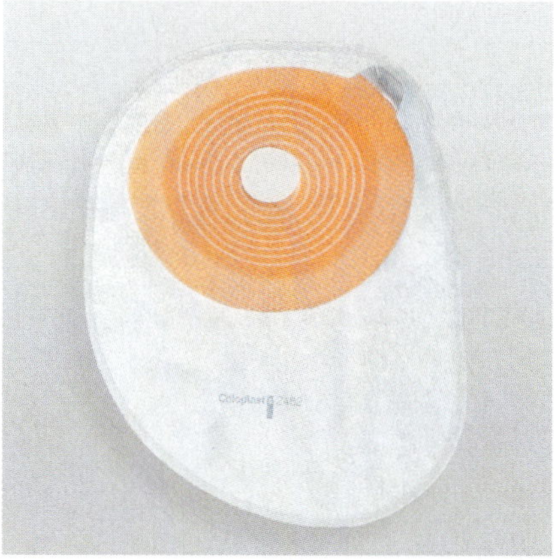

○ **Abb. 12.51:** Stomabeutel mit Hautschutzring

12.14.9 Hautschutzplatten

Aus dem gleichen Material sind Hautschutzplatten (○ **Abb. 12.52**) gefertigt, deren Anwendung sich empfiehlt, wenn Falten und Narben das Stoma umgeben und dadurch keine sichere Haftung der Beutelversorgung möglich ist. Hautschutzplatten können auch auf wunde Haut geklebt werden. Sie begünstigen die Regeneration dieser Flächen. Wegen ihrer Anschmiegsamkeit passen sie sich allen Hautunebenheiten an und bilden so eine gute Unterlage für alle Beutelversorgungen (○ **Abb. 12.53**).

Mit einem Schneideset kann die Öffnung bedarfsorientiert ausgeschnitten werden. Durch eine präzise Passform wird Hautentzündungen vorgebeugt.

12.14.10 Beutel mit Abdichtring und Klebefläche

Während die Beutel mit hautschonender Abdichtscheibe mit einem Gürtel zu tragen sind, halten die Beutel mit Abdichtring und zusätzlicher Klebefläche (○ **Abb. 12.54** und ○ **Abb. 12.55**) auch ohne Gürtel. Die auf fettfreie Haut geklebte Klebefläche hält den Beu-

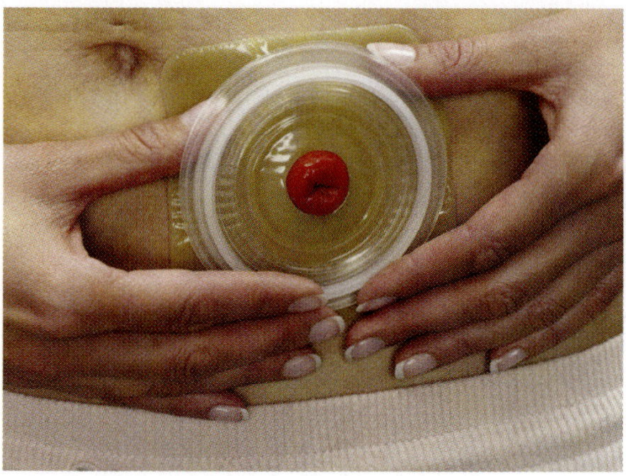

○ **Abb. 12.52:** Hautschutzplatte

a

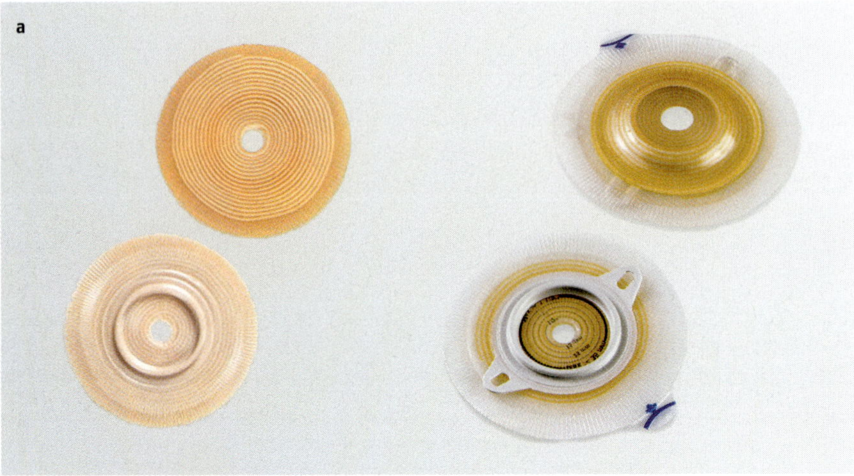

b

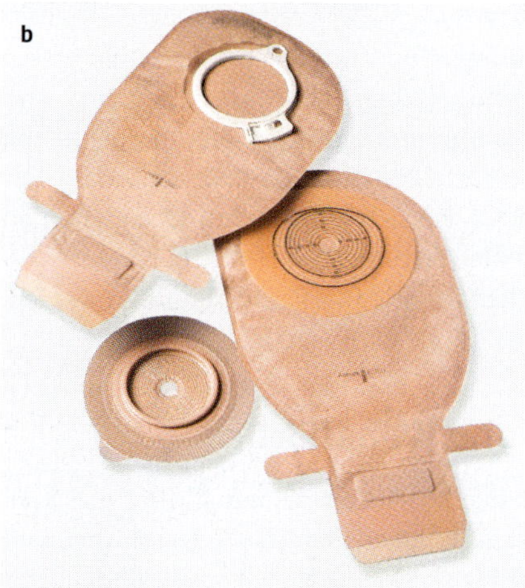

○ **Abb. 12.53:** Beutelversorgung mit Basisplatten (a) und Ausstreifbeutel für Basisplatten (b)

tel, und der Abdichtring saugt Feuchtigkeit auf und verhindert so Hautentzündungen und vorzeitiges Ablösen der Klebefläche, besonders bei dünnflüssigem Stuhl.

Hinweis: Diese Versorgungsart kann auch erreicht werden, wenn man einfache Klebebeutel mit separat erhältlichen Abdichtringen kombiniert.

Kommt es zu einer Unverträglichkeit gegenüber dem Beutelmaterial, oder wird das Tragen des Kunststoffbeutels als unangenehm empfunden, so gibt es Beutelbezüge aus reiner Baumwolle oder Vliesmaterial, mit denen derartigen Beschwerden vorgebeugt werden kann.

12.14.11 Zweiteilige Stomaversorgung

Auf eine flexible Basisplatte (○ **Abb. 12.56**) werden die Beutel aufgeklebt. Bei anderen Systemen, z. B. Biotrol (○ **Abb. 12.57, S. 254**), werden Basisplatte und Beutel durch Rastringe verbunden.

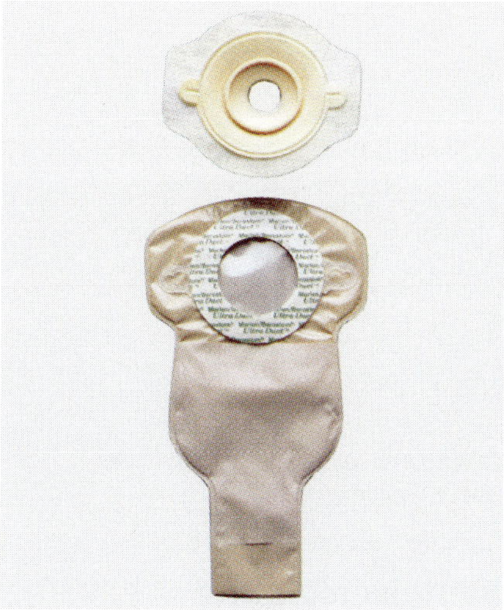

○ **Abb. 12.54:** Ileostomiebeutel, zweiteilig

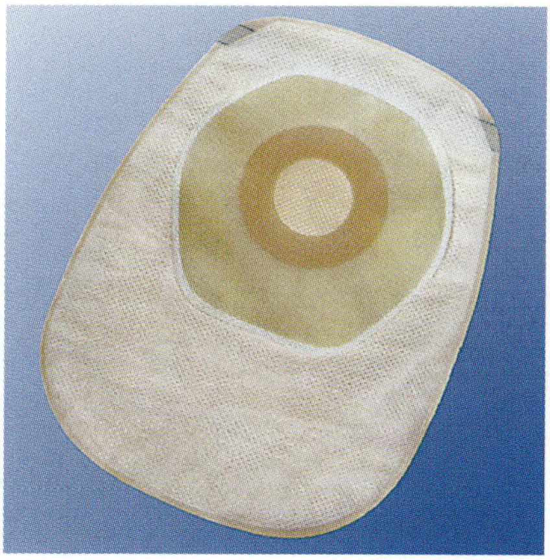

○ **Abb. 12.55:** Beutel mit Abdichtring und Klebefläche

Schnappverschluss

Solange der Verschluss (○ **Abb. 12.58, S. 254**) geöffnet ist, kann die Beutelposition beliebig variiert werden. Wenn der Verschlussring – wie hier abgebildet – geschlossen wird, ist die gewählte Position fixiert. Der Verschlussring öffnet sich wieder durch Druck auf den Entriegelungsknopf.

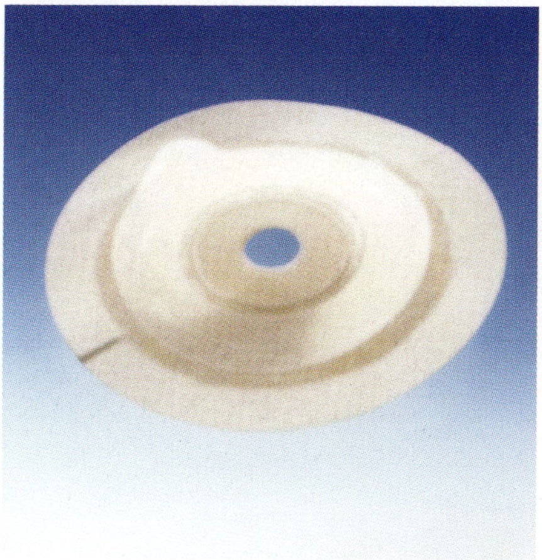

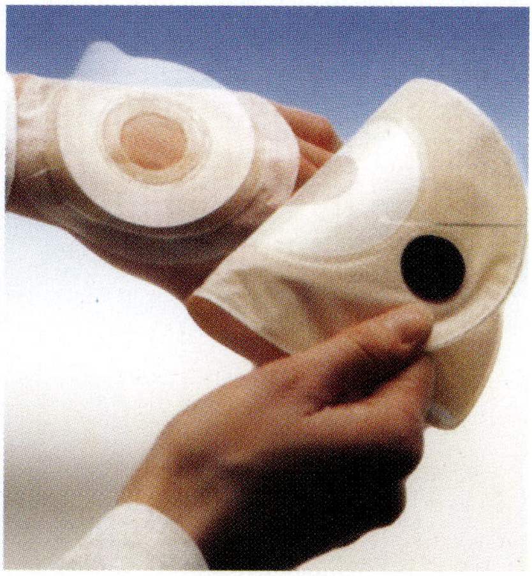

○ **Abb. 12.56:** Flexible Basisplatte bei Simcare Serenade

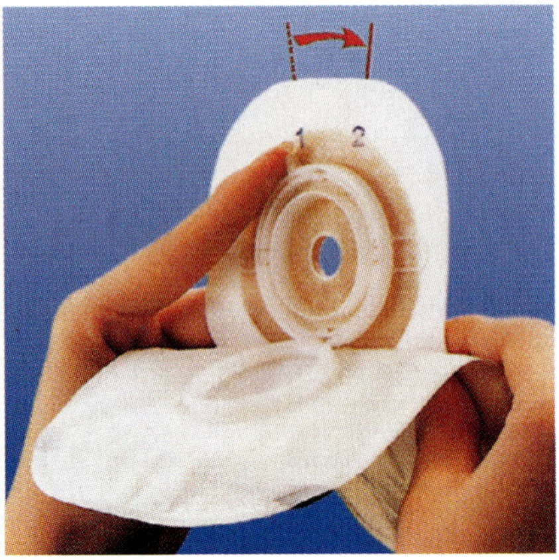

○ **Abb. 12.57:** Rastring-Verschluss beim Biotrol-System

12.14.12 Weitere Hilfsmittel zur Beutelversorgung

Als weitere Hilfsmittel stehen zur Verfügung:

Haftsprays zur hautschonenden Verstärkung der Klebekraft bei Beuteln mit Klebefläche.

Pflasterentferner zur behutsamen Entfernung von Klebeflächen und Kleberesten.

Karaya-Paste zum Schutz größerer Hautpartien und zum Ausgleich von Hautunebenheiten (z. B. Operationsnarben).

Anus-praeter-Lotion, um Reizungen und Entzündungen im Anus-praeter-Bereich zu vermeiden.

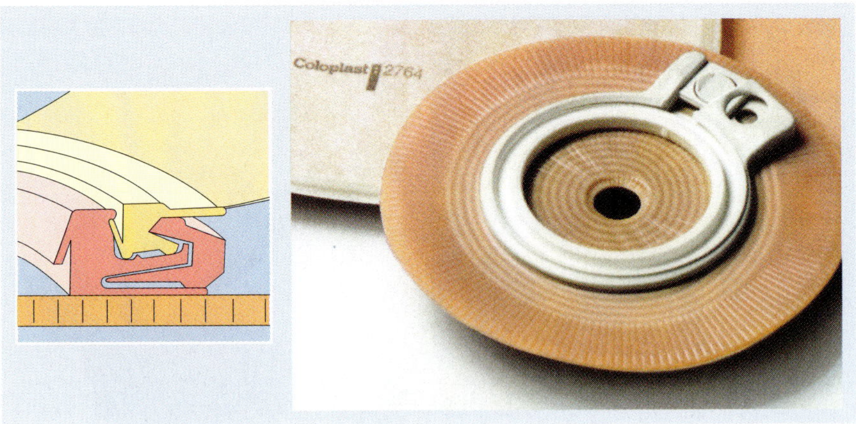

○ **Abb. 12.58:** Schnappverschluss-System Coloplast Assura: links: schematischer Schnitt; rechts: im Original

12.14.13 Entsorgung von Stomabeuteln

Ein besonderes Problem der Einmalklebebeutel ist ihre Entsorgung. Man kann die Beutel nicht als Ganzes in die Toilette werfen, da hierdurch die Kanalisation verstopft werden könnte. Die Beutel müssen entleert werden und kleingeschnitten vernichtet oder gesammelt in einer verknoteten Plastiktasche dem Hausmüll beigegeben werden.

Es sind auch wegspülbare Beutel erhältlich, die der Patient besonders auf Reisen verwenden kann. Wenn die Außenseite dieser Beutel mit Wasser in Berührung kommt, werden sie so schlüpfrig, dass sie die Toilette nicht verstopfen.

12.14.14 Irrigations- (Darmspülungs-) Sets

Durch die Kolostomie-Irrigation kann der Betroffene zu einer willkürlich ausgelösten Darmentleerung in regelmäßigen Zeitabschnitten kommen. Bei der Spülbehandlung wird ein Darmrohr in das Stoma eingeführt. Mit 0,5 bis 2 Liter körperwarmem Wasser – dem persönlichen Bedarf entsprechend – wird der Einlauf durchgeführt (○ Abb. 12.59).

Der Sinn der Irrigationsbehandlung besteht aber nicht darin, den Darm zu spülen (wie der Begriff »Darmspülung« vortäuscht), sondern ihn zu stimulieren, d. h. die Peristaltik anzuregen.

Bevor sich der Darm entleert, wird ein schlauchförmiger Beutel aufgeklebt. Darminhalt und Spülflüssigkeit werden durch diesen Beutel in die Toilettenschüssel abgeleitet. Abbildung 12.60 zeigt eine elektrische Irrigationspumpe. In der Zeit zwischen den Spülungen, die oft nur einmal täglich – in einigen Fällen sogar nur alle zwei Tage – angewendet werden, ist der Kolostomieträger sicher vor jeglicher Darmtätigkeit und benötigt zur Versorgung nur eine Stomakappe.

12.14.15 Erlanger Magnetverschluss

Hierbei wird unter die Haut um das Stoma herum ein Magnetring eingepflanzt. Später kann der pilzförmige Magnetdeckel angepasst werden, wobei zwischen Haut und Deckel eine flexible Verschlussscheibe eingepasst wird, in die ein Kohlefilter eingearbeitet ist, so dass Darmgase ständig geruch- und geräuschlos entweichen können (○ Abb. 12.61).

Zusätzlich wird eine Spülbehandlung des Darmausganges durchgeführt.

12.14.16 Die Stomakappe

Bei der Stomakappe (○ Abb. 12.62) handelt es sich um einen kleinen mit Entlüftungsfilter versehenen Beutel, der zur Abdeckung des Stomas in ausscheidungsfreien Zeiten gedacht ist. Die Stomakappe kann beim Schwimmen, in der Sauna und beim Intimleben getragen werden. Es muss jedoch darauf hingewiesen werden, dass die Stomakappe überraschende Stuhlentleerungen nicht zurückhalten kann und daher nur bei einem Anus praeter getragen werden sollte, der sich regelmäßig entleert.

Um die Gefahr von unangenehmen Überraschungen zu reduzieren, wurden Stomakappen mit einem »Sicherheitsstöpsel« entwickelt. Dieser Stöpsel besteht aus

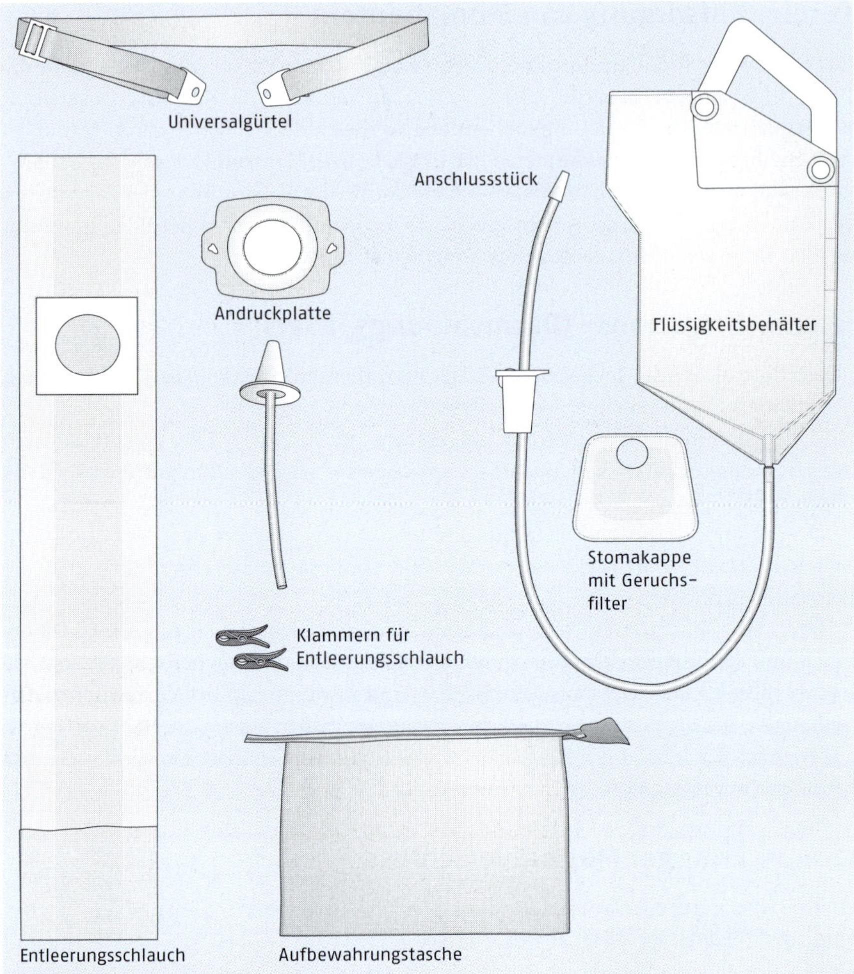

○ **Abb. 12.59:** Irrigations-Set, komplett

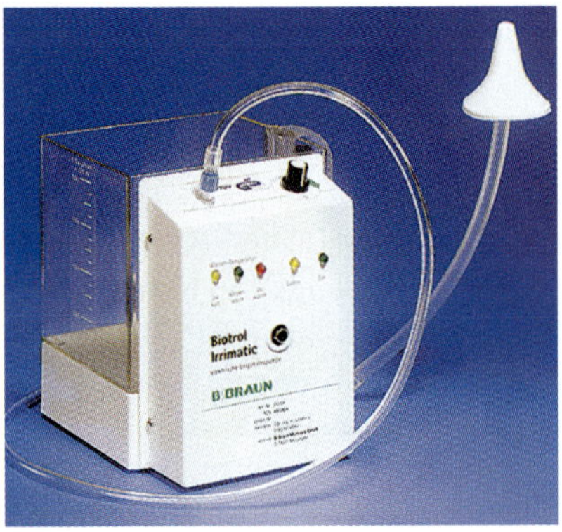

○ **Abb. 12.60:** Elektrisch betriebener Irrigator Biotrol Irrimatic

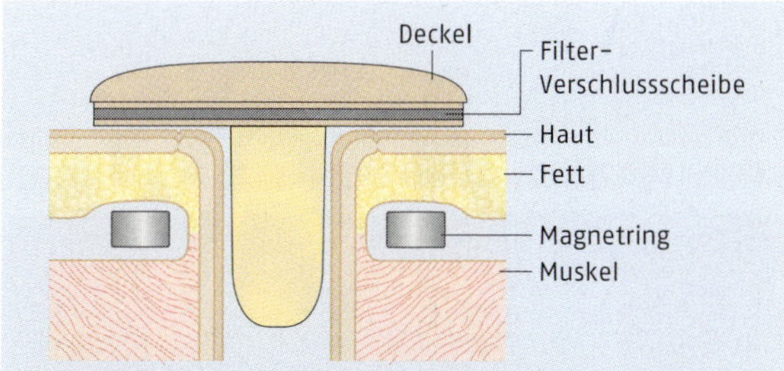

○ **Abb. 12.61:** Maclet-Erlanger Magnetverschluss

Schaumstoff mit einer dünnen Ummantelung, die sich im Kolon schnell auflöst. Der Schaumstoff dehnt sich aus und blockiert zuverlässig den Darminhalt. Gase können durch einen Filter entweichen (○ **Abb. 12.63 a, b**).

12.15 Arzneimittel und Anus praeter

Die Apotheke sollte den Stomaträger darauf hinweisen, dass Arzneimittel die Darmperistaltik hemmen und so die Stuhlkonsistenz beeinflussen, aber auch die Resorption verändern können. Daneben sollte daran gedacht werden, dass bei verkürzter Darmpassage Retard- und Langzeitpräparate in ihrer Wirkung abgeschwächt bzw. im Extremfall völlig wirkungslos werden. Hier muss in Abstimmung mit dem Arzt gegebenenfalls eine andere galenische Form des Arzneimittels gewählt werden.

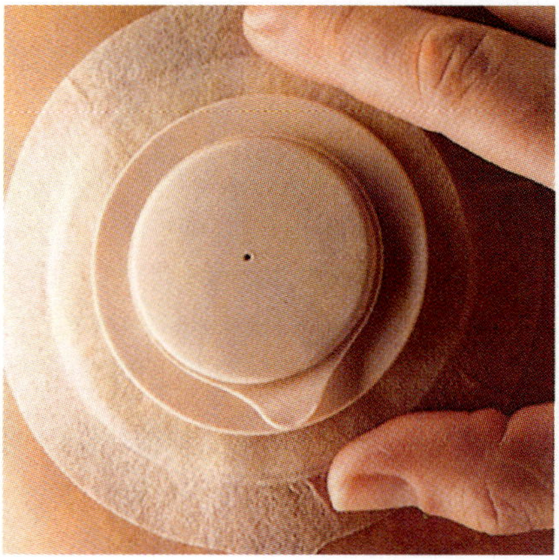

○ **Abb. 12.62:** Stomakappe Conseal Coloplast

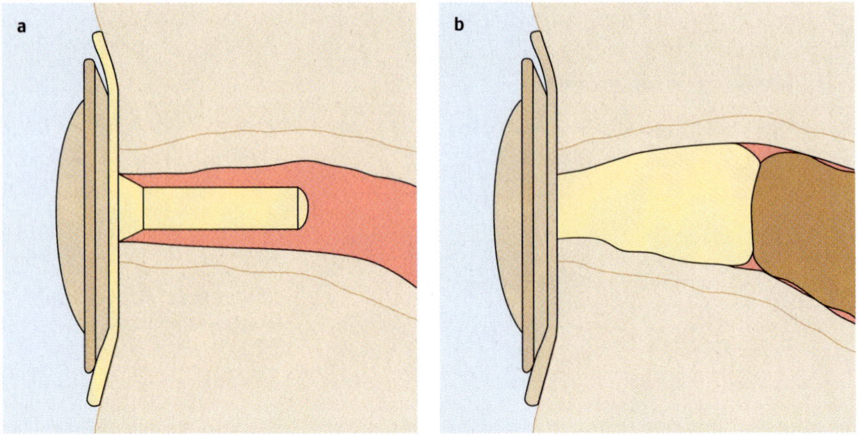

○ **Abb. 12.63:** Stomakappe, schematischer Schnitt: (a) vor und (b) nach Ausdehnen des Schaumstoffes

Fragen

Kapitel 12 Hilfsmittel zum Sammeln von Ausscheidungen/Stoma-Versorgung

1. Erläutern Sie den Begriff Inkontinenz.
2. Erläutern Sie den Aufbau einer Einmaleinlage zur Harn-Inkontinenzversorgung.
3. Aus welchen Teilen besteht ein Urinal für den Mann?
4. Wann wird ein Katheter gelegt? Zählen Sie einige Situationen auf.
5. Erläutern Sie die Angabe »CH 14«, die Sie auf einem Katheter finden.
6. Wozu dienen die beiden Läufe eines Ballonverweilkatheters?
7. Welche Katheterspitzen sind typisch für Mann und Frau?
8. Welche Teile des Darms wurden bei einer Ileostomie, welche bei einer Kolostomie entfernt?
9. Woraus besteht ein ein- bzw. zweiteiliges Stoma-Versorgungssystem?
10. Für welche Stomaart eignet sich der offene bzw. geschlossene Beutel?
11. Welche Möglichkeit gibt es, Darmgase geruchsneutral zu entfernen?
12. Wozu dienen Karayaringe und worauf muss bei ihrer Lagerung geachtet werden?
13. Wozu dient die Kolostomie-Irrigation und welchen Vorteil hat sie für den Kolostomieträger?

13 Hilfsmittel für Instillationen, Einläufe und Spülungen von Körperhöhlen, Nase und Augen

13.1 Blasenspritze

Diese Spritze (○ Abb. 13.1) dient zur Blasenspülung, worunter man das Einfüllen und Ablaufenlassen von Spülflüssigkeiten versteht. Eine sterile 100-ml- oder 200-ml-Spritze wird zur Instillation auf den Katheter gesetzt und die Spülflüssigkeit langsam in die Blase eingefüllt. Anstelle der Blasenspritze kann auch ein graduierter Irrigator mit Ständer angeschlossen werden.

13.2 Penisklemme

Drei Größen; sie dient zum vorübergehenden Abklemmen der Harnröhre, nachdem ein Arzneimittel eingebracht wurde.

13.3 Klistierspritze

Unter einem Klistier versteht man das Einbringen **kleiner** Flüssigkeitsmengen in den Enddarm.

Klistierspritzen (○ Abb. 13.2) bestehen aus einem birnenförmigen Gummiball mit eingestecktem Hartgummi-Klistierrohr. Für Klistiere bei Kleinkindern werden auch Ball- oder Ohrenspritzen mit fest angearbeitetem Weichgummi-Klistierrohr verwendet.

13.4 Glycerinspritze

Die Glycerinspritze (○ Abb. 13.3) wird zu Darmspülungen und Klistieren benutzt. Sie besteht aus einer Hartgummimontur, Lederkolben und Glaszylinder von 10–200 ml

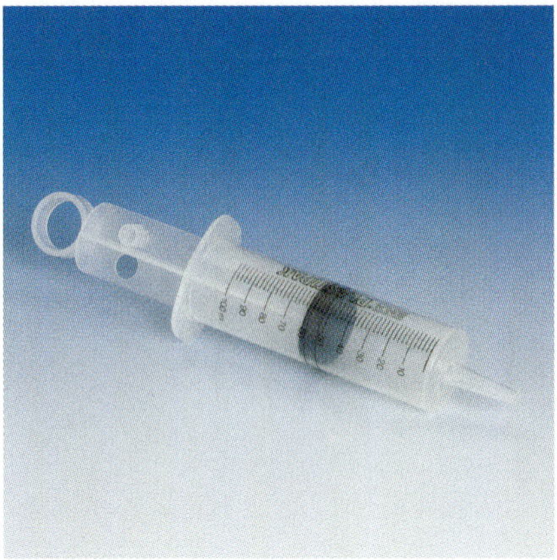

○ **Abb. 13.1:** Blasenspritze. Es gibt sie mit verschiedenen Ansätzen, z.B. zum Blocken des Ballons oder zur Spülung der Blase

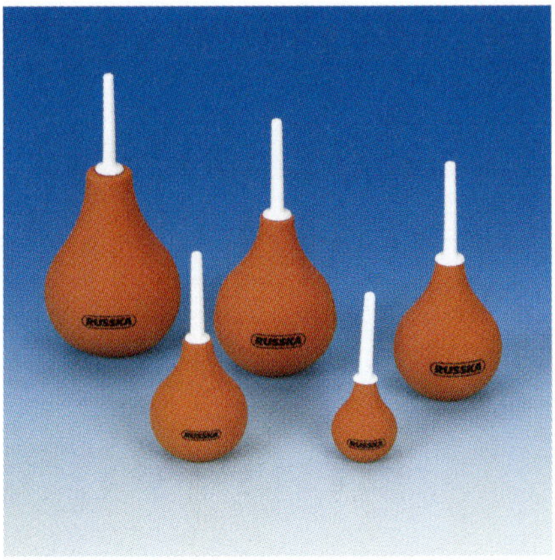

○ **Abb. 13.2:** Klistierspritzen

Fassungsvermögen. Es sind auch Glycerinspritzen in Ganzmetall-Ausführung und als Einmalartikel im Handel.

Obwohl die Glycerinspritze mit einem gebogenen Ansatzstück versehen ist, welches direkt in den Darm eingeführt werden kann, empfiehlt sich der zusätzliche Ansatz eines Darmrohres, damit der Einlauf höher in den Darm gelangt, eine Verletzung weitmöglichst ausgeschlossen wird und die anschließende Reinigung der Glycerinspritze erleichtert ist. Als Flüssigkeit wird eine Glycerinwassermischung im Verhältnis 1:4 bzw. eine 5 ige Kochsalzlösung verwendet.

13.5 Darmrohr

Es gibt 30 und 40 cm lange Darmrohre aus Plastik für den Einmalgebrauch und aus rotem Gummi (○ **Abb. 13.4**) für den wiederholten Gebrauch. Das Darmrohr dient dem

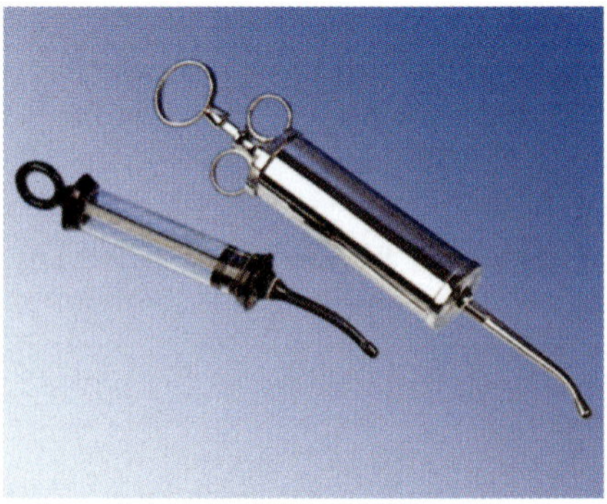

○ **Abb. 13.3:** Glycerinspritzen

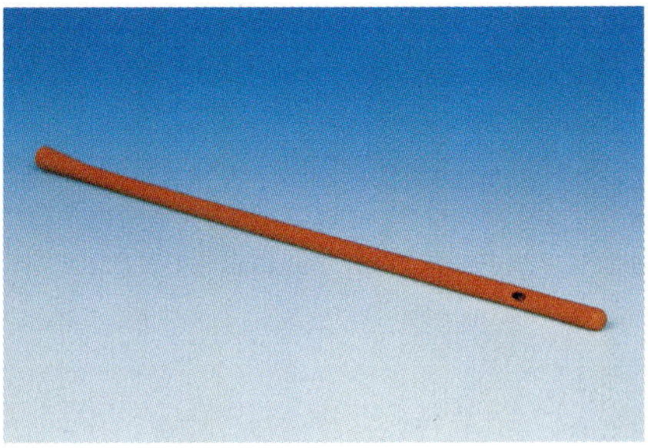

○ **Abb. 13.4:** Darmrohr

freien Abgang von Gasen und zum Einführen in den Mastdarm für hocheinzubringende Einläufe.

13.6 Mikroklist

Hierbei handelt es sich um Einmalklysmen, die bei Säuglingen und Kleinkindern zum Abführen angewendet werden.

13.7 Darmeinlauf

Als Darmeinlauf bezeichnet man das Einlaufenlassen größerer Flüssigkeitsmengen in den Mastdarm. Er wird durchgeführt zur Entleerung des Darmes, zur Anregung der Peristaltik, zum Einbringen von Kontrastmitteln und zur Verabreichung von Arzneimitteln. Bei Säuglingen werden in der Regel 30 bis 50 ml, bei Kleinkindern 100 bis 300 ml, bei Schulkindern 300 bis 500 ml und bei Erwachsenen 1000 bis 2000 ml eingebracht. Der Einlauf kann in linker Seitenlage oder Rückenlage durchgeführt werden. Er wird mit einem Irrigator verabreicht.

13.8 Irrigator

Irrigatoren (○ **Abb. 13.5**) sind Gefäße aus Plastik, Glas, emailliertem Metall oder Kunststoff (Reiseirrigator) mit Schlauch und dreiteiliger Hartgummigarnitur (Hahn, Klistierrohr, Mutterrohr).

Neben der Verwendung zum Darmeinlauf wird der Irrigator mit Mutterrohraufsatz für Scheidenspülungen verwendet. Die Veränderung des Flüssigkeitsdruckes wird durch Heben oder Senken des Irrigatorgefäßes erreicht.

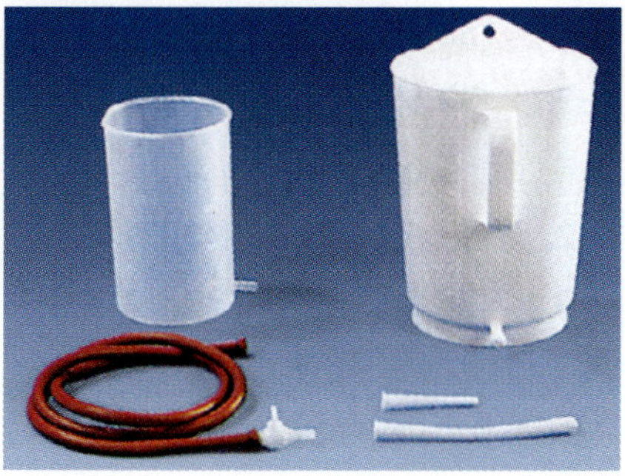

○ **Abb. 13.5:** Irrigator

13

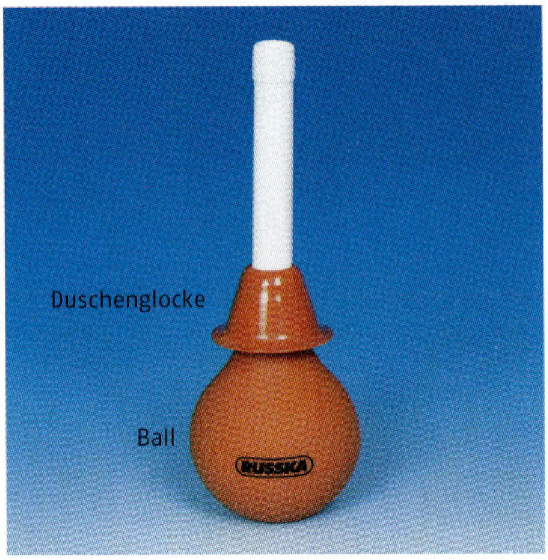

○ **Abb. 13.6:** Frauenduschen-Set

13.9 Frauendusche

Sie besteht aus einem Gummiball, Größe 7 bei der Normalausführung und Größe 5 bei der Reisedusche, jeweils mit Hartgummigarnitur (Klistierrohr und Mutterrohr). Mit Mutterrohr dient die Frauendusche (○ **Abb. 13.6**) zur Scheidenspülung, mit Klistierrohraufsatz zur Darmspülung. Klistierrohr und Mutterrohr dürfen nicht ineinander steckbar sein. Das kürzere Darmrohr hat nur eine Öffnung an der Spitze, beim längeren Mutterrohr ist zur Vermeidung einer missbräuchlichen Verwendung durch mehrere seitliche Löcher gewährleistet, dass der größte Teil der Spülflüssigkeit seitlich austritt.

13.10 Clyso

Mit dem Clyso (○ **Abb. 13.7**) können Spülflüssigkeiten aus einem entsprechenden Gefäß mit einem Pumpball über ein aufgestecktes Darmrohr als Einlauf in den Körper gebracht werden.

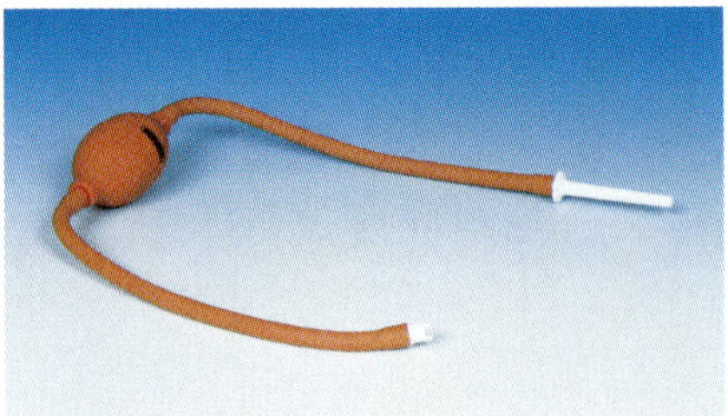

○ **Abb. 13.7:** Clyso, Pumpe für Spülungen

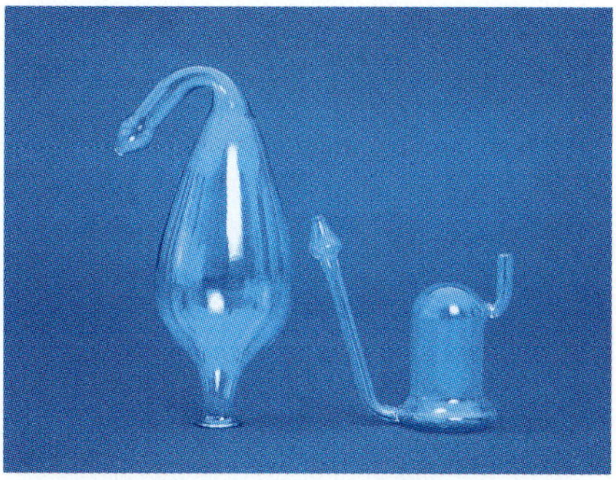

○ **Abb. 13.8:** Nasenspüler, Birnen- und Kannenform

13.11 Nasenspüler

Bei den Nasenspülern handelt es sich um Glas- oder Kunststoffhohlkörper mit Zu- und Ablauf zum Spülen der Nase. Die Ausflussgeschwindigkeit wird durch Verschließen und Öffnen der Einfüllöffnung mit der Fingerkuppe reguliert. Es gibt zwei Formen, die Kannenform nach Fränkel (○ **Abb. 13.8**) und die Birnenform nach Harke.

13.12 Nasendusche nach Politzer

Bei der Nasendusche nach Politzer (○ **Abb. 13.9**) handelt es sich um einen Gummidruckball mit eingesetzter Nasenolive. Sie findet in der HNO-Heilkunde als Luftdusche Verwendung.

13.13 Augenbadewanne (aus Glas oder Kunststoff)

Die Augenbadewanne (○ **Abb. 13.10**) dient der Augenspülung und Applikation von verdünnten Arzneimitteln.

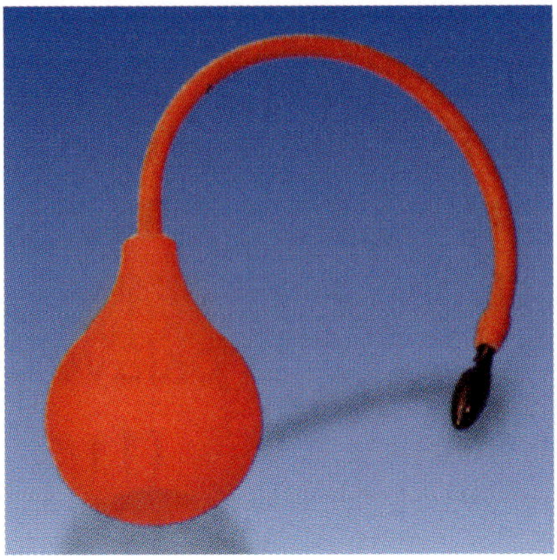

○ **Abb. 13.9:** Politzer-Luftdusche mit konischem Aufsatz, Schlauch und Olive

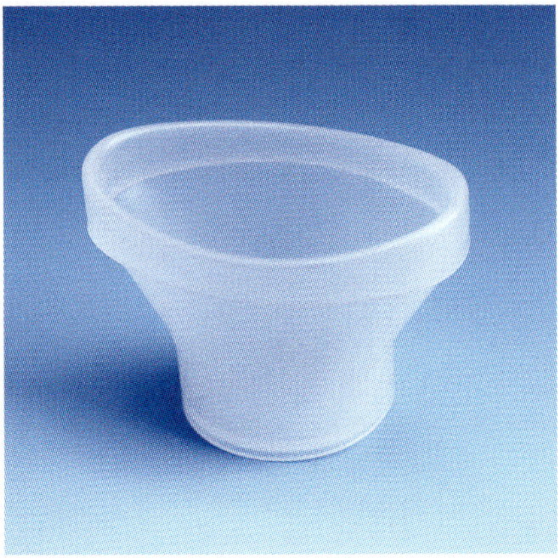

○ **Abb. 13.10:** Augenbadewanne

Fragen

Kapitel 13 **Hilfsmittel für Instillationen, Einläufe und Spülungen von Körperhöhlen, Nase und Augen**

1. Was versteht man unter einem Klistier, was unter einem Darmeinlauf?
2. Welche Artikel eignen sich zur Durchführung eines Klistiers?
3. Welche Artikel eignen sich zur Durchführung einer Scheidenspülung? Frauendusche oder Irrigator.
4. Woraus besteht ein Irrigator?

14 Inhalationsgeräte

14.1 Allgemeines

Zum Inhalieren von Heilmitteln in Form von Gasen, Dämpfen oder zerstäubten Flüssigkeiten werden einfache Kunststoff-Inhalatoren (◯ Abb. 14.1), elektrische Warmluft-Inhalatoren (Klimamaske), Kompressor-Inhalatoren (◯ Abb. 14.2) und Ultraschall-Inhalatoren verwendet.

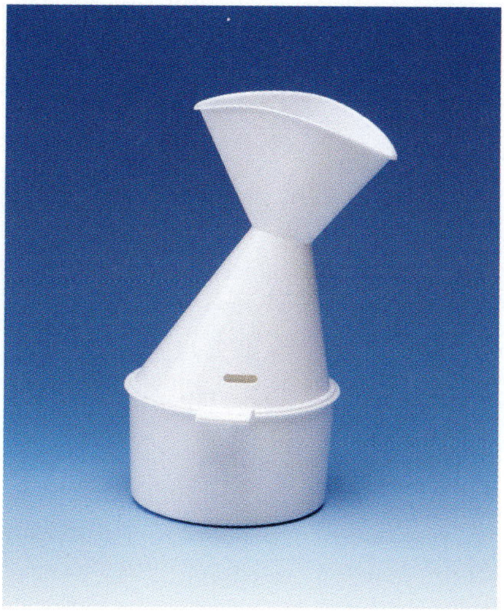

◯ **Abb. 14.1:** Kunststoff-Inhalator

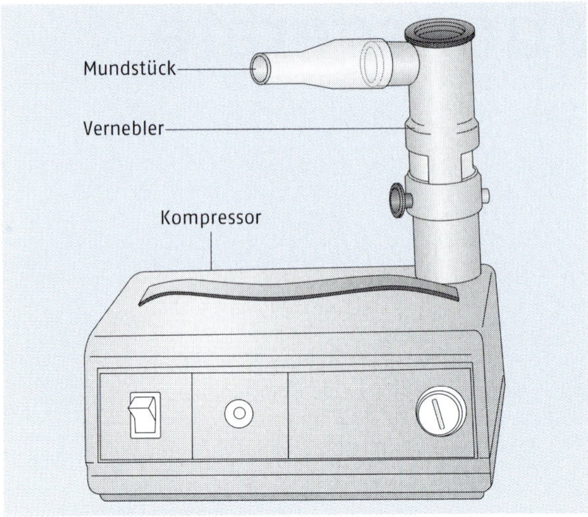

○ **Abb. 14.2:** Schema des Pari-Inhalierboy

14.1.1 Aerosolerzeugung

Es gibt zahlreiche Verfahren zur Aerosolerzeugung, von denen drei von ganz besonderer Bedeutung sind:

- pressluftgetriebene Düsenvernebler (○ **Abb. 14.3**)
- Ultraschallvernebler (○ **Abb. 14.4**) und
- treibgasbetriebene Dosieraerosole, die mikronisierte Wirksubstanzen freigeben (○ **Abb. 14.5**); Medikamentensuspension aus mikronisierten Feststoffpartikeln mit einem ∅ von ca. 2–6 μm.

Die ○ **Abb. 14.6** und ○ **14.7** zeigen gängige Inhaliergeräte.

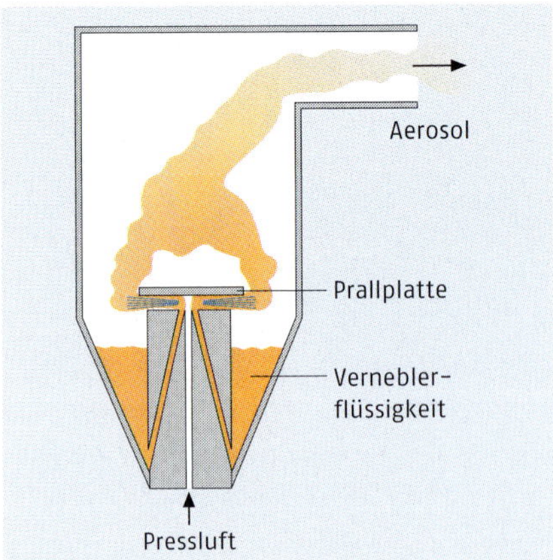

○ **Abb. 14.3:** Schema eines pressluftgetriebenen Düsenverneblers

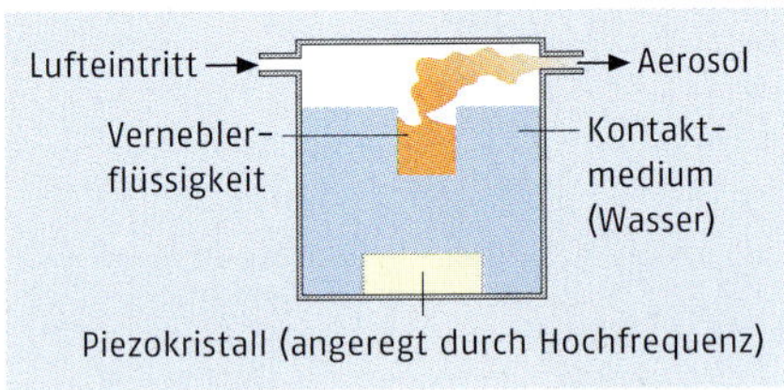

○ **Abb. 14.4:** Schema eines Ultraschall-Verneblers. Ausführung auch ohne flüssiges Kontaktmedium möglich

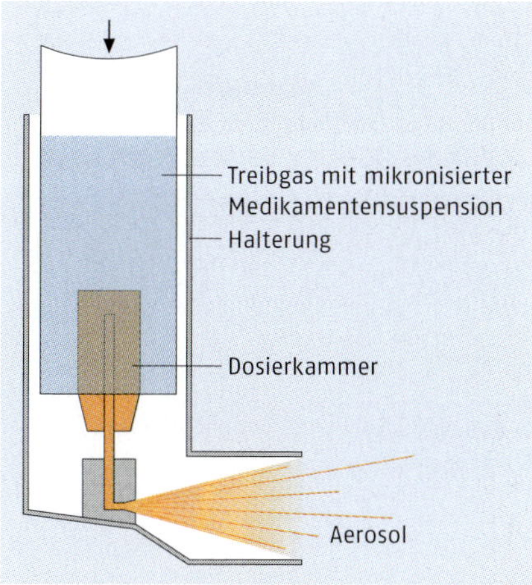

○ **Abb. 14.5:** Schema eines Dosieraerosols

In diesem Zusammenhang sind Inhalationshilfen zu nennen (○ **Abb. 14.8** und ○ **14.9**). Die Verwendung von Inhalationshilfen bedeutet eine Trennung der zu koordinierenden Vorgänge zwischen Aerosolauslösung und Inhalation. Dadurch, dass zunächst 1 Hub aus dem Dosieraerosol in die geschlossene Inhalationshilfe appliziert wird, kann der Patient nach Entfernen der Verschlusskappe in Ruhe und ohne an eine Synchronisation gebunden zu sein, den Inhalt einatmen. Eine treibgasfreie Anwendung von mikronisierten Wirksubstanzen ist durch die Inhalation aus so genannten Inhalationskapseln möglich.

- Dosieraerosol meist in das herkömmliche Mundstück spannen, schütteln, dann das Mundansatzstück in die vorgesehene Öffnung am Spacer stecken

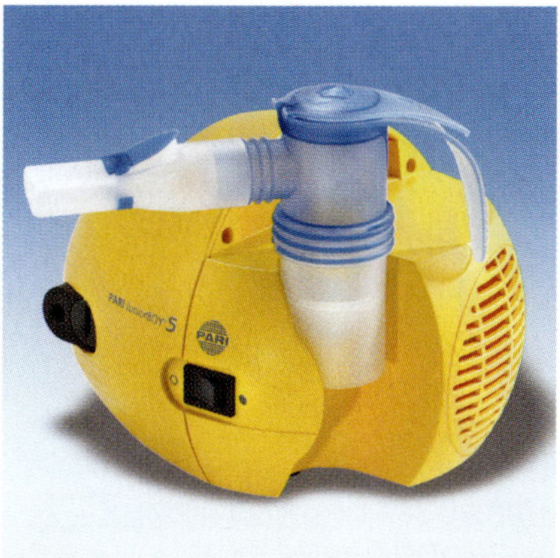

○ **Abb. 14.6:** Pari JuniorBOY S, universelles Inhaliergerät ab 4 Jahren

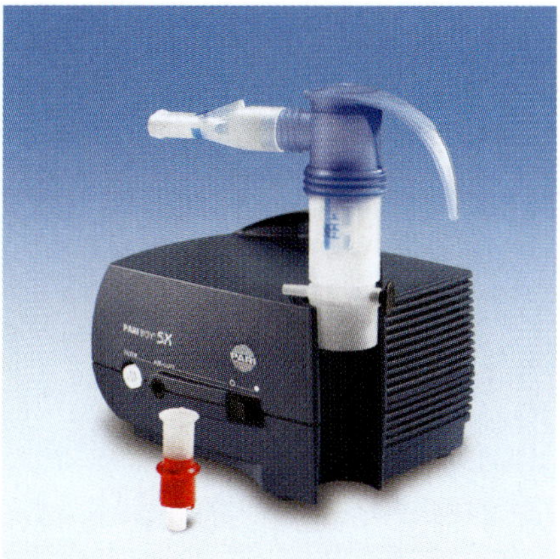

○ **Abb. 14.7:** Inhaliergerät Pari Boy SX

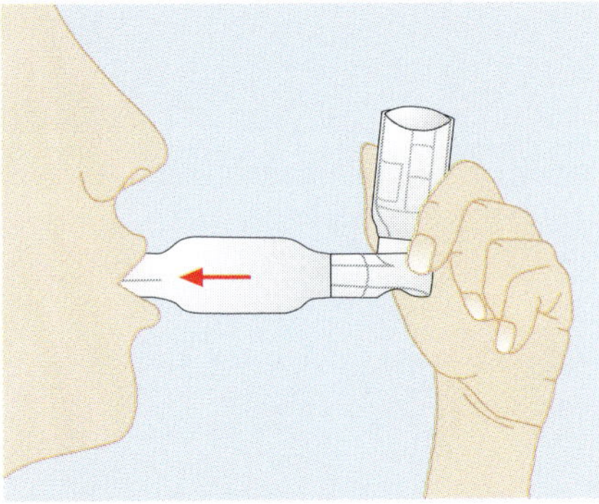

○ **Abb. 14.8:** Inhalationshilfe Boehringer Ingelheim

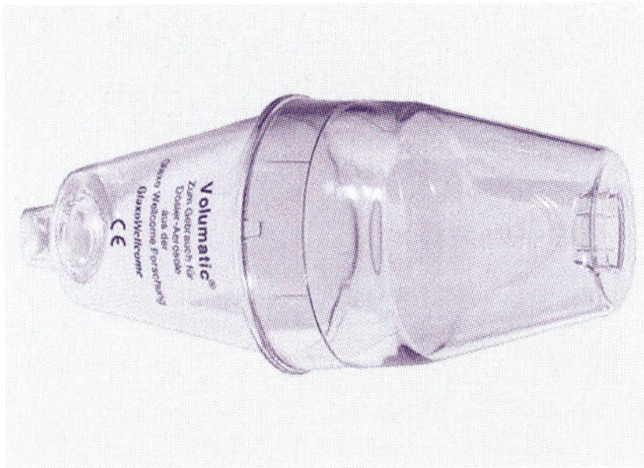

○ **Abb. 14.9:** Spacer für Schulkinder und Erwachsene

- Leicht ausatmen. Nach dem gewohnten Auslösen des Dosieraerosols über das Mundstück den Sprühnebel langsam einatmen, den Spacer ruhig halten. Atem 5 bis 10 Sekunden anhalten, dann durch die Nase ausatmen
- Zwischen der Anwendung verschiedener Dosieraerosole einige Minuten Pause machen
- Zerlegten Spacer mit warmem Wasser und eventuell etwas Spülmittel 1–2-mal wöchentlich reinigen. Nicht in die Spülmaschine geben!
- Zur erforderlichen gelegentlichen Reinigung des Ventils im Mundbereich die Mundkappe abziehen (unter leichtem Druck und gleichzeitigem Drehen). Einzelteile vorsichtig spülen, trocknen lassen und wieder zusammensetzen. Auf Unversehrtheit des Ventils achten. Bei einigen Herstellern kann das Ventil einzeln als Ersatzteil bestellt werden
- Vor dem erneuten Einsatz muss der Spacer vollständig trocken sein

Die Applikation von Aerosolen aus einem Pulverinhalator (○ **Abb. 14.10**) hat gegenüber dem Dosieraerosol den Vorteil, dass erst bei einem entsprechenden Inhalationsfluss Partikel aus der Kapsel inhaliert werden können.

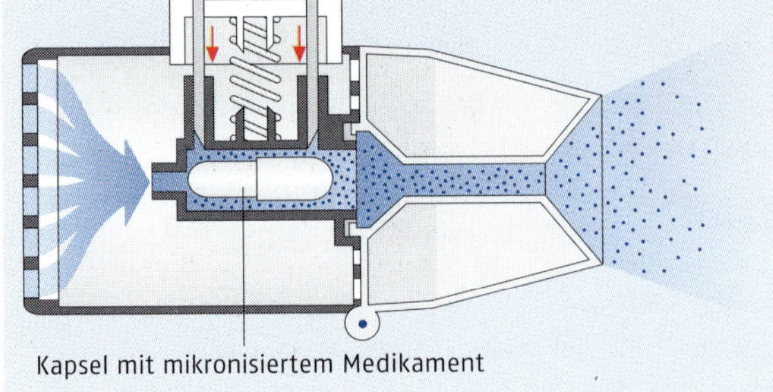

○ **Abb. 14.10:** Schema eines Pulverinhalators für die Applikation aus Pulverkapseln

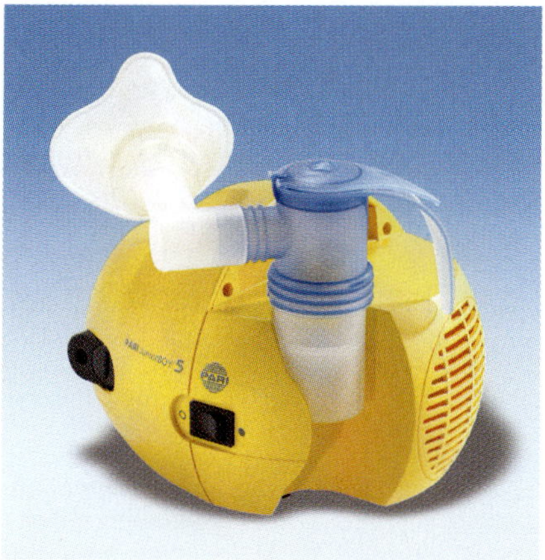

○ Abb. 14.11: Pari Junior Boy S

Inhaliert wird meist durch den Rachen. Bei kombinierten Geräten kann durch ein entsprechendes Ansatzstück auch durch die Nase inhaliert werden (Pari Junior Boy S mit Maske, ○ Abb. 14.11).

14.1.2 Inhalationsgeräte im Taschenformat

Der Turbohaler® und der Easyhaler® stellen Inhalationssysteme dar, die beide zu den Mehrdosen-Inhalatoren zu rechnen sind. In beiden Systemen wird eine Pulverdosis über einen Dosierschritt des Patienten aus einem Pulverreservoir in eine Füllkavität abgeteilt und in den Inhalationskanal (Turbohaler®) beziehungsweise zum Mundstück (Easyhaler®) transportiert. Während bei dem ursprünglichen Turbohaler® reiner Wirkstoff (beziehungsweise bei Oxis® Turbohaler® Formoterol plus mikronisierte Lactose) in spheronisierter Form vorliegt, handelt es sich beim Easyhaler® um eine interaktive Pulvermischung mit Lactose. Die Dosierung erfolgt beim Turbohaler® durch Hin- und Herdrehen des gefärbten Drehgriffes. Dadurch werden die Soft-Pellets aus dem Pulvervorrat in die Dosierlöcher der Dosierscheibe geschabt.

Ein dem Turbohaler® verwandter Pulverinhalator ist der Twisthaler® (Schering-Plough Inc.) der zunächst für die Inhalationstherapie mit dem Wirkstoff Mometasonfuroat entwickelt wurde. Auch bei diesem Inhalator handelt es sich um einen Mehrdosen-Reservoir-Inhalator, der aus mikronisiertem Wirkstoff und mikronisierter Lactose bestehende spheronisierte Soft-Pellets enthält. Ähnlich wie beim Turbohaler® erfolgt die Dosierung über Dosierlöcher in einer Dosierscheibe.

14.1.3 Inhalator zur Feuchtwarm-Inhalation

Über eine Bestäubergarnitur werden Heilwässer und Solelösungen von 0,5 bis 2 Salzgehalt als grobdisperse Heilnebel inhaliert. Hier stehen mechanische und thermische Wirkung im Vordergrund. Die abschwellende und antiphlogistische Wirkung hypotoner Solelösungen hat über eine Milieuverbesserung im gesamten Schleimhautbereich von Nase und Rachen auch günstige Auswirkungen auf die Nebenhöhlen.

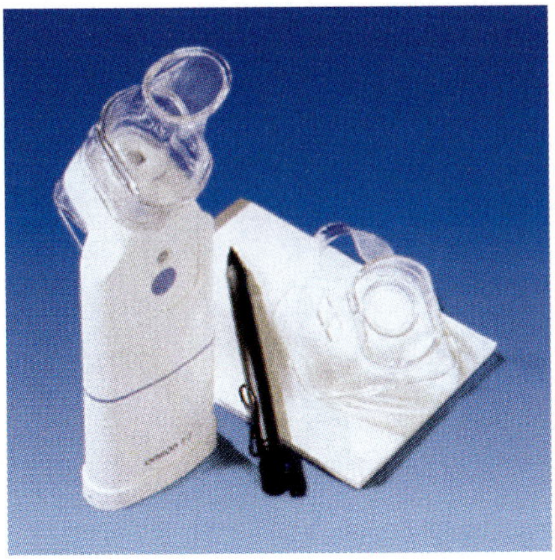

○ **Abb. 14.12:** Omron U1

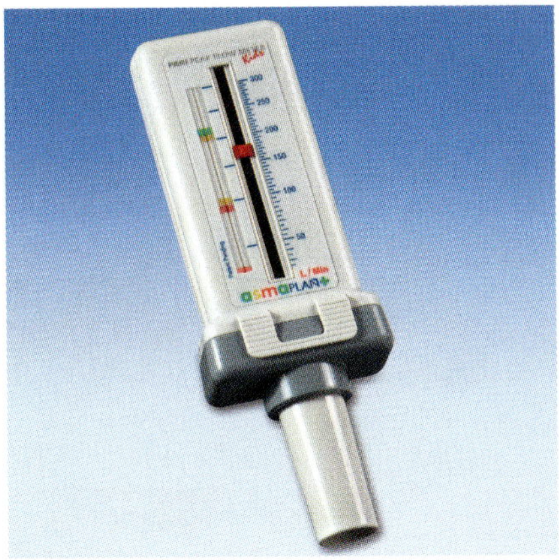

○ **Abb. 14.13:** Pari Peak Flow Meter

Bei der Tracheitis wird durch Inhalation von 2iger Novocainlösung als Zusatz zur Sole-Warminhalation schmerzhafter Reizhusten gemildert.

Das Omron U1 (○ **Abb. 14.12**) ist ein handliches Inhalationsgerät zur lungengängigen Arzneimittel-Vernebelung. Es arbeitet mit 4 Lithiumzellen (Netzteil als Zubehör).

Hinweise

In Inhalatoren können sich, wie auch in den Inhalationslösungen, bedingt durch eine mangelhafte Reinigung, Keime ansiedeln und einen akuten Schub bei chronischer Bronchitis, einen Asthmaanfall oder rezidivierende Infekte auslösen. Die Apotheke sollte den Kunden daher auf diese potenzielle Infektionsquelle hinweisen und entsprechende Reinigungsratschläge erteilen. Bei einigen Geräten ist z. B. das gesamte Handteil auskochbar und sterilisierbar bis 125 °C.

14.2 Peak Flow Meter

Mit dem Peak Flow Meter (○ **Abb. 14.13**) misst man den maximalen Ausatemfluss bei forcierter Ausatmung, zur Kontrolle der Lungenfunktion.

Die regelmäßige Anwendung des Wright Peak Flow Meters ermöglicht dem behandelnden Arzt und dem Patienten die laufende Kontrolle des Behandlungserfolges bei Asthma, chronischer Bronchitis und Emphysem.

Fragen

Kapitel 14 Inhalationsgeräte

1. Welche Möglichkeiten gibt es, Aerosole zu erzeugen?
2. Welchen Vorteil bieten Inhalationshilfen (Spacer) für Dosieraerosole?
3. Warum ist eine gewissenhafte Reinigung der Inhalationsgeräte besonders wichtig?
4. Wozu dient ein Peak-Flow-Meter?

15 Hilfsmittel zur parenteralen Applikation, zur enteralen Ernährung, zur Zytostatikaherstellung

15.1 Spritzen

15.1.1 Allgemeines

Spritzen dienen zur parenteralen Verabreichung von Arzneimitteln oder Diagnostika (z. B. Kontrastmittel) in Form von wässrigen oder öligen Lösungen bzw. als Suspension. Injiziert wird in ein Gewebe, einen Körperhohlraum oder in ein Blutgefäß. Die häufigsten Injektionsarten sind die subcutane (s.c.), die intramuskuläre (i.m.), die intravenöse (i.V.), die intraarterielle (i.a.) und die intraartikuläre Injektion (in ein Gelenk – häufig ins Kniegelenk).

15.1.2 Wiederverwendbare Spritzen

15.1.3 Rekordspritze

Sie besteht aus einem Glaszylinder mit einer Fassung und einem angelöteten positiven Konus (Kanülenansatzstück) aus Metall sowie dem Kolben mit Kolbenstange und Griff inkl. Verschlusskappe.

Sie kann bei Temperaturen bis zu 200 °C sterilisiert werden. Die Spritze (○ **Abb. 15.1**) sollte zum Sterilisieren auseinandergenommen werden.

Konus-Systeme

Gängige Anschlusssysteme sind: Luer-, Luer exzentrisch- und Luer-Lock-Anschlusskoni (○ **Abb. 15.2**).

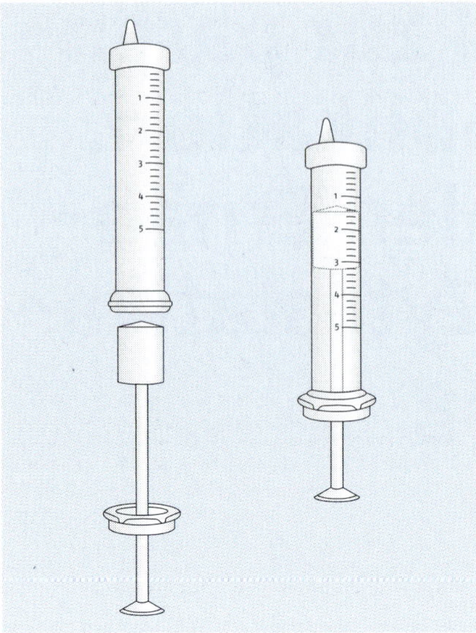

○ **Abb. 15.1:** Rekordspritze, zerlegt (links) und zusammengesetzt (rechts)

15.1.4 Standardspritze

Im Gegensatz zur Rekordspritze ist die **Standardspritze** in alle Teile zerlegbar.

15.1.5 Tuberkulinspritze (Mantouxspritze)

Zur intrakutanen Injektion von BCG-Impfstoffen beim Neugeborenen sowie zur Tuberkulinprüfung. Die Tuberkulinspritze (○ **Abb. 15.3**) fasst 1 ml und ist in 100 Teilstriche unterteilt. Dies bedingt einen sehr schmalen und langen Zylinder.

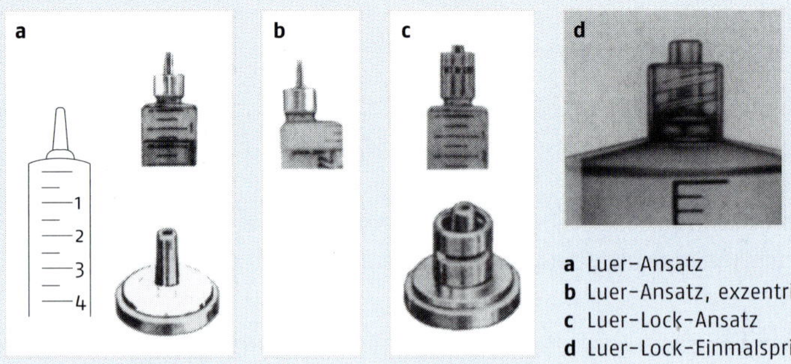

a Luer-Ansatz
b Luer-Ansatz, exzentrisch
c Luer-Lock-Ansatz
d Luer-Lock-Einmalspritze

○ **Abb. 15.2:** Konus-Anschlusssysteme

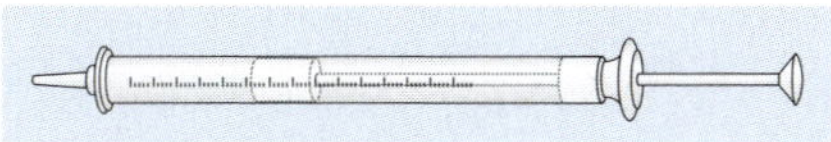

○ **Abb. 15.3:** Tuberkulinspritze

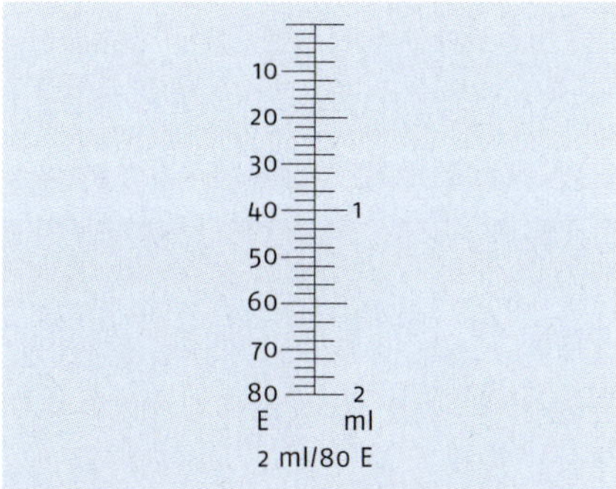

○ **Abb. 15.4:** Insulinskala: 1 ml entspricht 40 Einheiten

15.1.6 Insulinspritzen

Diabetiker brauchen eine 1 ml oder 2 ml fassende Spritze. Da sie Insulin in Einheiten aufziehen, sind auf der Skala die entsprechenden Angaben in ml und Einheiten angebracht. In der Regel entspricht 1 ml 40 Einheiten (○ **Abb. 15.4**). Es gibt jedoch auch Insulinspritzen für 100 i.E.-Insuline. Bei Verwechslungen drohen folgenschwere Fehldosierungen.

15.1.7 Einmalspritzen

Allgemeines

Kunststoff-Einmalspritzen (○ **Abb. 15.5**) sind unzerbrechlich. Infektionsgefährdung durch nicht ordnungsgemäß sterilisierte Spritzenteile ist ausgeschlossen. Wenn die Spritze nur von einem Patienten benutzt wird, kann sie auch mehrfach benutzt werden.

Laut DIN 1398 besteht bei zweiteiligen Einmalspritzen (○ **Abb. 15.6**) der Zylinder aus Polypropylen, der Kolben und die Kolbenstange aus Polyethylen. Bei den dreiteiligen Einmalspritzen sitzt auf dem Kolben zusätzlich ein Silicon-Ring (○ **Abb. 15.7**).

Der Anschlusskegel (positiver Konus) ist bei Spritzen bis 5 ml zentral, bei größeren Spritzen fast ausschließlich exzentrisch angebracht. Dadurch ist ein flacherer Einstich möglich und die ruhige Führung der Spritze erleichtert (○ **Abb. 15.8**).

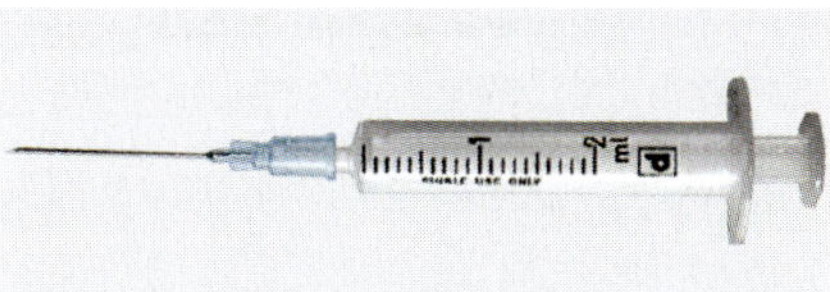

○ **Abb. 15.5:** Kunststoff-Einmalspritze mit aufgesteckter Kanüle

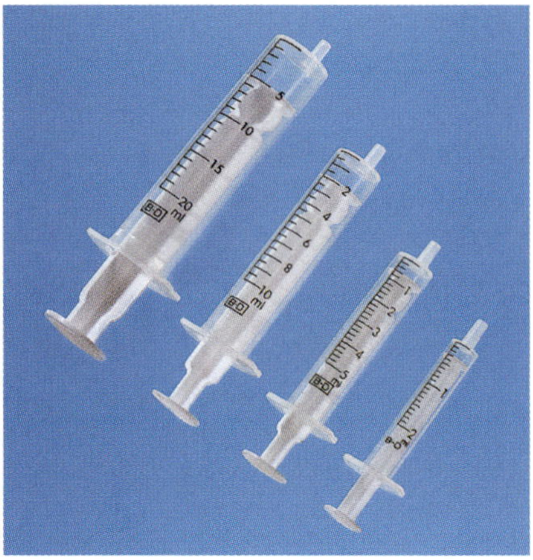

○ **Abb. 15.6:** Zweiteilige Einwegspritze

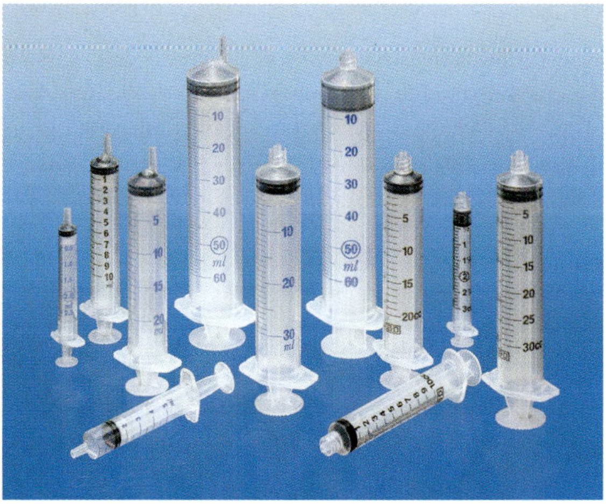

○ **Abb. 15.7:** Dreiteilige Einwegspritze

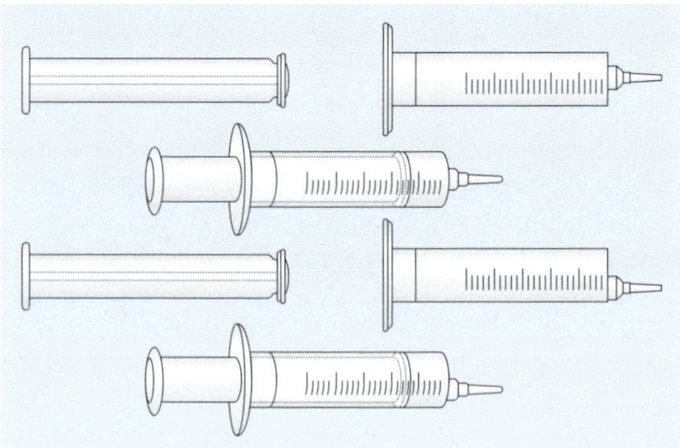

○ **Abb. 15.8:** Einwegspritzen mit zentralem (oben) und exzentrischem (unten) Konus

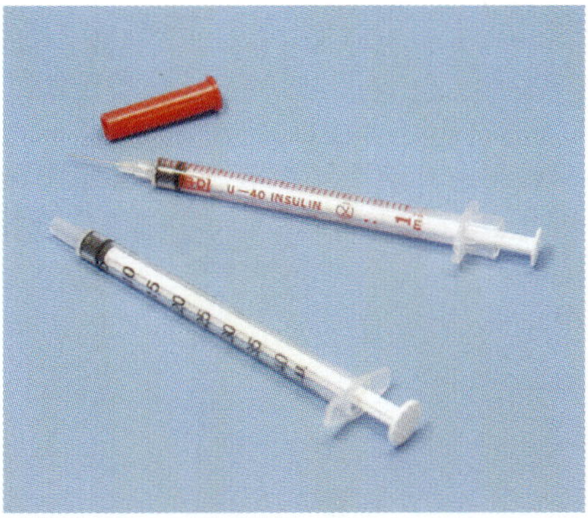

○ **Abb. 15.9:** 1 ml BD Plastipak mit eingeschweißter Kanüle, hinten/vorne ohne Kanüle

Insulin-Einmalspritzen

Insulin-Einmalspritzen (○ **Abb. 15.9**) werden steril in so genannten »Peel-Packungen« geliefert. Zur Erleichterung der Insulininjektion gibt es Spritzen, die bereits fest mit einer Kanüle verbunden sind.
Vorteile: Kein Totraum und äußerst exakte Insulindosierung.

Aufsteckbare Skalenlupen (○ **Abb. 15.10**) erleichtern sehschwachen Patienten das Aufziehen der exakten Insulinmenge.

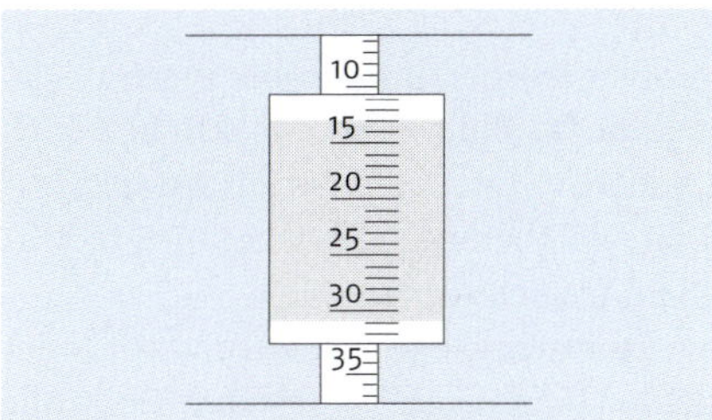

○ **Abb. 15.10:** Skalenlupe, aufsteckbar

15.1.8 Insulin-Pens

Gemeinsam ist allen Insulin-Pens das Grundprinzip: Der Pen wird wie ein Füllfederhalter mit einer Insulinpatrone bestückt (○ **Abb. 15.11**). Durch eine extrem feine Nadel wird die vorgewählte Insulinmenge injiziert. Die Insulinpatrone bleibt im Pen, bis das Insulin aufgebraucht ist. Wesentlicher Unterschied der verschiedenen Pens ist die Art, wie das Insulin injiziert wird: durch Knopfdruck oder durch Drehen des Penschaftes.

Für die Insulin-Pens dürfen nur spezielle Insulinpatronen verwendet werden. Jede Firma bietet für ihren Pen die entsprechenden Insuline an.

Wichtig: Die Insulinpatronen enthalten Insulin mit 100 I.E./ml (U-100). Diese Insuline dürfen aus den Patronen nicht mit den gebräuchlichen U-40-Insulinspritzen aufgezogen werden, da sich hieraus erhebliche Überdosierungen ergeben würden.

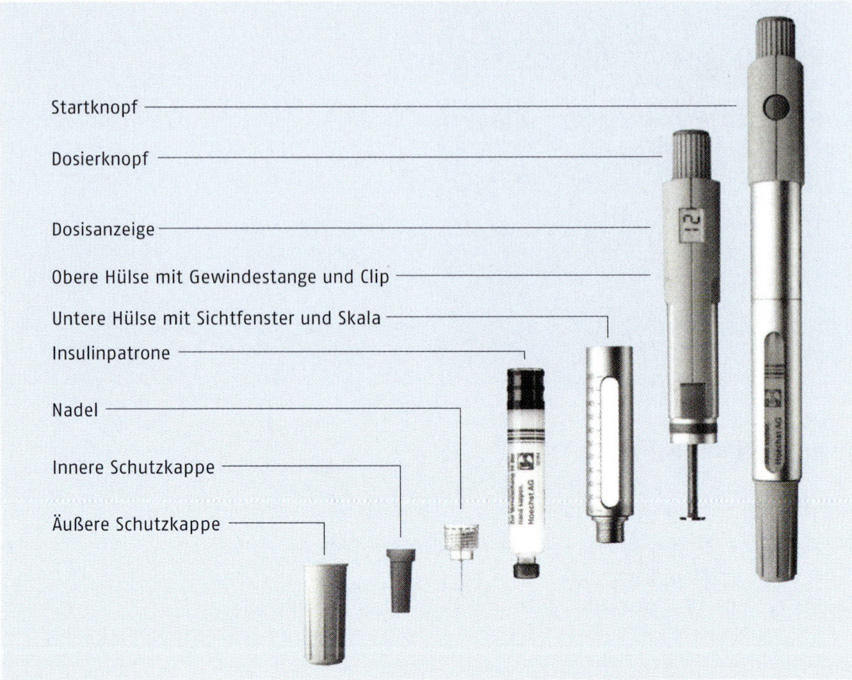

○ **Abb. 15.11:** Insulin-Pen

Pens mit montierter Nadel sollten keinen großen Temperaturschwankungen ausgesetzt werden, da die sonst angesaugte Luftmenge die Insulinmenge verfälscht und es zu einer verringerten Abgabegeschwindigkeit kommen könnte. Diese Verfälschungen lassen sich verhindern, indem man die Nadel beim Nichtbenutzen abzieht (auch hierfür gibt es Abziehhilfen) oder den Pen vor dem Benutzen entlüftet.

Bei einigen Insulin-Pens lassen sich die Injektionsvorgänge speichern, so dass der Patient weiß, ob er sein Insulin bereits gespritzt hat oder nicht. Die fehlende Kontrolle der applizierten Dosis, das Fehlen einer Feindosierung (halbe Einheiten für Kinder) und die Verwendung von firmenspezifischen Insulinen sind der Nachteil der Methode.

Der **Innovo®-Pen** ist mit einer Memoryfunktion ausgestattet. Die Patienten können im Digitaldisplay ablesen, wann sie wieviele Insulineinheiten gespritzt haben.

Während der Injektion zeigt das Display zudem an, wann die Insulindosis vollständig abgegeben ist.

Für sehbehinderte und / oder ältere Diabetiker gibt es mit **Innolet®** einen Insulinautomaten, der wie eine »Eieruhr« zu bedienen ist (○ **Abb. 15.12**). Das Gerät zeichnet sich aus durch große, leicht lesbare Zahlen, einfache Dosierung, hörbares Klicken bei der Dosiseinstellung (1 Klick ≙ 1 Einheit), einen leichtgängigen, großen Druckknopf. Die Fixierauflage gibt Stabilität beim Injizieren.

Die jüngste Entwicklung ist der **NovoPen®4** (○ **Abb. 15.13**). Er besitzt beispielsweise eine vergrößerte Dosisanzeige, benötigt weniger Druck bei der Verabreichung des Insulins, ermöglicht eine einfache Dosiskorrektur ohne Insulinverlust, verhindert eine

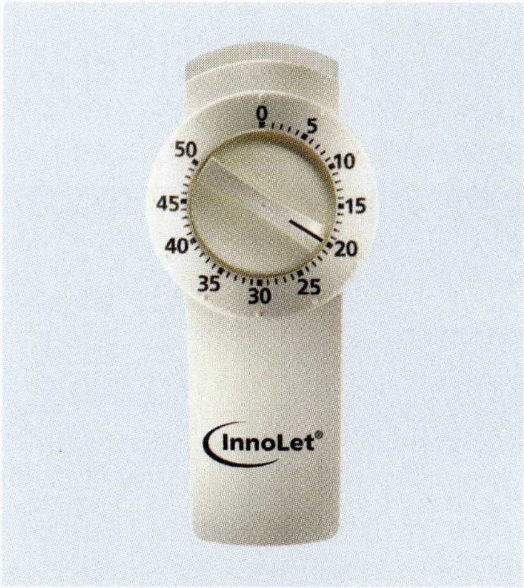

○ **Abb. 15.12:** Innolet® Insulin-Pen für sehbehinderte Diabetiker

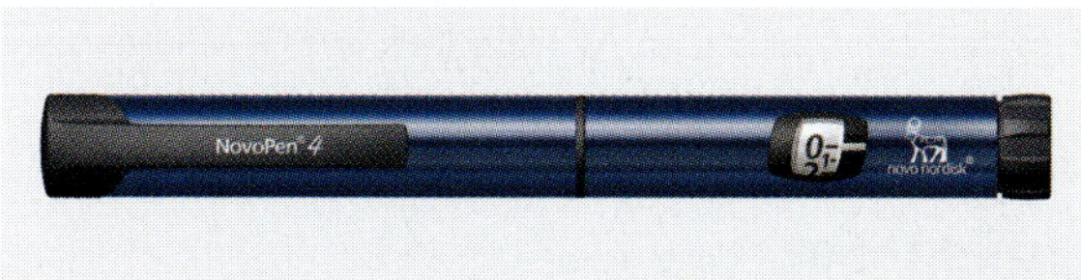

○ **Abb. 15.13:** NovoPen® 4

höhere Dosis einzustellen, als in der zugehörigen Insulinvorlage (Penfill® Ampulle) vorhanden ist und erzeugt einen hörbaren Klick nach jeder Dosisverabreichung, der die korrekte und vollständige Insulinabgabe bestätigt.

Jet-Injektoren und **Insulinpumpen** spielen in der Apothekenpraxis noch keine große Rolle, da sie sehr teuer sind und ein hoher Trainingsaufwand notwendig ist.

15.1.9 Heparin-Pen

Lange wurde die Pentechnologie nur zur Insulininjektion verwendet. Mit dem Mono-Embolex® Pen (Novartis) werden die Vorteile des Pens auch zur Injektion von niedermolekularem Heparin genutzt.

15.2 Hilfsmittel für den Diabetiker

15.2.1 Das Insulinentnahme-Set

Das Insulinentnahmegerät dient zur fremdkörperfreien Insulinentnahme.

Vorteile: Nur ein Einstich, Entnahmekanüle bleibt in der Insulinflasche, verschließbar durch einen Stopfen. Daher keine Gummiteile im Insulin durch ständiges Durchstoßen des Gummistopfens; keine Beschädigung der Injektionskanüle!

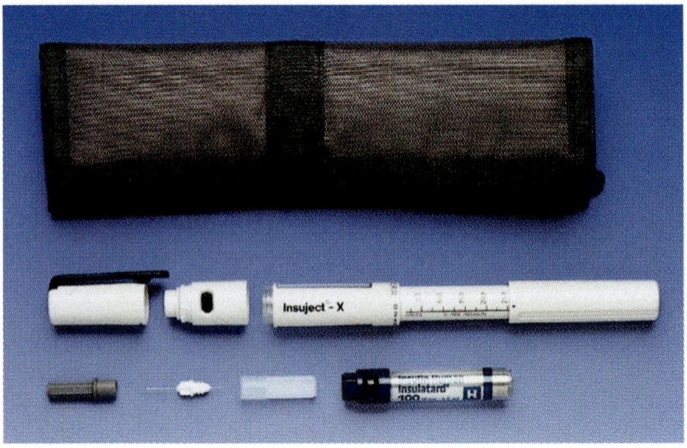

○ **Abb. 15.14:** Insujekt-Set

15.2.2 Insulin-Kühltasche

Eine 19 × 1 × 1 cm große Kühltasche (W. Haselmeier, Stuttgart) erlaubt dem Diabetiker die Mitnahme von Insulinampullenflaschen zum Arbeitsplatz, auf Geschäfts- und Urlaubsreisen.

15.2.3 Reise-Sets/Insujekt-Set (○ Abb. 15.14)

Bei der täglichen Insulininjektion – besonders auf Reisen – ist ein handliches Etui hilfreich, welches Platz für alle notwendigen Utensilien enthält:

2 Einmalspritzen, 2 Insulinflaschen (wichtig für Diabetiker, die 2 Insulinarten mischen müssen), Blut- und Harnteststreifen, Alkoholtupfer, Blutsticks, Pillenbox und Zuckerstück. Bei der Insulinentnahme aus dem Diabetic-Set pemed® bleiben die Insulinflaschen immer bruchfest im Set.

15.2.4 Hilfsmittel zur Blutzuckerkontrolle

Grundvoraussetzung für eine optimale Diabetes-Behandlung ist eine gute Einstellung des Blutzuckerspiegels. Es sind daher Systeme entwickelt worden, die dem Patienten eine exakte Blutzuckerkontrolle ermöglichen.

Blutzuckermessgeräte unterscheiden sich in ihrem Messprinzip, der Ausstattung, der Handhabung und ihrem Preis. Bei den netzunabhängigen Kleingeräten zur Blutzuckerbestimmung durch den Patienten lässt sich zwischen photometrischer und elektrochemischer Messmethodik unterscheiden. Die Teststreifen sind unterschiedlich mit oder ohne Abwischen zu handhaben. Die daraus resultierenden Handhabungsunterschiede müssen bei der Beratung des Diabetikers berücksichtigt werden (○ **Abb. 15.19, S. 284**).

Der erforderliche Tropfen Kapillarblut wird aus der seitlichen Fingerkuppe schmerzlos mit einer Automatiklanzette gewonnen, auf einen Teststreifen aufgetragen und (bei einigen Geräten) nach der vorgeschriebenen Reaktionszeit abgewischt. Danach werden die Werte mit der Farbskala verglichen oder digital ausgewertet (○ **Abb. 15.15**).

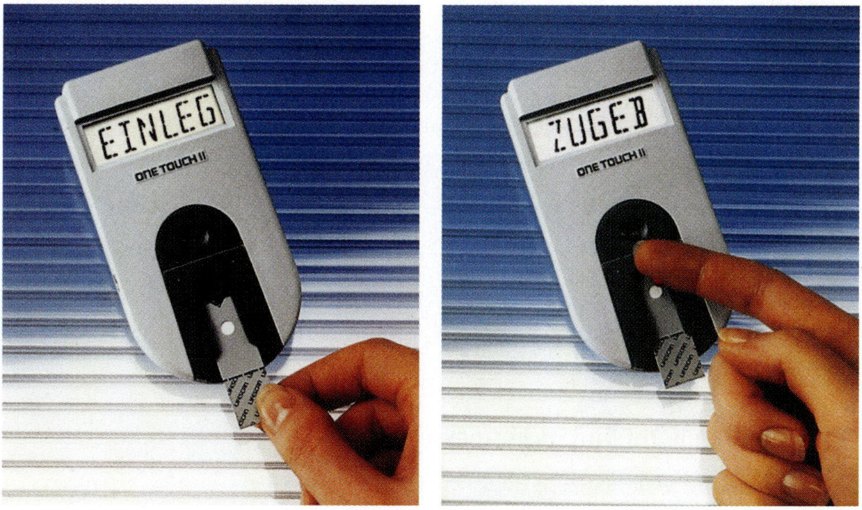

○ **Abb. 15.15:** Ablauf einer Blutzucker-Selbstkontrolle am Beispiel von One Touch II
a) Teststreifen einlegen
b) Blutprobe auftragen. Der Blutstropfen wird nicht abgewischt
c) Messergebnis nach 45 Sekunden ablesen. Das Gerät ist umschaltbar von [mg/dl] auf [mmol/l]. Häufige Fehler werden gemeldet z. B. zu wenig Blut oder verschmutztes Testfeld

- Das ONE TOUCH II erklärt sich dem Anwender durch Hinweise auf dem Anzeigenfeld.
- Es gibt die Meßbereitschaft nach Systemkontrolle an.
- Es hilft durch schrittweise Hinführung zur Blutzuckermessung.
- Es signalisiert Fehler bei der Blutzugabe.
- Es gibt Hilfestellung bei der Fehlersuche.
- Es meldet den Energieverlust und Batteriewechsel an.

Hierzu werden handliche Geräte angeboten, z. B. Diatek, Hestia T II, Reflolux S, Glucometer 3, Accu Chek compact, One Touch Ultra, Glucometer Elite 2000 MG, Diascan S, Supreme maxi, Checkmate plus, Soft Sense Pen, Sensor MG/DL u. a. (○ **Abb. 15.16**).

Es sind auch Sets im Handel, z. B. Accutrend® alpha Set mit der Stechhilfe Softclix® und den dazu passenden Soft-clix® Lancets, oder One Touch Ultra mit Lanzettenautomat.

Mit dem One Touch Ultra® kann auch am Arm Blut entnommen werden (○ **Abb. 15.17**). Dadurch werden die sensiblen Fingerkuppen entlastet.

Bei bestimmten Geräten werden die Messergebnisse inkl. Datum- und Zeitangaben gespeichert.

Individuelle Durchschnittswerte können ermittelt werden. Am häufigsten werden Geräte zur Kontrolle des Blutzuckerwertes verwendet, doch gibt es auch die Möglichkeit, mit einem Gerät Glucose und Cholesterol zu messen.

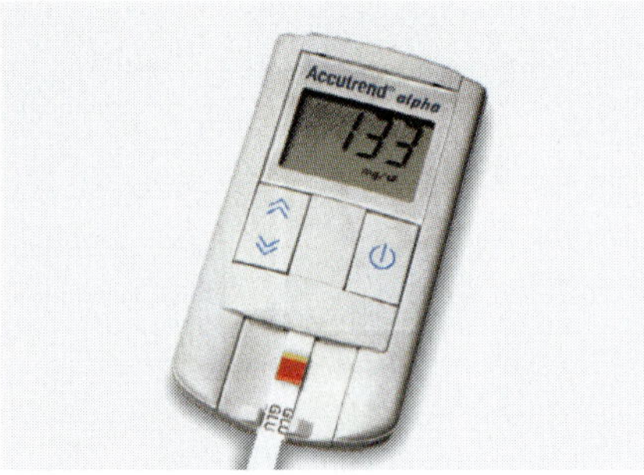

○ **Abb. 15.16:** Gerät zur Blutzucker-Selbstkontrolle

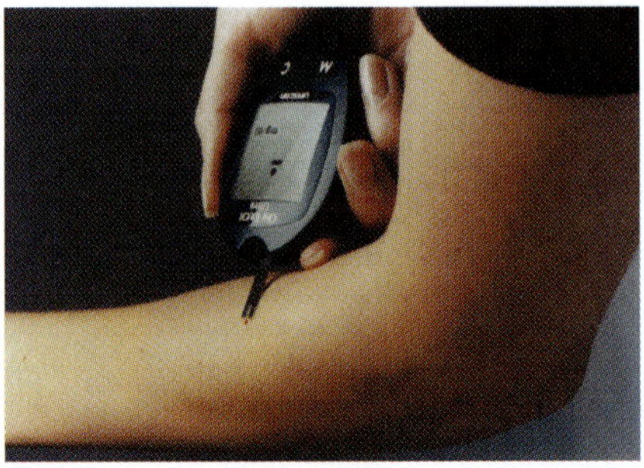

○ **Abb. 15.17:** Blutentnahme vom Arm beim One Touch Ultra®

Fehlerquellen beim Blutzuckermessen

Fehlerquelle	Ursache
Patient	– Vergleich von zeitlich unterschiedlichen Blutzuckermessergebnissen – Vergleich von Messergebnissen vor bzw. nach sportlicher Betätigung
Messtreifen	– abgelaufenes Verfallsdatum – Messstreifen wurde geteilt (!) – manipulierter Messstreifen (zum Beispiel geteilt) – hohe Luftfeuchtigkeit (Bad, Urlaubsort, Packung nicht dicht verschlossen) oder – von den idealen Messbedingungen (18–32 °C) abweichende Umgebungstemperatur
Probengewinnung	– vorherige Desinfektion der Haut mit Alkohol – hämolytische Probe durch Pressen der Einstichstelle – Wechsel zwischen Standard- und Alternate-Site-Testing – Fingerbeere / Unterarm
Probenmaterial	– Vergleich unterschiedlicher Messmethoden (zum Beispiel Hausarzt vs. eigenes Blutzuckermessgerät) – Beeinflussung durch hohen Hämatokrit (zum Beispiel Dehydratation) – Ketonkörperbildung
Blutzuckermessgerät	– fehlende Kalibrierung / Referenzmessung – Vergleich des Ergebnisses mit anderen Blutzuckermessgeräten

Protokollierung der ermittelten Blutzuckerwerte

Hierzu stehen verschiedene Protokollhefte zur Verfügung, die es dem Patienten ermöglichen, neben den Blutzuckerwerten andere wichtige Informationen für die Besprechung beim Arzt festzuhalten. Einen solchen Kontrollbogen zeigt ○ **Abb. 15.18.**

Monat	Insulin	Harnzucker in %				Blutzucker in mg/100 ml				Aceton kontr.	Bemerkungen
_____	_____	Früh	Mittag	Abend	Spät	Früh	Mittag	Abend	Spät		
1.											
2.											
3.											
4.											
5.											
6.											

○ **Abb. 15.18:** Kontrollbogen für Diabetiker-Messergebnisse

Kapillarblut richtig entnehmen

- Die Hände mit Seife und warmem Wasser waschen, gründlich abtrocknen.
- Ungebrauchte Lanzette in Stechhilfe einsetzen und diese spannen.
- Hand ca. eine halbe Minute seitlich am Körper herunterhängen lassen, damit sich das Kapillarsystem mit Blut füllt. Fingerbeere des Mittel- oder Ringfingers seitlich mit Stechhilfe punktieren.
- Zur Messung benötigt man einen freihängenden Blutstropfen, den man innerhalb von 15 Sekunden auf das Probenauftragsfeld des Teststreifens aufträgt.

15.3 Technik der Insulininjektion

In die Spritze wird soviel Luft aufgezogen, wie Insulin injiziert werden soll. Nach Durchstechen der Gummikappe wird die Luft in die Insulin-Ampullenflasche gedrückt. Nun wird die Ampullenflasche umgedreht und die gewünschte Menge Insulin herausgezogen.

Vorteil: In der Flasche entsteht kein Unterdruck, der bei Loslassen der Kolbenstange das Insulin wieder zurückfließen ließe. Es wird geprüft, ob Luftblasen aufgezogen wurden, die ggf. durch leichtes Klopfen an die Spritzenwand zum Konus hin entfernt und durch Druck herausgepresst werden. Die Einstichstelle wird mit Alkohol gereinigt, mit zwei Fingern zu einer Erhebung zusammengedrückt und die Kanüle eingestochen (○ **Abb. 15.21**).

Hierbei kann ein spezieller Injektionsgurt Hilfestellung leisten. Durch leichtes Anziehen der Kolbenstange prüft man, ob versehentlich ein Blutgefäß getroffen wurde.

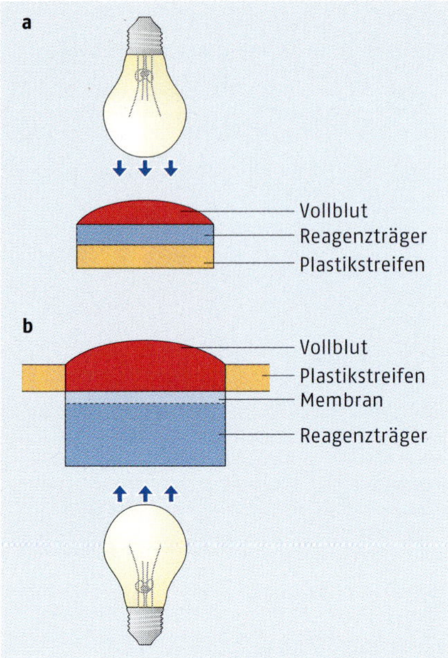

○ **Abb. 15.19:** Herkömmlicher (Wipe-)Teststreifen (a) und Non-Wipe-Teststreifen (b)

Erscheint beim Aspirieren Blut: neuer Versuch mit neuer Spritze!

Besonders muss auch auf die Einstichtiefe geachtet werden, damit das Insulin auch wirklich in das Unterhautfettgewebe, also subkutan und nicht intramuskulär, gespritzt wird, da es sonst zu einer unterschiedlichen Absorptionskinetik kommt (○ **Abb. 15.20** und ○ **15.21**). Die bevorzugten Einstichstellen sind Oberschenkel und Bauchdecke, die im Blickfeld des Diabetikers liegen (○ **Abb. 15.22** und ○ **15.23**). Helfer können außerdem die Außenseite des Oberarms und die Hüfte benutzen. Die Injektionsorte müssen immer wieder geändert werden, da andernfalls Überempfindlichkeitsreaktionen auftreten können. Nie in Narbengewebe spritzen, da hier praktisch keine Insulinaufnahme stattfindet.

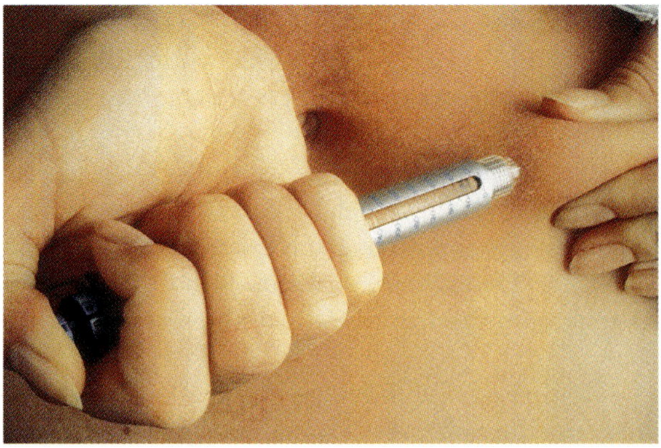

○ **Abb. 15.20:** Insulin-Injektion

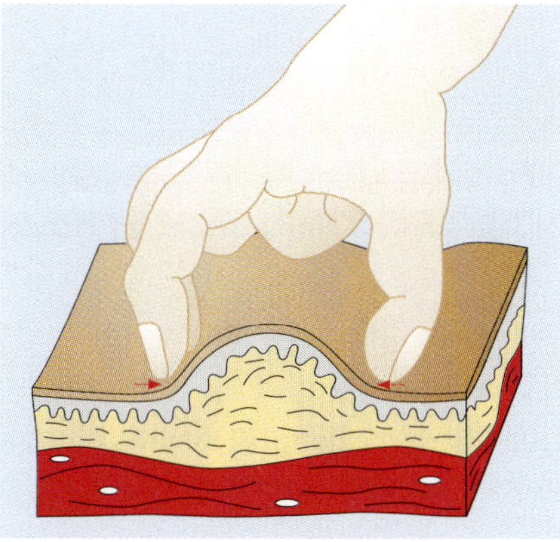

○ **Abb. 15.21:** Richtige Einstichtiefe für die Insulin-Injektion

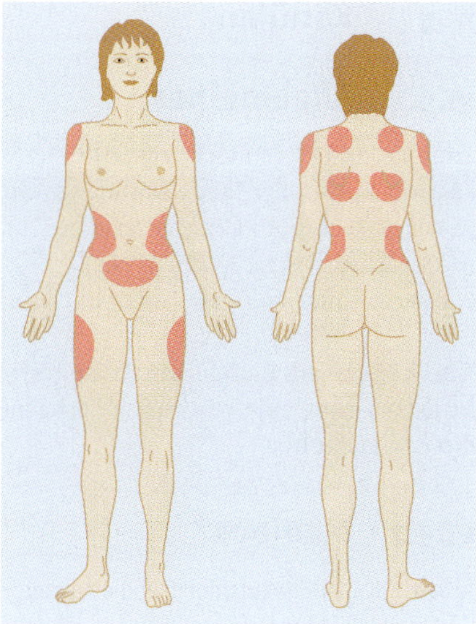

○ **Abb. 15.22:** Einstichorte für subkutane Injektionen

15.4 Insulininjektionsplan

Die Anlage eines Planes für die täglichen Injektionen könnte nach dem abgebildeten Muster erfolgen (○ **Abb. 15.23**).

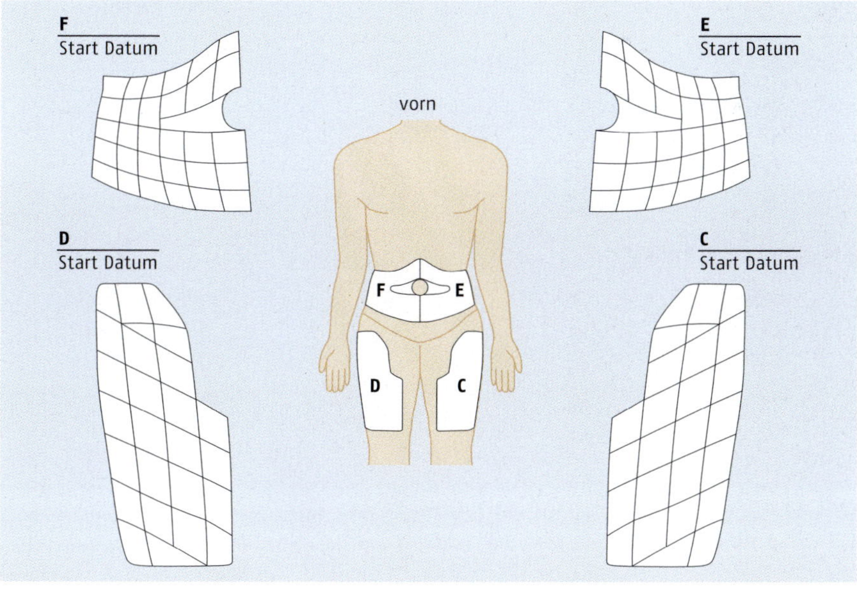

○ **Abb. 15.23:** Plan für wechselnde Orte der Insulin-Injektionen

15.5 Kanülen

15.5.1 Allgemeines

Kanülen sind Hohlnadeln aus rostfreiem Stahl in unterschiedlichen Längen und Stärken mit kurz- oder langgeschliffenen Spitzen. Sie sind als Einmalartikel im Handel (□ Tab. 15.1). Es gibt zwei Maßsysteme:

- Pravaz (deutsche Norm in Nr.),
- Gauge (internationale Norm in G).

Die Größe ist am Kanülenansatz eingraviert. Zur Unterscheidung bei Einmalkkanülen ist jeder Größe eine bestimmte Farbe zugeordnet. Bei Kanülen mit Plastikansatz ist dieser eingefärbt.

15.5.2 Medibox®

Einweg-Kanülensammler für die hygienisch sichere Entsorgung.

Spezielle Abstreifvorrichtung, gebrauchte Spritze einfach einhaken und zurückziehen.

Integrierte Verschlusskappe, nach jeder Entsorgung zuverlässig dicht.

□ **Tab. 15.1:** Maßtabelle für Kanülen

Nr.	∅ in mm	Länge in mm	Anwendungsgebiet
1	0,9	38	intravenös
2	0,8	35	intravenös
12	0,7	32	intravenös
14	0,65	32	intravenös
16	0,60	26	subkutan
17	0,55	25	subkutan
18	0,50	23	subkutan
20	0,45	22	subkutan
Kanülen für den Diabetiker			
12 × 1	0,7	11	Insulininjektion
14 × 1	0,65	11	Insulininjektion
16 × 1	0,60	11	Insulininjektion
18 × 1	0,50	11	Insulininjektion
20 × 1	0,45	11	Insulininjektion

15.6 Infusionsgeräte und Zubehör

15.6.1 Allgemeines

Die Infusion ist eine parenterale Applikationsart zur Regulierung des Elektrolyt- und Wasserhaushaltes, zur Wiederherstellung des Säurebasengleichgewichtes, zur Volumenauffüllung, zur kontinuierlichen Arzneimittelverabreichung oder zur Ernährung bei Patienten, denen eine orale Nahrungsaufnahme unmöglich ist.

Transfusionsgeräte haben im Gegensatz zum Infusionsgerät zusätzlich in der Tropfkammer einen Filter und, bei der Benutzung von Transfusionsflaschen, ein separates Belüftungssystem.

Das gleichzeitige Einlaufen von zwei Infusionslösungen bei einem Patienten bezeichnet man als **Simultan**- oder **Shuntinfusion**; Verbindung über ein Y-Stück oder durch Punktion des Latex-Schlauches.

Die Entwicklung neuer Materialien ist gerade bei Infusionsgeräten und dem entsprechenden Zubehör in den letzten Jahren außerordentlich stürmisch verlaufen.

Wegen der daraus resultierenden Unüberschaubarkeit des Angebots werden krankenhausversorgende Apotheken auf Spezialprospekte von Herstellern verwiesen.

15.6.2 Venen-Punktionskanüle

Hierbei handelt es sich um eine Stahlkanüle mit Griffplatte, die zur Einführung und Fixierung mit einem geschlitzten Heftpflasterstreifen dient. Bei der Verwendung einer solchen Kanüle ist unbedingte Ruhigstellung, eine sorgfältige Fixierung der Kanüle selbst und besonders des angeschlossenen Infusionsschlauchs notwendig, da jede Bewegung unmittelbar an die Kanüle weitergegeben wird: Gefahr der Venenperforation!

15.6.3 Braunüle

Um Reizungen oder Perforation der Venenwand durch die scharfe Kanülenspitze zu vermeiden, ist die Braunüle (○ **Abb. 15.24**, ○ **15.25** und ○ **15.26**) entwickelt worden. Hierbei handelt es sich um eine Kunststoffkanüle, in der sich ein Stahlmandrin befindet, der nach der Venenpunktion entfernt wird. Die Flüssigkeitszufuhr erfolgt später durch die flexible Kunststoffkanüle, die mehrere Tage in der Vene verbleiben kann. Für kurz-

15

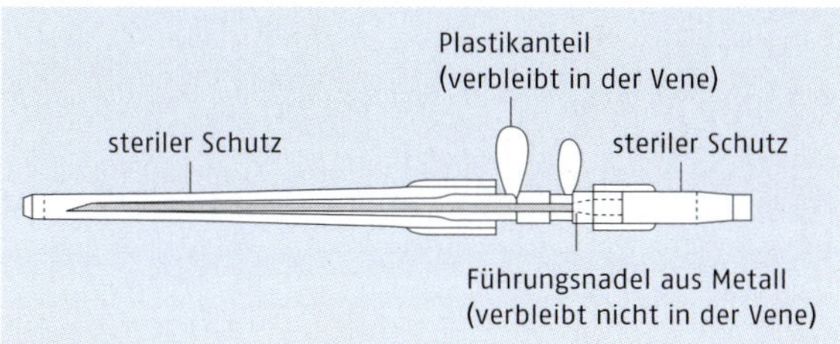

○ **Abb. 15.24:** Plastikkanüle (Braunüle®)

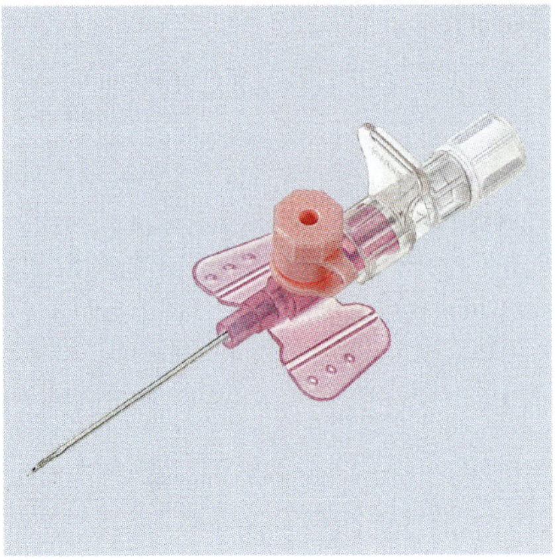

○ **Abb. 15.25:** Venen-Punktionskanüle (Vasofix® Braunüle®)

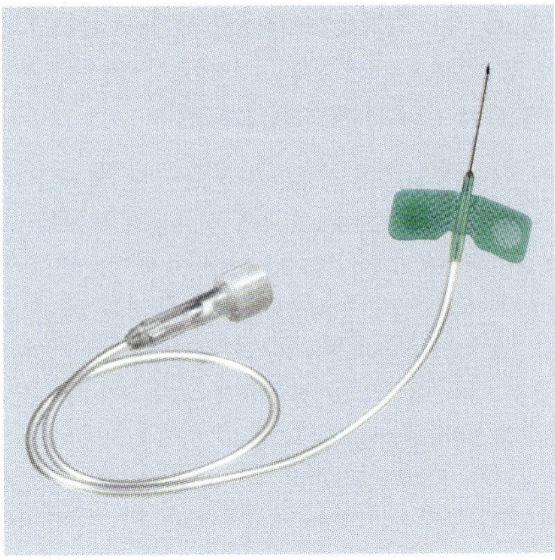

○ **Abb. 15.26:** Venen-Punktionsbesteck (Venofix®)

zeitige Unterbrechung der Infusion steht ein Verschlussstopfen mit Zuspritzmöglichkeit zur Verfügung.

15.6.4 Venenkatheter – Cavakatheter

Sie werden in zentrale Venen bei Langzeitinfusionsbehandlung eingelegt.

15.6.5 Infusionsbestecke

Infusionsbestecke (○ **Abb. 15.27**) stellen die Verbindung zwischen der Infusionsflasche und der Kanüle dar und bestehen aus: Tropfenkammer mit oder ohne Belüftung, Einstechdorn, der durch den Plastik- oder Gummistopfen der Infusionsflasche gestochen wird, und Durchflussregler (Rollenklemme oder Schraubklemme).

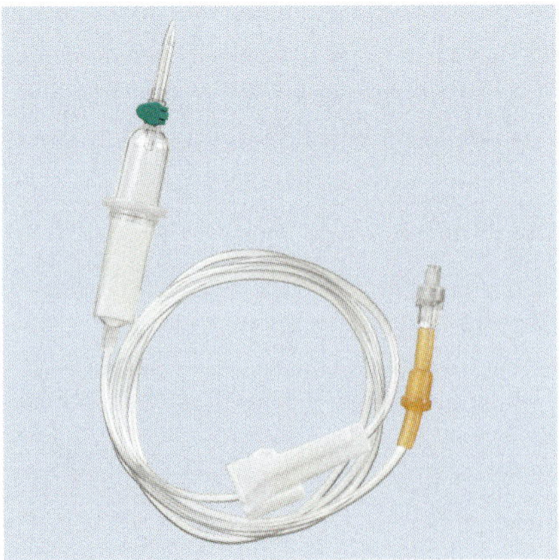

○ **Abb. 15.27:** Infusionsbesteck Intrafix® Air G

15.6.6 Infusionsbehälter

Drei Arten werden in den Größen 100, 250, 500 und 1000 ml angeboten:

▶ *Glasflaschen*

Sie erfordern immer eine Belüftung. Die Belüftung ist entweder im Infusionsgerät eingebaut oder wird als separater Belüftungsschlauch mitgeliefert.

▶ *Kunststoff-Flaschen*

Sie können, müssen aber nicht belüftet werden.

▶ *Kunststoff-Beutel*

Sie werden vorwiegend bei der Transfusion verwendet und brauchen nicht belüftet zu werden.

15.7 Parenterale Ernährung und Sondennahrung

15.7.1 Parenterale Ernährung

Ein Leben ohne Darm war früher nicht vorstellbar. Heute ist es für viele Menschen eine Tatsache. Für sie ist die parenterale Langzeiternährung entwickelt worden. Früher konnte sie nur im Krankenhaus angewendet, heute kann sie erfolgreich zu Hause durchgeführt werden.

Unter parenteraler Ernährung versteht man die Zufuhr von Nährstoffen in die Blutbahn, wo sie dem Körper unmittelbar zur Verfügung stehen. Auf die Tätigkeit der Verdauungsorgane kann dabei verzichtet werden. Nur große, tief im Körper gelegene Venen sind für die Aufnahme der hochkonzentrierten Nährstoffe auf Dauer geeignet.

Daher muss beim Patienten – in der Regel unter Narkose – ein sog. zentralvenöser Katheter gelegt werden. Die Infusionen werden den individuellen Bedürfnissen angepasst und enthalten alle lebenswichtigen Stoffe, die der Organismus benötigt.

Zur Vermeidung von Infektionen erfordert die Vorbereitung der Nährlösung und die Handhabung des Venenkatheters größte Sorgfalt.

Unter günstigen Umständen beschränkt sich die Zufuhr auf die Nacht, so dass der Tag zur freien Verfügung steht.

Hilfsmittel für die parenterale Ernährung

Die Hilfsmittel (○ **Abb. 15.28** und ○ **15.29**) bestehen aus:

- Vorratsgefäßen
- Überleitsystem
- Katheter

- **Die Vorratsgefäße**

  Infusionsflaschen und -beutel als Originalpackungen, die direkt kopfüber an Edelstahlgalgen gehängt werden. Die Verbindung zum Überleitsystem kommt zustande, indem der Silikonpfropfen der Flasche durchstochen wird. Meist sind mehrere Komponenten gleichzeitig zu infundieren. Dann erfolgt eine Mischung über Hahnsysteme.

Komponenten

▶ Eiweißbausteine	In Form einer Aiminosäurelösung
▶ Kohlenhydrate	In Form einer Glukoselösung
▶ Elektrolyte	In Form gelöster Salze
▶ Fette	In Form einer Fettemulsion
▶ Vitamine	Ampullen mit wasser- und fettlöslichen Vitaminen
▶ Spurenelemente	Ampullen mit Spurenelementen

- **Das Überleitsystem**

  Alle Überleitsysteme sind flexible Schläuche, die mit verschiedenen Optionen ausgestattet sind. Am oberen Ende sitzt entweder eine Flaschenkanüle oder das Verbindungsstück zum Mischbeutel-Ausgang. Fast immer ist eine Tropfkammer mit oder ohne bakteriendichter Belüftung integriert. Eine Rollklemme oder ein Präzisions-Tropfenregler steuern die Flussrate, der schnelle Verschluss ist über eine so genannte Ritsch-Ratsch-Klemme möglich. Spezielle Überleitungen mit verschließbaren Verzweigungen ermöglichen eine zusätzliche Medikation, ohne dem Patienten eine weitere Injektion zuzumuten oder das geschlossene System zu öffnen. Am unteren Ende der Überleitung befindet sich ein passender Anschluss für die Katheter.

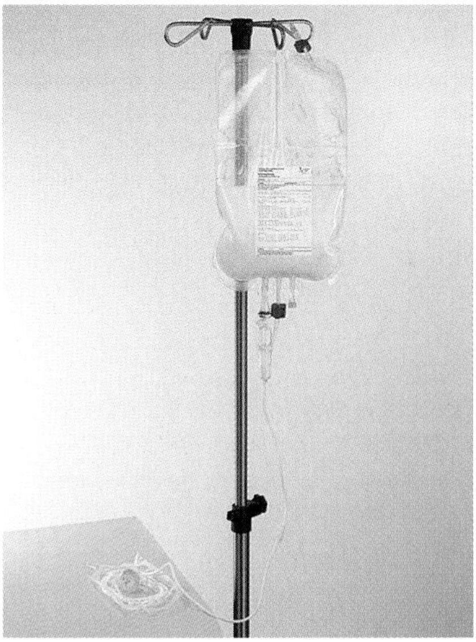

○ **Abb. 15.28:** Hilfsmittel der parenteralen Ernährung

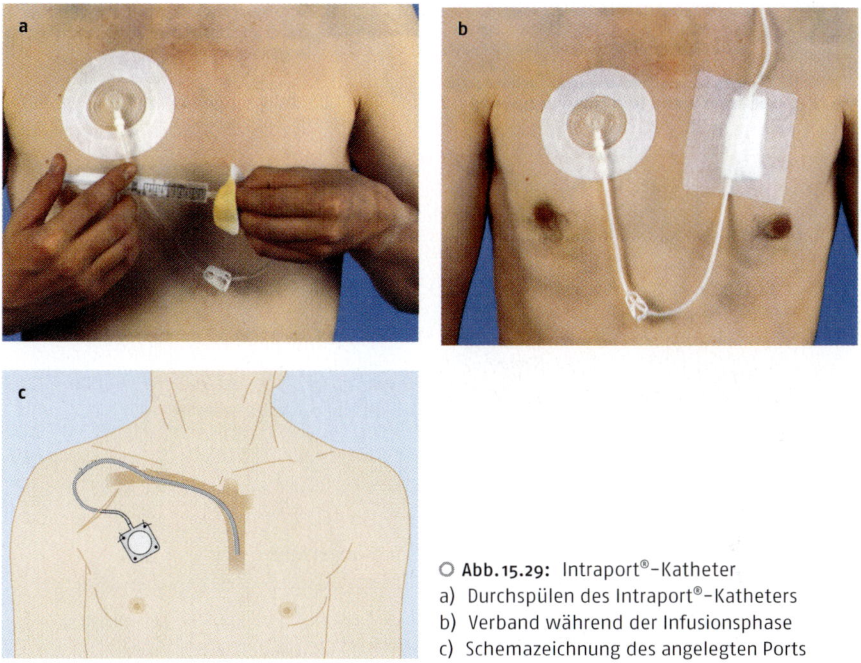

○ **Abb. 15.29:** Intraport®-Katheter
a) Durchspülen des Intraport®-Katheters
b) Verband während der Infusionsphase
c) Schemazeichnung des angelegten Ports

▶ **Die Katheter**
Da ein zentralvenöser Verweilkatheter für die Pflege zu Hause risikoreich ist, wird dem Patienten im Krankenhaus ein zentraler Dauer-Verweilkatheter mit einem speziellen Anschlussteil angelegt. Dabei katheterisiert man unterhalb des Schlüsselbeins eine der zentralen Venen. Das andere Ende des Katheters wird ein Stück weit unter der Haut bis in die Nähe des Brustbeins geführt. Dort tritt er entweder als Anschluss-Teil aus (Katheterversion nach Broviac / Hickman) oder endet unter der Haut in einem implantierten Port (z. B. Intraport®, ○ **Abb. 15.29**). Bei Letzterem stellt dann eine äußerlich zu fixierende Membran-Nadel (Intraport® Stick) die Verbindung her.

Heute gibt man überwiegend der Portversion den Vorzug, da sie als abgeschlossenes System eine geringere Infektionsgefahr darstellt. Allerdings muss der Patient zur Infusion jedes Mal seine Haut durchstechen, um durch Punktion der darunterliegenden Portmembran Anschluss an den Katheter zu bekommen. Für eine kontinuierliche Infusion ohne größere Pausen, für hautempfindliche sowie für ängstliche Patienten und Kinder ist daher ein Broviac / Hickman-Katheter schonender.

Die Vorteile der Portkatheter sind:
- kosmetisch unauffällig,
- keine Katheterdefekte außerhalb des Körpers möglich,
- kein extrakorporales Segment zu versorgen, wenn Portnadel gezogen wurde,

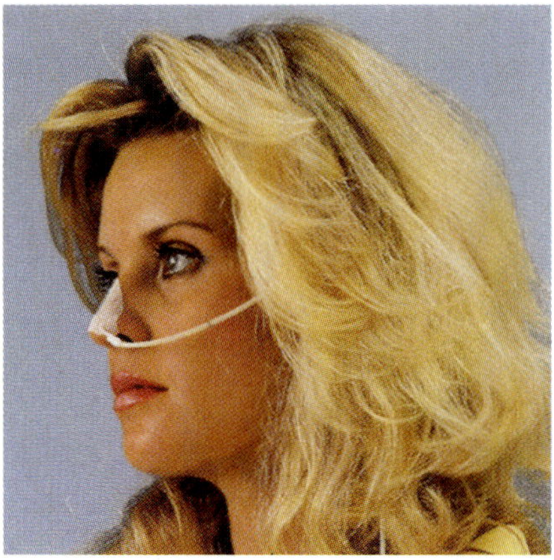

○ **Abb. 15.30:** Transnasale Sonde mit herkömmlicher Pflasterbefestigung

- freie Beweglichkeit z. B. Schwimmen,
- geringe Infektionsgefahr,
- gut geeignet für Intervalltherapien z. B. Chemotherapie.

15.7.2 Sondennahrung

Bei einer Vielzahl von Erkrankungen reicht die normale Nahrungszufuhr nicht aus, um die besonderen Belastungen zu bewältigen.

Durch die Gabe industriell gefertigter Formeldiäten können die notwendigen Nährstoffe zugeführt werden, die eine ausreichende Versorgung des Organismus mit allen lebensnotwendigen Substanzen gewährleisten.

Da chronisch Kranke eine derartige Ernährung oft über längere Zeit benötigen, wurden einfach zu handhabende und leicht transportable Applikationssysteme entwickelt, die eine ambulante Sondenernährung ermöglichen..

Transnasale Sonden

Diese Sonden (○ **Abb. 15.30**) werden durch Nase, Rachen und Speiseröhre in den Magen oder Dünndarm eingeführt.

Perkutane Sonden

Gastrostomie (PEG). Bei der Perkutanen Endoskopischen Gastrostomie (PEG) wird während einer Magenspiegelung (Gastroskopie) unter örtlicher Betäubung ein dünner Schlauch direkt durch die Bauchdecke in den Magen gelegt.

Zur perkutanen Lösung entscheidet man sich dann, wenn die enterale Ernährung voraussichtlich länger als 3–4 Wochen erfolgen muss.

Jejunostomie. Die Jejunostomie wird in Vollnarkose im Rahmen einer erforderlichen Operation direkt durch die Bauchdecke in den oberen Dünndarm gelegt.

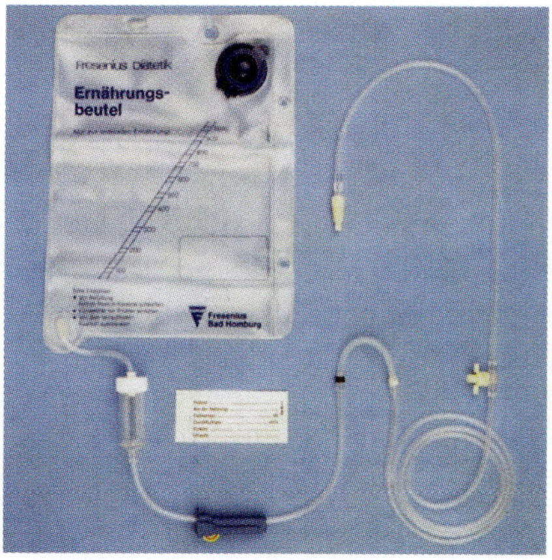

○ **Abb. 15.31:** Ernährungsbeutel zur enteralen Ernährung

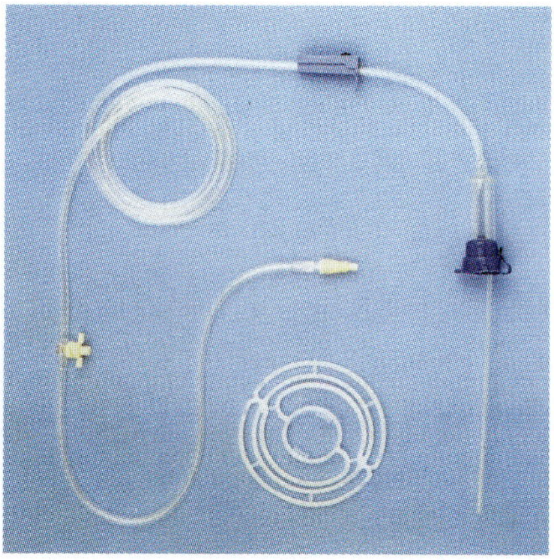

○ **Abb. 15.32:** Überleitsystem

Hinweis: Bei folgenden Firmen können Patienten-Broschüren zur Sondenernährung bestellt werden, die interessante Informationen enthalten: ABOTT GmbH, Fresenius AG, C. Petzold GmbH, Pharmacia und Upjohn.

15.7.3 Hilfsmittel zur enteralen Ernährung

Jede Vorrichtung zur enteralen Ernährung (○ **Abb. 15.31**) besteht aus drei Teilen, dem Vorratsgefäß, dem Überleitsystem (○ **Abb. 15.32**) und der Sonde. Aus hygienischen Gründen sollten Vorratsgefäße, Adapter und Überleitungen alle 24 Stunden ausgewechselt werden.

Wahlweise kann in das Überleitsystem auch eine Pumpe integriert werden, wenn die Schwerkraft nicht allein zum Transport der Nahrung ausreicht oder ein bestimmter Ernährungsrhythmus eingehalten werden soll.

Zufuhrgeschwindigkeit

Zur Verabreichung der Sondenkost bieten sich verschiedene Möglichkeiten an:

- portionsweise per Spritze: bis maximal 100 ml in ca. 5–10 Min.
- halbkontinuierlich per Schwerkraft: 100 ml in ca. 10–15 Min.
- kontinuierlich per Pumpe: 100 ml in ca. 60 Min.

Erfahrungsgemäß wird die langsamere Nahrungszufuhr besser vertragen als die rasche Gabe relativ großer Nahrungsmengen. Zur Ernährung über eine Magensonde hat sich daher die halbkontinuierliche Zufuhr per Schwerkraft bewährt. Gegenüber der Zufuhr mit der Spritze ist dieser Verabreichungsmodus einfacher in der Handhabung, bietet mehr Schutz vor bakterieller Verunreinigung und spart Zeit für die Pflege.

Liegt die Sondenspitze im Dünndarm, ist also die Speicherfunktion des Magens nicht gegeben, so muss die Nahrung kontinuierlich, am besten pumpengesteuert, zugeführt werden.

- **Das Vorratsgefäß**
  Hier handelt es sich meist um eine Flasche, deren Verschluss mit den Überleitsystemen derselben Firma kompatibel ist. Eine andere Möglichkeit ist ein kalibrierter Vorratsbeutel, der immer dann zur Anwendung kommt, wenn Nährmittel aus Pulvern angerührt, Flüssigkeit aus Dosen gegeben oder flüssige Komponenten gemischt werden sollen. Flasche oder Beutel hängen meist wie bei der Infusion an einem Edelstahlgalgen, und vielfach ist an die Beutel das Überleitsystem schon fest angeschweißt.

- **Das Überleitsystem**
  Im Prinzip ist jedes Überleitsystem ein Schlauch, der Vorratsgefäß und Sonde verbindet. Häufig findet man ein integriertes Zuspritz-Teil, das die Gabe von Tee oder Begleitmedikamenten erlaubt, ohne das geschlossene System zu unterbrechen. Eine Tropfkammer erlaubt die Zählung der Zufuhrrate, eine Rollklemme reguliert sie. Oft ist der Verschluss doppelt durch eine Schiebeklemme gesichert. Soll eine Pumpe zum Einsatz kommen, gibt es dafür spezielle Überleitsysteme mit einem besonderen Pumpsegment.

- **Die Sonde**
  Im Allgemeinen wird dem Patienten die Sonde schon in der Klinik gelegt und, wenn nötig, ausgetauscht.

- **Die Pumpe**
  Die meisten modernen Pumpen arbeiten wahlweise mit Batterien, mit Akku oder Netzbetrieb. Sie sind so klein und leicht, dass sie der Patient in einer speziellen Weste oder Tasche mit sich tragen und für Ruhepausen in einen Tischständer integrieren kann.

- **Sonstige Hilfsmittel**
  Hautschonende Pflaster zur Fixierung der Nasensonden, Lösungen zur Hautdesinfektion und Kompressen zur Abdeckung für Perkutansonden.

15.8 Hilfsmittel zur Herstellung von Zytostatikalösungen

Bei der Herstellung von Zytostatikalösungen sind durch eine geeignete technische Ausstattung Personen- und Produktschutz zu gewährleisten. Deshalb wird in einem ruhigen separaten Raum an einer Laminar-Air-Flow-Sicherheitswerkbank gearbeitet (○ Abb. 15.33). Die herstellende Person benötigt die im Folgenden besprochenen Hilfsmittel.

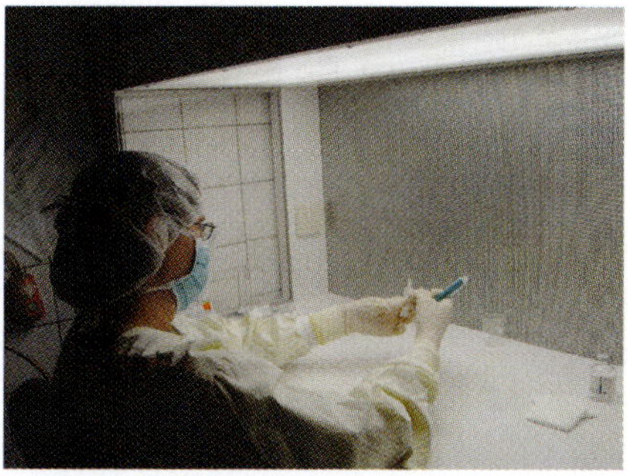

○ **Abb. 15.33:** Herstellung einer Zytostatikalösung

15.8.1 Filter-Spikes

Dabei handelt es sich um speziell konstruierte Entnahmenadeln mit hydrophobem Filter. Diese bieten durch eingebaute wasserabweisende Filter Schutz gegen Aerosolbildung beim Lösen von Trockensubstanzen. Sie dienen auch zur Filtration der gelösten Substanz beim Aufziehen. Bei Herstellung von Stammlösungen ist nur ein einmaliges Anstechen von Injektionsflaschen notwendig und somit eine saubere Mehrfachentnahme möglich.

Die Spikes funktionieren auf Luer-Lock-Basis.

15.8.2 Verschlusskonusse

Diese eignen sich zum Verschließen der Spritzen.

15.8.3 Filter

Wird eine Lösung durch Zugabe von Lösungsmitteln zur Trockensubstanz hergestellt, kann der entstehende Überdruck auch durch ein hydrophobes Filter mit einer Porengröße von 0,2 µm abgeleitet werden.

15.8.4 Entnahme-Spritzen

Zum Entnehmen von Zytostatikalösungen werden Luer-Lock-Einmalspritzen verwendet. Das Schraubgewinde garantiert eine sichere Entnahme, ohne dass die Kanüle von der Spritze abrutschen kann.

15.8.5 Systeme zum Herstellen zytostatikahaltiger Infusionen

Es werden geschlossene Systeme verwendet, um das Risiko einer Kontamination zu minimieren und gleichzeitig eine bakterielle Verunreinigung des Inhalts zu verhindern.

Durch die Verwendung von elastischem Kunststoffmaterial kann in gewissem Maß ein Druckausgleich vorgenommen werden (PVC-Beutel, z. B. Fa. Baxter, Fa. Schiwa; Polyethylenflaschen, z. B. Fa. B. Braun Melsungen, Fa. Fresenius).

Die Viaflexbeutel® (Fa. Baxter) können über einen Latexstutzen, der sich selbst nach mehrmaligem Anstechen gut wieder verschließt, mit Hilfe eines speziellen Mischadapters oder auch per Spritze (Teilmengen) befüllt werden. Bedingt durch eine Überfüllung der Beutel von bis zu 5 ist von einer Verwendung zur Herstellung einer Stammlösung abzuraten, falls die Teilentnahme volumetrisch erfolgt.

Der Transflac®-Beutel der Fa. Schiwa zeichnet sich durch einen langen Zufüllstutzen (versehen mit den üblichen Gummistopfen) aus, der ein versehentliches Durchstechen verhindert. Bedingt durch die Länge des Stutzens muss insbesondere auf vollständige Mischung bei Zugabe kleinerer Volumina geachtet werden. Ein spezieller Mischadapter ermöglicht die Überleitung im geschlossenen System.

Polyethylenflaschen (z. B. Medipur®, Fa. Fresenius) können mit Hilfe einer Transferkappe befüllt werden.

15.8.6 Sterile Katheterübergangsleitungen

können an die Spritzen mit Luer-Lock-Konus angeschlossen werden.

15.8.7 Lichtschutzsysteme

Bei lichtinstabilen Zytostatikalösungen (z. B. DTIC / Deticene®) ist ein kompletter Lichtschutz wichtig. Alufolie, Stoffbeutel oder lichtundurchlässige Beutel aus Kunststoffmaterial oder Beutel in Kombination mit lichtundurchlässigen, weißen Infusionsbestecken (Fa. Codan), die mit einer abnehmbaren Hülle über der Tropfkammer zur Kontrolle der Tropfgeschwindigkeit ausgerüstet sind, können eingesetzt werden.

15.8.8 Handschuhe und Armstulpen

Handschuhe für die Zytostatikazubereitung sollten ausreichend dick sein. Die Fa. Berner und die Fa. Codan bieten besonders dicke, farbige Handschuhe an. Auch das Tragen von sterilen OP-Handschuhen in doppelter Ausführung (z. B. in 1 / 2-Nummern gestaffelt) hat sich bewährt. Armstulpen aus wasserabweisendem Material sind bei Benutzung der Zytostatikawerkbänke sinnvoll.

15.8.9 Tücher

In der Sicherheitswerkbank sollte aus Sicherheitsgründen auf einem Tuch gearbeitet werden, welches auf der Oberseite saugfähig und auf der Unterseite flüssigkeitsabweisend ist. Spezielle Tücher der Fa. Berner oder der Fa. Codan werden diesen Anforderungen gerecht. Eine Verwendung steriler OP-Tücher (z. B. Fa. Hartmann, Folioplast-Lochtücher) vermindert die Keimbelastung im LAF-Gerät. Moltextücher oder ähnliche Einmalunterlagen sollten nicht verwendet werden, da Zellstoff-Flusen abgegeben werden und zu Verunreinigungen führen können.

Fragen

Kapitel 15 **Hilfsmittel zur parenteralen Applikation von Arzneimitteln und Nahrung, zur enteralen Ernährung und zur Herstellung von Zytostatikalösungen**

1. Nennen Sie vier verschiedene Injektionsarten mit Fachbegriff und deutscher Übersetzung.
2. Aus welchen Teilen besteht eine zweiteilige Einmalspritze?
3. Warum ist der Kanülenansatz bei Spritzen ab 5 ml exzentrisch?
4. Welche Möglichkeiten gibt es, die Stärke einer Kanüle anzugeben?
5. Erläutern Sie die Begriffe U-100- und U-40-Insulin.
6. Nennen Sie wichtige Teile eines PEN?
7. Wie wird Insulin verabreicht und worauf muss bei der Injektion geachtet werden?
8. Welche Hilfsmittel werden zur Blutzuckerbestimmung benötigt?
9. Wie bereitet ein Diabetiker die Blutentnahme vor?
10. Wann werden Infusionen gelegt?
11. Welchen Vorteil bietet die Braunüle?
12. Aus welchen Teilen bestehen Infusionsgeräte?
13. Was versteht man unter einer parenteralen Ernährung?
14. Was versteht man unter einer perkutanen endoskopischen Gastrostomie?
15. Welche Vorteile bietet die halbkontinuierliche Nahrungszufuhr per Schwerkraft?

16 Hilfsmittel zur Kälte- und Wärmebehandlung

16.1 Allgemeines

Trockene Kälte in Form von Auflagen oder Umschlägen ist indiziert bei Zahnextraktionen und Tonsillektomien, sowie zur subakuter Appendizitis, Fiebersenkung und Schmerzlinderung.

Eisbeutel, Eiskrawatte und Kühlelemente werden stets mit einem passenden Bezug angelegt. Hilfsweise kann ein Kissenbezug bzw. ein leichtes Handtuch verwendet werden.

16.2 Eisbeutel

Eisbeutel (○ **Abb. 16.1**) sind Gummihohlbehälter, die durch eine Öffnung mit zerstoßenem Eis gefüllt werden und für kalte Umschläge Verwendung finden. Im Handel sind Eisbeutel für den Leib, für den Hals, für das Ohr und entsprechend den anatomischen Gegebenheiten zwei unterschiedliche Herzeisbeutel für Männer und Frauen. Die scharfkantigen Eiswürfel sollten vor dem Einfüllen durch Übergießen mit warmem Wasser abgerundet werden.

16.3 Kältekissen

Kältekissen gibt es zur Soforttherapie bei schmerzhaften Prellungen, Zerrungen und Blutergüssen. Es handelt sich um Kompressen zum einmaligen Gebrauch. Beim Zusammendrücken des inneren Beutels werden Ammoniumnitrat-Kristalle in Wasser gelöst.

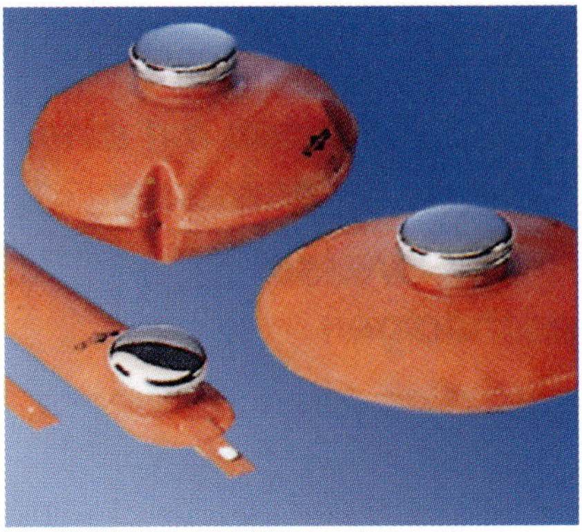

○ **Abb. 16.1:** Eisbeutel

Eis-Plastik-Kompressen

Sie sind mit einer Spezialfüllung versehen, die eine dosierte Abgabe der gespeicherten Kälte in der Zeit der üblichen Behandlungsdauer ermöglicht.

Eis-Kompressen sind einfach zu reinigen, können im Kühlschrank bei Temperaturen bis –0°C »aufgeladen« werden und so leicht zur Kältebehandlung in der physikalischen Therapie eingesetzt werden.

16.4 Wärmflasche

Bei den Wärmflaschen sind solche mit einer glatten Oberfläche sowie einseitig und zweiseitig lamellierte zu unterscheiden. Es sollten in der Apotheke einseitig lamellierte Flaschen empfohlen werden, die zuerst mit der schützenden Luftschicht zwischen den Lamellen und nach entsprechender Abkühlung mit der glatten Seite auf den Körper gelegt werden können.

Das Füllen der Wärmflasche mit 60 bis 70°C warmem Wasser geschieht am besten, indem man sie in der Mitte faltet und das Wasser bis zum Schraubverschluss einlaufen lässt. Hierdurch hat die Flasche die richtige Füllung und es braucht keine überschüssige Luft herausgedrückt zu werden.

16.5 Heizkissen

Elektrische Heizkissen sollten in der Apotheke nur mit Vorsicht empfohlen werden, da die Gefahr groß ist, dass durch Feuchtigkeitseinwirkung (Urin, Schweiß, verschüttete Getränke) ein Kurzschluss entsteht.

16.6 Kataplasma

Kataplasmen sind kleinere heiß angewandte örtliche Auflagen mit gebrauchsfertigen Pasten.

Anwendung: bei Lymphdrüsenschwellungen, Mumps und neuralgischen Schmerzzuständen (Zahnschmerzen u. ä.). Die Paste wird im Wasserbad erhitzt, gut durchgemischt und etwa 3 mm dick auf ein Leinentuch aufgetragen, anschließend mit einer Lage Mull bedeckt und die Temperatur mit der Innenarmseite geprüft. Die gesamte Auflage wird mit einem Tuch bedeckt.

Dauer der Auflage: 12 bis 24 Stunden.

16.7 Fangopackung

Fangopackungen sind vorgefertigte Kompressen unterschiedlicher Größe. Sie können als vereinfachte Form des Kataplasmas verstanden werden. Sie werden in heißes Wasser gelegt und leicht ausgedrückt auf die erkrankte Körperpartie aufgebracht. Die Dauer der Anwendung beträgt zwischen 30 und 60 Minuten. Die Kompresse kann mehrfach wiederverwendet werden und wird daher nach Gebrauch getrocknet. Die Kompresse kann mehrfach wiederverwendet werden und wird daher nach Gebrauch getrocknet. Einmal-Fangopackungen werden mit einer wiederverwendbaren Kompresse als Wärmeträger kombiniert (○ **Abb. 16.2**).

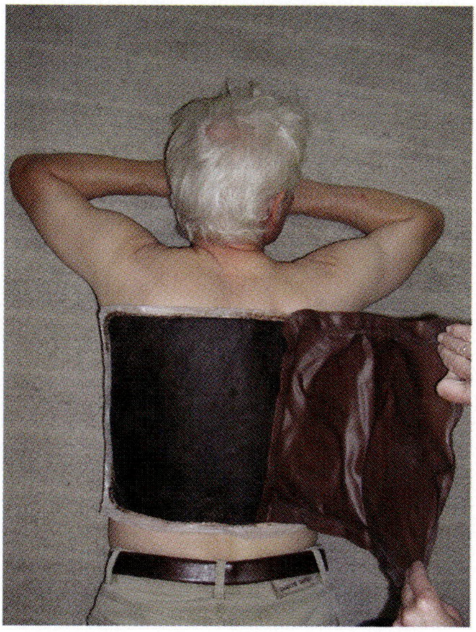

○ **Abb. 16.2:** Fangopackung

16.8 Paraffin-Plastikkompressen®

In einer Spezial-Weich-PVC-Folie ist Paraffin eingeschweißt. So entsteht eine Kompresse, die eine einfache, hygienische und rationelle Wärmetherapie ermöglicht. Es gibt Gesichts-, Organ- und Universalkompressen sowie Halskrawatten.

Fragen

Kapitel 16 Hilfsmittel zur Kälte- und Wärmebehandlung

1. Warum hat eine Wärmflasche eine lamellierte und eine glatte Seite?
2. Worauf muss bei der Verwendung von Heizkissen besonders geachtet werden?
3. Bei welchen Beschwerden wird trockene Kälte empfohlen?
4. Zählen Sie Artikel auf, mit denen Kälte erzeugt werden kann.

17 Hilfsmittel zum Schutz und Halt von Körperteilen

17.1 Allgemeines

Textile therapeutische Segmente

Hierbei handelt es sich um Produkte, die ganz bestimmte Körperpartien, meist Gelenkabschnitte, umfassen. Man unterscheidet Stützsegmente und Wärmesegmente.

A) **Stützsegmente** (Orthesen): sind Erzeugnisse, welche starr oder gummielastisch sind und deren Hauptaufgabe es ist, den schwachen oder anfälligen Körperpartien Ruhigstellung, Halt oder Stütze zu geben. Sie werden prophylaktisch bei sportlicher Betätigung oder als Schutz vor Unfällen und therapeutisch zur Nachbehandlung bei Operationen an Gelenken und nach Unfällen eingesetzt.

B) **Wärmesegmente:** Diese Teile sind aus wollenem Material mit elastischen Gummifäden durchzogen. Sie schützen empfindliche Körperteile vor Zugluft, Nässe und Kälte und werden daher häufig bei rheumatischen Krankheiten angewandt.

Kontraindikationen

Stützsegmente sollten in der Regel nur während der Bewegung des betreffenden Gelenks getragen werden. Bei längeren Ruhezeiten, wie z. B. während des Schlafs, könnte die Blutzirkulation beeinträchtigt werden.

Wärmesegmente können im Gegensatz zu den Stützsegmenten auch während der Nacht getragen werden. Hier kommen als mögliche Kontraindikationen lediglich Allergien gegen bestimmte Textilfasern in Frage.

17.2 Armtragegurt und Armtragetuch (Mitella)

Diese beiden Artikel dienen zur Ruhigstellung des Armes und sind darüber hinaus vielseitig verwendbar in der Ersten Hilfe (siehe Verbandmittel).

17.3 Handgelenkriemen

Handgelenkriemen (○ **Abb. 17.1**) aus Leder mit und ohne Daumenschlaufe dienen zur Stützung des Handgelenks bei schwerer Handarbeit und geben den Sehnen oberhalb des Handgelenks einen zusätzlichen Halt.

Handgelenkbandage mit Klettverschluss (○ **Abb. 17.2**)

Anstelle von ledernen Handgelenkriemen bei Sehnenscheidenentzündung, Zerrungen des Handgelenks und nach Abnahme von Gipsverbänden.

17.4 Bandage bei »Tennisarm« (Epicondylitis-Bandage)

Als Bandage der ellenbogennahen Vorderarmmuskulatur kann zur gezielten Druckausübung eine Epicondylitis-Bandage mit Pelotte angelegt werden (○ **Abb. 17.3**).

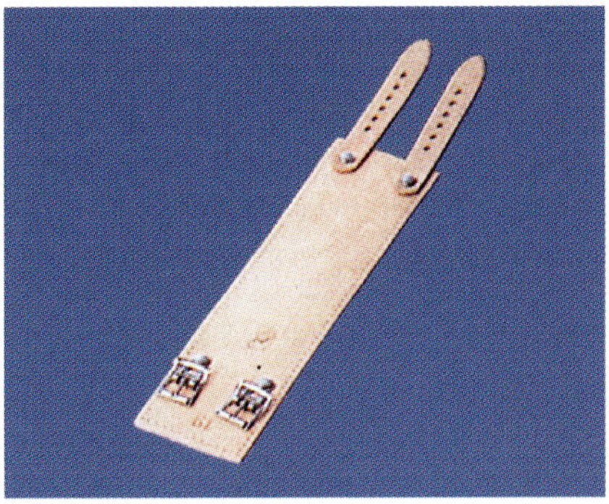

○ **Abb. 17.1:** Handgelenkriemen aus Leder

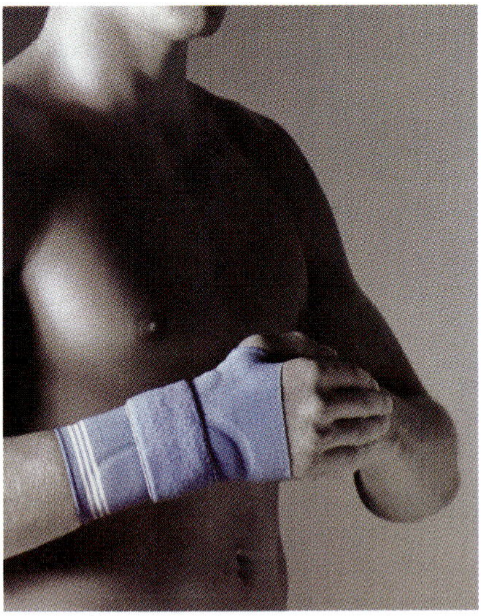

○ **Abb. 17.2:** Handgelenkbandage Bauerfeind

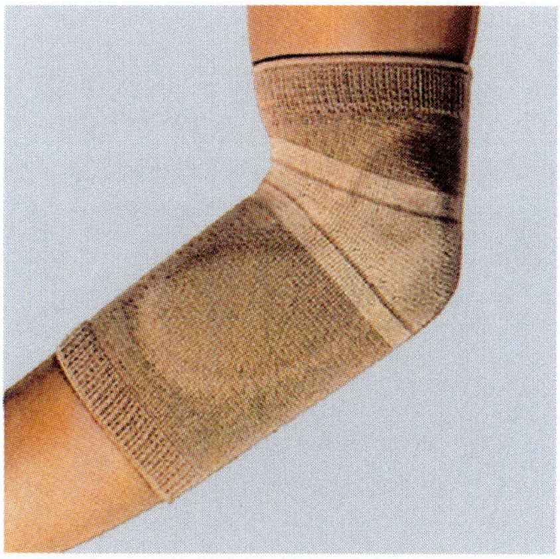

○ **Abb. 17.3:** Bandage bei „Tennisarm"

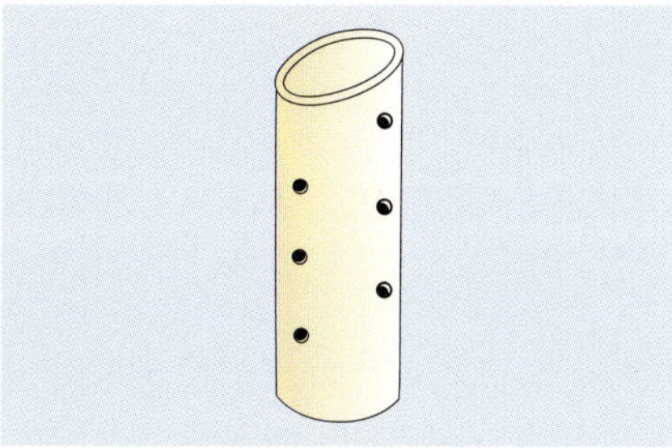

○ **Abb. 17.4:** Kratzmanschette

17.5 Kratzmanschette

Indikation: Schutz gegen Wundkratzen bei Babys (Milchschorf); 3 Größen im Handel (○ **Abb. 17.4**).

17.6 Halskrawatte für den Tag

Sie ist durch Velcroverschluss in Höhe und Weite verstellbar, mit auswechselbarer Kinnauflage (○ **Abb. 17.5**).

Indikation: Verletzungen und Entzündungen der Hals Wirbelsäule, Nacken-, Schulter-, Arm-Syndrom, schmerzhafte Verspannung der Nacken- und Schultermuskulatur, Rheuma, Arthritis und Schmerzen im HWS-Bereich.

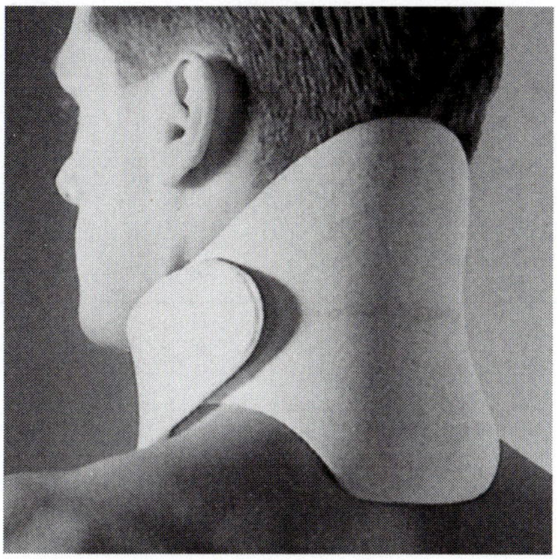

○ **Abb. 17.5:** Cerviflex® zur Stabilisierung der Halswirbelsäule

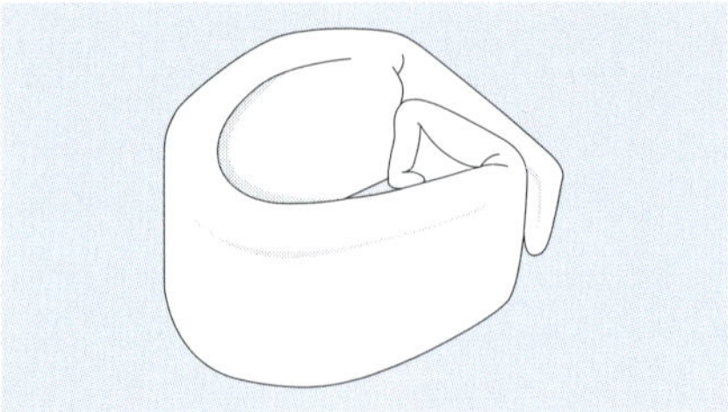

○ **Abb. 17.6:** Halskrawatte für die Nacht

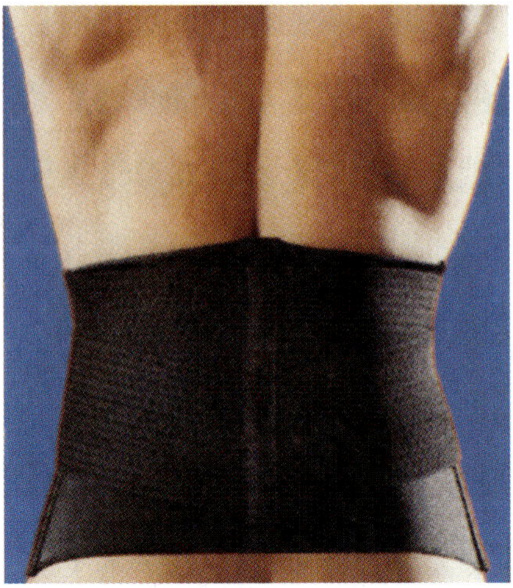

○ **Abb. 17.7:** Elastische Nierenschutzbinde

17.6.1 Halskrawatte für die Nacht

Aus weichem Schaumstoff mit Baumwollbezug, 9 cm hoch, durch Velcroverschluss individuell verstellbar (○ Abb. 17.6). Die Indikationen sind die gleichen wie bei der Halskrawatte für den Tag. Zusätzlich: nach so genannten Peitschenschlagverletzungen, bei schmerzhaftem Schiefhals, nach Operationen an der Halswirbelsäule und nach Schiefhalsoperationen.

17.7 Elastische Nierenschutzbinde – elastischer Schulterwärmer 3/4-Arm

Medizinische Wärmesegmente (○ Abb. 17.7 und ○ 17.8), die als Schutz vor Zugluft und Unterkühlung bei rheumatischen Erkrankungen getragen werden. Mit Feinwaschmittel bis 30 °C waschbar.

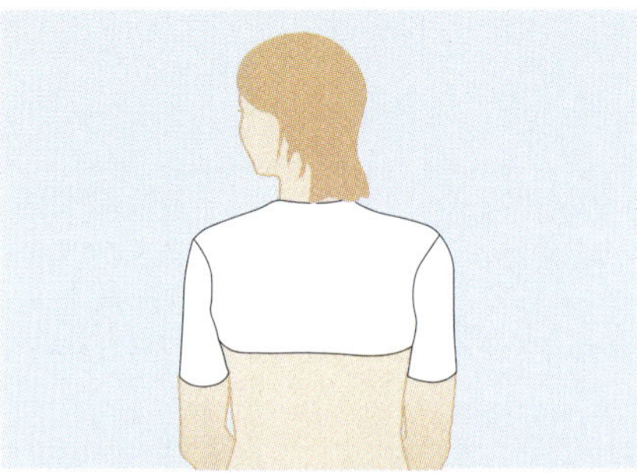

○ **Abb. 17.8:** Elastischer Schulterwärmer

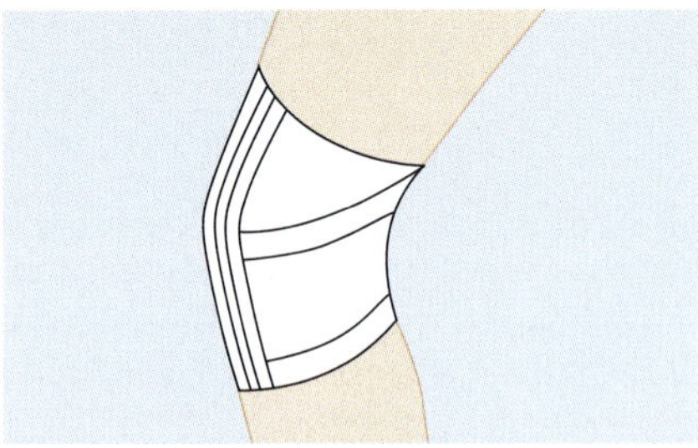

○ **Abb. 17.9:** Kreuzzug-Kniebandage

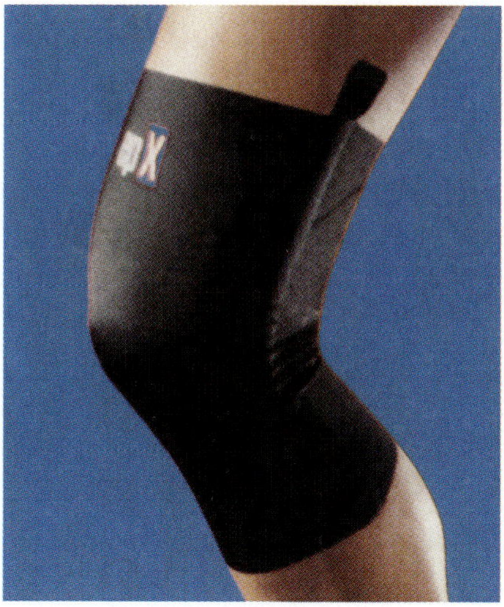

○ **Abb. 17.10:** Kniekappe mit seitlichen Spiralfedern

17.8 Kniebandage, Kreuzzug

Indikationen: Sportverletzungen, lockere Kniescheibe, als Stütze bei O- und X-Knie, als Kniegelenkbandage bei Gelenkergüssen und nach Abnahme von Gips verbänden (○ **Abb. 17.9**).

17.8.1 Kniekappe

Indikationen: rheumatische, arthritische Beschwerden, Gicht, Sportverletzungen und nach Abnahme von Gipsverbänden (○ **Abb. 17.10**).

17.9 Zweizug-Ellenbogenstütze

Indikationen: geschwollene schmerzhafte Ellenbogen, Gelenkergüsse, Ellenbogenschäden, Sportverletzungen. Das Maß wird am Ellenbogengelenk genommen (○ **Abb. 17.11**).

17.10 Zweizug-Knöchelstütze (längs- und querelastisch)

Indikationen: Bandlockerungen, Knickfußbeschwerden, Sehnenreizungen, Sprunggelenksverletzungen, Sportverletzungen (○ **Abb. 17.12**).

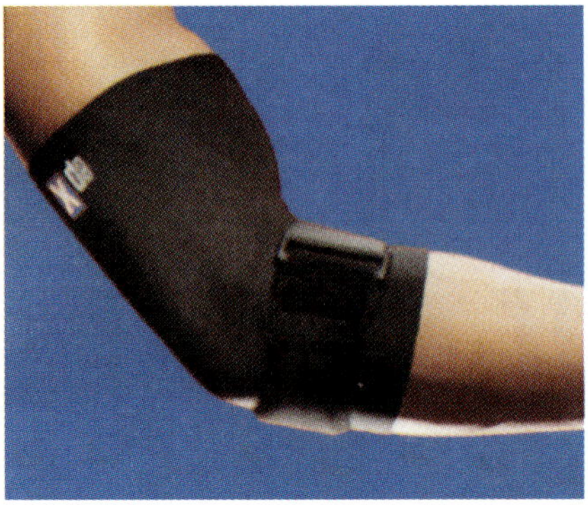

○ **Abb. 17.11:** Ellenbogenstütze

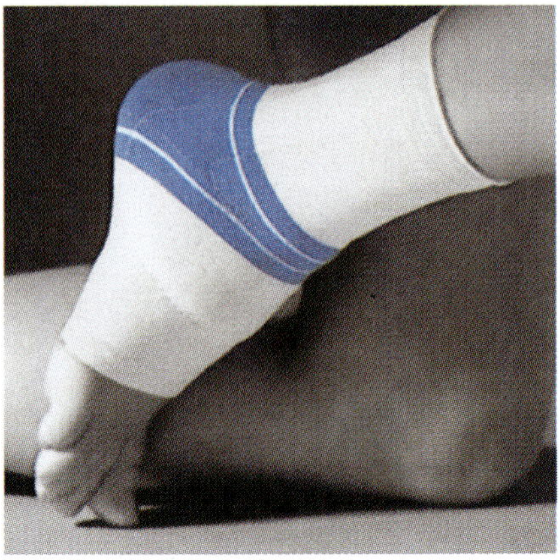

○ **Abb. 17.12:** Zweizug-Knöchelstütze

17.11 Kreuzschlingenbandage

Indikationen: Sprunggelenksverletzungen, Bandlockerungen am Sprunggelenk, Knickfußbeschwerden, nach Abnahme von Gipsverbänden. Die Größe wird mit einem Bandmaß als Achterschlaufe um Knöchel und Fuß ermittelt (○ **Abb. 17.13** und ○ **17.14**).

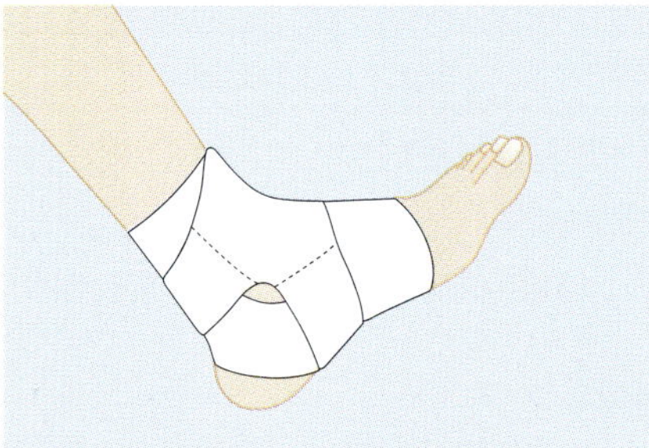

○ **Abb. 17.13:** Kreuzschlingenbandage

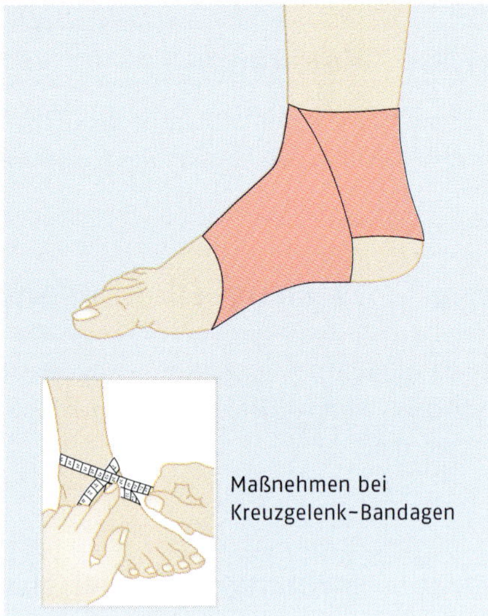

○ **Abb. 17.14:** Maßnehmen bei Kreuzgelenkbandagen

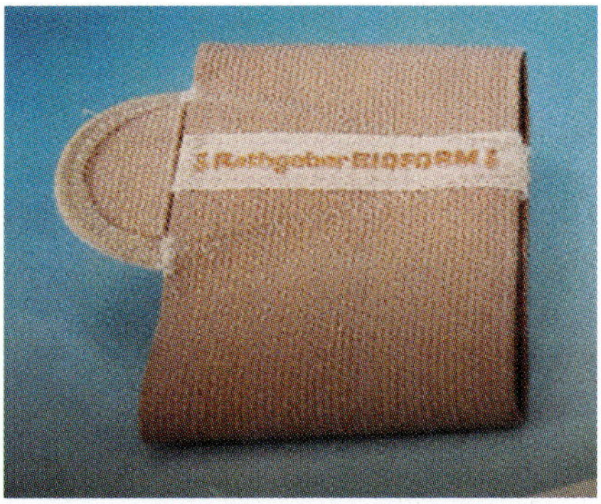

○ **Abb. 17.15:** Spreizfußbandage

17.12 Metatarsal-Bandage (Spreizfußbandage)

Indikation: Spreizfuß. Eine Pelotte stütz den Mittelfuß von unten (○ **Abb. 17.15**).

17.13 Suspensorium

Das Suspensorium (○ **Abb. 17.16**) ist ein Leibgurt mit daran befindlichem Leinenbeutel als Trageverband für den Hoden. Es wird von Kranken und Sportlern getragen.

Die Größen von 1–10 werden vom Arzt ermittelt.

17.14 Schiene

Schienen werden zum Richten und Ruhigstellen (z. B. bei Knochenbrüchen) benötigt und können aus Draht oder aufblasbaren Plastikbehältern bestehen. Die gebräuchlichsten Schienen sind die Cramer Schiene (Drahtleiterschiene), die Böhler Fingerschiene (zum Eingipsen), die Braun'sche Schiene (spezielle Beinschiene) und verschiedene aufblasbare Kammerschienen sowie Kunststoffschienen. Die Rolyan® Radiale Handgelenk-Stützschiene zum Beispiel (○ **Abb. 17.17**) besteht aus glattem Material, kann volar oder dorsal angebracht werden und bietet volle Unterstützung des palmaren Bogens. Am lateralen Rand können Ausleger befestigt werden. Weiterhin kommt die Anwendung von anpassungsfähigem Schienenmaterial infrage. Beim Rolyan™-Schie-

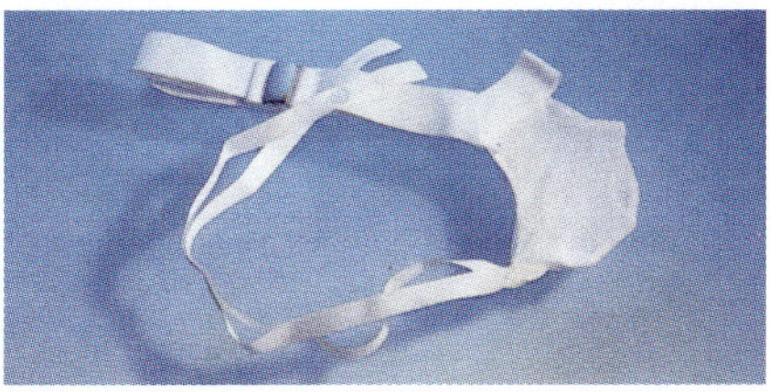

○ **Abb. 17.16:** Suspensorium

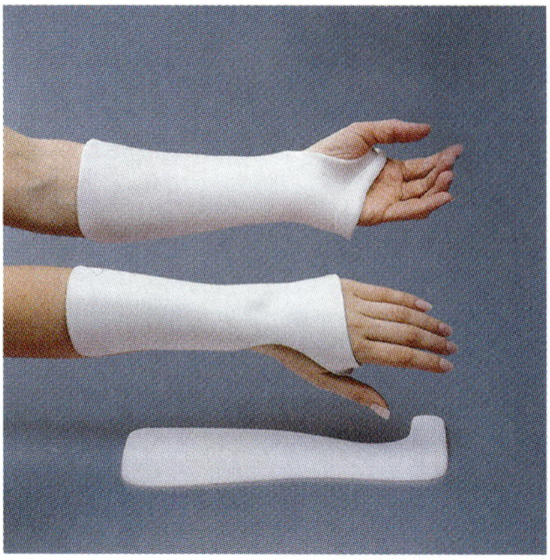

○ **Abb. 17.17:** Rolyan® Radiale Handgelenk-Stützschiene

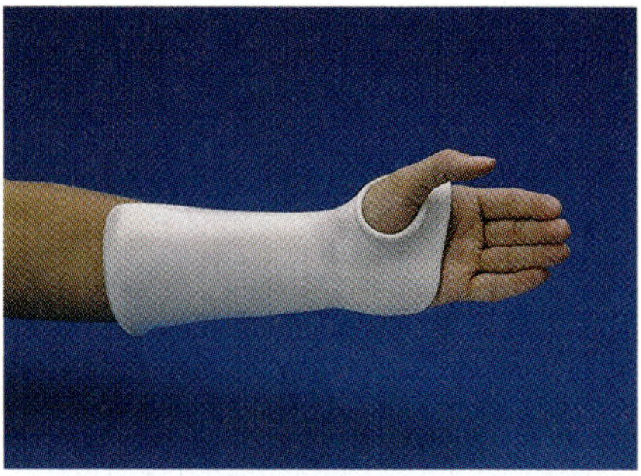

○ **Abb. 17.18:** Handgelenkschiene aus RolyanTM-Schienenmaterial

nenmaterial (○ **Abb. 17.18**) muss die gehärtete Schiene nicht weiter verstärkt werden. Sie verfügt über Dehneigenschaften, die die Herstellung genauer Schablonen überflüssig machen. Die Verarbeitungszeit beträgt 3–5 Minuten. Kammerschienen umgeben den Körperteil und fixieren ihn durch die aufgeblasenen Luftkammern.

17.15 Bruchband

Bruchbänder (○ **Abb. 17.19**) bestehen aus einer mit Stoff überzogenen Stahlfeder und Druckpelotte (anatomisch geformtes Druckkissen), aus einem Textilgummigurt und Druckpelotte oder aus einem reinen Gummigurt mit Druckpelotte. Bei Leistenbruchbändern verhindern Schenkelriemen das Verrutschen der Pelotten. Beim Anpassen eines Bruchbandes ist äußerste Vorsicht geboten, da falsch sitzende Bruchbänder schweren Schaden anrichten können. Deshalb sollte der richtige Sitz unbedingt vom Arzt nachgeprüft werden. In der Kinderheilkunde werden Nabelbruchbänder verwendet.

17.16 Mobilitätshilfen

Für das Apothekensortiment sind folgende Mobilitätshilfen von Bedeutung (○ **Abb. 17.20–17.23**):

- Unterarmgehstützen (Krücken),
- Arthritis-Gehhilfen,
- Achselkrücken,
- Dreifußgehstützen für Kinder,
- Vierfußgehstützen für Erwachsene sowie
- Gehgestelle und Gehrollbänke.

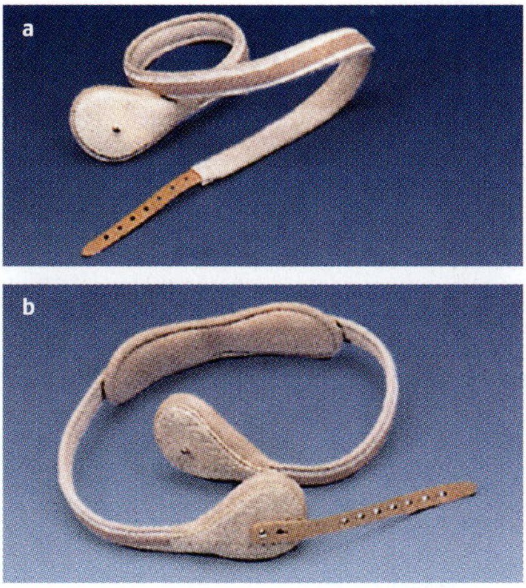

○ **Abb. 17.19:** Bruchband mit Stahlfeder und Leistenpelotte
a) einseitig
b) doppelseitig

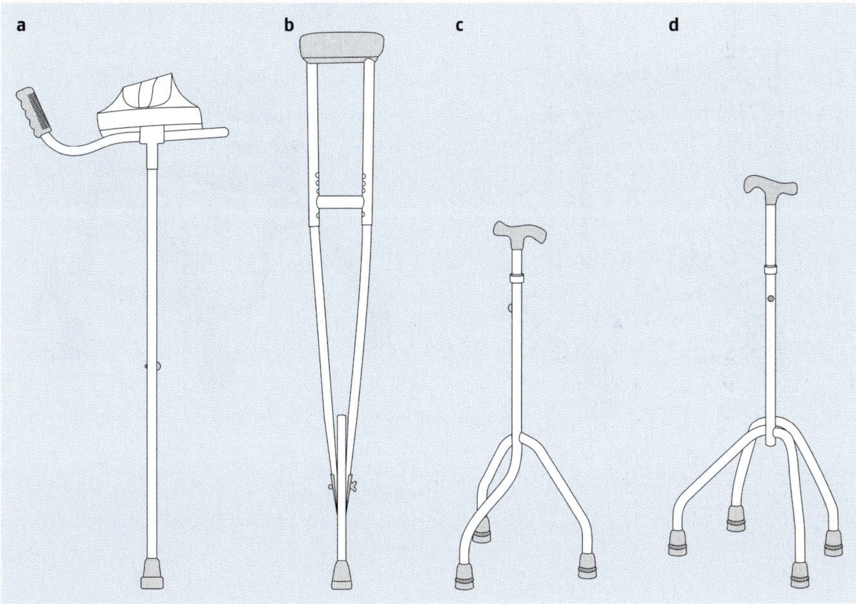

○ **Abb. 17.20:** Mobilitätshilfen
a) Arthritis-Gehhilfe
b) Achselkrücke
c) Dreifußgehstütze für Kinder
d) Vierfußgehstütze für Erwachsene

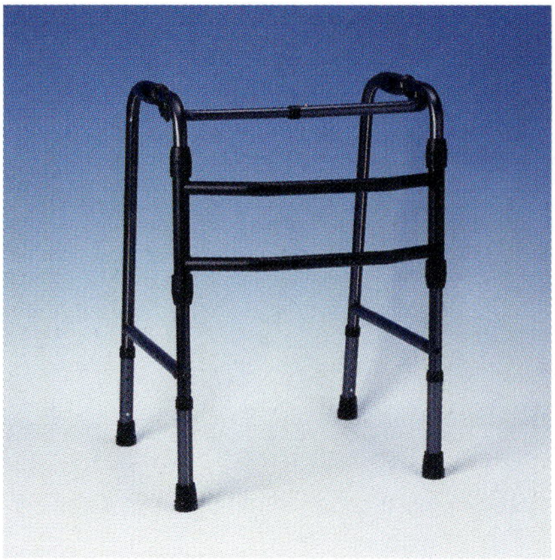

○ **Abb. 17.21:** Gehgestell (starr), höhenverstellbar von 81–91 cm

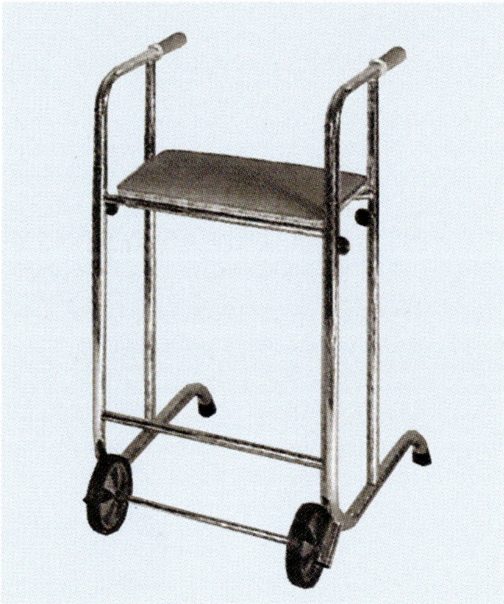

○ **Abb. 17.22:** Gehrollbank

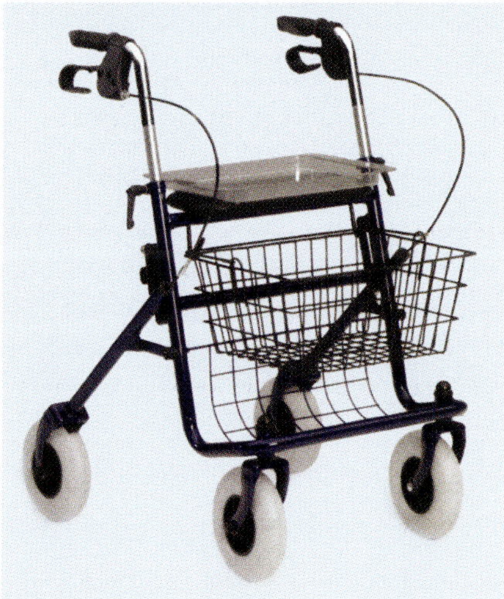

○ **Abb. 17.23:** Rollator, zusammenfaltbar, höhenverstellbar von 79–96 cm, abnehmbarer Einkaufskorb und Ablage, Handbremse feststellbar

17.17 Stützstrümpfe – Kompressionsstrümpfe

17.17.1 Allgemeines

Der Rückfluss des Blutes aus den unteren Extremitäten zur rechten Herzkammer erfolgt durch die peripheren (oberflächlichen) und die tiefen Venen. Durch Verbindungsvenen kann das Blut aus den peripheren in die tiefen Venen gelangen. Ein Rückfluss wird durch Venenklappen verhindert.

Ein weiteres Klappensystem sorgt dafür, dass das Blut in der Sogphase entgegen der Schwerkraft herzwärts transportiert wird und in der Sogpause nicht zurückfließt. Hieraus folgt, dass bei einer Überdehnung der Venenwand und einem dadurch bedingten mangelhaften Klappenverschluss das Blut zum Teil zurückfließt. Folge: Verringerung der Strömungsgeschwindigkeit, erhöhte Gefahr einer oberflächlichen Venenentzündung (Varicophlebitis), Thrombenbildung (Varicothrombose bzw. Thrombophlebitis).

Als Phlebothrombose wird eine Thrombophlebitis der tiefen Venen bezeichnet. Sie zählt zu den möglichen Komplikationen beim länger bettlägerigen Patienten. Besonders gefürchtet ist diese Thrombose in der Schwangerschaft und im Wochenbett, bedingt durch die Zunahme des Blutvolumens und die Verringerung der Durchblutungsgeschwindigkeit in den unteren Extremitäten.

17.17.2 Postthrombotisches Syndrom – Ödembildung

Nach der Ausheilung einer tiefen Venenthrombose bleiben narbige Veränderungen zurück. Als Folge davon wird das Blut aus den tiefen über die Verbindungsvenen in die oberflächlichen Venen hinausgedrückt. Dabei werden die Klappen insuffizient, es können sich neue Varizen (Krampfadern) bilden. Aus dem Geschilderten ergibt sich, dass eine Kompression der Wadenmuskulatur, die von außen bei Bewegung Druck auf die Venen ausübt, den venösen Rückstrom fördert. Dabei wird die Strömungsgeschwindigkeit des venösen Blutes stärker gefördert, wenn die Kompression von distal nach proximal kontinuierlich abnimmt (○ Abb. 17.24).

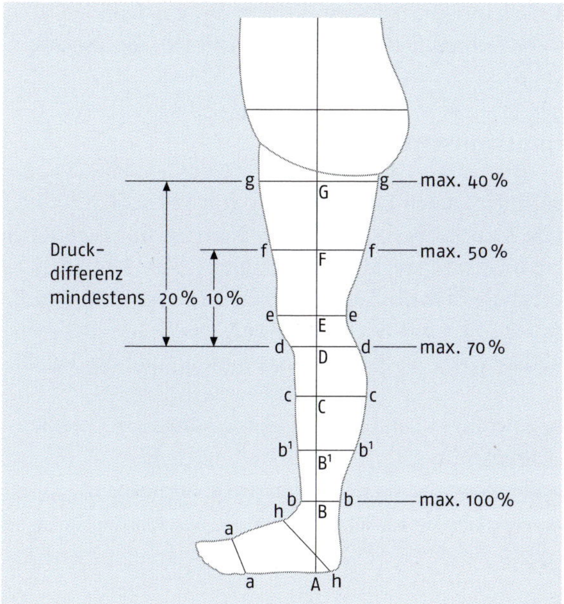

○ **Abb. 17.24:** Druckabfall (Restdrücke) vom Knöchel zum Schritt bei medizinischen Kompressionsstrümpfen

17.17.3 Stützstrümpfe

Stützstrümpfe und straffende Strumpfhosen sind feingewebte modische Textilstrümpfe, die ihre Stützkraft durch hochelastische Textilfasern erzielen. Der Druck auf das Bein ist am Fuß, am Knöchel und an der Fessel am größten und nimmt zum Oberschenkel hin ab.

Stützstrumpfhosen für werdende Mütter haben ein eingearbeitetes verstellbares Leibteil.

Normalerweise werden die Venen beim Gehen durch den Pressdruck der Beinmuskulatur rhythmisch zusammengedrückt. Durch diese »Muskelpumpe« wird der Rückfluss des venösen Blutes zum Herzen beschleunigt.

Daraus ergeben sich die **Indikationen für Stützstrümpfe:** ungenügende Druckleistung der Beinmuskulatur, Varizen-Prophylaxe für Angehörige »stehender Berufe«, Bindegewebsschwäche und Übergewicht, Schwangerschaft ab 3. Monat.

Hinweise

Als Anti-Embolie-Strümpfe werden Strümpfe bezeichnet, die zur prä-, intra- und postoperativen Prophylaxe am liegenden Patienten gedacht sind. Ebenso sind Nachtstrümpfe speziell für die Kompression im Liegen konzipiert.

17.17.4 Kompressionstrümpfe und -Strumpfhosen

Zur **Behandlung** von Venenleiden wird der voneinander unabhängige Längs- und Querzug (Zweizugkompression) der **Kompressionsstrümpfe** angewandt. Auch hier nimmt der Druck von distal nach proximal kontinuierlich ab: am Knöchel 100, unterhalb des Knies 70, am Oberschenkel 50 und am Schritt 40. Bei Strumpfhosen im Hosenteil 20 (○ Abb. 17.24).

Aufbau der Zweizug-Kompressionsstrümpfe

Im Gegensatz zur Kompressionsbinde, deren Druckwirkung von Wickeltechnik und Bindenmaterial abhängt, wird die Druckcharakteristik eines Kompressionsstrumpfes durch Stricktechnik und durch das verarbeitete Material bestimmt. Das Gestrick eines Zweizug-Kompressionsstrumpfes besteht in der Regel aus drei Fadensystemen natürlicher oder synthetischer Fasern:

Einlagefäden gleich Schussfäden wirken in Beinumfangsrichtung und ergeben die Kompressionswirkung.

Gummi-(Synthetik-)Maschen bedingen den Längszug, Anpassungen an Gelenkbewegungen, Verhinderung von Faltenbildung.

Textilmaschen halten die beiden Systeme als Zweizuggestrick zusammen.

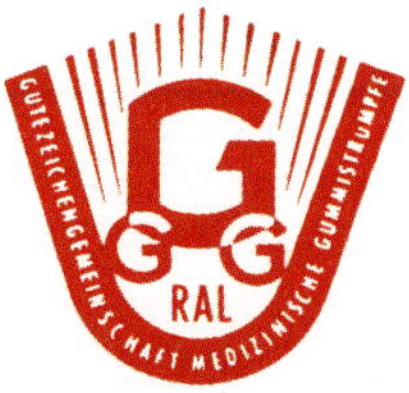

○ **Abb. 17.25:** Gütezeichen

Gütezeichen (○ Abb. 17.25)

Qualität und Druckverlauf von Kompressionsstrümpfen werden ständig gemäß den Richtlinien der Gütezeichengemeinschaft medizinischer Gummistrümpfe e.V. überprüft.

Kompressionsklassen und dazugehörende Indikationen

Kompressionsstrümpfe und -strumpfhosen sind in vier Kompressionsklassen von verschiedenen Anbietern im Handel (z.B. Varilind-K, Roland; Sigvaris, Ganzoni; Weco, Will u.a.). Die Schwere des Krankheitsbildes ist entscheidend für die Wahl der Kompressionsklasse, welche vom Arzt nach folgendem Schema ermittelt wird (am häufigsten Klasse II):

Kompressionsklasse I: Kompression von etwa 25 p / cm^2 / 20–30 mm Hg: leichte Oberflächenwirkung. **Indikationen:**
- Prophylaxe bei Schwere und Müdigkeitsgefühl in den Beinen,
- geringe Varikosis,
- beginnende Schwangerschaftsvarikosis

Kompressionsklasse II: Kompression von etwa 38 p / cm^2 / 30–40 mm Hg: mittlere Oberflächenwirkung. **Indikationen:**
- leichte chronisch venöse Insuffizienz,
- nach oberflächlicher Thrombophlebitis,
- nach Abheilung unerheblicher Ulzerationen,
- bei stärkerer Schwangerschaftsvarikosis,
- nach Sklerosierung,
- zur Thromboseprophylaxe.

Kompressionsklasse III: Kompression von etwa 55 p / cm^2 / 40–50 mm Hg: mit Oberflächen- und Tiefenwirkung. **Indikationen:**
- starke Varikosis mit Ödemneigung,
- chronisch venöse Insuffizienz infolge postthrombotischen Syndroms,
- posttraumatisches Ödem nach Ulcus cruris,
- sekundäre Varikosis,
- nach Sklerosierung.

Kompressionsklasse IV: Kompression von 80 p / cm^2 / über 50 mm Hg: verstärkte Tiefenwirkung.

- schwere postthrombotische Fälle,
- starke Ödemneigung.

Kontraindikationen

Eine Reihe von krankhaften Beschwerden spricht gegen die Verordnung von Kompressionsstrümpfen. Ein Bein sollte erst dann mit einem Kompressionsstrumpf versorgt werden, wenn es durch eine vorausgegangene Behandlung weitgehend ödemfrei ist. Bei schweren arteriellen Durchblutungsstörungen ist Kompression ebenfalls kontraindiziert. Nässende Dermatosen, Ekzeme und Ulcera cruris sollten vor einer Strumpfversorgung abgeheilt sein. Furunkel und Abszesse werden unter Kompression sehr schmerzhaft.

Kompressionsstrumpfformen

Die Strumpfform richtet sich nach dem Krankheitsbild. Verordnet werden: Halbstrümpfe, Schenkelstrümpfe, Strumpfhosen. Daneben: Knöchelsocken, Kniekappen, Schenkelstrümpfe mit Gurt (meist für Herren), Strumpfhosen für Gravide mit verstellbarem Bund (○ Abb. 17.26).

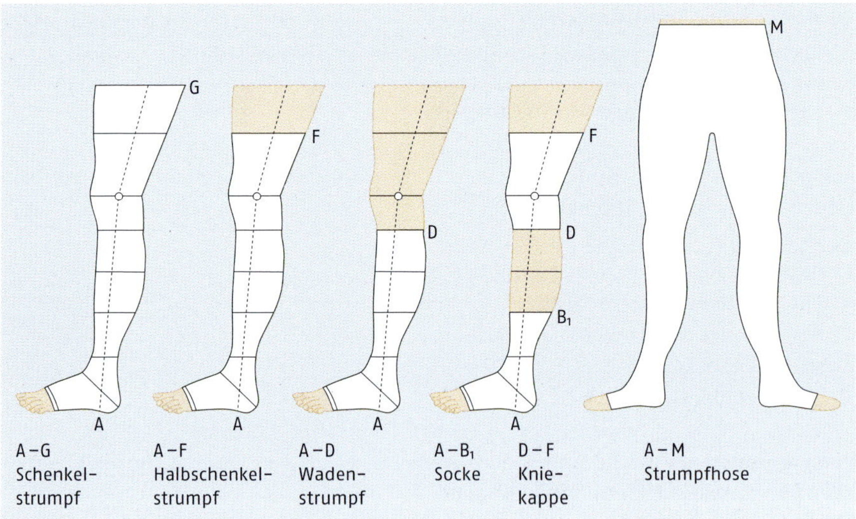

○ **Abb. 17.26:** Strumpflängen und zugehörige Bezeichnungen

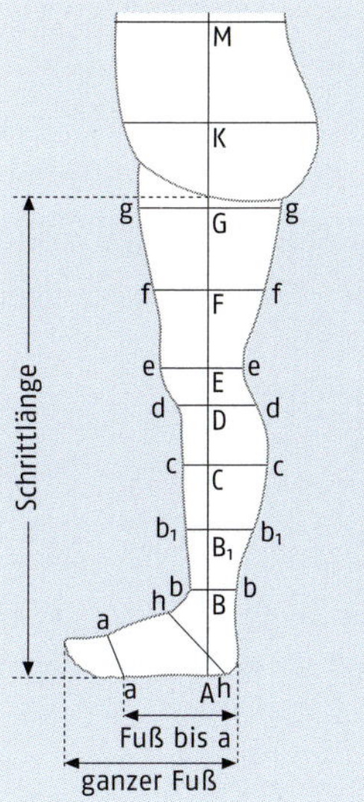

	Größe	I		II		III		IV		V	
Beinumfangmaße in cm	g	42	44	46	48	50	52	54	56	58	60
	f	39	41	42,5	44	45,5	47	48,5	50	51,5	53
	e	30	31	32,5	34	35,5	37	38,5	40	41,5	43
	d	27,5	28	29,5	31	32,5	34	35,5	37	38,5	40
	c	28,5	30	31,5	33	34,5	36	37,5	39	40,5	42
	b_1	23	24	25,5	26,5	27,5	29	30	31	32,5	34
	b	18,5	19	20	21	22	23	24	25	26	27
	h	27	28	29	30	31	32	33	34	35	36
	a	18,5	19	20	21	22	23	24	25	26	27
Beinlängenmaße in cm	A – G	65	65	68	68	71	73	75	76	78	78
	A – F	55	55	57	57	59	61	62	64	65	65
	A – E	42	42	43	43	44	46	47	48	49	49
	A – D	37	37	38	38	39	39	40	40	41	41
	A – C	25	25	26	26	27	27	27	28	28	28
	A – B_1	18	18	19	19	20	20	21	21	21	21
	A – B	11	11	11	11	12	12	12	12	13	13

○ **Abb. 17.27:** Größentabelle für Zweizug-Kompressionsstrümpfe

Bestimmung der Größen

Findet sich bei der ärztlichen Verschreibung keine Angabe zur Größe oder die Angabe »Strumpf nach Maß« bzw. »Maßkonfektion«, so können die Maße am Patienten in der Apotheke genommen oder von ihm zu Hause ermittelt werden. Anhand einer bundeseinheitlichen Richttabelle für Zweizug-Kompressionsstrümpfe und -Strumpfhosen werden die Seriengrößen I–V ermittelt (○ **Abb. 17.27**).

Maßnehmen in der Apotheke oder zu Hause ○ (Abb. 17.28)

Voraussetzung: Ödemfreiheit der Beine.

Prüfung: »Daumenprobe«. Bleibt nach Druck mit dem Daumen in der Knöchelgegend eine Delle, sollte nicht gemessen werden.

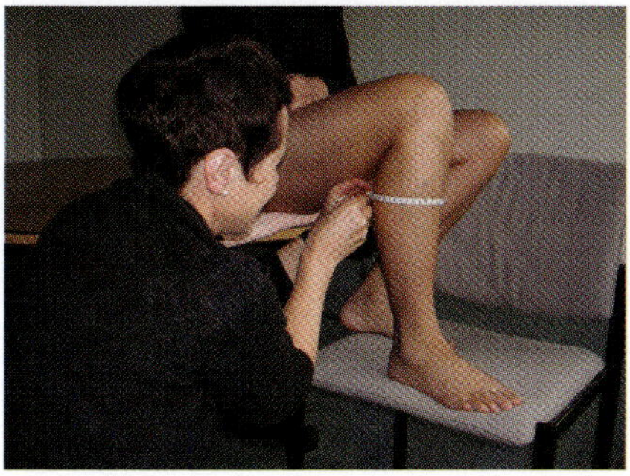

○ **Abb. 17.28:** Maßnehmen am unbekleideten Bein

17

In diesem Falle sollte der Patient am nächsten Morgen mit gewickelten Beinen wiederkommen oder mit der Messkarte zu Hause selbst maßnehmen.

Maßnehmen mit der Messkarte

Der Patient ermittelt morgens gleich nach dem Aufstehen am unbekleideten Bein die in der Messkarte geforderten Längen- und Umfangmaße: Erläuterungen siehe ○ Abb. 17.28 und ○ 17.29).

17.18 Intermittierende Kompression

Eine Möglichkeit der Kompressionsbehandlung ist die intermittierende Kompression, speziell für Patienten, die nicht mehr fähig sind, ihre Muskelpumpe aktiv zu betätigen, etwa bei Gelenkversteifung oder Bettlägerigkeit.

Maße	Erläuterungen
M	Taille
K	Hüftumfang: Umfang des Rumpfes an der breitesten Stelle
Schrittlänge	Länge von A bis zum Rumpfende
g A – G	keine feste Angabe (ca. 10 – 15 cm über Umfang f) Ferse bis Umfang g
f A – F	keine feste Angabe (ca. 15 cm über Umfang e) Ferse bis Umfang f
e A – E	Umfang über Kniescheibe und Kniekehle (bei leicht gebeugtem Knie) Ferse bis Umfang e
d A – D	Umfang unter der Kniescheibe 2 Finger breit unter der Kniekehle Ferse bis Umfang d
c A – C	größter Wadenumfang Ferse bis Umfang c
b_1 A – B_1	Umfang in der Mitte zwischen B und C Ferse bis Umfang b_1
b A – B	Fesselumfang (kleinster Beinumfang) Ferse bis Umfang b
h	Umfang Ferse – Spann (bei maximaler Beugung des Fußes nach oben)
a Fuß bis a ganzer Fuß	Umfang am Zehenansatz Ferse bis Umfang a Ferse bis Zehenspitze

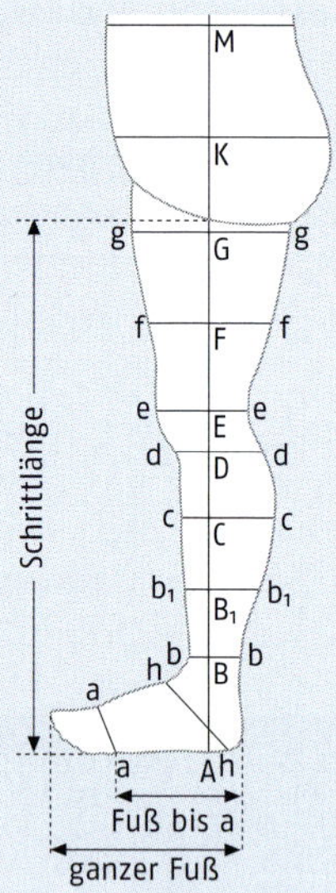

○ **Abb. 17.29:** Anleitung zum Abmessen von Zweizug-Kompressionsstrümpfen/-hosen

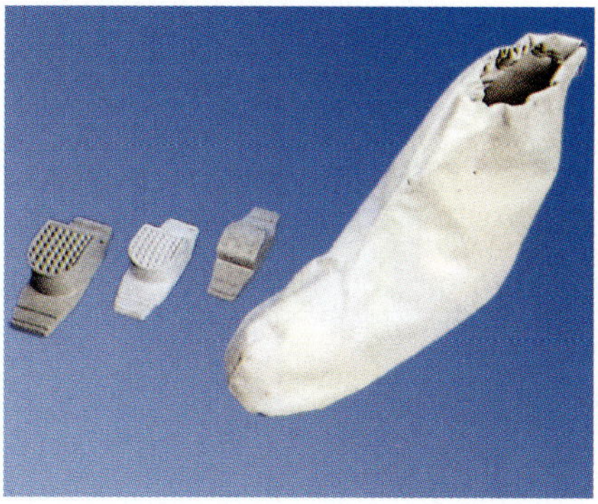

○ **Abb. 17.30:** Gummiabsätze (links) und Gehgips-Schutzbezug (rechts)

Bei diesem Verfahren werden dem Patienten ein- oder mehrkammerige, aufblasbare, flexible Kunststoffstiefel, bei denen ein eingeschlossener Kompressor für das Aufblasen sorgt, an das kranke Bein gezogen. Es kommt zunächst zu einem langsamen Anstieg des Drucks, der für individuell unterschiedliche Zeiten aufrechterhalten wird, und schließlich zum Ablassen des Druckes auf 0 mmHg. Bei den mehrkammrigen Stiefeln wird der Druck zuerst in der distalen Kammer im Knöchelbereich aufgebaut, anschließend in der unmittelbar proximalen Kammer.

Indikationen für dieses Verfahren: postthrombotisches Lymphödem, Varikosis mit Phlebödem, Begünstigung der Wundheilung nach operativen Eingriffen.

17.19 Gehgips-Schutzbezug und Gummiabsatz

Gehgips-Schutzbezug und Gummiabsatz für Gehgipse dienen der Abfederung beim Laufen mit Gipsverband und dem Schutz des Gehgipses vor Beschädigung und Verschmutzung.

Fragen

Kapitel 17 **Hilfsmittel zum Schutz und Halt von Körperteilen**

1. Nennen Sie je ein Einsatzgebiet folgender Artikel
   a. Handgelenksriemen
   b. Halskrawatte
   c. Kniebandage
   d. Zweizugknöchelstütze
2. Nennen Sie Ursachen von Venenerkrankungen.
3. Wie ändern sich die Druckverhältnisse in Kompressions- und Stützstrümpfen?
4. Welche Kompressionsklassen unterscheidet man? Welche Kompressionsklasse erzeugt den größten Druck?
5. Worauf muss beim Maßnehmen von Kompressionsstrümpfen besonders geachtet werden?

18 Hilfsmittel für die Frauenheilkunde

18.1 Irrigator, Frauendusche

(siehe ○13.5 und ○13.6, S. 261/262)

18.2 Pessare

18.2.1 Allgemeines

Es handelt sich um ring-, schalen- oder würfelförmige Körper aus verschiedenen Materialien, hauptsächlich jedoch aus nicht-allergenem Silikonkautschuk.

Stützpessare dienen zur symptomatischen Behandlung von Lageveränderungen verschiedener Genitalabschnitte.

Ursache: angeborene Bindegewebsschwäche, Verletzung und Überdehnung beim Geburtsvorgang oder Erschlaffung des Stütz- und Muskelgewebes infolge von Östrogenmangel; häufiges schweres Heben.

A) Descensus uteri – Gebärmuttersenkung

Symptome: Kreuzschmerzen, Harninkontinenz, Restharnbildung, Zystitis, Obstipation, Fluor, starke Menstruationsblutungen und nicht menstruelle Blutungen aus der Gebärmutter. Sind die Haltebänder der Gebärmutter derart erschlafft, überdehnt oder verletzt, dass sie vor der Vulva liegt, spricht man vom **Totalprolaps.**

B) Retroflexio uteri – Gebärmutterverlagerung

Hierbei ist der Uterus nicht nach vorn gebogen, sondern nach hinten gedreht.

Mögliche Folge: Unfruchtbarkeit.

Daneben kommt es auch vor, dass während einer Schwangerschaft der Uterus retroflektiert. Richtet er sich bis zum dritten Monat selbst nicht wieder auf, so wird er vom Arzt in die richtige Lage gebracht und dort mit dem sesselförmigen Hodge-Pessar fixiert.

Hinweise
Um eine Inkrustierung zu vermeiden, muss das Pessar alle sechs bis acht Wochen gewechselt und gegebenenfalls durch eine andere Größe ersetzt werden. Die Patientin sollte mindestens einmal wöchentlich eine Scheidenspülung mit Kamilleauszügen oder einer sehr verdünnten Kaliumpermanganatlösung durchführen. Hierzu kann die Frauendusche oder besser der Irrigator mit Mutterrohraufsatz verwendet werden.

18.2.2 Stützpessar-Arten

Es gibt verschiedene Stütz-Pessar-Arten:

Ring-Pessar

- Aus Weichgummi (Mutterring) (○ **Abb. 18.1**) in Größen 50, 55, 60 ... bis 95 mm ∅
- Aus Porzellan (○ **Abb. 18.2**) 11 Größen 50, 55 ... bis 100 mm ∅
- Aus Hartgummi (○ **Abb. 18.3**) 11 Größen 50, 55 ... bis 100 mm ∅
- Aus Silikon mit Stahlfederkern

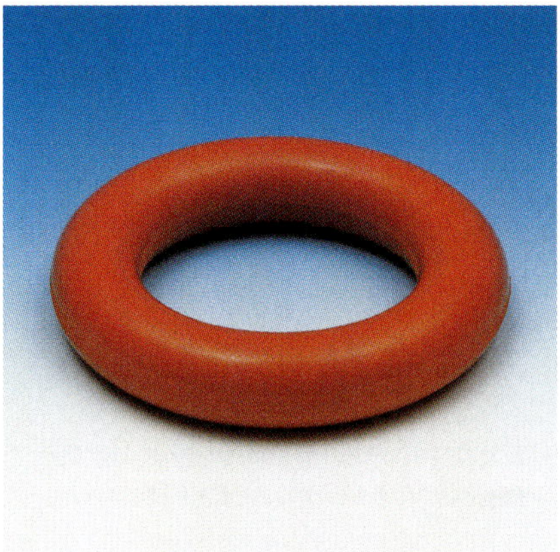

○ **Abb. 18.1:** Ring-Pessar aus Weichgummi

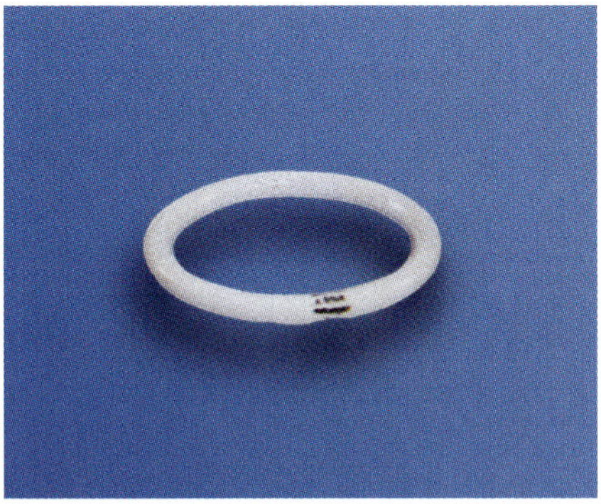

○ **Abb. 18.2:** Ring-Pessar aus Porzellan

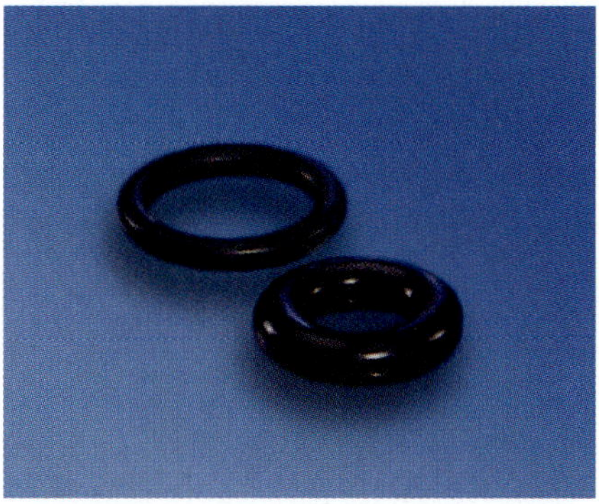

○ **Abb. 18.3:** Ring-Pessare aus Hartgummi

Urethra-Pessar

- Aus Silikon Größen 50–90 mm ∅
  Zur Behandlung von Stressinkontinenz (○ **Abb. 18.4**)

Sieb-Pessar

Siebschalen-Pessare haben Löcher, die das Ablaufen von Sekret erleichtern (○ **Abb. 18.6**).

- Moderne Schalen- bzw. Siebpessare werden aus Silikon gefertigt (○ **Abb. 18.7**). Dieses Material soll Gewebeirritationen verhindern und eine lange Verweildauer ermöglichen.
- Aus Porzellan (Schalenpessar, siebförmig) 11 Größen 50, 55, ... bis 100 mm ∅

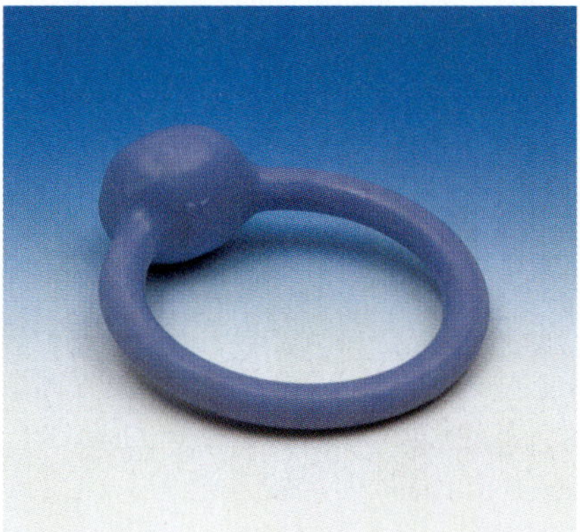

○ **Abb. 18.4:** Urethra-Pessar

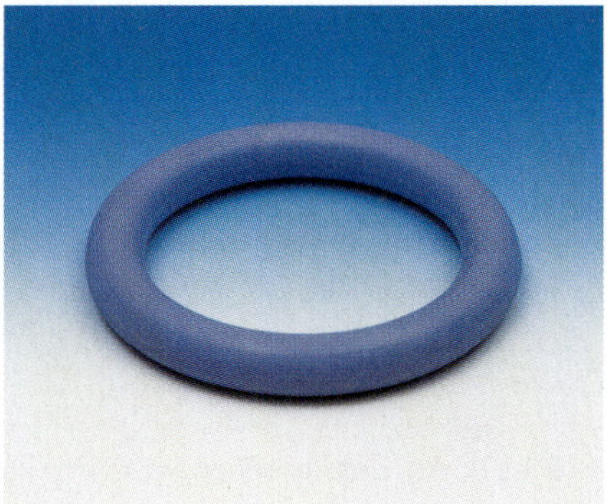

○ **Abb. 18.5:** Hodge-Pessar aus Silikon

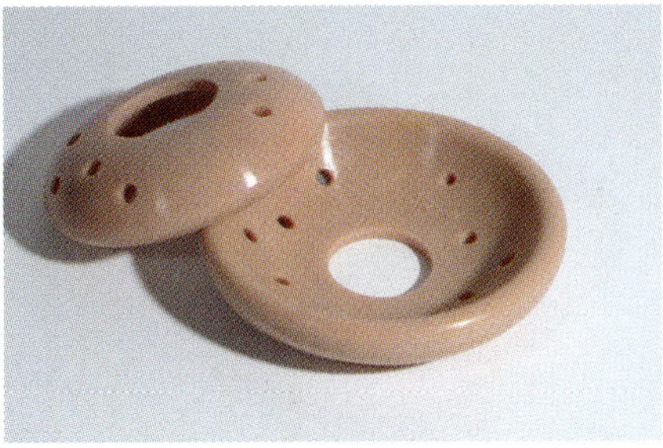

○ **Abb. 18.6:** Siebschalen-Pessare nach Schatz

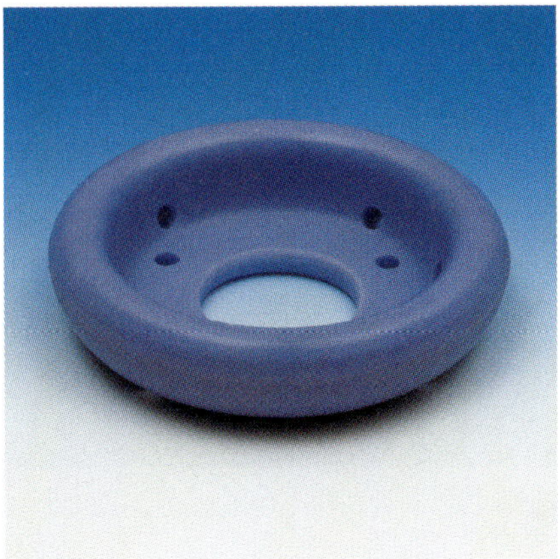

○ **Abb. 18.7:** Siebschalen-Pessar aus Silikon

Cerclage-Pessar

Mit dem Cerclage-Pessar werden Schwangere behandelt, bei denen eine Entlastung und sakrale Ausrichtung des Muttermundes erzielt werden soll, um so eine Frühgeburt zu verhindern (○ **Abb. 18.8**).

Hodge-Pessar aus Silikon (Russka®)

Dieses Hodge-Pessar besitzt einen Aluminiumkern. Es lässt sich deshalb extrem verformen (auch zur bekannten Sesselform) und so besonders gut an individuelle Verhältnisse anpassen.

- Größen 50–85 mm ∅ (○ **Abb. 18.5**)

Sieb-Pessar nach Dr. Falk (○ Abb. 18.9)

- Mittelteil aus Weichgummi, dadurch leichter und schmerzlos einzusetzen. 11 Größen 50, 55, 60 ... bis 100 mm ∅

Cramer-Pessar

- Bügelform, unterbrochen, aus Porzellan 7 Größen 60, 65, 70 ... bis 90 mm ∅

Diese Pessare werden vom Arzt eingesetzt und entfernt!

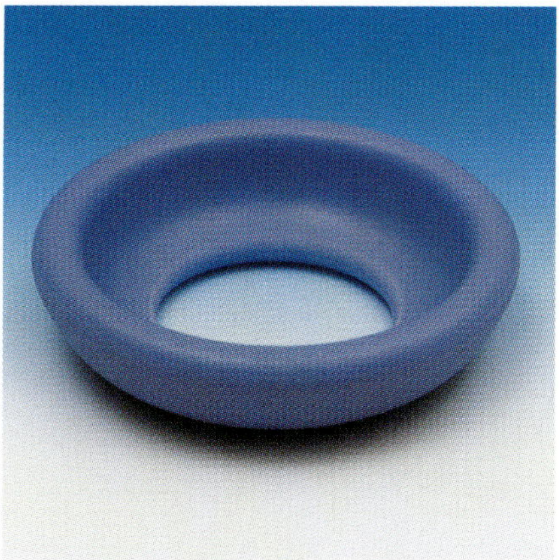

○ **Abb.18.8:** Cerclage-Pessar aus Silikon

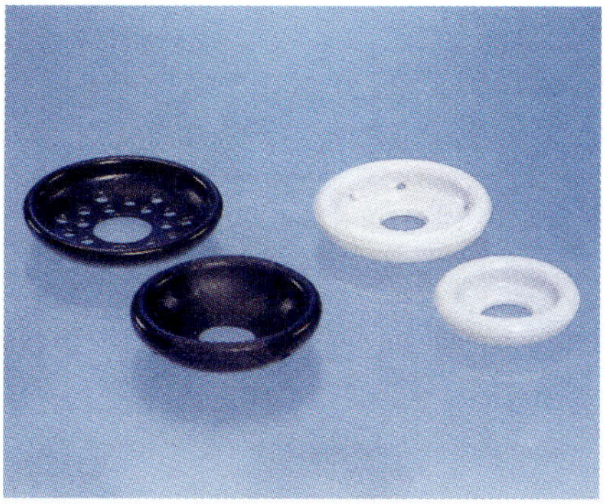

○ **Abb.18.9:** Sieb-Pessare nach Falk

Würfel-Pessar nach Dr. Arabin

Aus rotem Weichgummi, in drei Größen mit 29, 32 und 37 mm Kantenlänge. Dieses Pessar übt durch seine trichterförmigen Vertiefungen einen Sog auf die Scheidenwände aus und hält daher auch in Fällen, in denen die oben beschriebenen Pessare herausrutschen.

Da das Würfel-Pessar (○ **Abb.18.10**) von der Frau selbst eingesetzt wird, sollte sie folgende Ratschläge beachten:

- Würfel täglich wechseln, d. h. morgens einführen, abends entfernen (der Faden am Würfel dient dem Herausnehmen vor dem Schlafengehen).
- Reinigen nur mit Wasser, keine Zusätze (keinesfalls den Würfel über Nacht in Wasser liegen lassen, das schadet dem Gummi).

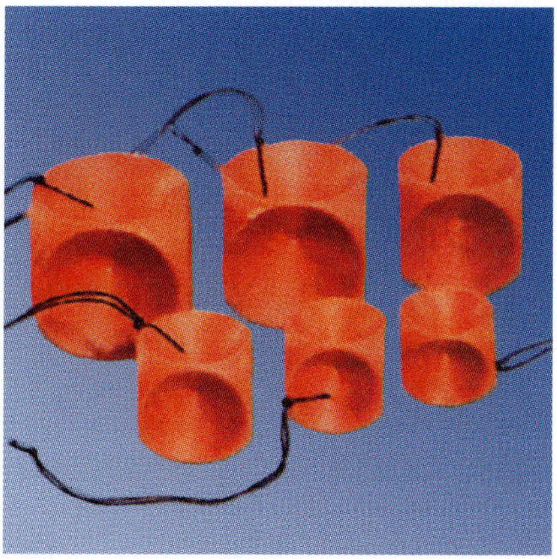

○ **Abb.18.10:** Würfel-Pessare aus Gummi

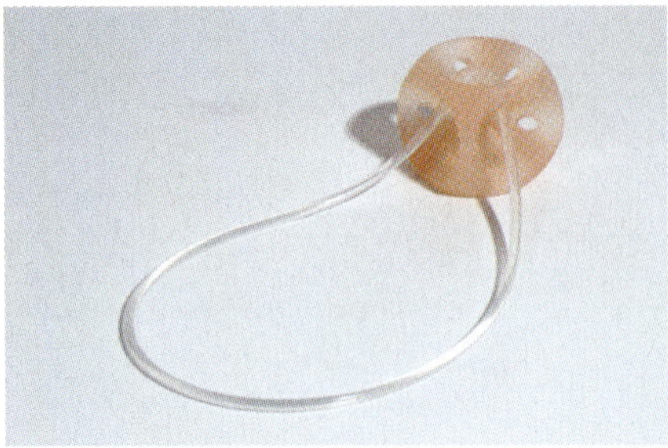

○ **Abb. 18.11:** Würfel-Pessar nach Frank

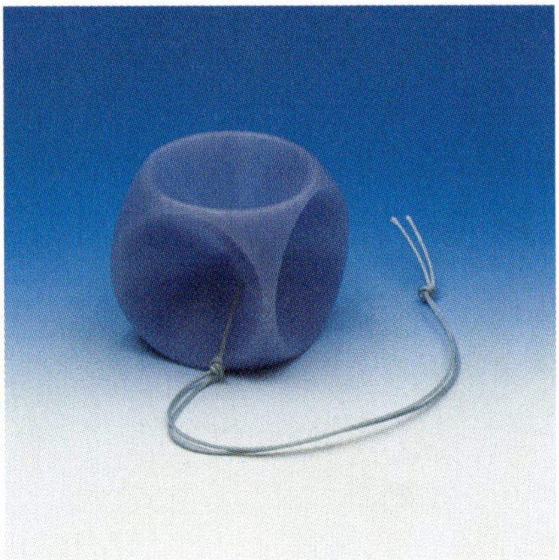

○ **Abb. 18.12:** Würfel-Pessare aus Silikon ohne Löcher

Würfel-Tampon Frank®

Ein würfelförmiges Pessar aus Silikon mit (○ **Abb. 18.11**) und ohne Löcher (○ **Abb. 18.12**). Das Pessar mit drei Löchern ermöglicht das Abfließen von Sekret und Blut, außerdem ist die Sogkraft vermindert, sodass beim Entfernen die Zugkraft herabgesetzt wird.

18.2.3 Verhütungspessare

Kappenpessare (Verschlusspessare) und Diaphragma-Mensinga-Pessare (Einlege-Pessare) spielen heute keine Rolle mehr.

An ihre Stelle sind die Intrauterin-Pessare (IUPs, ○ **Abb. 18.13** und ○ **18.14**) und Produkte wie lea® contraceptivum (○ **Abb. 18.17**) getreten.

Die durch Einschluss von Bariumsulfat röntgenfähigen **Intrauterin-Pessare** werden grundsätzlich vom Arzt unter aseptischen Bedingungen eingesetzt und verbleiben ein bis fünf Jahre in der Gebärmutter (○ **Abb. 18.15**).

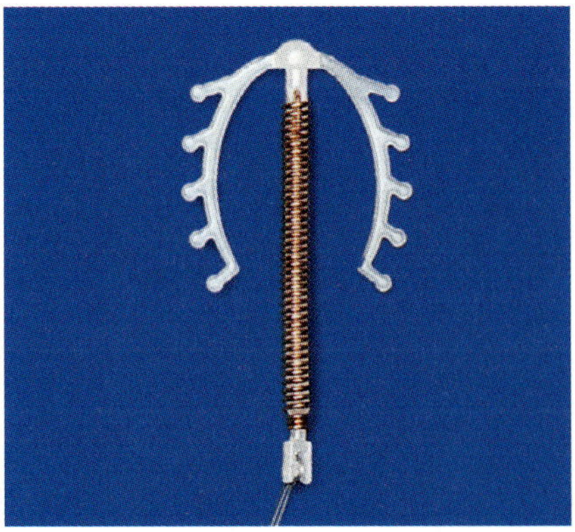

○ **Abb. 18.13:** Intrauterin-Pessar

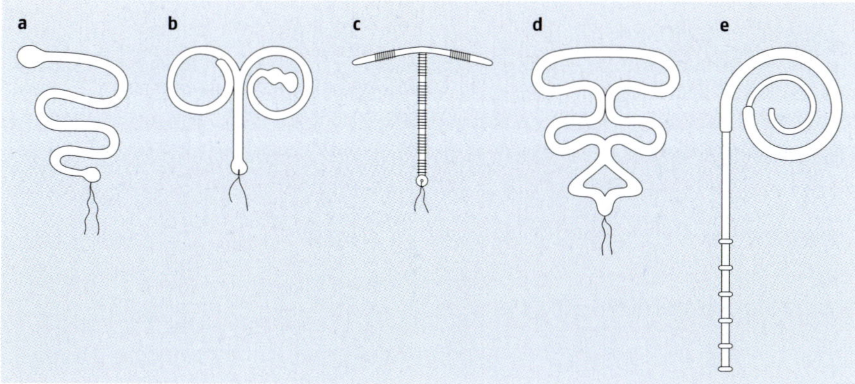

○ **Abb. 18.14:** Verschiedene Formen von IUPs
a Lippes-Schleife
b Saf-T-Coil
c Kupfer-T
d Dana-Super
e Margulies-Spirale

Die Vorteile der Intrauterinverhütung liegen in der einfachen Anwendung. Allerdings bietet diese Methode im Vergleich zur Pille eine etwas geringere Sicherheit und die Intrauterinpessare werden nicht von allen Frauen gut vertragen.

Mirena®

Mirena® (○ **Abb. 18.16**) ist wegen seiner pharmakologischen Wirkung durch Abgabe von Levonorgestrel als Arzneimittel eingestuft. Da die Wirkung aber offensichtlich durch das IUP als solches mit beeinflusst wird, haben wir es im Zusammenhang mit den Medizinprodukten aufgeführt.

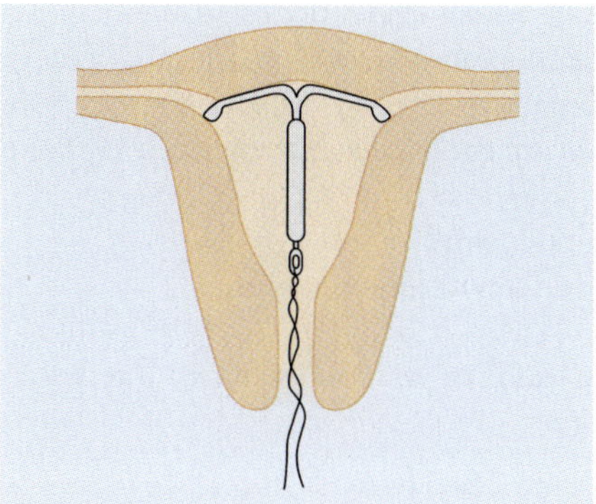

○ **Abb. 18.15:** Intrauterin-Pessar in situ

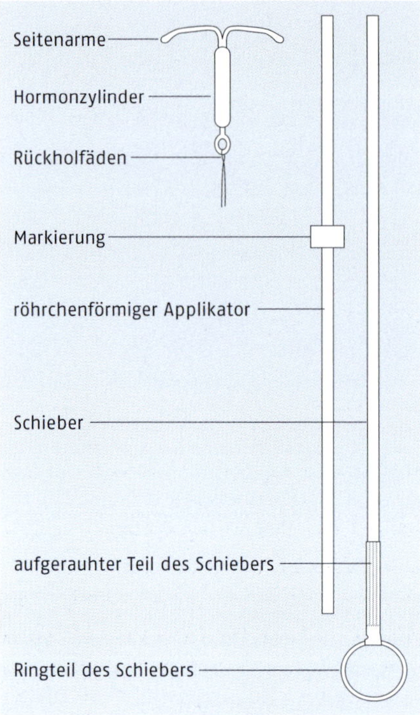

○ **Abb. 18.16:** Mirena®
a Seitenarme
b Hormonzylinder
c Rückholfäden
d röhrchenförmiger Applikator
e Markierung
f Schieber
g aufgerauter Teil des Schiebers
h Ringteil des Schiebers

Pharmakologische Eigenschaften

Mirena® vereint die Kontrazeption durch Intrauterinpessare und die hormonale Kontrazeption durch die intrauterine Freisetzung eines Gestagens. Levonorgestrel ist ein Gestagen, das in der Frauenheilkunde auf verschiedene Weise Anwendung findet: als Gestagenkomponente oraler Kontrazeptiva, in der Hormon-Substitionstherapie sowie als einziger Bestandteil der reinen Gestagenpille (Minipille) und subdermaler Implantate. Levonorgestrel kann auch mit Hilfe eines Intrauterinpessars direkt in das Cavum uteri verabreicht werden. Diese Applikationsart erlaubt eine sehr niedrige tägliche Dosis, da das Hormon direkt am Zielorgan freigesetzt wird. Der kontrazeptive und therapeutische Effekt von Mirena® beruht auf der lokalen intrauterinen Wirkung des Levonorgestrels, indem

- die Proliferation des Endometriums verhindert wird
- und es zu einer Zunahme der Viskosität des Zervixsekretes kommt.

Dieses intrauterine Milieu beeinträchtigt die Motilität der Spermien und ihre Funktion, so dass eine Befruchtung verhindert wird.

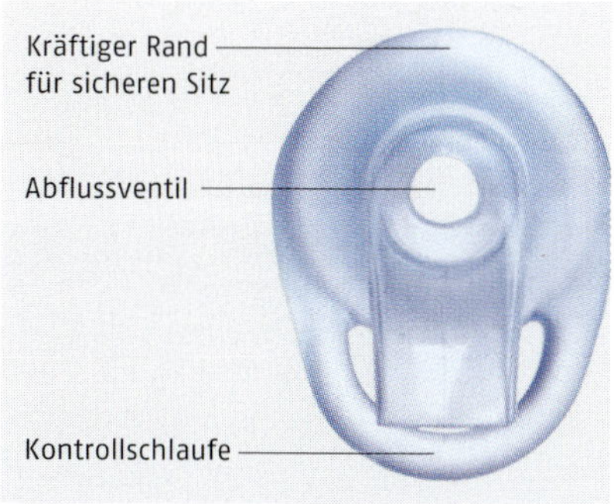

○ **Abb. 18.17:** lea® contraceptivum

lea® contraceptivum

lea® contraceptivum (○ Abb. 18.17) ist ein vaginales Barriereprodukt, das nach Aussage des Herstellers in klinischen Studien die Zuverlässigkeit der Minipille erreichte. Es besteht aus biologisch inertem, flexiblem Silikongummi und hat einen Durchmesser von 5,5 cm. Das Kontrazeptivum wird von der Vaginalwand und einem beim Einsetzen entstehenden leichten Unterdruck in Position gehalten. Seine tassenförmige Vertiefung umschließt die Portio, ohne aufzuliegen. Durch ein Ventil können Zervixsekret und Menstruationsflüssigkeit ablaufen, Spermien jedoch nicht aufsteigen.

lea® contraceptivum wird bei Bedarf von der Frau selbst eingesetzt und schützt dann bis zu 48 Stunden ohne Unterbrechung – wobei es nach dem Geschlechtsverkehr noch acht Stunden in der Vagina verbleiben muss. Nach der Reinigung mit Wasser und Seife ist es sofort wieder verwendbar, zwischen sechs und zwölf Monate lang.

Fragen

Kapitel 18 **Hilfsmittel für die Frauenheilkunde**

1. Welchen Vor- und Nachteil hat das Intrauterinpessar (IUP)?
2. Warum gehört das IUP Mirena® zu den Arzneimitteln?
3. Nennen Sie Vorteile von lea contraceptivum®.
4. Welche verschiedenen Arten von Stützpessaren unterscheidet man?

19 Mittel für die Säuglingspflege und die Mutter

19.1 Beißring

Es handelt sich um ringförmige Gebilde aus Weich- oder Hartplastik für zahnende Kinder. Eisbeißerle sind mit einer Glucoselösung gefüllt und können im Kühlschrank auf eine Temperatur von 5–10 Grad Celsius gebracht werden.

19.2 Säuglingswaage

Als Säuglingswaagen (○ **Abb. 19.1**) zeichnet man Tischwaagen mit aufgesetzter Schale.

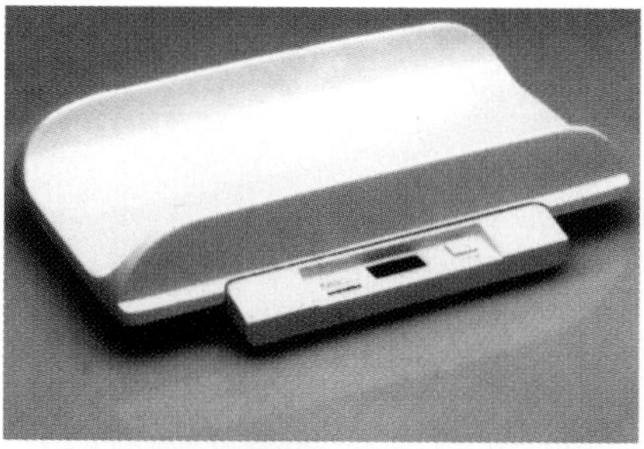

○ **Abb. 19.1:** Digitale Säuglingswaage

19.3 Brusthütchen

Bei Hohlwarzen oder schlecht fassbaren Warzen oder bei wunden Warzen soll man ein Brust- bzw. Saughütchen (○ **Abb. 19.2**) verwenden, das auf die Brust gelegt wird: So kann das Kind indirekt an der Brust saugen, der Kontakt von Mutter und Kind bleibt erhalten.

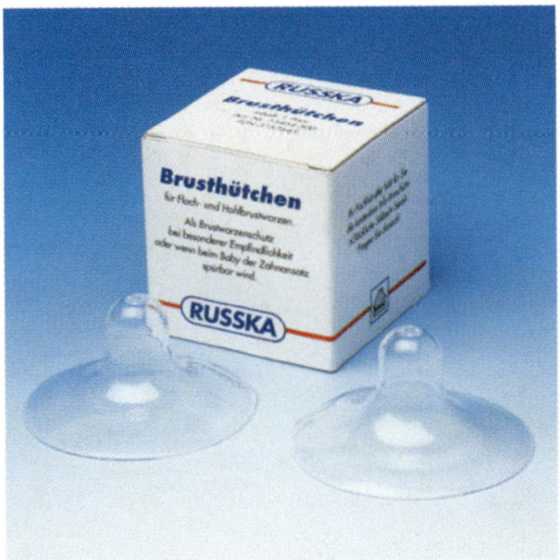

○ **Abb. 19.2:** Brusthütchen

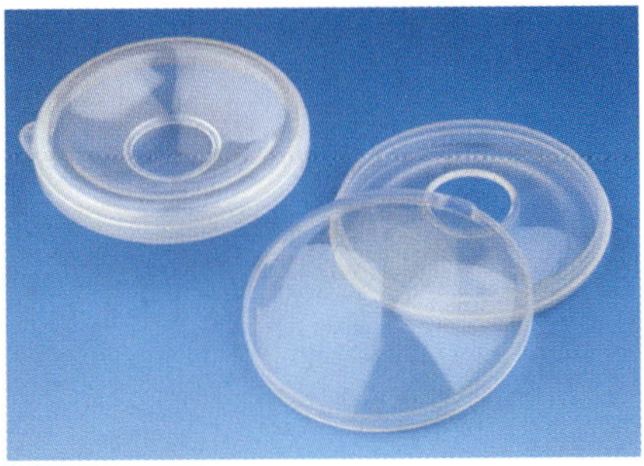

○ **Abb. 19.3:** Milchauffänger

19.4 Milchauffänger (»Schildkröte«)

Milchauffänger sind Plastikhohlkörper zum Auffangen von unkontrolliert austretender Muttermilch (○ **Abb. 19.3**). Zur Reinigung werden die beiden Hälften des Milchauffängers auseinandergenommen, in Seifenwasser gründlich ausgewaschen und in kochendem Wasser keimfrei gemacht.

19.5 Milchpumpe

Als Milchpumpen (○ **Abb. 19.4** und ○ **19.5**) bezeichnet man Glas- oder Plastikhohlkörper mit Gummipumpball zum Abpumpen der Muttermilch.

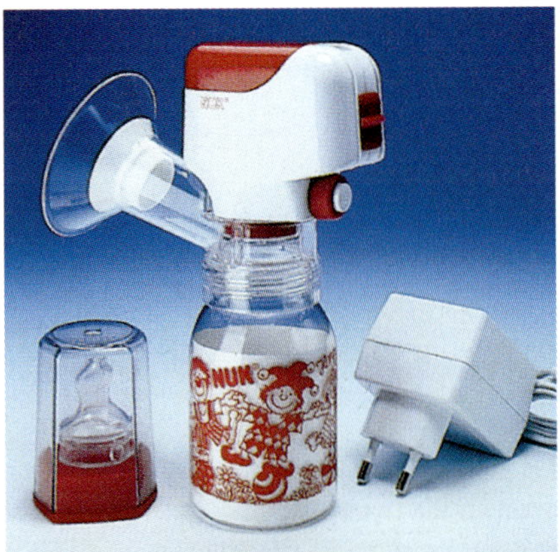

○ **Abb. 19.4:** Elektrische Milchpumpe der Firma NUK

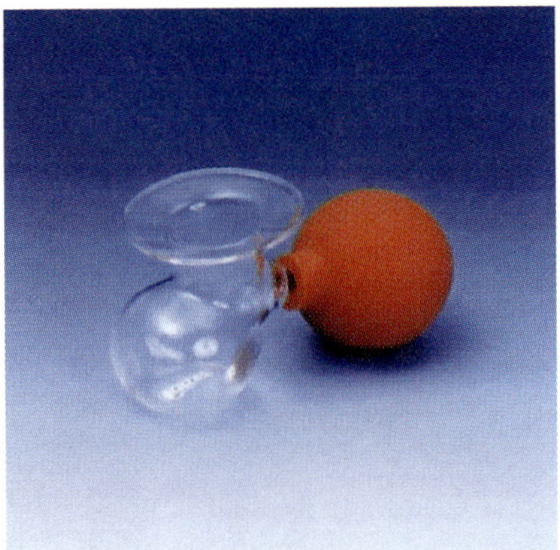

○ **Abb. 19.5:** Mechanische Milchpumpe

Bei der elektrischen Milchpumpe wird die Muttermilch direkt in die Flasche gepumpt. Diese Pumpe kann von der Apotheke auch im Leihverfahren an stillende Mütter abgegeben werden. Milchflasche und Brustansatzstück müssen jeweils käuflich erworben werden. Abbildung 19.6 erläutert den Umgang mit der elektrischen Milchpumpe.

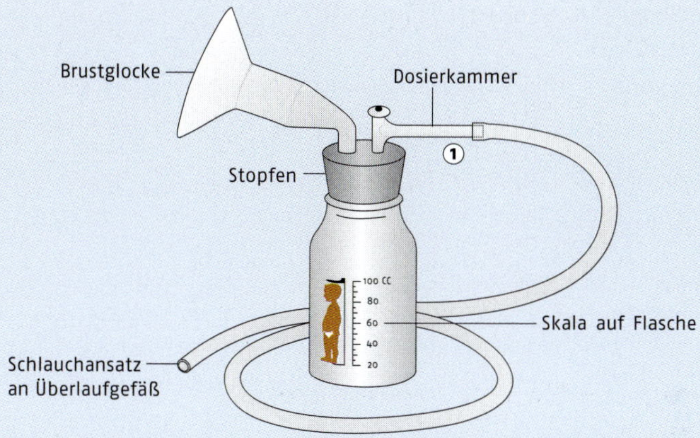

Vor Gebrauch Flasche, Stopfen mit Dosierkrümmer und Brustglocke komplett drei bis fünf Minuten in kochendes Wasser legen. – Abkühlen lassen. – Schlauch ca. 1 cm über das lange Ende des Dosierkrümmers schieben. ①
Freies Schlauchende auf Saugstutzen des Überlaufgefäßes schieben. ②
Netzschalter (EIN) betätigen – Pumpfe läuft.
Mit rechter Hand Brust anheben. Brustglocke aufsetzen und mit linker Hand Flasche halten; gleichzeitig mit linkem Zeigefinger die Öffnung am Dosierkrümmer abschließen. ③
Das Regulieren der Saugkraft kann durch längeres oder kürzeres Verschließen der Öffnung des Dosierkrümmers erreicht werden. Sie simulieren somit die natürliche Aubsaugung der Muttermilch.
Abgesaugte Milch fließt durch die Brustglocke in die Flasche.
Achtung: Flasche nur bis ca. zur Höchstmarke der Skala füllen!
Stopfen mit Brustglocke usw. abnehmen und Gumminuck auf die Flasche stecken.

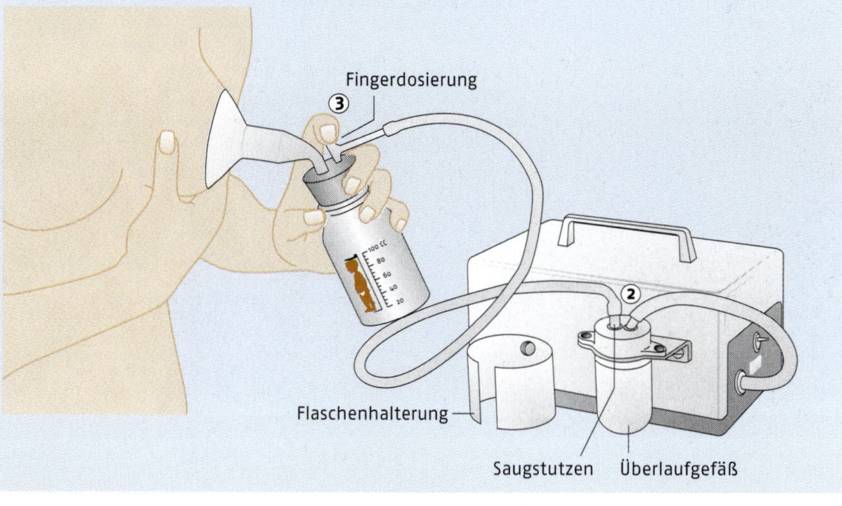

○ **Abb. 19.6:** Anwendung einer elektrischen Milchpumpe

Fragen

Kapitel 19 Mittel für die Säuglingspflege und die Mutter

1. Nennen Sie je ein Einsatzgebiet folgender Artikel
   a. Eisbeißring
   b. Brusthütchen
   c. Milchpumpe

20 Mittel für die Erste Hilfe

20.1 Arterienabbinder

Ein Gurtband mit spezieller Schnalle wird zum Abbinden der Schlagader bei Verletzungen benutzt.

20.2 Beatmungstubus

Anatomisch geformte Plastikhohlkörper dienen der künstlichen Beatmung (○ Abb. 20.1).

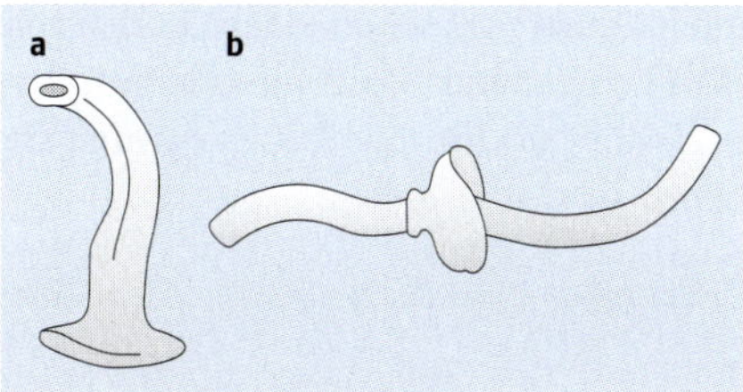

○ **Abb. 20.1:** Mundtuben
a) Tubus nach Guedel
b) Doppeltubus

20.3 Schere

Es sind verschiedene Formen entsprechend ihrer Anwendung im Handel (○ Abb. 20.2). Als Scherenschloss bezeichnet man die Stelle, an der sich die beiden Scherenarme kreuzen. Am haltbarsten sind Schrauben oder Nietschlösser. Wo die Schere jedoch durch Blut oder Eiter verschmutzt wird, werden bei den auseinandernehmbaren aseptischen Scheren die beiden Hälften durch ein Stiftschloss verbunden. Speziell gebogene oder einseitig abgeflachte Verbandscheren (Cooper Schere, Listerschere) erlauben ein gefahrloses Zerschneiden des Verbandes.

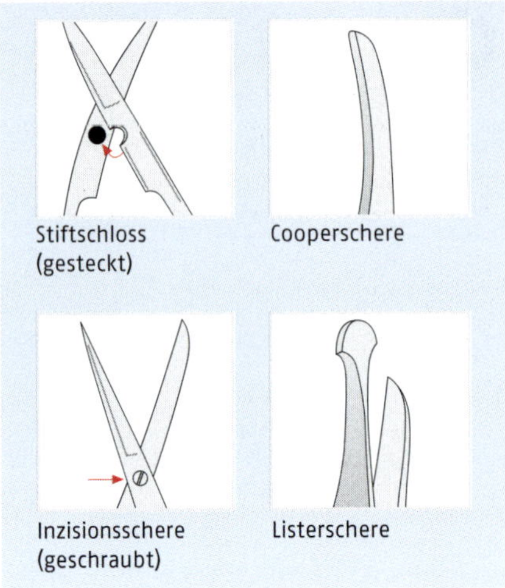

○ **Abb. 20.2:** Verschiedene Scherenformen

20.4 Pinzette (○ Abb. 20.3)

- **Anatomische Pinzette:** vorn stumpf abgerundet, Innenseite quer geriffelt.
- **Chirurgische Pinzette:** an den Enden ineinander greifende Zähne.
- **Cilienpinzette (Wimpernpinzette):** vorn schräg abgeflacht, Cilienpinzette mit Automatik springt auf Druck automatisch zurück und zupft so die Wimper aus.
- **Ohrenpinzette:** kniegebogen.
- **Splitterpinzette:** an den Enden spitz auslaufend.

Anatomische Pinzetten sind durch ihre stumpfen Enden zum schonenden Greifen von Gewebe, sterilem Verbandstoff oder sterilen Kanülen geeignet. Chirurgische Pinzetten ermöglichen durch die ineinander greifenden Zähne bei chirurgischen Eingriffen ein sicheres Fassen von Gewebe, Blutgefäßen, Sehnen usw.

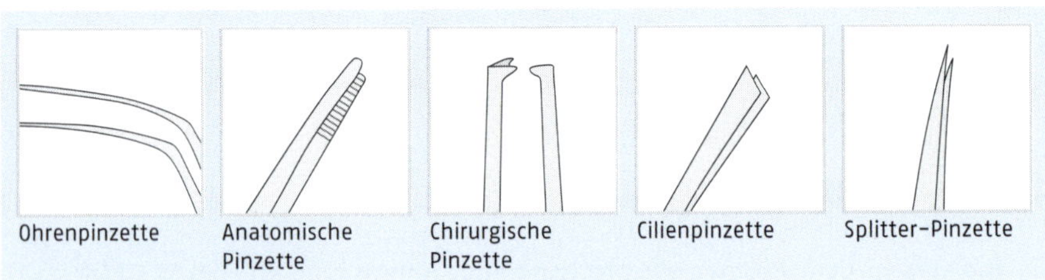

○ **Abb. 20.3:** Verschiedene Pinzettenenden

20.5 Handschuhe / Fingerlinge

In der Apotheke werden Handschuhe aus Gummi, Kunststoff oder Baumwolle vorrätig gehalten, die Verwendung finden als Schutzhandschuhe im Haushalt, bei Operationen, Untersuchungen und beim Verbandanlegen.

Fingerlinge / Untersuchungsfingerlinge (OP-Fingerlinge) werden aus Gummi oder Latex gefertigt (○ **Abb. 20.4**).

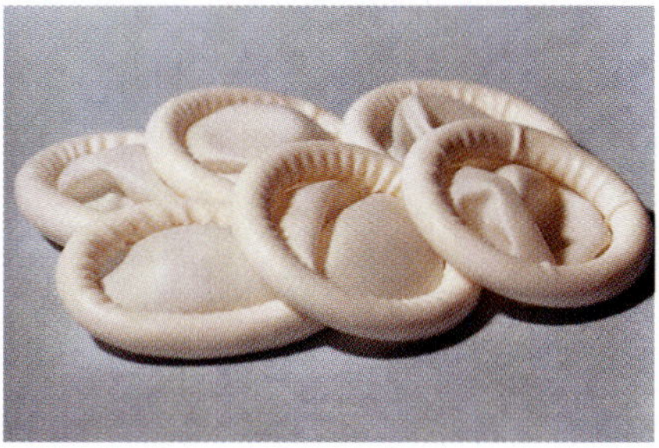

○ **Abb. 20.4:** Einmal-Fingerlinge

Fragen

Kapitel 20	**Mittel für die Erste Hilfe**

1. Nennen Sie je ein Einsatzgebiet folgender Artikel
   a. Listerschere
   b. Arterienabbinder
   c. anatomische Pinzette
   d. chirurgische Pinzette

21 Blutdruckmessgeräte

21.1 Allgemeines

In der Bundesrepublik leben schätzungsweise 6,5 Millionen Menschen mit zu hohem Blutdruck. Schwierigkeiten einer korrekten Erfassung möglicher Hypertoniker:

- Zu Beginn des Bluthochdrucks sind keine oder nur sehr geringe Beschwerden vorhanden.
- Blutdruckmessungen in der ärztlichen Praxis stellen ein diagnostisches Problem dar, da durch Aufregung und Erwartungsangst die Werte um 20 und mehr mmHg höher liegen können als diejenigen, die zu Hause in Ruhe bei der Selbstmessung festgestellt werden.
- Der Blutdruck schwankt im Laufe des Tagesrhythmus, abhängig von inneren und äußeren Einflüssen, erheblich.

Aus all dem ergibt sich, dass erstens Blutdruckmessung zu Hause oder in der Apotheke sinnvoll ist, zweitens eine zuverlässige Diagnose nur aufgrund einer Vielzahl von Blutdruckmessungen (Blutdruckprofil) möglich ist, drittens die Messungen in Ruhe vorgenommen werden müssen.

Beim Blutdruckmessen wird der Druck des in den Arterien strömenden Blutes ermittelt. In der **Systole** zieht sich der Herzmuskel zusammen, und es wird eine gewisse Blutmenge (70 bis 100 ml, das so genannte Schlagvolumen) in die Arterien gepumpt. Dabei entsteht eine Druckwelle. In der **Diastole** (Herzmuskelerschlaffung) ziehen sich die großen Gefäße aufgrund ihrer Elastizität automatisch wieder zusammen und treiben so das Blut weiter in die peripheren Bereiche.

Die Höhe des Blutdrucks ist abhängig vom Schlagvolumen, vom Gefäßwiderstand und der Elastizität der Arterienwände.

Klassifikation von Blutdruckbereichen

Normalwert:	systolischer Druck bis 130 mmHg diastolischer Druck bis 85 mmHg
Grenzwert:	systolischer Druck 140 mmHg diastolischer Druck 90 mmHg
Hochdruck:	systolischer Druck mehr als 140 mmHg und/oder diastolischer Druck mehr als 90 mmHg

Ursachen des Bluthochdrucks:

In etwa 70 der Fälle ist die Ursache der Hypertonie unbekannt, man spricht von einer *»essentiellen«* oder *primären Hypertonie.* Die essentielle Hypertonie gilt als multifaktoriell bedingte Störung der Blutdruckregulation infolge genetischer Disposition, Konstitution (Pykniker) sowie hormoneller Faktoren (häufiger Beginn der Hypertonie bei Frauen in den Wechseljahren). Man geht davon aus, dass ein erhöhter, peripherer Widerstand der Arteriolen der unmittelbare mechanische Faktor ist, der zur Erhöhung des diastolischen Drucks führt. Daneben dürften aber auch noch die Kontraktionskraft des Herzmuskels, die Herzfrequenz, das Blutvolumen und die Blutviskosität eine Rolle spielen. Es wurde beobachtet, dass diese Hochdruckform nicht selten gemeinsam mit erhöhter Harnsäure, Hyperlipidämie oder Diabetes auftritt.

Die häufigste Form der Hypertonie mit bekannter Ursache *(sekundäre oder organische Hypertonie)* ist die *renale* Hypertonie, bei der die Niere vermehrt Renin produziert, was eine Freisetzung von Angiotensin nach sich zieht. Dieses wirkt gefäßkontrahierend und dadurch blutdruckerhöhend. Etwa 15 der Hypertonien sind auf diese Form infolge Nieren- oder Nierengefäßerkrankung zurückzuführen.

Bei 0,1 bis 0,2 der Patienten ist eine Hypertonie hormonell bedingt (Cushing-Syndrom, Conn-Syndrom, Hyperthyreose).

Außerdem kann Bluthochdruck medikamentös induziert sein (Carbenoxolon, Kortikosteroide, Estrogene).

Schwangerschaftshypertonie

Auch in der Schwangerschaft kann Bluthochdruck im Rahmen einer Gestose auftreten, insbesondere bei Erstgebärenden in der Spätschwangerschaft. Auch bei vorausgegangenen renalen Erkrankungen der Frau ist die Gefahr groß, dass sich während der Schwangerschaft ein Hochdruck entwickelt. Er muss besonders frühzeitig und intensiv behandelt werden, da er zu Komplikationen für Mutter und Kind führen kann. Aus diesem Grund ist die Blutdruckkontrolle bei den Vorsorgeuntersuchungen eine wichtige präventive Maßnahme.

21.2 Messvorgang

Beim Aufpumpen der Manschette des Blutdruckmessgeräts drückt diese auf die Oberarmmuskulatur, die Schlagader wird bei steigendem Druck so weit abgeklemmt, dass kein Blut mehr hindurchfließen kann. Wird durch Öffnen des Ventils der Manschettendruck langsam verringert, so beginnt das Blut wieder zu fließen, wenn der Arteriendruck gleich dem Druck in der Manschette ist. Gleichzeitig ist über das Stethoskop ein pulsierendes Geräusch zu hören (Korotkoffsches Geräusch: Wirbelbildung im verengten Gefäß). Das Messinstrument zeigt kleine pulsierende Ausschläge. Dies ist der Punkt, an dem der **systolische Druck** auf dem Manometer abzulesen ist. Beim weiteren langsamen Luftablassen wird das Geräusch zunächst lauter, dann leiser: die Pulswelle kann nun fast ungehindert durch die Arterie strömen: **diastolischer Blutdruckwert.** Wird der diastolische Blutdruck erst bei völligem Verschwinden der Geräusche abgelesen, so ermittelt man Werte, die um 5 mm Quecksilbersäule zu niedrig liegen.

Blutdruckamplitude

Die Differenz zwischen systolischem und diastolischem Blutdruckweit nennt man Blutdruckamplitude. Sie ist abhängig vom Schlagvolumen: Ein großes Schlagvolumen bedingt eine große Amplitude, ein kleines Schlagvolumen eine kleine Amplitude (eventuell Hinweis auf einen Schock).

Fehlerquellen beim Blutdruckmessen

- Der Patient hat sich kurz zuvor angestrengt oder aufgeregt.
- Die Manschette ist nicht richtig angelegt.
- Der Arm ist durch beengende Kleidungsstücke gestaut.
- Die Schläuche sind verwickelt.
- Es befindet sich Restluft in der Manschette.
- Man hat zu lange gestaut.
- Man hat den Druck in der Manschette nicht ausreichend erhöht.
- Man hat den Druck zu rasch erniedrigt und konnte den Wert deshalb nicht exakt ermitteln (eine normale Pulswelle dauert 0,8 Sekunden, der Druck darf deshalb maximal um 2 bis 3 mmHg pro Sekunde gesenkt werden).

21.3 Elektronisches Blutdruckmessgerät

Hier entfällt das Stethoskop. Auf einem Pult werden systolischer und diastolischer Wert optisch und akustisch angezeigt. Fehlerquellen der konventionellen Blutdruckmessung wie Variabilität des Beobachters in Konzentration, Reaktionszeit und Interpretation von Korotkoff-Tönen sowie systematische Fehler (Tendenz, höhere oder niedrigere Werte abzulesen) sind ausgeschlossen (○ Abb. 21.1).

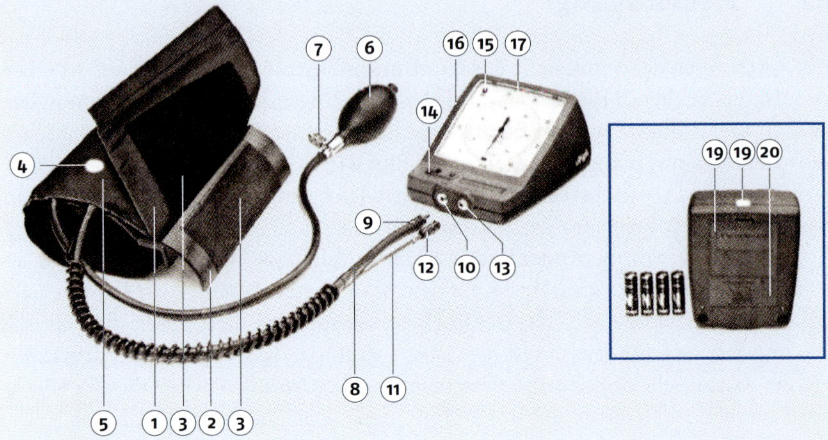

Gerätebeschreibung

1 Manschette
2 Verschlussbügel
3 Klettverschluss
4 Weiße Mikrofonmarkierung
5 Mikrofon
6 Pumpball
7 Ventil
8 Luftschlauch
9 Luftstecker
10 Anschlussbuchse
11 Mikrofonkabel
12 Mikrofonstecker
13 Anschlussbuchse Mikrofon (Mikro)
14 Ein/Aus-Schalter
15 Blutdruckanzeige (rote Lampe)
16 Batteriekontrolle (grüne Lampe)
17 Manometerskala/-zeiger
18 Batteriefach mit 4 Batterien
19 Eichmarke (kann auch an anderer Stelle auf dem Gerät platziert sein)
20 Typenschild

○ **Abb. 21.1:** Elektronisches Blutdruckmessgerät

Computergesteuertes Blutdruckmessgerät mit digitaler Anzeige

Als Vorteil dieses Gerätes wird die getrennte digitale Anzeige der beiden Blutdruckwerte auf einen Blick angegeben. Außerdem ist die Pulsfrequenz auf Tastendruck abrufbar.

21.4 Elektronische Geräte mit oszillometrischer Messmethode

Diese Geräte (○ **Abb. 21.2**) benötigen weder ein Mikrofon noch ein Stethoskop, da keine Geräusche, sondern die Volumenänderung der Arterie erfasst werden. Jede Pulswelle erzeugt in der Manschette eine Druckschwankung (Oszillation), die von einem Druckwandler des Gerätes registriert und in einem elektronischen Speicher abgelegt wird. Sobald der Druck in der Manschette geringer als der untere Blutdruck ist, verursacht die Pulswelle keine wahrnehmbaren Druckschwankungen mehr (○ **Abb. 21.3**). Der Mikroprozessor wertet nun die gespeicherten Druckkurven aus und errechnet nach

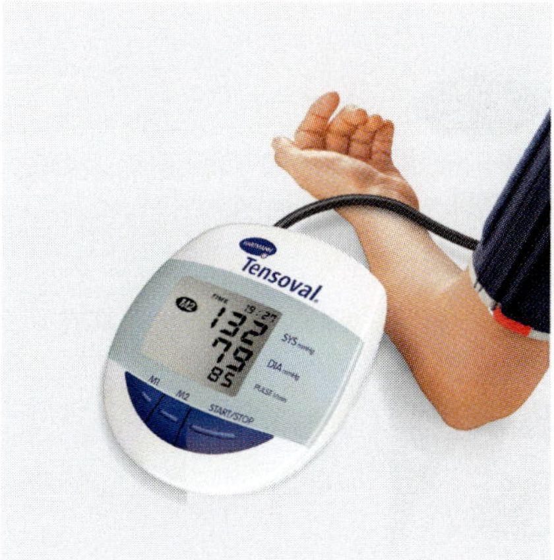

○ **Abb. 21.2:** Blutdruckmessen am Oberarm mit dem Tensoval comfort

einer programmierten mathematischen Formel (Algorithmus) den systolischen und diastolischen Blutdruck.

Der Vorteil dieser Messmethode liegt darin, dass der gesamte aufblasbare Teil der Manschette als Drucksensor dient und beim Anlegen der Manschette das Suchen des genauen Messpunktes über der Schlagader entfällt. Messfehler ergeben sich bei zu schneller Ablassrate des Manschettendrucks. Die Oszillometer eignen sich weniger bei starken Herzrhythmusstörungen oder fortgeschrittener Arteriosklerose.

Als *Halbautomaten* (○ **Abb. 21.4**) werden elektrisch arbeitende Blutdruckmessgeräte bezeichnet, bei denen die Manschette noch manuell aufgepumpt werden muss, kein automatischer Impuls zum Luftablass der Manschette nach Beendigung des Messvorgangs erfolgt und die Messwerte elektronisch angezeigt werden.

Vollautomaten (○ **Abb. 21.5**) bieten dem Patienten einen optimalen Bedienungskomfort: Die Manschetten werden auf Knopfdruck automatisch aufgepumpt, und die Luft wird nach Beendigung der Messung automatisch aus der Manschette abgelassen. Die Anzeige des Messergebnisses erscheint wie bei den Halbautomaten elektronisch.

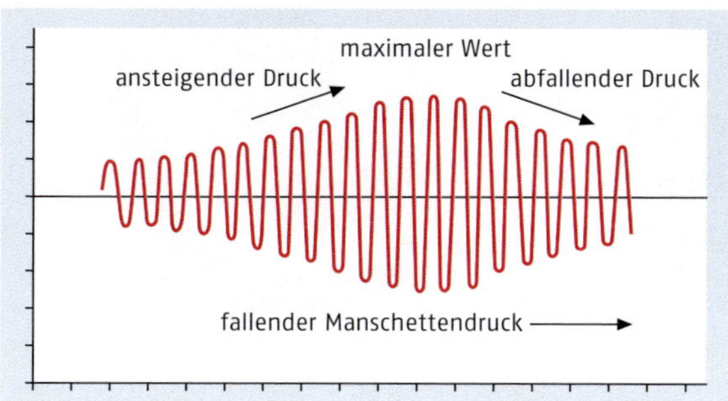

○ **Abb. 21.3:** Blutdruckoszillationen

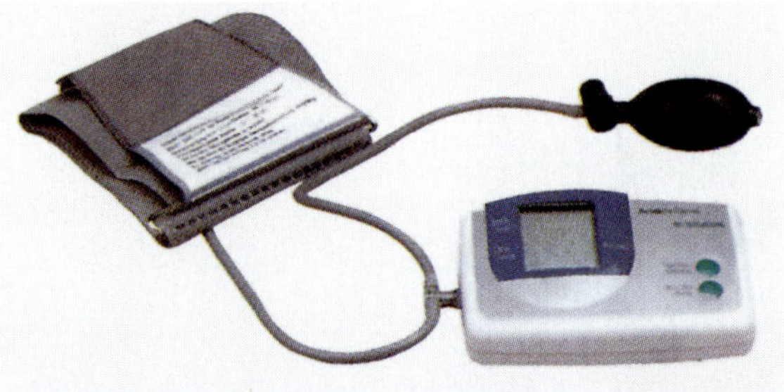

○ **Abb. 21.4:** Oszillatorischer Halbautomat

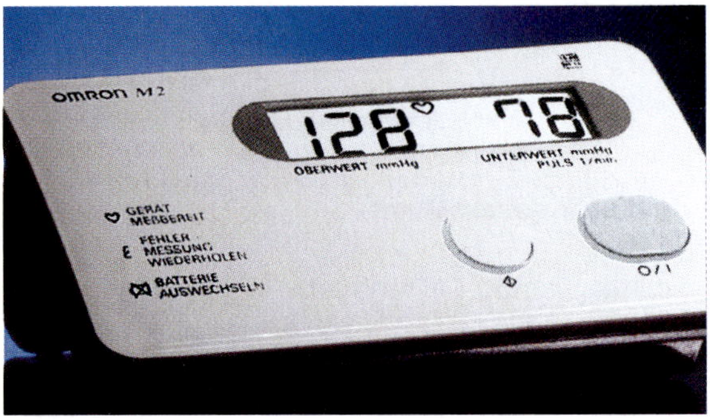

○ **Abb. 21.5:** Oszillatorischer Vollautomat

Oszillatorische Vollautomaten zur Messung am Handgelenk (○ **Abb. 21.6** und ○ **21.7**) Es gibt Geräte, die die Manschette und die Messeinheit in einem Gerät vereinen, und Geräte mit einem Basistischgerät und einer Schlauchverbindung. Es werden nicht nur Stärke, sondern auch die Form der Pulswellen (Höhe, Breite, Art) gemessen. Bei schwachem oder instabilem Puls / Blutdruck wird so die Zuverlässigkeit der Messung verbessert.

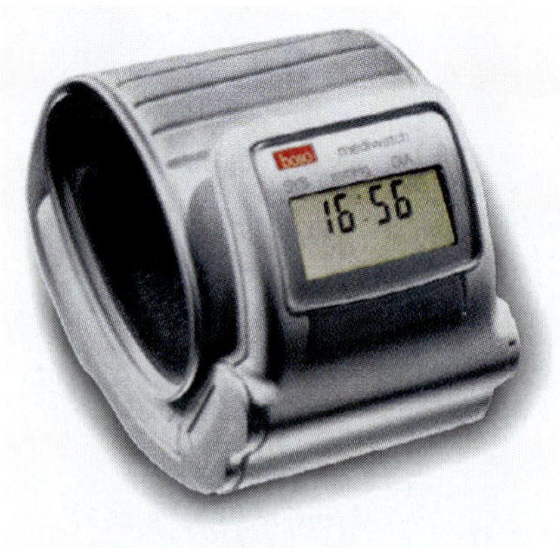

○ **Abb. 21.6:** Oszillatorischer Vollautomat zur Messung am Handgelenk

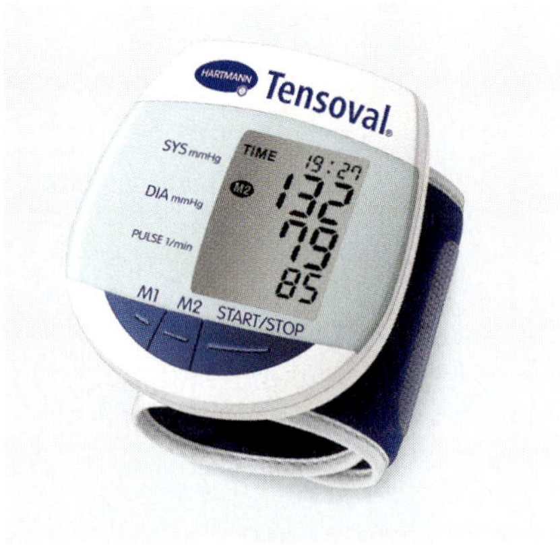

○ **Abb. 21.7:** Tensoval mobil zur Messung am Handgelenk

Hinweise

Die Blutdruckmessung in den Apothekenbetriebsräumen gegen eine Gebühr ist erlaubt. Bei Interpretation der ermittelten Werte ist jedoch äußerste Zurückhaltung geboten und bei kritischen Werten der Kunde unbedingt zum Arzt zu schicken.

Eichpflicht von Blutdruckmessgeräten siehe Einleitung, Teil II.

Tab. 21.1 Vergleich der Messmethoden bei Korotkoff- und oszillometrischen Geräten

Korotkoff-Geräte	Oszillometrische Geräte
Methode: Messung von Pulstönen Elektronische Erfassung des ersten und letzten Tones Störungen durch Töne und Bewegung	Messung von Druckwellen Erreichnung der Systole und Diastole mit dem mikroprozessorgesteuerten OZ-Rechnerprogramm. Störungen nur durch Bewegung
Technik: Mikrofonmessung Ringmanschette oder Patentmanschette Automatischer Luftablass mit individueller Handsteuerung Piepton zwischen Systole und Diastole Aneige von Systole und Diastole sofort nach Messwerterkennung Große Digitalanzeige	Ohne Mikrofon Praktische Schalenmanschette Vollautomatischer Luftablass – mit fester Ablassrate Schnellablass für Totalentlüftung Anzeige der Druckablasrate Piepton wähend der gesamten Messung Systole und Diastole werden erst am Ende der Messung angezeigt Netzanschluss bei Automatikeräten möglich Große Digitalanzeige
Kundengruppen: Empfehlung für Kunden, die auf der »Stethoskop-Methode« bestehen oder spezielle Bedürfnisse haben: ▸ extremer Armumfang ▸ extreme Hochdruckpatienten (Ablassgeschwindigkeit regeln) ▸ extreme Lage der Arterie (Mikroempfindlichkeit)	Empfehlung als Gerät für »Normalkunden« Empfehlung für Kunden, die Wert auf hohen Messkomfort legen (Automatikgeräte)

Fragen

Kapitel 21 Blutdruckmessgeräte

1. Ab welchen Blutdruckwerten spricht man von einer Hypertonie?
2. Aus welchen Teilen besteht ein Stethoskop-Gerät?
3. Erläutern Sie das Prinzip der ozillometrischen Messung.
4. Welche Fehler werden beim Blutdruckmessen gemacht?

22 Einnehmehilfen

22.1 Einnehmeglas

mit Graduierung, dient zum Einnehmen von Arzneimitteln.

22.2 Einnehmelöffel

ist ein Messgerät mit Tee-, Kinder- und Esslöffelmaß (○ Abb. 22.1).

22.3 Schnabeltasse

aus Porzellan oder Kunststoff, erleichtert das Trinken im Liegen (○ Abb. 22.2).

22.4 Trinkbecher

dienen dem gleichen Zweck wie die Schnabeltasse. Sets bestehen aus einem Becher mit je einem Deckel für Tee und Brei (○ Abb. 22.3).

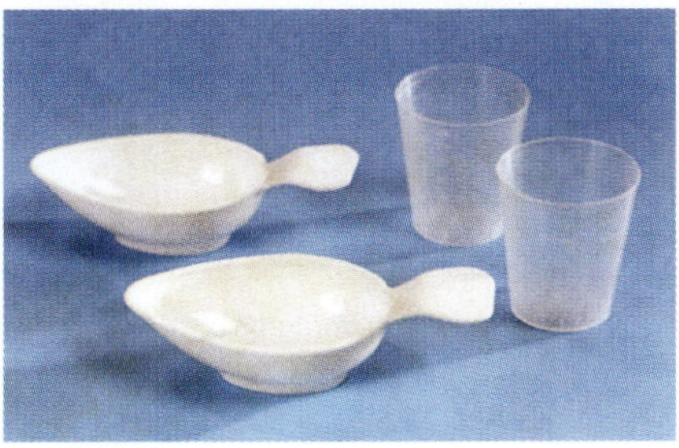

○ **Abb. 22.1:** Einnehmelöffel

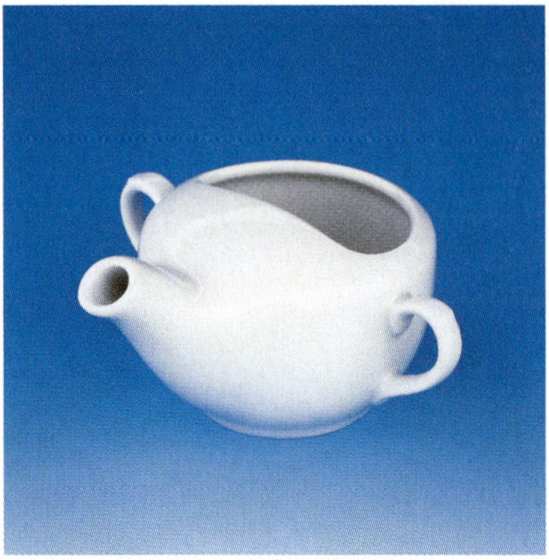

○ **Abb. 22.2:** Schnabeltasse aus Porzellan

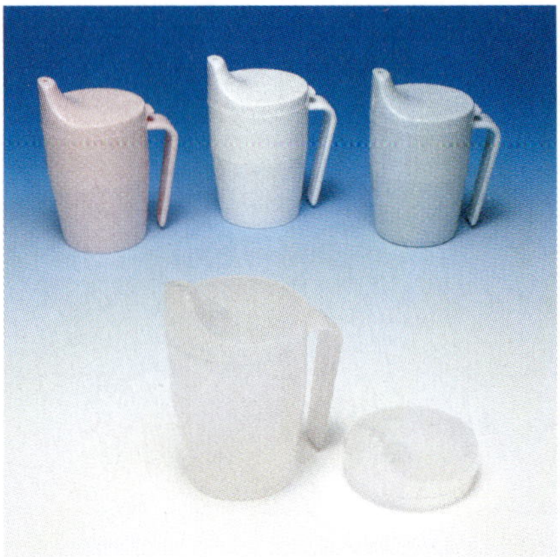

○ **Abb. 22.3:** Trinkbecher-Set

22.5 Bett-/Serviertisch

Zusammenklappbare Kunststoff-Tische, 4 cm hoch, erleichtern dem Kranken bzw. dem Pflegepersonal das Ess- und Trinkgeschirr abzustellen.

22.6 Tabletten-Dispenser

aus Kunststoff mit verschieden beschrifteten Fächern erleichtern dem Patienten die Einnahme von Tabletten, Kapseln oder Dragees zum richtigen Zeitpunkt. Weitere gebräuchliche Bezeichnungen für solche Dispenser sind Wochendosierer, Tagesdosierer, Tablettenbox oder Tablettendose.

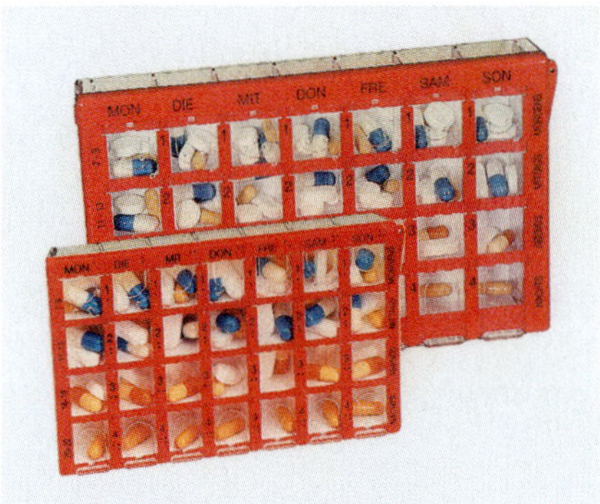

○ **Abb. 22.4:** Tabletten-Dispenser

Anhang: Firmenadressen

Abbott GmbH
MediSense Produkte
Max-Planck-Ring 2
65205 Wiesbaden

Adamazek GmbH
Dillmannstr. 28
70193 Stuttgart

Astra GmbH
Tinsdalerweg 183
22880 Wedel

Bauerfeind AG
Weißendorfer Str. 5a
07937 Zeulenroda

Baxter
Edisonstr. 3–4
85716 Unterschleissheim

Becton Dickinson GmbH
Tullastr. 8–12
69126 Heidelberg

Beiersdorf AG
Unnastr. 48
20253 Hamburg

Berner International GmbH
Mühlenkamp 6
25337 Elmshorn

BD (Becton Dickinson GmbH)
Tullastr. 8–12
69126 Heidelberg

Bort GmbH
Ziegeleistr. 39
71384 Weinstadt

Bosch + Sohn GmbH & Co.
Bahnhofstr. 64
72417 Jungingen

B. Braun Medicare GmbH & Co. KG
Spangerweg 17
34201 Melsungen

Braun Schiwa B. GmbH & Co. KG
Kattenrenner Str. 32
49219 Glandorf

BSN medical GmbH
Quickbornstr. 24
20253 Hamburg

Büttner-Frank GmbH
Postfach 126
91058 Erlangen

H. Caroli Bandagenfabrik e.K.
Postfach 1260
77833 Lahr

Codan Vertrieb GmbH u. Co. KG
Postfach 120
23735 Lensahn

Coloplast GmbH
Postfach 7030
22045 Hamburg

ConvaTec Vertriebs-GmbH
Sapporobogen 6–8
80809 München

Critikon (Johnson & Johnson)
Oststr. 1
22844 Norderstedt

Fresenius AG
Else-Kröner-Str. 1
Bereich Home Care
61352 Bad Homburg

Ganzoni-Sigvaris GmbH
Dr. Karl-Lenz-Str. 35
87700 Memmingen

Paul Hartmann AG
Paul-Hartmann-Str. 12
89504 Heidenheim

Wilhelm Haselmeier GmbH & Co.
Postfach 8120
70567 Stuttgart

Hecht Assistent KG
Stettener Str. 22–24
97647 Sondheim/Rhön

Henke-Sass-Wolf GmbH
Postfach 429
78507 Tuttlingen

Dr. Junghans . medical
Käthe-Kollwitz-Str. 34
04651 Bad Lausick

Kirchner & Willhelm GmbH + Co
Eberhardtstr. 56
71679 Asperg

Kimetec-Kaweco GmbH
Gerlinger Straße 36–38
71254 Ditzingen

Kreussler & Co. GmbH
Rheingaustr. 87–93
65203 Wiesbaden

Lifescan Ortho-Clinical Diagnostics GmbH
Karl-Landsteiner-Str. 1
69151 Neckargemünd

Lohmann & Rauscher GmbH & Co. KG
Irlicher Str. 55
56513 Neuwied

Mapa GmbH
Industriestr. 21–25
27404 Zeven

MBO
Int. Electronic GmbH & Co. KG
Goeschwitzer Str. 40
07745 Jena

Medicare Pfrimmer
Postfach 260
91014 Erlangen

Medic-Eschmann GmbH
Schnackenburgallee 116
22525 Hamburg

Medimex GmbH & Co. KG
Königsreihe 22
22041 Hamburg

Medisave GmbH
Merzhauser Str. 112
79100 Freiburg

Megro GmbH & Co. KG
Am Schornacker 30
46485 Wesel

3M Medica GmbH
Wilbecke 12–14
46325 Borken

Mepha Pharma
Dornacherstr. 114
CH 4147 Aesch

Millipore GmbH
Hauptstr. 87
65760 Eschborn

MSP Schmeiser
Siemensstr. 14
72160 Horb

Nais Matsushita
Electric Works Deutschland GmbH
Hansaallee 201
40549 Düsseldorf

Novartis
Nutrition GmbH
Zielstattstr. 40
81379 München

Novo Nordisk Pharma
Brucknerstr. 1
55127 Mainz

Omron Medizintechnik
Handelsgesellschaft mbH
Windeckstraße 81a
68163 Mannheim

Oramon
Arzneimittel GmbH
88471 Laupheim

Ortho-Clinical Diagnostics GmbH
Karl-Landsteiner-Straße 1
69151 Neckargemünd

Param Großhandelsges. mbH
Wilhelm-Stein-Weg 30
22339 Hamburg

Pfm Produkte für die Medizin AG
Wankelstr. 60
50996 Köln

Procter & Gamble GmbH
Röhm-Str. 2–4
64331 Weiterstadt

Roche-Diagnostics GmbH
Sandhoferstraße 116
68305 Mannheim

Roland-Arzneimittel GmbH
Bargkoppelweg 66
22145 Hamburg

Carl Roth GmbH + Co KG
Schoemperlenstr. 3
76185 Karlsruhe

Russka
Ludwig Bertram GmbH
Lübecker Str. 1
30880 Laatzen

Rüsch Willy AG
Willy-Rüsch-Str. 4–10
71394 Kernen

Sanacorp eG
Semmelweisstr. 4
82152 Planegg

Sartorius AG
Postfach 323
37022 Göttingen

M. Sauer GmbH
Neurott 7
74931 Lobbach

SCA Hygiene Products [Mölnlycke] GmbH
Westring 17
40721 Hilden

Searle GmbH
Heideloffstr. 18–24
90478 Nürnberg

Seca-Vogel & Halke GmbH & Co.
Hammer Steindamm 9–25
22089 Hamburg

F. u. W. Schumacher GmbH & Co. KG
Breiten Dyk 25
47803 Krefeld

Schwarzhaupt KG
Sachsenring 37–47
50677 Köln

Siemens & Co GmbH & Co. KG
Arzbacher Straße 78
56130 Bad Ems

Speidel + Keller S+K GmbH & Co. KGa
Welch Ally Company
Zollernstr. 2–4
72417 Jungingen

Spring Medical
Wilhelm Spring GmbH & Co.
Im Meißel 15–17
71111 Waldenbuch

Sterimed GmbH
Am Sender 2–4
66346 Püttlingen

Temca GmbH
Schoppershofstr. 80
90489 Nürnberg
Temca GmbH hat den Vertrieb der Produkte der Mapa GmbH übernommen.

Wilh. M. Teufel GmbH
Neckarstr. 189–191
70190 Stuttgart

Uebe medical GmbH
Zum Ottersberg 9
97877 Wertheim

Unipath Diagnostic GmbH
An Lyskirchen 14
50676 Köln

Urban Verbandstoffe GmbH
Postfach 153
73230 Kirchheim / Teck

Verfa GmbH
Römerstr. 21
89077 Ulm / Donau

Weihermüller und Voigtmann GmbH & Co. KG
Medicusstr. 1
95448 Bayreuth

Abbildungshinweis

Teil I (A. Vasel-Biergans)

Folgende Firmen und Personen haben für dieses Buch Bildmaterial zur Verfügung gestellt:

3M Medica GmbH	Abb.3.37, Abb.3.50, Abb.4.6, Abb.4.8, Abb.7.8, Abb.7.9, Abb.3.36
B. Braun Melsungen AG	Abb.3.28, Abb.3.46, Abb.3.54, Abb.8.1
BeiersdorfAG	Abb.4.3
BSN medical GmbH	Abb.3.25, Abb.7.12
Centerpulse Germany GmbH (Zimmer Germany GmbH)	Abb.3.49
ConvaTec (Bristol-Myers Squibb GmbH & Co KGaA.)	Abb.3.44
Cottonman (www.cottonman.com)	Abb.1.1
Die kleine Bindenfibel, BeierdorfAG	Abb.1.3, Abb.3.30, Abb.3.31
Hartmann Kompendium Wunde und Wundbehandlung, 2005, Paul-Hartmann AG	Abb.3.1, Abb.3.2, Abb.3.3, Abb.3.5
Lohmann & Rauscher GmbH & Co. KG	Abb.2.10, Abb.3.8, Abb.3.9, Abb.3.19, Abb.3.20, Abb.3.21, Abb.3.23, Abb.3.24, Abb.3.29, Abb.3.33, Abb.3.34, Abb.3.35, Abb.3.38, Abb.3.39, Abb.3.43, Abb.3.47, Abb.3.51, Abb.4.5, Abb.4.10, Abb.4.16, Abb.4.17, Abb.4.18, Abb.4.19, Abb.4.20, Abb.5.1, Abb.6.1, Abb.6.7, Abb.6.11, Abb.6.13, Abb.6.14, Abb.6.15, Abb.6.16, Abb.6.17, Abb.7.5, Abb.7.11
Fritz Oskar Michalik GmbH & Co	Abb.3.16, Abb.3.17
Paul-Hartmann AG	Abb.1.2, Abb.1.6, Abb.1.9, Abb.1.10, Abb.2.1, Abb.2.2, Abb.2.3, Abb.2.4, Abb.2.5, Abb.2.6, Abb.2.7, Abb.2.8, Abb.2.9, Abb.2.11, Abb.2.12, Abb.2.13, Abb.3.6, Abb.3.7, Abb.3.10, Abb.3.11, Abb.3.12, Abb.3.13, Abb.3.14, Abb.3.15, Abb.3.18, Abb.3.22, Abb.3.26, Abb.3.27, Abb.3.41, Abb.3.42, Abb.3.45, Abb.3.48, Abb.3.52, Abb.4.1, Abb.4.2, Abb.4.4, Abb.4.7, Abb.4.11, Abb.4.12, Abb.4.13, Abb.4.14, Abb.4.15, Abb.4.21, Abb.4.22, Abb.4.23, Abb.5.3, Abb.5.4, Abb.5.5, Abb.6.2, Abb.6.3, Abb.6.4, Abb.6.5, Abb.6.6, Abb.6.8, Abb.6.9, Abb.6.10, Abb.6.12, Abb.6.18, Abb.6.19, Abb.7.1, Abb.7.2, Abb.7.3, Abb.7.4, Abb.7.6, Abb.7.7, Abb.7.10
URGO GmbH	Abb.4.9

A. Vasel-Biergans	Abb.1.4, Abb.1.5, Abb.1.7, Abb.1.8, Abb.3.4, Abb.3.40, Abb.3.53
Water-Jel Europe LLP	Abb.5.2

Abbildungshinweis

Teil II (B. J. Kohm)

Folgende Firmen und Personen haben für dieses Buch Bildmaterial zur Verfügung gestellt:

B. Braun Medicare GmbH & Co KG	Abb.10.2, Abb.15.24, Abb.15.25, Abb.15.26, Abb.15.27
Bauerfeind AG	Abb.17.2
BD (Becton Dickinson GmbH)	Abb.15.6, Abb.15.7, Abb.15.9
Berger R.	Abb.10.5, Abb.12.7, Abb.12.9, Abb.12.46, Abb.12.47, Abb.12.49, Abb.12.54, Abb.12.57, Abb.13.5, Abb.15.4, Abb.15.5, Abb.15.14, Abb.15.21, Abb.16.1, Abb.17.5, Abb.17.7, Abb.17.12, Abb.17.19, Abb.17.22, Abb.18.10, Abb.18.13, Abb.18.17, Abb.21.6
Beurer GmbH & Co KG	Abb.10.3
Büttner – Frank GmbH	Abb.18.6, Abb.18.11
Coloplast GmbH	Abb.12.23, Abb.12.58, Abb.12.62, Abb.12.63
ConvaTec Vertriebs – GmbH	Abb.12.44, Abb.12.52
Fresenius AG	Abb.15.28, Abb.15.29, Abb.15.30, Abb.15.31, Abb.15.32
Hoechst GmbH	Abb.15.20
Kohm. B / Deutscher Apotheker Verlag	Abb.10.4, Abb.11.1, Abb.11.4, Abb.11.8, Abb.12.8, Abb.12.10, Abb.12.11, Abb.12.12, Abb.12.15, Abb.12.18, Abb.12.21, Abb.12.22, Abb.12.25, Abb.12.33, Abb.12.34, Abb.12.36, Abb.12.39, Abb.12.42, Abb.12.43, Abb.12.45, Abb.12.48, Abb.12.50, Abb.12.59, Abb.12.61, Abb.14.3, Abb.14.4, Abb.14.5, Abb.14.10, Abb.15.1, Abb.15.2, Abb.15.3, Abb.15.8, Abb.15.10, Abb.15.11, Abb.15.19, Abb.15.21, Abb.15.22, Abb.15.23, Abb.16.2, Abb.17.4, Abb.17.6, Abb.17.8, Abb.17.9, Abb.17.13, Abb.17.14, Abb.17.20 17.24, Abb.17.26, Abb.17.27, Abb.17.28, Abb.17.29, Abb.18.14, Abb.18.16, Abb.20.1, Abb.20.2, Abb.20.3, Abb.21.3
Lifescan Ortho- Clinical Diagnostics GmbH	Abb.15.15, Abb.15.17
Novo Nordisk Pharma GmbH	Abb.12.12, Abb.12.13
NUK	Abb.19.4
Nusser – Rothermundt	Abb.15.33
Omron Medizintechnik Handels GmbH	Abb.14.12, Abb.21.5
Pari GmbH	Abb.14.2, Abb.14.6, Abb.14.7, Abb.14.11, Abb.14.13
Paul Hartmann AG	Abb.10.1, Abb.12.1, Abb.12.2, Abb.12.3, Abb.12.4, Abb.12.5, Abb.21.2, Abb.21.7
Roche D. / Hestia	Abb.12.20

Rüsch Willy AG	Abb.12.26, Abb.12.27, Abb.12.28, Abb.12.29, Abb.12.30, Abb.12.31, Abb.12.32, Abb.12.35, Abb.12.37, Abb.12.38
Russka R Das Copyright an diesen Bildern steht ausschließlich der Firma Ludwig Bertram GmbH zu	Abb.11.2, Abb.11.3, Abb.11.5, Abb.11.7, Abb.11.9, Abb.12.6, Abb.12.13, Abb.121.17, Abb.12.19, Abb.12.24, Abb.12.40, Abb.12.41, Abb.13.1, Abb.13.2, Abb.13.4, Abb.13.6, Abb.13.7, Abb.13.9, Abb.14.1, Abb.17.17, Abb.17.18, Abb.18.4, Abb.18.5, Abb.18.7, Abb.18.8, Abb.18.12, Abb.19.2, Abb.19.5, Abb.22.1, Abb.22.2, Abb.22.3
Sanacorp eG	Abb.10.6, Abb.11.6, Abb.12.55, Abb.13.3, Abb.15.16, Abb.17.3, Abb.17.7, Abb.17.10, Abb.17.11, Abb.17.13
Schäfer/Doneth	Abb.12.51, Abb.12.53, Abb.12.60, Abb.13.8, Abb.14.9, Abb.17.15, Abb.19.3, Abb.20.4, Abb.22.4
Simcare	Abb.12.56
Spring Medical Wilhelm Spring GmbH& Co	Abb.12.14, Abb.12.16, Abb.13.10, Abb.17.16, Abb.17.21, Abb.17.23, Abb.17.30, Abb.18.1, Abb.18.2, Abb.18.3, Abb.18.9

Antworten Teil I (A. Vasel-Biergans)

Kapitel 1 Materialkunde

1. Aus den Cellulosefasern des Holzes wird durch chemische Behandlung eine Cellulosefaser mit verändertem Polymerisationsgrad und dadurch veränderten Eigenschaften regeneriert (= durch Ausfällung wiedergewonnen). Ein Zwischenprodukt dieses Herstellungsverfahrens ist sehr zähflüssig (viskös), das entstehende Produkt wird deshalb Viskose genannt.
2. Kunstseide besteht aus Viskosegarnen. Viskose ist regenerierte Cellulose mit verändertem Polymerisationsgrad. Wird Cellulose mit Essigsäure behandelt, entsteht acetylierte Cellulose – das Celluloseacetat, auch Acetatseide genannt.
3. Moderne Wundauflagen bestehen sehr häufig aus Polyurethan. Beispiele sind Schaumstoff-Wundauflagen oder Wundfolien. Polyurethan ist physiologisch indifferent, d. h. sehr gut verträglich. PU-Folien sind wasserdicht, aber atmungsaktiv (sauerstoff- und wasserdampfdurchlässig). Aus Polyurethan lassen sich Schaumstoffe mit unterschiedlichsten Porengrößen und Saugeigenschaften herstellen.
4. Polyacrylate werden als Klebemasse bei selbstklebenden Wundauflagen oder Pflastern eingesetzt. Eingearbeitete Superabsorber aus Polyacrylat erhöhen die Saugkapazität von Wundauflagen.
5. **Gewebe** sind textile Flächengebilde aus sich rechtwinklig kreuzenden Fäden mit hoher Reißfestigkeit und – je nach eingesetzten Garnen – unterschiedlicher Längsdehnbarkeit. Einsatzgebiete: Kompressen, Mulltupfer, Mullbinden, Tamponadebinden.

   Gestricke werden durch Maschenbildung auf Rundstrickmaschinen hergestellt. Sie besitzen eine gute Querdehnbarkeit und passen sich als Schlauchverbände gut den anatomischen Verhältnissen an.

Kapitel 2 Saug- und Polstermaterialien

1. Viskosefasern haben normalerweise ein glänzendes Aussehen. Um der Viskosewatte das für Baumwolle typisch matte Aussehen zu geben, kann bei der Herstellung der Viskosefaser Titandioxid zugesetzt werden.
2. Viskosewatte ist in seiner Bauschelastizität, des Saug- und Wasserhaltevermögens der Baumwollwatte etwas unterlegen. Dafür zeigt Viskosewatte ein schnelleres Ansaugvermögen.
3. Nicht saugende Polsterbinden bestehen entweder aus nicht saugender (nicht entfetteter) Baumwollwatte oder aus hydrophoben synthetischen Fasern.
4. Verbandzellstoff besteht aus hochgebleichten, miteinander verfilzten Cellulosefasern in Form von mehreren übereinander gestapelten Einzellagen. Verbandzellstoff wird als Saugmaterial gebraucht, in Bindenbreite zu Polsterzwecken.

5. Zellstofftupfer werden unsteril als vorgestanzte quadratische Tupfer zum Abreißen auf der Rolle angeboten. Sie werden mit Alkohol bzw. Desinfektionsmittel getränkt zur Hautdesinfektion vor Injektionen oder Punktionen verwendet.

Kapitel 3 Wundversorgung

1. Von Primärheilung spricht man, wenn z.B. nach einer Schnitt- oder Rissverletzung die glatten Wundränder eng aneinander fixiert werden können und ohne großen Funktionsverlust wieder zusammenwachsen. Bei Wunden mit größerem Gewebeverlust erfolgt die Heilung sekundär. Das fehlende Gewebe wird durch Narbengewebe ersetzt.
2. Der Primärverband steht in direktem Kontakt zur Wundoberfläche. Der Sekundärverband dient zur Abdeckung oder Fixierung des Primärverbandes.
3. Wundversorgungsprodukte sollten wirksam, verträglich und wirtschaftlich sein.
4. Konventionelle Wundauflagen: Mullkompressen, Saugkompressen; Hydroaktive Wundauflagen: Alginate, Hydrogele, Hydrokolloide, Schaumstoffkpompressen, Wundfolien; Interaktive Wundauflagen: Kollagenhaltige oder hyaluronsäurehaltige Wundauflagen.
5. Das optimale Milieu unter dem Wundverband ist idealfeucht, d.h. die Wundoberfläche trocknet nicht aus, überschüssiges Exsudat wird jedoch abgeleitet, um Mazeration zu verhindern. Dabei ist ein ausreichender Gasaustausch gewährleistet (Sauerstoff gelangt and die Wundoberfläche, Wasserdampf kann austreten).
6. Alginat- und Hydrofiberverbände sehen sich sehr ähnlich. Beide sind weiche Vliesverbände, Alginate bestehen jedoch aus Calcium- bzw. Natriumalginat-Fasern, Hydrofiberverbände aus Natriumcarboxymethylcellulose-Fasern.
7. Es ist beabsichtigt, dass Kapillaren in die offenporige Struktur der Schaumverbände einwachsen. Beim Entfernen dieser Verbände wird das neu gebildete Granulationsgewebe mitgerissen. Ziel ist es, auf diese Weise einen gut durchbluteten Wundgrund als Vorbereitung zur Hauttransplantation zu erhalten.
8. Wundfolien dürfen nicht abgerissen werden. Um Hautschäden zu vermeiden, werden sie vorsichtig an einer Ecke angehoben und danach parallel zur Körperoberfläche gedehnt. Durch die Dehnung verliert der aufgebrachte Polyacrylat-Kleber seine Haftkraft, die Folie hebt sich ab.
9. Silberionen wirken bakterizid durch Komplexbildung mit Proteinen der Bakterienzelle. Angriffspunkte sind dabei die Zellmembran, Enzyme und die DNA der Keime.
10. Sprühpflaster bilden einen wasserdichten, atmungsaktiven Schutzfilm auf kleinen oberflächlichen Verletzungen wie Riss-, Schnitt- oder Schürfwunden. Pflastersprays sind nicht zur Wundversorgung geeignet, sondern dienen zur klebenden Fixierung oder Haftverbesserung von Verbandstoffen.

Kapitel 4 Fixiermittel

1. Heftpflaster aus robustem, starrem Gewebe mit Zinkoxid-Kautschuk-Klebemasse werden zur Anwendung bei unempfindlicher Haut, als zugfeste Fixierung von Verbänden oder Sicherung von Kanülen und Kathetern empfohlen. Bei empfindlicher Haut sind Heftpflaster mit hypoallergenem Polyacrylat-Kleber aus Acetatseidengewebe oder besonders anschmiegsamen Vliesmaterial geeignet. Für wasserdichte Abdeckungen sind die Heftpflaster aus Folienmaterial gedacht.
2. Starre Fixierbinden sind aus unelastischen Schuss- und Kettfäden gewebt. Sie lassen sich nur schwer faltenfrei anlegen, verrutschen leicht und schnüren häufig ein. Elastische Fixierbinden sind mit elastischen Kettfäden gewebt. Dadurch ergibt sich eine Längsdehnbarkeit, die ein flexibles Anpassen des Verbandes an die Körperformen ermöglicht.
3. Als elastische Kettfäden eignen sich Fäden aus überdrehter Baumwolle oder texturiertem (gekräuseltem) Polyamid.
4. Die Fixiermittel sollten leicht anzulegen sein, elastisch auch über Gelenken nachgeben und eine sichere Fixierung bieten. Besonders geeignet sind hierfür Netzverbände oder auch elastischer Fixiermull, der etwas mehr Geschicklichkeit in der Anwendung erfordert.
5. Ein Rucksackverband dient zur Ruhigstellung des Schulterbereichs nach einem Schlüsselbeinbruch.

Kapitel 5 Verbandmittel in der ersten Hilfe

1. Um das Anhaften des Verbandstoffes an die Wundoberfläche bei Verbrennungen zu verhindern, wird die wundseitige Oberfläche des Materials entweder aluminiumbedampft oder sie besteht aus einem Vliesstoff aus hydrophoben Synthesefasern.
2. Wichtigste Maßnahme bei Verbrennungswunden ist eine frühe Kühlung mit etwa 20 °C lauwarmen Wasser.
3. Die Erste-Hilfe-Ausrüstung muss der DIN-Norm entsprechen. Sie muss »gut sichtbar und für jeden zugänglich, in geeigneten Behältnissen, gegen schädigende Einflüsse geschützt und in ausreichender Menge« bereitgehalten werden.

Kapitel 6 Stütz- und Kompressionsverbände

1. Bei textilelastischen Binden bestehen Kett- und Schussfäden aus Cellulose. Durch starke Überdrehung der Kettfäden erhalten die Binden ihre Elastizität. Diese Binden leiern relativ schnell aus. Dauerbinden erhalten eine dauerhafte Elastizität durch Verwendung von texturierten Polyamid- oder umsponnenen Polyurethanfäden als Kettgarnen.

2. Langzugbinden sind stark dehnbar und besitzen eine große Rückstellkraft. Dadurch üben sie einen großen Ruhedruck und einen geringen Arbeitsdruck aus. Kurzzugbinden dagegen bieten nach dem Anlegen durch ihr geringe Elastizität der Wadenmuskulatur viel Widerstand: der Arbeitsdruck ist hoch, der Ruhedruck gering.
3. Pflasterbinden sind selbstklebende Kurzzugbinden mit längs- bzw. querelastischen Eigenschaften. Längselastische Pflasterbinden: Dauerhafte Kompressionsverbände in der Phlebologie oder funktionelle Gelenkverbände in der Sportmedizin. Querelastische Pflasterbinden: Stütz- und Entlastungsverbände oder Zügelverbände.
4. Zinkleimverbände bestehen aus Mullbinden die mit einer Masse aus Zinkoxid und Gelbildner getränkt ist. Der Verband trocknet innerhalb 36 bis 48 Stunden nach dem Anlegen aus und wird im festen Zustand auch als Halbstarrverband bezeichnet. Durch die extrem geringe Elastizität übt der Zinkleimverband einen starken Arbeitsdruck und einen sehr geringen Ruhedruck aus.

Kapitel 7 Steifverbände

1. Das durch Brennen von Gipsgestein entstehende Gipshalbhydrat ist stark hygroskopisch. Nach dem Befeuchten wandelt es sich unter Wasseraufnahme in das Gipsdihydrat zurück. Der Gipsbrei ist für kurze Zeit modellierbar, bevor er zu erstarren beginnt.
2. Gipsverbände sind umweltfreundlich, preiswert, hautverträglich.
3. Synthetische Castverbände sind sehr leicht und trotzdem stabil. Sie sind innerhalb kurzer Zeit voll belastbar und außerdem wasserfest.
4. Bei Softcast-Verbänden kann man je nach Aufbringen unterschiedlich vieler Lagen den Steifheitsgrad des Verbandes variieren. So können vollkommen starre Zonen neben dehnbareren Bereichen zur Erhaltung von Muskel- und Sehnenbeweglichkeit anmodelliert werden.
5. Trikotschlauchverbände aus Baumwolle zum Schutz der Haut. Unterpolsterung mit hydrophoben Watte- oder Vliesbinden, um Knochenvorsprünge abzupolstern. Fixierung der Polstermaterialien mit Krepppapierbinden oder dünnen Schaumstoffunterzugsbinden.

Kapitel 8 Chirurgisches Nahtmaterial

1. Geflochtener Seidenfaden, beschichtet, nicht resorbierbar, schwarz.
2. Rundkörpernadel mit scharfer Spitze, halber Kreis, 26 mm lang.
3. Fadenstärke 2-0 nach USP (= 3 Metric), Fadenlänge 75 cm (30 inches).
4. Hier aufreißen.
5. CE-zertifiziertes Medizinprodukt.
6. Chargenbezeichnung
7. Haltbarkeitsdatum
8. Strahlensterilisiert, nicht wieder verwendbar, Gebrauchsanweisung beachten.
9. Bestellnummer

Kapitel 9 Sterilisation von Verbandstoffen

1. a. Dampfsterilisation
   b. Dampfsterilisation
   c. Gassterilisation
   d. Strahlensterilisation
   e. Strahlensterilisation
   f. Gassterilisation

Antworten Teil II (B. J. Kohm)

Kapitel 10 Artikel zur Temperatur- und Zyklusbestimmung

1. Rektal, oral, axillar, im Außenohr, auf der Stirn.
2. Die Quecksilbersäule verharrt beim Fiebermessen auf ihrem höchsten Stand und geht auch bei einem Absinken der Temperatur nicht wieder zurück.
3. z. B. Quecksilberfreiheit; sekundenschnelle und einfache Messung.
4. Morgens vor dem Aufstehen, jeweils um die gleiche Zeit vaginal ca. 5 min messen.
5. Sie beurteilt die Basaltemperatur und die Viskosität des Zervixschleims und dient damit der Bestimmung der fruchtbaren Tage.
6. LH (luteinisierendes Hormon); E3G (Estrogen-3-Glucuronid).

Kapitel 11 Artikel zur Verhütung von Druckbeschwerden und Durchliegen

1. Durch- oder Wundliegen eines Patienten, der längere Zeit bettlägerig ist.
2. Hinterkopf, Schulterblatt, Kreuzbein, Ellenbogen, ...
3. Gute Körperanpassung; gleichmäßige Druckverteilung; leichter Massageeffekt; Luft-, Schweiß- und Harndurchlässigkeit.
4. Luftpolster, aus denen die Wechseldruckmatratze besteht, ermöglichen einen ständigen Druckwechsel und sorgen damit für eine regelmäßige Entlastung der Körperstellen.

Kapitel 12 Hilfsmittel zum Sammeln von Ausscheidungen/Stoma-Versorgung

1. Unvermögen, Harn oder Stuhl zurückzuhalten
2. Undurchlässige Außenfolie (evtl. mit Nässeindikator); Saugschicht (häufig mit Polyacrylaten als Gelbildner); hautfreundliches, weiches Vlies.
3. Rolltrichter für den Penis: Kunststoffschlauch; Urinbeutel mit Klebefläche und Rücklaufsperre.
4. Harnverhalten, Inkontinenz, Kontrolle der Nierenfunktion, ...
5. Angabe der Katheterstärke in Charrière (1 CH = ⅓ mm)
6. Lauf 1: Abfließen des Urins bzw. Einbringen und Ausfließen von Spülflüssigkeit;
   Lauf 2: Einbringen von destilliertem Wasser, um den Ballon zu füllen.
7. Mann: Tiemann Spitze; Frau: zylindrische Spitze.
8. Kolostomie: Entfernung des unteren Teil des Dickdarms
   Ileostomie: Entfernung des gesamten Dickdarms
9. Einteilig: Beutel mit integrierter Klebefläche;
   Zweiteilig: Beutel und Basisplatte zur Beutelbefestigung.
10. Offener Beutel: Ileostomie;
    Geschlossener Beutel: Kolostomie.
11. Filter (z. B. Kohle- oder Gore-Filter).

12. Abdichtringe für besonders empfindliche Haut. Sie nehmen die Hautfeuchtigkeit auf. Kühl und trocken lagern, da sie bei hohen Temperaturen zerfließen.
13. Sie dient der regelmäßigen Darmentleerung; der Darmausgang kann danach mit einer Stomakappe verschlossen werden.

Kapitel 13 Hilfsmittel für Instillationen, Einläufe und Spülungen von Körperhöhlen, Nase und Augen

1. Klistier: Einbringen kleinerer Flüssigkeitsmengen in den Enddarm;
   Einlauf: Einbringen größerer Flüssigkeitsmengen in den Enddarm.
2. Klistier- und Glycerinspritze.
3. Frauendusche oder Irrigator.
4. Gefäß für die Flüssigkeit, Schlauch, Hahn, Klistier- und Mutterrohr.

Kapitel 14 Inhalationsgeräte

1. Düsenvernebler, Ultraschallvernebler, Dosieraerosole mit Treibgas.
2. Sie ermöglichen eine Trennung der Aerosolauslösung von der Inhalation.
3. In ungereinigten Geräten sammeln sich Keime, die bei erneuter Benutzung des Geräts in die Atemwege gelangen können. Die Atemwege müssen vor einem Keimbefall, der z. B. eine chronische Bronchitis auslösen kann, geschützt werden.
4. Es dient der Kontrolle der Lungenfunktion durch Messung des maximalen Ausatemflusses.

Kapitel 15 Hilfsmittel zur parenteralen Applikation von Arzneimitteln und Nahrung, zur enteralen Ernährung und zur Herstellung von Zytostatikalösungen

1. Subkutan (unter die Haut),
   intramuskulär (in den Muskel),
   intravenös (in die Vene),
   intraarteriell (in die Arterie).
2. Zylinder und Kolben mit Kolbenstange.
3. Ein exzentrischer Ansatz ermöglicht einen flachen Einstich und eine ruhige Führung der Spritze.
4. Pravaz (deutsche Norm Nr. 1–20);
   Gauge (internationale Norm G 20–27).
5. U 100: 1 ml entspricht 100 I.E. Insulin;
   U 40: 1 ml entspricht 40 I.E. Insulin.
6. Startknopf, Dosierknopf, Dosieranzeige, untere Hülse mit Sichtfenster und Skala, Insulinpatrone, Nadel mit Schutzkappen.

7. Subkutan in den Oberschenkel oder die Bauchdecke (Oberarm und Hüfte sind möglich);
   Einstichstellen wechseln, Haut vor der Injektion zusammendrücken.
8. Blutzuckermessgerät, Teststreifen, Stechhilfe, Lanzette.
9. Lanzette in Stechhilfe einsetzen und spannen; Hände mit warmem Wasser und Seife waschen; Hand eine zeitlang seitlich hängen lassen.
10. Zur Regulierung des Wasser- und Elektrolythaushaltes, zur Wiederherstellung des Säure-Basen-Gleichgewichts, zur Volumenauffüllung, zur parenteralen Ernährung des Patienten, ...
11. Reizungen und Perforationen der Venenwände sind ausgeschlossen, da eine Kunststoff- und keine Stahlkanüle in der Vene verbleibt.
12. Tropfkammer, Einstechdorn, Durchflussregler.
13. Zufuhr von Nährstoffen direkt in die Blutbahn (d.h. unter Umgehung des Magen-Darm-Trakts).
14. Hier wird während einer Magenspiegelung (Endoskopie) eine Sonde durch die Bauchdecke (d.h. perkutan) in den Magen gelegt.
15. Gute Verträglichkeit, einfache Verabreichung, zeitsparend für das Pflegepersonal, ausreichender Schutz vor bakteriellen Infektionen.

Kapitel 16 Hilfsmittel zur Kälte- und Wärmebehandlung

1. Die Luftschicht zwischen den Lamellen schützt vor zu großer Hitze bei Füllung mit heißem Wasser; erst nach entsprechender Abkühlung wird die glatte Seite aufgelegt.
2. Feuchtigkeit kann einen Kurzschluss erzeugen.
3. Zahnextraktionen, Fieber, Prellungen, Zerrungen, ...
4. Eisbeutel, Kältekissen, Eis-Plastik-Kompressen.

Kapitel 17 Hilfsmittel zum Schutz und Halt von Körperteilen

1. a. stützt das Gelenk bei schweren Arbeiten
   b. Verletzungen der Halswirbelsäule
   c. lockere Kniescheibe
   d. Bandlockerungen
2. Bindegewebsschwäche, schwache Beinmuskulatur, Schwangerschaften, Übergewicht, stehende Berufe.
3. Der Druck nimmt von distal (unten) nach proximal (oben) kontinuierlich ab.
4. Kompressionsklasse I (geringer Druck) bis IV (großer Druck).
5. Ödemfreiheit (Daumenprobe) der Beine.

Kapitel 18 Hilfsmittel für die Frauenheilkunde

1. Vorteil: Einfache Anwendung (Arzt);
   Nachteil: geringere Sicherheit im Vergleich zur Pille.
2. Das enthaltene Levonorgestrol besitzt eine pharmakologische Wirkung.
3. Sicherheit wie die Minipille; Zervixschleim und Menstruationsflüssigkeit können abfließen; schützt bis zu 48 h ohne Unterbrechung.
4. Ring-, Uretha-, Sieb-, Cramer-, Würfelpessar.

Kapitel 19 Mittel für die Säuglingspflege und die Mutter

1. a. zahnende Säuglinge
   b. Stillhilfe bei Hohlwarzen oder entzündeten Brustwarzen
   c. zum Abpumpen von Muttermilch

Kapitel 20 Mittel für die Erste Hilfe

1. a. Verbandschere
   b. Abbinden der Schlagader
   c. Greifen von sterilem Verbandmaterial, …
   d. Fassen von Blutgefäßen, Sehnen, …

Kapitel 21 Blutdruckmessgeräte

1. Systolischer Wert über 140 mm Hg; diastolischer Wert über 90 mm Hg.
2. Ringmanschette mit Klettverschluss, Stethoskopmembran, Manometer, Schlauchanschluss mit Luftschlauch, Ablassventil, Pumpball, Stethoskop, Ohrbügel, Ohroliven.
3. Jede Pulswelle erzeugt in der Manschette eine Druckschwankung, die vom Gerät registriert und gespeichert wird. Die Auswertung der gespeicherten Werte ergibt den systolischen und diastolischen Wert.
4. Patient hat sich kurz zuvor angestrengt oder ist aufgeregt; die Manschette ist nicht richtig angelegt; der Arm ist durch beengende Kleidungsstücke gestaut, …

Sachregister

G

H

I

J

K

L

O

P

R

S

Autoren

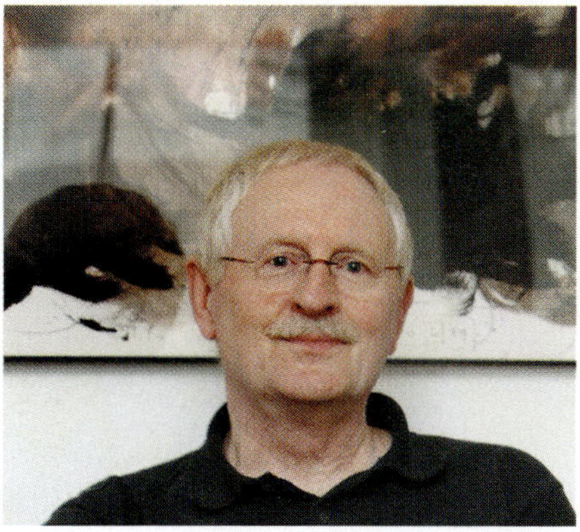

Baldur Johannes Kohm
Riegeläckerstr. 20
71229 Leonberg

Kurzvita
Nach dem Abitur am humanistischen Gymnasium in Duisburg und dem Pharmaziepraktikum studierte Baldur Johannes Kohm Pharmazie in Marburg. 1975 bis 1977 bekleidete er in Düsseldorf die Funktionen Pharmaziedezernent und Vorsitzender eines PTA-Prüfungsausschusses. Seit 1977 bis 2005 war er bei der Landesapothekerkammer Baden-Württemberg tätig, u. a. als Dozent bei den begleitenden Unterrichtsveranstaltungen in Freiburg, Heidelberg und Tübingen, sowie als Referent zum Thema „Krankenpflegeartikel – Medizinprodukte". Er ist Mitautor verschiedener Fachbücher.

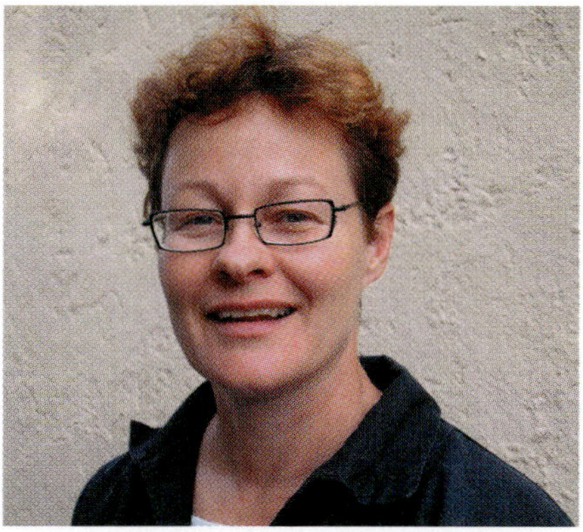

Dr. Anette Vasel-Biergans
Apotheke des Klinikums Stuttgart
Katharinenhospital
Kriegsbergstr. 60
70174 Stuttgart

Kurzvita
Frau Dr. Anette Vasel-Biergans ist Krankenhausapothekerin mit den Zusatzqualifikationen Fachapothekerin für Klinische Pharmazie und Master of Education in Clinical Pharmacy Teaching. Seit 1985 arbeitet sie im Diakonissenkrankenhaus, Stuttgart, und leitet dort den Arbeitskreis Wundbehandlung. Ihre Arbeitsschwerpunkte sind Arzneimittelberatung für Ärzte, Pflegekräfte und Patienten, Beratung zum Management chronischer Wunden während interdisziplinärer Verbandvisiten sowie Aus- und Weiterbildung von Fachkreisen. Sie ist Autorin und Mitautorin mehrerer Fachbücher.